卫生部“十一五”规划教材
全国高等医药教材建设研究会规划教材
全国高等学校教材
供美容医学类专业用

U0880138

第2版

美容中医学

主　　编　刘　宁
副 主 编　张理梅　夏庆梅
编　　者　（按姓氏笔画排序）
任晓艳（中国特色医疗学术研究会）
刘　宁（成都中医药大学临床医学院）
闫润虎（大连医科大学美容医学院）
许　婧（成都中医药大学针灸推拿学院）
孙亦农（南京中医药大学第二临床医学院）
张　平（湖北中医药大学临床医学院）
张理梅（浙江中医药大学第三临床医学院）
罗小光（贵阳医学院临床医学院）
郑爱义（山西大同大学医学院）
敖绍勇（宜春学院美容医学院）
夏庆梅（天津中医药大学中医学院）

人民卫生出版社

图书在版编目（CIP）数据

美容中医学/刘宁主编. —2 版. —北京：人民卫生出版社，2010. 8

ISBN 978-7-117-13339-5

Ⅰ. ①美… Ⅱ. ①刘… Ⅲ. ①美容-中医学-高等学校-教材 Ⅳ. ①R275

中国版本图书馆 CIP 数据核字（2010）第 153015 号

人卫智网	www. ipmph. com	医学教育、学术、考试、健康，购书智慧智能综合服务平台
人卫官网	www. pmph. com	人卫官方资讯发布平台

美容中医学

第 2 版

主　　编：刘　宁
出版发行：人民卫生出版社（中继线 010-59780011）
地　　址：北京市朝阳区潘家园南里 19 号
邮　　编：100021
E - mail：pmph @ pmph. com
购书热线：010-59787592　010-59787584　010-65264830
印　　刷：北京盛通数码印刷有限公司
经　　销：新华书店
开　　本：787 × 1092　1/16　**印张**：29
字　　数：739 千字
版　　次：2002 年 7 月第 1 版　2025 年 8 月第 2 版第 27 次印刷
标准书号：ISBN 978-7-117-13339-5
定价（含光盘）：46. 00 元
打击盗版举报电话：**010-59787491**　**E-mail**：**WQ @ pmph.com**
质量问题联系电话：**010-59787234**　**E-mail**：**zhiliang @ pmph.com**

全国高等学校教材美容医学专业

第二轮规划教材修订说明

全国高等医药院校医学美容专业卫生部规划教材是我国第一套供美容医学专业本科使用的教材，第一轮教材使用至今已整整8年，为我国美容医学人才的培养发挥了巨大作用。8年来，美容医学事业在中国得到了长足的发展，新理念、新器材、新技术层出不穷，尤其是中国传统医学美容思想、方法与西方美容医学的相互渗透与融合，正逐渐产生出带有东方文化气质的新的美容医学，这给第二轮教材的修订工作提供了巨大的动力和挑战。中华医学会医学美学与美容学分会参与了第一轮教材的编写和出版工作，并一直关心本套教材的使用情况。第二轮教材修订工作依然得到了他们的大力支持，并汇集了全国一大批教学、科研和医疗第一线的医学专家共同参与，在总结第一轮教材编写的不足的前提下，进行了大规模的修订，使本套教材内容分类更加科学系统，知识结构更加合理，临床实践更加实用。经过第二轮的修订过后，本套教材将力求更加成熟、完美和新颖。

本次修订工作由2009年3月开始启动，其修订和编写特点如下：

1. 在全国广泛、深入的调研情况下，总结了第一轮教材编写的经验与不足，对第二轮教材评审委员会进行了改选，使评审委员会充分保持学术权威性的基础上，更加考虑评审委员会的教学指导水平。

2. 经全国高等学校美容医学专业第二届教材评审委员会审议决定，本套教材将上一轮教材书名中的名词“医学美容”更改为“美容医学”。

3. 对上一轮教材编写中美容医学与其他学科（整形外科、皮肤科、中医科、口腔科）交叉、含混不清的部分重新做了界定与说明，对难以界定的内容，编写时也采取有取有舍的态度。

4. 本套教材进一步明确了美容医学课程体系与具体骨干课程。

5. 教材编写依然坚持“三基、五性、三特定”的编写原则。

6. 内容上在坚持学科体系完整性的情况下，更加突出教材内容的实用性，力求文字精炼，压缩篇幅，以适合目前的美容医学专业的教学模式。

7. 在尽可能不增加学生负担的情况下，提高印刷装帧质量，根据学科需要，部分教材改为彩色印刷，以提升教材的质量和可读性。

第2轮教材共12种，分为三个部分美容医学理论基础课程、美容医学临床基础课程、美容医学临床课程，新增一种《美容营养学》。本套教材均为卫生部“十一五”规划教材。

全国高等学校美容医学专业

第二届教材评审委员会

第2轮教材目录

医学美学（第2版）	主编	韩英红
美容医学造型艺术（第2版）	主编	于 江
美容临床心理学（第2版）	主编	何 伦
美容化妆品学（第2版）	主编	李 利
美容药物学（第2版）	主编	王 建
医疗美容技术（第2版）	主编	张信江 边二堂
美容局部解剖学（第2版）	主编	王向义
美容营养学	主编	林俊华
美容中医学（第2版）	主编	刘 宁
美容皮肤科学（第2版）	主编	何 黎
美容外科学（第2版）	主编	刘林嶓
美容牙科学（第2版）	主编	王海林

前　言

美容中医学是中国五千年璀璨文化和现代文明交融的结晶，更是中医现代化和国际化发展的优势学科，也是我国美容医学体系走向世界的翅膀。美欲是人类最基本的需求之一，社会的进步和人民生活水平的提高使人们的审美观念及对美的需求发生了巨大变化。疗法自然、无创微创、内外兼修、效果持久的美容疗法已成为现代求美者的渴求和世界美容的发展趋势，美容中医学正具备了这些鲜明的时代特征。近二十余年来，美容中医学不断发展创新，已形成成熟的学科体系。具有中华民族特色的中式美容，越来越受到国内外重视。培养新世纪具有理论基础和专业技术的高素质创新型美容医学人才具有深远的战略意义。

本书为全国高等学校美容医学专业骨干教材之一，是卫生部"十一五"规划教材。在编写过程中，努力做到注重传授学生美容中医学理论知识，更不忘培养学生在实践中的操作能力；注重继承并且传承美容中医学中的瑰宝，更不忘注入美容医学中新鲜的血液。本教材分上、中、下三篇，共十二章。上篇包括美容中医学概述、美容中医学的中医基础理论、中国传统美学思想；中篇包含美容中医学常用美容方法、美容中医学常用中药、美容中医学常用方剂、美容中医学常用经络与腧穴；下篇阐述中医美容保健、常见损美性皮肤病的诊治、口眼㖞斜及损美性五官科疾病的诊治、肥胖症与消瘦症的诊治、衰老基础知识与衰老性损美性病症的诊治等。本书附有常用美容中医名词术语中英文对照以备查阅，并配备临床实用技术操作光盘以培养学生的临床操作能力。本书涵盖的美容中医学内容较全面、系统，没有中医理论知识的学生能通过对本书的学习，顺利地掌握美容中医学知识。

本书编委会是由长期从事美容中医临床工作、任职于高等院校美容专业及美容机构的高年资专家、教授组成。他们具有坚实的理论基础、丰富的临床经验和教学经历。在编纂过程中立足于中医特色，以美容医学的时代要求为主体，旨在指导临床美容医师继承、发展美容中医技术，提高临床疗效。本书主要供高等院校本科美容医学专业师生使用，亦可供其他相关人员参考。

在此要感谢中华医学会医学美学与美容学分会前任主任委员彭庆星教授、现任主任委员刘洪臣教授、候任主任委员何伦教授、成都中医药大学领导及各兄弟院校的支持、帮助。感谢《美容中医学》(第1版)教材主编赵永耀及其他编委在前期所做的大量工作。成都中医药大学附属医院美容科江海燕教授、伍景平医师，医学美容专业研究生徐靖、陈烨、苏戈、王天宝、张青叶、陈蓓蓓，成都驻颜医学美容门诊部王琳医师等协助整理，使该书得以早日与读者见面。在本书的编写过程中广泛参阅了国内外相关书籍，并参考引用了一些相关内容，在此一并致谢。
由于水平有限，时间紧迫，书中难免有不足之处，恳请读者提出宝贵意见，以便今后修订提高。

刘　宁

2010年4月

目 录

上 篇

第一章 美容中医学概述 …… 3
第一节 美容中医学的定义、研究对象和研究任务 …… 3
第二节 美容中医学发展简史 …… 7
第三节 美容中医学的特点与研究方法 …… 16
第四节 美容中医学与相关学科的关系 …… 22

第二章 美容中医学的中医基础理论 …… 26
第一节 阴阳五行学说与美容中医学 …… 26
第二节 藏象学说与美容中医学 …… 32
第三节 气血津液学说与美容中医学 …… 45
第四节 经络学说在美容中医学中的应用 …… 52
第五节 与美容中医学相关的病因与病机 …… 53
第六节 诊法、辨证与防治原则在美容中医学中的应用 …… 66

第三章 中国传统美学思想 …… 112
第一节 中国传统美学概述 …… 112
第二节 中国传统美学范畴 …… 114
第三节 中国传统人体审美 …… 118
第四节 中医药学文采美 …… 124

中 篇

第四章 美容中医学常用美容方法 …… 129
第一节 中药美容法 …… 129
第二节 针灸美容法 …… 135
第三节 推拿美容法 …… 145
第四节 刮痧美容法 …… 153
第五节 药膳美容法 …… 157

第六节 心理调节美容法……160

第五章 美容中医学常用中药……165
第一节 概述……165
第二节 补益类……169
第三节 祛风解表类……175
第四节 清热与泻下类……179
第五节 祛湿与化痰类……186
第六节 行气与理血类……189
第七节 开窍与安神类……196
第八节 温里类……197
第九节 外用类……199

第六章 美容中医学常用方剂……204
第一节 方剂基本知识……204
第二节 常用美容方剂……206

第七章 美容中医学常用经络与腧穴……224
第一节 经络学说概述……224
第二节 腧穴的概述……236
第三节 腧穴定位法……243
第四节 经络与常用腧穴……246
第五节 特殊针疗法与美容……268

下 篇

第八章 中医美容保健……289
第一节 中医美容保健概述……289
第二节 整体美容保健……291
第三节 局部美容保健……299

第四节　中药美容保健护肤品 …… 322

第九章　常见损美性皮肤病的诊治 …… 329
第一节　面部常见损美性皮肤病的诊治 …… 329
第二节　毛发常见损美性疾病的诊治 …… 347
第三节　四肢、躯干部常见损美性疾病的诊治 …… 354
第四节　其他 …… 369

第十章　口眼㖞斜及损美性五官科疾病的诊治 …… 392
第一节　口眼㖞斜 …… 392
第二节　目偏视 …… 394
第三节　上睑下垂 …… 396
第四节　胞轮振跳 …… 398
第五节　突起睛高 …… 400
第六节　针眼 …… 401
第七节　暴风客热 …… 403
第八节　迎风流泪 …… 405

第十一章　肥胖症与消瘦症的诊治 …… 408
第一节　肥胖症概述 …… 408
第二节　肥胖症的病因病机及分型 …… 408
第三节　肥胖症的治疗 …… 410
第四节　消瘦症 …… 418

第十二章　衰老基础知识与衰老性损美性病症的诊治 …… 421
第一节　概述 …… 421
第二节　衰老性损美性病症的诊治 …… 424

附录一　常用美容中医名词术语中英文对照 …… 437

附录二　主要参考文献 …… 452

上　篇

第一章 美容中医学概述

第一节 美容中医学的定义、研究对象和研究任务

一 美容中医学的定义

（一）定义

美容中医学（原称中医美容学）是在中国传统文化背景下，将中国传统美学与现代美学相结合，以中医药基本理论为指导，运用以自然疗法为主的方法，研究健康美丽容颜、形体养护，损美性疾病防治和损美性生理缺陷掩饰或矫正的理论、技能及其规律，以达到防病健身、延衰驻颜、维护人体形神美的目的的一门学科。它是我国广大劳动人民和历代医家通过在追求美的过程中反复探索、验证、逐步认识和实践后形成的，具有较强的科学性和完整系统性的理论体系，同时它又结合了现代美学思想，是一门古老而又新兴的交叉学科。

（二）美容中医学的定义内涵

1. 表明了美容中医学的学科性质。较原来“中医美容学”的称谓，更注重美容。它是美学（中国传统美学、现代美学）与中医学相结合的产物，其一切理论技能都是在人体审美的理论原则指导下，以追求美为主要目的；其思维模式以中医学的理论，即中医药基本理论为指导；其临床应用方法以自然疗法为主，诸如中药、针灸、推拿、气功、药膳等。故美容中医学既是医学美学的一个应用分支学科，又是中医学的一个新兴分支学科。

2. 表明了美容中医学与各相关学科一样，也是以医学人体审美的理论与实践为本学科研究的核心课题。

3. 反映了美容中医学4种服务方式，即“维护”（美容保健）、“修复”（损美性疾病诊治）、“改善”（修饰、掩饰容貌缺陷或瑕疵）、“塑造”（美容整形术）。

4. 中医对形神美的定义反映了中医学特色，“形”指人的形体及其形象，“神”指人的精神、神明、神志、神色，相当于西医学的人的生理、心理现象或生命活力，“形神美”指形体、容貌和生命力之美。

（三）“广义”与“狭义”美容中医学

根据目的与范围的不同，“美容”有狭义和广义之分，狭义的美容仅指颜面五官的美化和修饰。但随着社会对美的要求越来越高，人们逐渐发现颈部、手部、肘部和膝部等身体的许多原先被忽视的部位亦是极易透露年龄的部位，加上现代人生活压力增加，更加追求心灵的放松

和愉悦，因此美容的范围不断拓宽。广义的美容包括颜面、须发、躯体、四肢以及心灵等全身心的美化。美容中医学的“美容”则是取其广义，并且对广义概念进行升华。

美容中医学以整体观念为指导原则，认为人体自身是一个由多层次结构构成的有机整体，构成人体的各个部分之间，结构上不可分割，功能上相互协调、相互为用，病理上相互影响。同时认为人与自然、社会环境也是一个有机的整体，人生活在自然和社会环境中，人体的生理功能和病理变化，必然受到自然环境、社会条件的影响。若人体自身各部位，或人与自然，或人与社会任何一个部分出现问题，都会打破机体的和谐，影响健康。故美容中医学更强调天人合一、人体内外和谐健康的美，这种美的核心是和谐与健康。而这种和谐健康的标准可以从3个方面体现。首先是生理上的和谐健康，脏腑功能正常，气血津液及经络功能和调，而使皮肤红润有弹性、毛发爪甲润泽、肌肉丰满、身躯挺拔、行动矫捷，给人以外形上的美感；其次是心理上的和谐健康，只有精神愉快、思维敏捷、大度豁达，才能达到形神合一的美，给人以气质上的美；最后是社会存在的完满度，人们已认识到心理健康度和社会存在的完满度，对人的影响力不亚于生理上的和谐健康程度，而生理、心理、社会状况三者间又互相影响，只有社会适应上健康，才能善于与人交往，处世圆满，融于集体，幸福美满，从而维护心理健康。只有心理愉悦健康，才能使气血通畅，脏腑功能协调，躯体健康。只有躯体健康，才能给人以外形上的美感，从而更增加人们的自信心和社会适应度。因此，1948年的世界卫生组织宪章中提出了：“健康是躯体上、心理上和社会上的完满状态，而不仅是疾病和衰弱的消失。”1978年国际初级卫生保健大会再次给健康下了明确的定义：“健康不仅是疾病与体弱的匿迹，而且是身心健康、社会幸福的完美状态。”这与中医理论有着惊人的相似。

美容中医学不仅包括治疗美容，还包括美容保健，突出未病先防、养生健美、抗衰防老、延年益寿。而在保健治疗的具体措施方面，根据整体观念，中医强调治病求本、标本兼治，而不是头痛治头、脚痛治脚。在美容过程中要知其然，更要知其所以然，从标本两方面同时入手，调其内而荣其外，不仅使外观病证得到改善，还要能达到疏通经络、调理脏腑、调补气血的目的，使内外皆调、内外皆美。同时中医强调调节人的情志，指出不良或不适度的情志如大怒、大喜、大悲、大忧、大思、大恐等都可以导致人体气机紊乱，引发疾病。中医还强调“顺应自然”以养生防病，只有与大自然和谐相处，才能健康长寿。

总之，美容中医学是以整体观念、辨证论治、形神合一、阴阳五行、脏腑经络、气血津液等中医基本理论体系为核心，不局限于颜面局部的美化，更强调与未病先防、养生驻颜、抗衰防老、延年益寿紧密结合，运用中药、方剂、针灸、推拿、气功、食疗等手段扶正祛邪，从而改善人体功能，达到内外和谐统一，最终达到美化容颜、延缓衰老、健康长寿的目的。

（四）美容中医学的基本理论

中国传统美学、中医药基本理论及现代美学形成了美容中医学的基本理论。中国传统美学范畴体系的基本内容，在《荀子》、《易传》、《吕氏春秋》、《乐记》中初见端倪，以后推演更新、日渐丰富，其内容包括阴阳、刚柔、中和、神韵、文质、心物等，强调自然美、神韵美、文质并重等，即强调文饰外在美与本质内在美相结合的美，使美容中医学具有独特的审美观。中医药基本理论则包括阴阳五行、脏腑经络、气血津液、体质、病因病机、防治原则、诊法、治法、药性理论、组方原则等，强调整体观念以及辨证论治的基本特点。现代美学包括审美形态、审美意象、审美感兴、审美文化、审美发生、审美体验等，而现代美学思想渗透到了西学的每个学科，随着国际交流，也渗透入美容中医学中，这三者的结合使美容中医学具有独特的审美观和追求形神俱美、貌德俱佳的境地。

（五）美容中医学所运用的疗法

美容中医学所运用的方法以自然疗法为主，运用包括中药、针灸、推拿、刮痧、药膳、气功、音乐等，较现在许多化学的、物理的方法更加天然、安全、健康。

（六）美容中医学的分类

1. 按美容性质可分为修饰美容、治疗美容和美容保健。

修饰美容：修饰美容是运用各种美容化妆品使人体外表有缺陷或瑕疵的部分得到掩饰和纠正，或使无缺陷的部分锦上添花。如用遮瑕膏遮盖面部的微小瑕疵。其他包括服饰美容、美发等，可通过服饰、发型的修饰，使身材、脸型更加完美。

治疗美容：是指在美容中医学基本理论的指导下，以中医的手段或方法治疗人体的损美性疾病，消除疾病所导致的美容缺陷，达到维护人体美的目的。损美性疾病，是指对人体美有较大影响的疾病，如黧黑斑、粉刺、酒皶鼻、肥胖症等。损美性生理缺陷，是指生理功能正常，但影响外表美的一些身体表征，如皮肤粗糙、单眼皮、塌鼻梁、体气等。

美容保健：是指在美容中医学基本理论的指导下，采用医学或非医学的手段或方法预防疾病、延缓衰老，使人的面容、形体、皮肤、毛发等保持自然健美。

2. 按手段和方法可分为中药美容、针灸美容、推拿美容、药膳美容、音乐美容、心理调节美容等。

中药美容：是通过中药的内服和（或）外用来治疗损美性疾病或养护机体的一种美容方法。这是美容中医中最主要、最常用的一种方法。其中药的运用方法可分为内服法和外用法。内服法是通过内服中药对全身进行调理，来达到局部治疗或补益身体的目的，以全身心的健康来保证局部的美，是治本除根、健身延衰、驻颜美容的必要手段。内服药的剂型，主要有汤剂、丸剂、散剂、膏剂、酒剂、丹剂等。外用法是运用药物直接作用于体表局部，以达到治疗或美容保健的目的。它利用药物的性能直达病所，奏效迅速。在操作上一般有湿敷、涂擦、贴敷、熏洗、扑撒、浸浴、喷雾、电离子导入、超声导入等方法。不同的操作方法需采用相应的药物剂型，如采用熏洗、浸浴、湿敷、喷雾法时选用水剂，采用扑撒法时选用散剂，采用涂擦及超声导入法时可选用软膏剂，采用贴敷法时可选用糊剂或涂膜剂等。

针灸美容：是指通过针刺和艾灸等方法刺激经络、腧穴以疏通气血，调节人体脏腑组织功能，调动机体内的抗病因素，以达到治疗或美容保健目的的一种美容方法。针灸美容分针刺法、灸法、拔罐法，每种方法又有诸多具体操作方法，如针刺法又分毫针刺法、三棱针法、皮肤针法、皮内针法、电针法、穴位注射法等，灸法又分为艾炷灸、艾卷灸、温针灸、温灸器灸等，拔罐法又分为火罐法、煮罐法、抽气罐法等。

推拿美容：又称按摩美容，是指采用各种推拿手法刺激身体的经络、腧穴，一方面通过经络系统调动机体内在因素，一方面通过体表局部的物理效应来调整脏腑紊乱气机，使阴阳气血平衡，以达到治疗或美容保健目的的一种方法。中医推拿美容法主要有经穴按摩，即循着经络的走向或定位于具体腧穴，采用推、揉、按、摩、点、拿等手法进行人体按摩。国外也有按摩术，广泛用于保健和美容，然而经穴按摩却是我国所独有的。

药膳美容：是根据中医“医食同源”、“药食同源”的理论，在中医药基本理论指导下，合理搭配、服用食物或食药两用的天然动植物来美容的方法。美容饮食的品类很多，主要有菜肴、鲜汁、汤、羹、酒、粥、蜜膏等。此法与中药美容一样，必须采用辨证用膳的方法才能取得较好的美容效果。

音乐美容:是指在中医基础理论和传统音乐理论的指导下,以音乐作为调养治疗手段,根据个体的不同体质、情志变化,分别选用不同音调、节奏、旋律、强度的乐曲,激发情感,陶冶情操,调节脏腑功能,以达到防病治病、健美身心的目的的一种美容方法。

心理调节美容:是指在中医基础理论和中医心理学说指导下,通过心理治疗或心理调养,调节情绪,改善心理状态,消除或减轻不良情绪对人体的影响,以达到防治疾病、健美神形的一种美容方法。

二 美容中医学的研究对象

美容中医学的研究对象,是人的医学形神美及维护、修复、改善与塑造人的医学形神美的一切中医理论、技术及其规律等,即美容中医学基本理论和技能。美容中医学的研究对象范围大致可分为以下几类。

1. 美容中医学发展史的研究。
2. 中国传统美学理论及应用研究,现代美学理论及应用研究。
3. 中医美容心理学的理论和应用研究。
4. 美容中医方法的研究,包括中药、药膳、针灸、推拿、气功、音乐等美容方法的作用机理、适用范围和具体操作。
5. 中医延缓衰老、驻颜的研究。
6. 中医保健化妆品的研究。
7. 各种损美性疾病的基础和临床研究。
8. 各种美容缺陷的基础和临床研究。

三 美容中医学的研究任务

(一)研究医学人体美

人体美分为艺术人体美和自然人体美。艺术人体美是通过艺术家、化妆师以夸张的、抽象的手法制作、描绘出来的具有美感的人物艺术品或舞台戏剧人物,而自然人体美是大自然造就的有血有肉、有思维和语言功能的人体美,这是世界万物中最完美的生命体。医学人体美则比一般自然人体美更高一层,是以有血有肉、有思维和语言功能的机体为载体,身心健康为基础,整体、平衡、匀称形态和最佳生理心理状态为特征的人体美。美容中医学以美学(中医传统美学和现代美学)为指导,研究医学人体美的产生、发展、变化及其规律,为维护、修复、改善和塑造人的形神美寻求新理论和新技术。

历史上,中医存在"骨度论"、"五色论"、"阴阳二十五人论"等有关人体审美的理论与方法的记载,对此加以挖掘、整理、提高并予以继承是必要的;但当代中医仍应本着不断创新、开拓进取的精神,在继承古人思想的同时,不拘泥于古方,广泛吸取现代美学理论与实践的经验,不断地丰富和完善美容中医学的理论和技能。

(二)进行美容中医技术和方药临床研究和实验研究

在总结美容中医临床经验的基础上,不断挖掘新方药、新技术,通过对中药、方剂、针灸、推拿、刮痧、运动、药膳、音乐等美容方法和技术的科学研究,不断改进、创新和发展美容中医理论与技能，更好地发展美容中医学术事业。

（三）进行中医学中的美容中医理论与技术的内蕴研究

美容中医学作为一个独立的学科刚刚起步，但在诸多中医学典籍和论著中，存在着内容丰富、底蕴雄厚的医学审美和美容中医学的相关理论和技术，应当本着“古为今用”的原则，加以挖掘、整理、提高，以丰富和完善当代美容中医学的理论内容和技术技巧。

（四）深入研究美容中医学的服务对象，即美容就医者的心理状态和变化规律

美容中医学实践经验表明，掌握美容就医者的心理状态及变化规律，有利于按照其心理现状与特点进行科学的诱导和咨询，沟通主客体对体态、容貌的审美意向，为美容受术者营造一个术前良好心理环境，这是提高美容中医诊疗成功率、减少纠纷发生的关键性课题。

第二节　美容中医学发展简史

在我国，由于古代医家在整体观念的指导下，注重人体美的维护，使中医药和美容结下了不解之缘。美容中医学的形成和发展经历了漫长的岁月，几乎与中医药学同时产生，并伴随社会生产的发展和人民生活水平的提高而不断发展，每个历史时期的政治、经济、文化的繁荣兴旺都在美容中医学的发展史上留下了不同程度的烙印。因此概要叙述美容中医学的发展及成就，了解美容中医学的学术渊源、特点和规律，对于美容中医学的研究、应用与发展，将是十分有益的。

一　美容中医学的起源——远古至先秦时期（公元前221年以前）

人体审美意识在很早就有所体现，如我国古人很早就知道采用某些方式来美化自己。他们从最初的直接运用树叶、兽皮遮羞，发展到将其简单缝合。考古工作者在辽宁海城小孤山洞穴发现的穿孔骨针（缝纫工具），年代距今2万~4万年，骨针的出现意味着当时的人类已经懂得缝纫。北京周口店“山顶洞人”的遗物中发现了许多装饰品，据考证此装饰品制作于旧石器时代晚期，距今3万多年。装饰品的出现，表明山顶洞人已经产生了审美观念的萌芽。而装饰品的制作，则表明古人对外在饰物的外形、颜色、光洁度都具有一定的审美水平及追求。

我国新石器时代遗物中的各种饰品无论在数量还是质量方面都有了很大提高。这个时期制作的装饰品数量更多、选材更考究、造型更优美、制作更精美，足以说明这个时期人类的审美意识有了很大的提高和发展。这一时期的人头陶塑，都饰以虎纹之类的兽型花纹，可见这一时期的人们已经开始注重头面部的文饰和美容。

值得一提的是，据有关史料记载，早在新石器时期就出现了造酒业，酒作为饮料除了有防病、治病之用外，人们同时还发现，人在饮酒后红光满面，于是当时就把酒作为使人变美的媚药之一。

有文字记载的最早美容行为是洗脸。早在商周时期的甲骨文中就有“沐”、“浴”等字，“沐”字就像一个人在披散着头发洗脸，《说文解字》云：“沐，洗面也。”“浴”从甲骨文字形来看，它的下半部分是一个盛水的“大器皿”，上半部分像一个人站在盛水的器皿里，人的周围有四个水点，表示人在洗澡，水滴四溅。其后较普遍的美容行为是敷粉，这种粉最早是用米制作的，色白，敷面可以增白。而后又将粉染红，“着颊使面赤，成红妆”。此外还出现了铅粉，称为胡粉、宫粉。《中华古今注》云：“（夏、商、周）三代以铅为粉。”《博物志》亦载有“纣烧铅锡作粉”之说。周文王时，女人已广泛使用铅粉擦脸。据考证，商代之青铜器很多是铜、锡、铅的合金，故至少从商代起，以铅作粉是可信的。除了粉外，胭脂出现也较早，在殷纣时期，我国人民就开始用燕地红蓝花捣汁凝成胭脂（当时叫燕支）来饰面。《中华古今注》曰：“盖起自纣，以红蓝花汁凝作燕脂，以燕地所生，故曰燕脂，涂之作桃花状。”燕脂又作“燕支”、“焉支”，因其产于燕地、焉支山而得名。到春秋战国时期，人们不但追求面部的色美，如白里透红，还追求肌肤的滋润与光泽度，故除粉、胭脂外，又出现面脂、唇脂。面脂又称面泽，《韩非子》中云：“吾面用脂泽粉黛”。同时眉毛的修饰也是此期古人美容的重点，从周代起就有画眉之习，《楚辞》有“粉白黛黑饰芳泽”，黛黑是“以黛石画眉使其黑”，《释名》曰：“眉，媚也，有妩媚也。”可见古人认为眉可使人看上去很妩媚。《释名》还指出当时画眉的方法，是先去除眉毛，再用黛石画上喜欢的眉型，即“黛，代也，灭去眉毛，以此代其处也。”春秋战国时期我国已有粉黛、胭脂、眉墨兰膏等化妆品，当时男女都有施朱敷粉的现象，宋玉《登徒子好色赋》中有“著粉则太白，施朱则太赤”的描绘。

除追求颜面五官的美之外，春秋战国时期人们对头发的美化同样很重视，人们不仅洗发令之洁净，还涂发蜡一类的美容用品，使头发有光泽，古代将这类美容用品称为“泽”。

周代已经建立起较为完整的医政组织和相当严格的考核制度，对于后世医学的发展有着积极的促进作用。《周礼·天官》记载，医官分为医师和医。“医师掌医之政令，聚毒药以共医事。凡邦之有疾病者、疕疡者造之”。医师相当于今卫生机构的行政长官。医分为食医、疡医、疾医、兽医四科，食医相当于今营养医生，疡医相当于外科、伤科医生，疾医相当于内科医生，兽医则“掌疗兽病，疗兽疡”。其中食医居四科之首，主要是研究如何保健、养生、防老、驻颜的医学专科。“疾医掌养万民之疾病……有疡疥疾……以五味、五谷、五药养其病”。疡疥疾泛指皮肤病，可见西周时损美性皮肤病有了专门的医师治疗，且对皮肤病主要采用内治法。

《山海经》始见于《史记》，共18篇，据考证其中14篇为战国时期所著。书中共载药物146味，其中有12种动植物药可用于美容。如“天婴……可以已痤（可以治疗痤疮）”，“滑鱼……食之以已疣”等。除此之外，还有治疗狐臭、“美人色”、“媚于人”的药。

湖南省长沙市马王堆三号汉墓出土的大量帛书和少量简书中，所载的美容内容相当丰富。在治疗美容方面，已涉及黧黑斑、蟹足肿、疣目、漆疮、体气、白驳风、痤疮、各种疮、目偏视等损美性疾病，对这些病的病因病机、诊断方法、治疗方法均有论述。其中我国现存最早的古医书《五十二病方》，收录了许多用药物、灸法等治疗损美性疾病的记载，如对于疣目一病，“尤（疣），取敝蒲席若籍之弱（蒻），绳之，即燔其末，以久（灸）尤（疣）末，热，即拔尤（疣）去之。”其意为疣病，可用旧蒲席或草席上的蒲草搓成绳状，点燃其末端，用以直接灸烧疣的末端，待疣烧热后，便可用器物将疣拔除。这是针灸美容的最早记载。关于蟹足肿（瘢痕疙瘩），本书中载有6个方，一些是防止瘢痕的产生，一些是治疗已产生的瘢痕，如以水银、丹砂和男子精液制成的外用药治疗“故瘢”，即陈旧性瘢痕。《阴阳十一脉灸经》认为黧黑斑与足厥阴肝经、足少阴肾经、足阳明胃经有关，故治疗此病应调节此三经。《天下至道谈》中指出痤疮发生的病因病机之一是行房事不当，如“强用之，不能导，生痤”。

马王堆出土的医书中关于美容保健的论述也很丰富，认为运动养生保健达到驻颜美容的目的。如《阴阳脉死候》提出：“夫流水不腐，户枢不蠹，以其动。动则实四肢，而虚五脏。

五脏虚则玉体利矣。”论述了经常运动可以养生保健之理。这些书还介绍了各种切实可行的方法以达到健身长寿驻颜美容的目的，包括药物、药膳、气功及房事之术等。如《养生方》中有3个助人长寿的方药，其一为“治云母、消松脂等，并以麦𪎊（杂有麦糠的面粉）丸之……令人寿，不老”。值得一提的是，这些医书在谈论养生长寿时，常着眼于容貌、肌肤之美。如《养生方》有一“麦卵方”，功效就是“令人强益色美”。此外还有令人面泽、去毛、黑发的专方，其中被完整保存下来的方药，给后世美容中医研究提供了宝贵的资料。《十问》中还讨论了缺乏哪些因素会使皮肤粗糙、苍老、黧黑；具备哪些因素可使皮肤细腻、白嫩、有光泽。如黄帝问大成：“民何失而颜色粗黧，黑而苍？民何得而腠理靡曼，鲜白有光？”这是在探讨皮肤的美容保健法。大成告诉黄帝，第一在饮食上要多加注意，“食苍则苍，食黄则黄”，还指出要“助以柏食盛良，饮走兽泉英（乳汁）”，如此可以“却老复壮”，使皮肤“曼泽有光”。

春秋战国时期，诸子百家总结各个领域的经验，上升为理论，提出自己的养生术、养生论，其中也包括一些有关美容保健方面的论述而被当时的医家所吸取。其中道家、儒家等学派的学说，使中医养生得到很大发展。道家崇尚自然，提倡返璞归真，创立了一套顺应自然的气功养生方法，如“吹呴呼吸，吐故纳新，熊经鸟申，为寿而已矣。此道引之士，养形之人，彭祖寿考者之所好也”（《庄子·刻意篇》）。后世华佗在此基础上创立“五禽戏”。除导引功外，还提出静气功、呼吸运动的方法，及模仿鸟、兽动作来运动以养生。春秋初期的法家管仲，主张“静”。他在《管子·内业》中提到：“人能正静，皮肤裕宽，耳目聪明”，还说：“能正能静，然后能定，定心在中，耳目聪明，四肢坚固，可以为精舍”。《吕氏春秋·季春纪》指出动静结合锻炼的重要意义：“精神安乎形，而年寿得长焉”，这是强调静的重要性；又指出：“流水不腐，户枢不蠹，动也。形气亦然，形不动则精不流，精不流则气郁。”气郁将导致多种病变，这就指出了运动的重要性。以孔孟为代表的儒家提倡修身养性，以“中庸”为修身养性的手段，认为“中也者，天下之大本也，和也者，天下之达道也”，人性修为不要太过，也不要不及，只要达到中和境界就会无病长寿，这种中和养生观对后世的影响很大。诸子百家的养生思想和养生方法，丰富了美容中医学养生的内容，至今仍在指导着美容中医学的实践。

综上所述，在中国历史从远古发展到春秋战国时期，美容的理念已逐渐成形，人类追求美的意识随着社会的发展而发展，中医逐渐介入美容，一些中医的医疗方法，诸如药物、针灸、气功、药膳等亦开始运用于美容当中，并受到了当时人们的重视。

二 美容中医学的萌芽——秦汉三国时期（公元前221-公元264年）

汉朝时期，统治阶级采取了一系列安民政策帮助战后复苏。因此促进了社会生产力的发展，社会经济日趋繁荣，修饰美容进一步发展。汉建元3年，张骞出使西域及波斯国。东汉班固再度出使西域，广泛开辟了东西交通，形成了著名的“丝绸之路”。其后，张、班二度出使西域，促进各民族及中外文化之间的交流，包括医药的交流。我国中原地区以外的美容用品及具有美容功效的药物、食物传入中原地区，如西域的胡桃，海南的龙眼和荔枝，西南的犀角、羚羊角、麝香和琥珀等，都成为美容中医学的常用药物。

从战国时起，中国人就有身上佩戴或口含香花、香草以香口、香身的习惯，如楚人常用兰、蕙、荃、芷、芙蓉、江蓠、椒、桂等。至秦汉三国时期，这种习惯更加普遍。汉代，妇女一般都佩戴香囊,“尚书郎含鸡舌香奏事”(《香艳丛书·名香谱》)。

这个时期,中医药学也取得巨大成就,出现了一些经典医药学著作,使中医药学逐渐形成统一的、较为完善的理论体系,这也为美容中医学的形成与发展奠定了基础,使美容中医学开始由“术”向“学”转变。

《黄帝内经》成书不晚于西汉,它是西汉前中医成就的结晶。《黄帝内经》包括《素问》和《灵枢经》两部分,其中阐述的中医理论既奠定了中医学的理论基础,也为美容中医学的建立与发展奠定了理论基础。书中多处散在有关美容的理论和具体内容。在生理方面,论述了男女的生理特点、年龄与容貌变化的关系,人体毛发、胡须、颜面、皮肤、形体与内在脏腑、经络、阴阳、气血、津液等之间的关系。如指出:“十二经脉,三百六十五络,其血气皆上行于面,而走空窍”。这说明了面部色泽与经络中气血有关。在病理方面,阐述了一些损美性疾病,如“劳汗当风,寒薄为皶,郁乃痤”,“汗出见湿,乃生痤疿”。还反复说明,人体的阴阳失调、脏腑虚损、情志刺激、生活环境、饮食劳逸等,都可影响人体的美容。《黄帝内经》还主张养生保健,强调健美的维护应以养生保健为本,指出气功、按摩、针灸等美容方法及饮食、养生、保健与美容的关系。它不仅为后世的整体美容、养生美容、心理调节美容、经络美容、推拿美容、气功美容、饮食美容等方法提供了理论依据,而且对针灸、推拿、气功、药物、食物等美容保健方法的实施产生了深远的影响。

人体美学方面,《黄帝内经》不仅较详细地阐述了人活体测量,还阐述了人体胚胎发生学、解剖生理学、体质人类学基础和形态特征及气质要素等医学人体美学思想。可以说《黄帝内经》是一部内容丰富的充满医学人体美学思想的经典医籍,对现代美容中医学实践仍然产生重要影响。

综合《黄帝内经》所阐述的内容,从中可见中医学整体观的雏形,它从人—自然—社会这样一个大视角来审视人的美。首先认为人自身是一个协调统一的整体,其次认为人与自然是一个协调统一的整体,最后认为人与社会是一个协调统一的整体,任何一部分出现问题,都会影响人的健康与外貌。

《神农本草经》成书于秦汉时期,是我国现存最早的本草专著,是汉以前本草知识的总结。其中有100余种关于“悦泽”、“美色”、“轻身”、使人“头不白”的美容药物(上经54种,中经27种,下经19种),而且还专门讨论了美容药物,如“白瓜子,味甘,平,主令人悦泽,好颜色,益气不饥。久服轻身耐老”;“蜂子,味甘,平……久服令人光泽,好颜色”;“葳蕤(玉竹)久服去面黑,好颜色润泽,轻身不老”;“白芷长肌肤润泽,可作面脂”;白僵蚕“能灭黑皯,令人面色好”。此外,该书还记述生姜、葱白、大枣及芝麻等20多种食物的美容作用,并提到了美容药品的独特剂型——面脂。《神农本草经》对人的容貌相当重视,故本书为后世的中药美容及药膳美容的发展奠定了坚实的基础。

《黄帝明堂经》成书于西汉末年到东汉延平年间,其发展了《黄帝内经》中的针灸内容,补充了《黄帝内经》中没有提到的心经五输穴及具体的募穴、郄穴、交会穴等内容,是对汉以前针灸腧穴文献的一次全面总结,为我国第一部腧穴专著。其明确记载的损美性疾病有17个,如“口歪”、“疣”、“面黑”、“羸瘦”等,为后世针灸美容、推拿美容提供了理论与实践基础。

东汉末年张仲景著《伤寒杂病论》,以六经论伤寒,以脏腑论杂病,提出了包括理、法、方、药在内的比较系统的辨证论治的原则,奠定中医学辨证论治的基础,为美容中医学提出辨证纲领。同时对某些疾病病因病机的阐述,也为后世治疗损美性疾病提供了思路。如有面色黑表现的疾病的病因病机，涉及肾虚、脾虚、湿热、瘀血阻络4个方面，几乎囊括了目前为止中医对黧黑斑病因病机的主要认识。本书所载方药史称“经方”，其中有不少成为美容有效方，如桃核承气汤、桂枝茯苓丸、当归芍药散等可治疗肝血瘀滞之肝斑；肾气丸有全身强壮的作用，可使精力旺盛，气血充足，面色有华；麻子仁丸可治疗燥热所导致的皮肤粗糙；猪胰汤有很好的润肤悦颜去皱功效；防己黄芪汤可防止面部小皱纹的产生等。该书还十分重视养慎调摄，祛病强身，与《黄帝内经》养生保健一脉相承。

秦汉三国时期，养生长寿驻颜之风较春秋战国时期有增无减。东汉末年，华佗为中医外科鼻祖，同时也是一位养生家。他继承了《吕氏春秋》“流水不腐，户枢不蠹”的思想，创造了动形养生的“五禽戏”，对后世养生美容起了积极的促进作用。据《后汉书》记载，华佗“晓养性之术，年且百岁而犹有壮容，时人以为仙”。其继承了这套功法的弟子吴普“受术于佗……年九十余岁，耳目聪明，牙齿坚实，吃食如少壮也”，可见“五禽戏”确有延年益寿驻颜之效。华佗还在《中藏经》中推出“疗百疾延寿酒”，用以“乌发、驻颜”。此间尚有《华佗神医秘传》一书传予后世，内载美容内服、外用方38首；《华佗神方》有美容保健、治疗的内服、外用方共56首。

三国时的皇甫隆，会服食、导引之养生术，“年出百岁，而体力不衰，耳目聪明，颜色和悦”（《备急千金要方》），以致魏武帝曹操也向他请教长寿之法。

总之，这一时期随着中医药理论的建立与发展，美容中医学也得以发展，并从“术”向“学”转变。

三 美容中医学的形成——两晋南北朝至隋唐五代时期(公元265-960年)

这一阶段为传统美容中医学形成的时期，也是美容中医学发展鼎盛的时期。两晋南北朝时期，社会较动乱，但仍有相对安全的时期和相对安定的地区。如江南地区长期未遭受战乱，且北方人的南迁带来先进的生产技术，使农业、手工业、商业发展。而文化的南迁和佛、道两教的兴旺，促进了科学文化的发展。道教的炼丹术、佛教和印度医学的传入，又促使医药学的发展。此外，两晋南北朝虽然动荡不安，思想却高度自由，形成了包括美学在内的学术思想的高度发达。隋唐统一后，尤其是唐朝，经济文化高度发展，疆域扩拓，促进了中外经济文化的交流。在“贞观之治”的盛世里，人们对驻颜美容抗衰的要求提高了，从而促进了美容中医学的大发展。晋唐时期的美容中医学具有以下几方面突出的成就：①美容中医学已经开始在美学思想的指导下实施，其不仅重视驻颜养颜，同时特别重视各种损美性疾病的防治，如粉刺、雀斑、皮肤粗干、毛发枯黄、齿黑等。②出现了一批重要的美容中医学代表医书。在理论上，续《黄帝内经》、《伤寒杂病论》之后，又有《诸病源候论》为指导。③采用的美容中药及美容食物品种繁多，涉及面广。对每一味药物或食物的主治、炮制和使用方法均有一定的认识。④美容方剂和美容剂型的改革和创新。美容方剂已从秦汉时期的单味药物运用或简单的配伍，向多味药物的组合、复杂的配伍过渡，使美容配方体现了方剂学君、臣、佐、使的原则。美容剂型的调制已相当讲究，所采用的配基一般具有黏附、营养两大功效，同时发展为方便实用的面脂、手膏、口脂、衣香、面膜等多种品种。⑤美容中医的6大手段（药物、药膳、针灸、推拿、气功及养生）已基本具备。⑥从秦汉时期单纯的、经验的美容逐步向科学的、综合的美容技术迈进，在强调外洗、外敷、外搽等外用美容药剂的同时，开始重视配合内服丸、丹、汤等药物以及采用食疗、导引、按摩等综合美容方法。至此，美容中医学初步形成了独立的学科。

有关美容中医学的著作方面，晋代皇甫谧的《针灸甲乙经》是我国最早的针灸学专著，书中记载了针刺下廉穴治疗颜面不华证，针刺曲池穴治疗颜面干燥证等，成为以后针灸美容法的基础。

西晋的葛洪，无论在美学思想还是在美容中医技术的实施上都有所建树。《抱朴子》和《肘后备急方》是其代表作。《抱朴子》是葛洪儒道合一思想的代表作，是一部富含宗教哲学和科学技术内容的书。本书分为内、外篇，其美学思想主要体现在外篇50卷中。他认为美是一种客观存在，但又和审美主体的认识有关。他提出了美的多样性问题，强调美的人为加工，但又反对离开内容而只重视外在的装饰之美。审美方面，他论及了审美主体因爱憎、偏好、认识、生活习俗等的不同而会产生不同的审美评价等。在美论上，他继先秦两汉的有关思想，对许多问题或有新的发挥，或有更深刻的论述，对南北朝时期及之后的美学理论的发展都产生了积极影响。《肘后备急方》，以其所刊载的美容方剂之早、之多、之专，以及所体现出的美学思想，堪称美容中医学第一书，其中记载的美容方有66条，应用于美容的药物有95种。且首次将美容中医列为专篇论述，设“治面疱发秃身臭心惛鄙丑方第五十二”篇收载关于鼆黑斑、粉刺、体气等33首效方。特别值得一提的是，葛洪又是我国早期著名的药物化学家，首创多种面膜调制法，如以新鲜鸡蛋清，或以猪蹄熬渍，或用鹿角熬成胶体状物作面膜，敷贴面部，以治疗面部瘢痕。此外，还研究了粉剂、膏剂、水剂、酒剂等多种美容外用剂型。

陶弘景为南北朝时期的著名医学家和道教理论家。所著《本草经集注》和《养性延命录》与美容中医有密切关系。《本草经集注》所载730种药物中，有美容保健作用的中药70余种，在美容药品的数量和功效方面，比《神农本草经》有所增加。内容方面，也在《神农本草经》基础上有所发挥，如藁本，在《神农本草经》“长肌肤，悦颜色”的基础上，又增加“可作浴药面脂”等方面的内容，这些都被后世广为应用。《养性延命录》为现存最早的气功养生专著，介绍了很多动功与静功，以祛病健身、长寿美容。其中记载“摩手令热以摩面，从上至下，祛邪气，令人面有光”，可以说是按摩推拿美容的起源。

晋人刘涓子撰《刘涓子鬼遗方》，后世南齐龚庆宣整理，为我国现存最早的一部外科专著，基本上反映了两晋南北朝时期在外科方面的主要成就。本书内容包括一些皮肤疾病，其中不乏如粉刺、鼆黑斑、痱子、发秃、湿疮、热疮等损美性疾病的治疗方剂，《肘后备急方》及唐代的《备急千金要方》、《千金翼方》、《外台秘要》都有所转录。

唐代医家孙思邈为美容中医学的发展作出了重要贡献，在孙思邈之前美容方法多秘而不宣，他将美容秘方公布于世，使美容方得以“家家能悉，人人自知”，在《备急千金要方》与《千金翼方》中有美容保健方剂330余首，集唐以前医方之大成，并开辟美容专篇。其中美容方内容丰富，有“治唇焦枯无润”的润脾膏，有治“面黑不净”的澡豆洗手面方，有“令面光悦，却老去皱”的面膏方，有“治发脱落”的发落生发方，还有“治面生黑斑”、“治面皮粗涩”、“治手皱、干燥少润”、“治口及身臭令香”等许多美容及治疗方剂。它们制作精良，剂型多样，内服的有丸、散、膏、汤、酒等，外用的有脂、膜、膏、洗液等。此外，该书还收集了针灸美容法、药膳美容法、气功美容法、推拿美容法等内容。这些美容法从美容作用看，涉及润泽、悦色、增白、除皱、生眉发、乌发、固齿、祛斑及防治各种损美性皮肤病；从美容部位看，涉及颜面、牙齿、口唇、眼眉、头发、手足、肌肉等；从美容方法看，以辨证内服中药和外用中药制剂为主，并结合按摩、气功、食疗、针灸、调神等多种手段综合调理；从美容对象看，以妇人为主，但也涉及小儿、老人、男性；从治疗病种看，涉及类似西医学的黄褐斑、黑变病、色素痣、痤疮、酒皶鼻、脂溢性皮炎、斑秃、头癣、白癜风、手足皲裂、瘢痕疙瘩、腋臭等多种损美性疾病。该书有关美容中医学的内容极为丰富，涉及的问题广泛，在美容中医学史上占有重要地位。孙思邈还以自己亲身实践提供了养生长寿驻颜的实例，堪称美容中医学史上一代巨匠。

《外台秘要》是唐代王焘所著，晚于《备急千金要方》数十年，王焘很不满于当时许多美容方法只为“士人贵胜，皆是所要”，而医门则“极为秘惜，不许弟子泄漏一法”的状况，其利用自己供职于“弘文馆”（相当于国家图书馆）的机会，广泛收集各种美容秘方，载于书中，公诸于世，“欲使家家悉解，人人自知”。书中收载美容方430余首，专设“面部面脂药、头膏、发鬓、衣香、澡豆等三十四门”，为美容疗法专卷，载方221首。该书收集了胭脂和口红等化妆品的制法，口红甚至有紫色、肉色、朱色之分，其香料、色素全都是取天然中药精制而成。同时还增加了药熏、贴敷、泥疗、水浴等多种外治法，进一步充实了美容中医学的内容。

公元610年，巢元方主持编撰了我国第一部病因病机证候学专著《诸病源候论》，书中未列任何方药，但却对损美性疾病的临床特征及病因病机进行了深入的分析和探讨，如“人面皮上或有如乌麻，或如雀卵上之色是也。此由风邪客于皮肤，痰饮渍于脏腑，故生黑斑”。其他尚有论及“鬓发脱落候”、“白发候”、“面疱候”、“酒皶候”、“齿黄候”、“疣目候”、“兔缺候”等数十种病候。这些论述使损美性疾病的病因病机得以阐明，证候类型得到系统归纳，扩展了美容中医学的研究范畴，使后世美容中医学的理法方药有据可依，得以更全面地发展。该书在很多病候之后附有养生导引之法，丰富了非药物疗法的手段。它是继《黄帝内经》和《伤寒杂病论》等书之后，进一步研讨和发展中医理论体系的一部巨著，标志着中医学理论与临床技术的提高，对后世医学及美容中医学的发展有很大的推动作用。

《食疗本草》为孙思邈的弟子孟诜著，是我国第一部食疗本草专著，并第一次用“食疗”一词命书名。该书不仅记载食宜和食忌，还附有很多食疗方剂，所载食疗内容比《备急千金要方》的“食治”卷迈进了一大步，使之更符合实际应用。其中包括很多美容保健食品，丰富了中医药膳美容内容。

隋唐时期还出现了我国第一本美容方专集《妆台方》，但此书已遗失，仅留下其姊妹篇《妆台记》，以论修饰美容为主。

运用外科整形美容，我国至少要比西方国家早9个世纪。在这一时期我国美容外科已达到一定水平，晋代已能做兔唇修补术，如《晋书·魏咏之传》云：“魏咏之，生而缺唇，年十八……医曰，可割而补之”。医生给魏做了手术，之后魏咏之竟升至宰相。

人工“酒窝”在唐代就有记载，如唐诗中有“眉间翠细深”、“当面施圆靥”的佳句，徐陵《玉台新咏序》中也有“北地胭脂，偏开两靥”的赞语。“靥”即“酒窝”、“笑窝”。所谓“当面施圆靥”，即是以某种化妆品用于“两颊点妆靥”。但在中医书中对“靥”又有类“痘痕”之解。在《普济方》和《卫生易简方》等医籍中还有许多“治靥方”。此外唐代假眼植入水平已很高，如木睛“置目中无所碍，视之如真睛”。并且唐代已出现齿科美容，唐《新修本草》载有用银膏补牙齿缺落。

综上所述，在这一历史时期美容中医学发展日趋完善，美容中医学体系基本形成。

四 美容中医学的发展——宋金元明清时期(公元960-1911年)

这一时期是传统美容中医学拓展的时期。从北宋起,国内外贸易发达,国外药品尤其香料大量输入我国,如麝香、丁香、木香、沉香、乳香、高丽参、檀香等,使美容药物及方剂都更加丰富。宋代由于印刷术与造纸业的革新与发展,使医学专著增多,促进了医学知识和医疗技术的提高。宋金元时代,官方十分重视医药学术的整理、总结和提高,出现了学术繁荣与学派论争的局面,美容中医方法与经验也因而得到系统地整理提高和推广应用,同时金元四大家亦各有独特的经验,对损美性疾病的病因和证治进行了探讨,使单纯的美容经验过渡到美容理论的研究,使美容中医学更加具备辨证论治的特色,使美容中医学体系日趋完善,对后世美容的发展产生一定的影响。明清时期,社会美容事业开始展开,美容中医学在理论和方法上,都有明显的提高和发展。大量的美容用品和药剂不断出现。

学术方面,由官方组织进行全面系统地校勘编纂的《太平圣惠方》和《圣济总录》,对有效美容方剂的收集更加丰富,并补充了许多美容新方。

《太平圣惠方》于公元978-992年由陈昭遇、王怀隐等编成,书中载有并增补许多新的美容方剂,共计980余首,其中第40卷以美容方为主,有方187首,第41卷为须发专方,有方120首,此外,在其他卷中还有各种美容方、驻颜方及治疗损美性疾病方。本书不仅载方丰富,还在每门篇首写有病因病机概述,较之唐代以前方书的有方无论,又是一大飞跃。

《圣济总录》于公元1111-1117年编成,该书60余门,载方两万多首,其中包括许多美容方,仅面体、髭发两门,就有处方100余首。该书对损美性疾病的病因病机论述较《太平圣惠方》更深入,且处处强调内治法在美容中的重要性。

《经史证类备急本草》于公元1098年由唐慎微著,1108年,修订改名《大观本草》。宋代的《政和本草》及南宋的《重修政和本草》,均据此书重修刊行。该书载有美容药物322味,较之《神农本草经》和《本草经集注》大有增加。在《本草纲目》问世前,该书一直是本草学的范本,亦是美容中医学主要的本草书籍。

元代《饮膳正要》是我国第一部营养学专著,书中选录元朝宫廷饮膳食谱如羹、汤、粉、面、粥、饼、馒头等,多为延年益寿之品,极大丰富了药膳美容的内容。

元代许国祯撰写的《御药院方》收录了宋、金、元三代宫廷秘方千余首,许多方剂为他书所不载。其中有180余首美容方,且多为美容保健方。书中的三联方,即按顺序先后用三种方药涂于面部,以达到美容的目的。其方法为先用"楮实散"洗擦面部,再以"桃仁膏"涂,最后用"玉屑膏"涂贴面部。此三联法和现代面部美容护理的程序基本一致。

金元时期各流派学术争鸣,刘完素的六气化火说,李杲的脾胃论学说,张从正的祛邪三法,朱震亨的相火论、阳有余阴不足论,张元素的脏腑辨证说,均对美容中医学的发展有促进作用。他们创制的防风通圣散、黄连解毒汤、补中益气汤等方,至今仍被用于治疗某些损美性疾病。

明清时代著作首推李时珍的《本草纲目》,它对中外医学都产生了巨大影响,被誉为"东方医学巨典"、"中药宝库"。其中"主治第四卷"中诸风、眼目、面、鼻、唇、口舌、声音、牙齿、须发、诸疮等篇中,集中介绍了数百种美容中药,每一味药后简介该药对于面部疾病的功效和主要使用方法,为美容中医学提供了宝贵资料。

《普济方》集明以前方书之大全,刊于公元1406年。书中卷44~86的"身形"篇和卷

227～271 的“诸疾”篇，记载大量美容方，其中有一首治疗头面靨子的方名为美容膏，这是“美容”第一次作为专有名词出现在医书中。

清代吴谦等编著的《医宗金鉴》是一部较为全面的医学参考文献，其“外科心法要诀”记载了不少损美性疾病的诊断、病因病机、治法、方药。本书简明易懂，历来作为一部医学入门书籍。书中所载玉容散、水晶膏、颠倒散、枇杷清肺饮等，沿用至今。

明代中医外科从痈疽疮疡向皮肤病方面发展，陈实功的《外科正宗》记载了许多损美性疾病的病机、症状、治法、方药及制作方法，对美容中医有很大贡献。

杨继洲所著的《针灸大成》，汇集了历代针灸医家心得，并结合杨氏自己的经验，对针灸美容有非常重要的参考价值。

美容整形术方面，我国南宋时已有装假眼的记载。如元代陶宗仪撰《南村辍耕录》所载，宋时“杭州张存，幼患一目，时称张瞎子，忽遇巧匠，为之安一磁眼障蔽于上，人皆不能辨其伪”。

中国美容磨削术起步很早，北宋《圣济总录》记载了用玉磨治疗面部瘢痕的事例，成为现代磨削术的先导，在以后的医学著作中都有类似的记述，而国外最早报道于 1905 年，比我国晚一千年。

我国在元代就记载有鼻梁修补术。戴良所撰《九灵山房集》中写道：“闽夫长陈君，临阵为刀砟其面，疮已愈，而瘠和鼻不能合，肌肉尽热腐，甚恶，乃拜项颜章（元代名医）求治，项命壮士按其面，施洽以法，即面赤如盘，左右贺日‘复效也’”。可见距今 700 多年，中国的鼻梁修补术就已开创。

明代王肯堂的《证治准绳》收录了先天性缺唇及耳部畸形的手术治疗，随局麻药出现，促进了其发展。明代眼科也有了相当成就，如《证治准绳·七窍门上》为眼科专著，推动着中医眼科美容的发展。

到清代，美容整形术有了很大的发展，顾世澄在《疡医大全》中记载：“整修缺唇，先将麻药涂缺唇上，以一锋刀刺唇缺处皮，即以绣花针穿丝线订住二边皮，然后擦上调血之药，三五日内不可哭泣与大笑，又怕感冒打嚏，每日只吃稀粥，肌肉生满，去其丝线，即合一唇矣。”从这一兔唇修补中足见我国当时美容整形技术的高超水平。

五 近现代美容中医学的发展及趋势（公元 1911 年至今）

在近代我国化妆品工业有了较大发展，1905 年化妆品工厂“广生行”创立，这是我国首家从作坊式生产发展到机械化生产的化妆品工厂。该厂的化妆品在 1916 年美国的赛会上获得特奖金牌。1911 年上海建立中国化学工业社，后建立系列化妆品工厂，并逐渐形成一定规模。20 世纪 50 年代化妆品生产有了进一步发展，20 世纪 80 年代化妆品生产形成具有一定规模的工业体系，再后来化妆品工业极大发展，品牌众多、门类齐全，甚至远销国外。近十几年来，人们热衷于研究中药的美容价值及各种添加中药成分的化妆品，既增加了化妆品的功效，又保持了化妆品的天然性，减少其副作用。此外，不断开发现代制备工艺，使含有中药成分的化妆品色泽更美观、质地更细腻、吸收更迅速、使用更方便。在当今世界美容化妆品业中，美容中医学已是一枝独秀，正越来越被人们所认可。

与我国化妆品业相比，美容中医学的其他方面经历了更多坎坷的道路。20 世纪初的几十年，由于各种历史原因，中医遭到排斥，故传统美容中医学被冷落，几近消失。建国后，在党中央的关怀扶持下，中医药学得到了长足的发展。但由于各种原因，美容中医学的内容大多归于外科、皮肤科等，而美容保健的内容几乎无人问津。一直到20世纪80年代初，随着人们生活水平的提高、求美意识的增强和对自然疗法的崇尚，我国的美容医学事业迅速发展，美容中医学也重新崛起，并悄悄走进人们的生活。之后各种有关美容中医学和中医美学的著作相继出版，各类杂志有关美容中医学的论文也日渐增多。1989年，中国中医药学会外科分会治疗美容专业委员会成立，1997年成立中国中医药学会中医美容分会，1990年中华医学会医学美学与美容学分会成立，美容中医学者也积极参与其学术活动，于2002年在该分会成立了传统医学美容学组。以上中西医学术组织的成立及活动，有力地推动了美容中医学术的提高。2002年2月，卫生部颁布了19号令(《医疗美容服务管理办法》)，该法规明确规定："医疗美容科为一级诊疗科目，美容外科、美容牙科、美容皮肤科和美容中医科为二级诊疗项目。"其确立了美容中医学的学科地位，必将进一步促进美容中医学的健康发展。

目前，中药美容、针灸美容和药膳美容等已成为研究的热点，故在传统配方的基础上研制的防治损美性疾病或延衰驻颜的药品或保健品纷纷上市，并且这也成为现代许多研究的方向。此外，全国中、高等医学院校相续开办美容医学专业，注重美容医学人才的培养，而不论是中医院校还是西医院校，美容中医学都被列为重点学科。

在国际上，美容中医学也日益受到重视。1996年、1998年、2000年、2005年、2010年分别在中国、日本以及马来西亚召开了第一至第五届"国际传统医学美容学术大会"。2002年7月在北京召开的"第二届国际医学美学与美容学术大会"设立了"传统医学美容学术委员会"，在所有传统医学中，中医学的保存最完善。目前美容医学界针灸减肥、针灸除皱、火针及穴位埋线治疗痤疮疗效都较好，因此美容中医学是世界求美者的财富，它必将走向国际。

总之，美容中医学与祖国的传统中医药学一脉相承、内容浩博、源远流长，五千年的文明史为后人积淀下丰富而珍贵的美容经验与方法。从世界美容的发展看，美容业需要应对日益增加的皮肤病变及消费者对产品选择越来越追求天然、效佳等问题。美容中医学必将在一片崇尚自然的声浪中飞速发展，成为全世界追求美貌者的财富。

第三节　美容中医学的特点与研究方法

一　美容中医学的特点

(一) 历史悠久，基础深厚

美容中医理论基础包括中医药基本理论、中国传统美学理论和现代美学理论。

中华民族五千多年的文明史，创造了灿烂辉煌的文化，同时也积累了丰富的中医药基本理论和中医传统美学思想。在浩如烟海的中医药古籍中，具有东方特色的中国传统美学思想俯拾皆是。中医药基本理论和中医传统美学思想源远流长、内容丰富，时至今日，仍然对美容中医学的学科建设与发展产生巨大影响。

美容中医学在中医药基本理论和中医传统美学思想的指导下，同时不忘结合现代美学理论来充实自己。由此我们不难看出美容中医学有着丰富而坚实的理论基础，这为现代美容中医学进一步发展奠定了坚实的基础和提供了较好的平台。

（二）整体观念，辨证论治

1. 整体观念 美容中医学以整体观念为指导原则，整体观念是中医学基本观念之一，是中医学关于人体自身及人与自然、社会环境的完整性、统一性的认识。

（1）人体是一个有机整体：人是一个由多层次结构构成的有机整体，阴阳五行与脏腑经络把五脏六腑、眼耳口鼻舌、毛发唇面爪、皮脉肉筋骨、神魂魄意志、喜怒思悲恐、赤青黄白黑等部分有机地联系成一个整体。也就是说人体是以五脏为中心，通过经络的联系，将构成人体的各部分，紧密相连，结构上密不可分，功能上相互协调、相互为用，病理上相互影响，即构成一个表里相连、上下沟通、协调共济、井然有序的统一体，并且通过精、气、血、津液等的作用来完成机体统一的功能活动。

生理上的整体性：人体自身在生理上的整体性，主要体现于两个方面：一是构成人体的各个组成部分在结构与功能上是完整统一的，即五脏一体观；二是人的形体与精神是相互依存、不可分割的，即形神一体观。

病理上的整体性：中医学在分析疾病的机理时，着眼于整体病理分析，由局部病理变化推演整体病理反应，把局部与整体统一起来。既重视局部发生病变的脏腑经络形体官窍，又不忽视病变之脏腑经络对其他脏腑经络的影响。

诊治上的整体性：人体的局部与整体是辨证统一的，各脏腑、经络、形体、官窍在生理与病理上是相互联系、相互影响的，故可通过诊察分析形体、官窍、色脉等外在病理表现，推测内在脏腑的病理变化，从而作出准确诊断，为治疗提供可靠依据。

根据整体观念，中国传统美学中强调对内在本质美的追求，美容中医学中也很重视由内而外的美。中医强调养生长寿驻颜，大量的古代医籍中记载的"益气补虚"、"养血活血"、"益精填髓"、"滋补肝肾"、"丰肌悦色"的美容方剂，通过药物内部调理，使脏腑功能协调、经络通畅、气血充盈和调而达到驻颜美容的目的，给人以由内而外的美、自然的美。如中医认为"发为血之余"、"发为肾之外候"，《圣济总录》中"须发黄白"一篇载有"还其润泽，复其绀黑，虽有傅染之法，曾不如益血补气为常服剂。盖血气调适，则滋泽外彰，其视傅染之功远矣"。其明确指出益气补血，气血充盈，则可润泽乌发，比简单染发效果更好、更健康、更持久。又如《备急千金要方》中"芝麻枣糕丸"通过补肾益脾而乌发。肾主黑色，其华在发；脾为气血生化之源，益脾等于益气血；且脾为后天之本，肾为先天之本，后天充盛便可充养先天。因此通过对脾肾二脏的调补，可从根本上治疗白发。总之，要得到局部的美，必先求整体的阴阳平衡、脏腑安定、经络通畅、气血流通。

（2）人与自然环境的统一性：人类是宇宙万物之一，与天地万物有着共同的生成本源。中国古代哲学家认为，宇宙万物是由"道"、"太极"或"气"产生，以"气"作为宇宙万物初始本源的思想，即是"气一元论"。气分阴阳，以成天地。天地阴阳二气交感，万物化生。如《周易·系辞上》说："天地氤氲，天地化醇。"人是大自然的产物，《素问·宝命全形论》说："天地合气，命之曰人"，"人以天地之气生，四时之法成"，"天地"古代指自然气候和地理环境，"四时之法"就是大自然的四季变化规律。

同时，人类生活在自然界中，自然界存在着人类赖以生存的必要条件。整体观将人与自然四时气候和地理环境的变化联系起来，认为人与大自然也是一个有机整体，密不可分，即"天人一体"的整体观。根据古代哲学思想，天人一体的整体观强调的是天地人的和谐统一。生命和自然息息相关，生命受自然规律支配，自然环境的变化对人体生理、病理的变化有很大的影响。

生理方面：主要包括自然气候和地理环境对人体的影响。

气候是由自然界阴阳二气的运动变化而产生的阶段性天气征象。一年之内的四季气候变化和一日之内的昼夜晨昏变化对人体生理都有不同程度的影响。一年中气候变化的规律一般是春温、夏热、秋凉、冬寒。自然界的生物在这种规律性气候变化的影响下，出现春生、夏长、秋收、冬藏等相应的适应性变化，而人体生理也随季节气候的规律性变化而出现相应的适应性调节。如《灵枢经·五癃津液别》说："天暑衣厚则腠理开，故汗出……天寒则腠理闭，气湿不行，水下留于膀胱，则为溺与气。"人体脉象在不同季节气候的影响下也有相应的适应性改变，如脉象有"春弦、夏洪、秋毛、冬石"的变化，即"春日浮，如鱼之游在波；夏日在肤，泛泛乎万物有余；秋日下肤，蛰虫将去；冬日在骨，蛰虫周密"（《素问·脉要精微论》）。人体气血的运行也受季节气候、风雨晦明的影响。据《素问·八正神明论》所言，天温日明，阳盛阴衰，人体阳气也随之充盛，故气血无凝滞而易运行；天寒日阴，阴盛阳衰，人体阳气亦弱，故气血凝滞而难行。四季的变化对人体重点影响的部位也不同，如《素问·四时刺逆从论》中说："春气在经脉，夏气在孙络，长夏在肌肉，秋季在皮肤，冬季在骨髓"，《素问·阴阳应象大论》中："肝旺于春，心旺于夏，脾旺于长夏，肺旺于秋，肾旺于冬"，这都说明人的生理变化与四季的变化相应、相参。此外，一日之昼夜的变化也会使人体产生相应的适应性调节，对人体产生不同的影响，如《素问·生气通天论》云："故阳气者，一日而主外，平旦人气生，日中而阳气隆，日西而阳气已虚，气门乃闭"。这种人体阳气白天趋于体表，夜间潜于内的运动趋向，反映了人体随昼夜阴阳二气的盛衰变化而出现的适应性调节。

地理环境包括地域性气候、地势的高低、水土、物产和人文地理、风俗习惯等。这些方面的差异在一定程度上影响着人体的生理活动和脏腑功能，进而影响体质的形成。如南方沿海地区多湿热，人体腠理多稀疏；北方多燥寒，人体腠理多致密。长期居住某地的人，一旦迁居异地，常感到不适应，或生皮疹，或生腹泻，习惯上称为"水土不服"。这是由于地域环境的改变，机体暂时不能适应，但经过一段时间后，也就逐渐适应了。这说明地域环境对人体生理确有一定影响，而人体的脏腑也具有适应自然环境的能力。

病理方面：人体适应自然环境的能力是有限的，如果气候变化过于剧烈或急骤，超越了人体的适应、调节、抗邪能力，就会导致疾病的产生。故疾病的发生包括人体正气的适应、调节、抗邪等能力及自然界邪气的致病能力两方面。若人体正气充沛，适应、调节、抗病能力强，就能抵御邪气的侵袭，此时一般不会发病；若气候特别恶劣或变化剧烈，人体正气就相对不足，抵御病邪的能力相对减弱，此时病邪乘虚而入，从而致病。但若人体正气本来就虚弱，适应、调节、抗病能力就弱，此时若气候稍有变化，人体正气就不能抵御病邪，此时病邪乘虚而入，从而致病。一日昼夜的变化，对疾病也有一定影响。如《灵枢经·顺气一日分为四时》中指出："夫百病者，多以旦慧、昼安、夕加、夜甚……朝则人气始生，病气衰，故旦慧；日中人气长，长则胜邪，故安；夕则人气始衰，邪气始生，故加；夜半人气入藏，邪气独居于身，故甚也。"子午流注、灵龟八法、飞腾八法等按时开穴针灸治疗方法就是在此基础上发展起来的，总的来说如果人不能顺应季节性的气候变化规律以及昼夜的变化规律而转变自己的生活方式、改变自己的生活节奏，那么他就不能保持身体的健康，身体不健康，也无从谈论美感。

地域环境的不同，对疾病也有一定的影响。某些地方性疾病的发生，与地域环境的差异密切相关。如《素问·异法方宜论》认为东方傍海而居之人易得痈疡，南方阳热潮湿之地易生挛痹。可见地域环境不同，人们易得的疾病也不一样。

综上所述，人的生活节奏必须与自然环境的动态相适应，才能体现出不可抗拒的自然之美，自然之美是任何形式美的基础。而人生命的自然之美是自然界中一种高层次的美，这种美是人的容貌形体美的基础，主要体现在生命是人体自然美的载体；健康使人体美增色，疾病使人体美减色，死亡使人体美消失。所以美容中医在塑造和维护人体美上，始终追求的都是自然美、本质美。在日常生活中，我们应顺应自然规律，顺应人体生理活动规律，善待生命，通过养生保健、修身养性、调节起居、饮食、气功、房中术等方面的养生保健，达到人体的功能正常，人与自然的关系和谐，将生命活动调整到最佳状态，从而使人体容貌与形体美成为有本之木、有源之水。具体内容如在气候变化剧烈或急骤时，要"虚邪贼风，避之有时"，在治疗疾病时要做到充分了解气候变化的规律，并根据不同季节的气候特点来考虑治疗用药，即所谓"因时制宜"。其用药原则一般是春夏慎用温热药，秋冬慎用寒凉药。但对"能夏不能冬"的阳虚阴盛者，夏不避温热；反之亦然。"冬病夏治"、"夏病冬治"提倡夏用温热之药培补其阳，则冬不发病或病情减轻；冬用凉润之品养其阴，则夏季不发病或病情减轻。可见，遵四时之变而预培人体之阴阳，可收到事半功倍的效果。

(3)人与社会环境的统一性：人类除生活在自然界中，还生活在复杂的社会环境中，人不可能脱离社会而生活，这注定社会环境会影响人的生活。人通过顺应社会，建立良好的社会人际关系，使我们工作、生活中的各种关系更加融洽，而融洽在社会关系中会使人心情舒畅、身心愉悦，身体健康，美自然由内而出。因此处理好大自然、社会环境与人的关系对养生怡性、健身驻颜很重要，天地人的关系和谐统一是美容中医学中非常重要的部分。

(4)整体观念与现代医学模式：医学模式是医学对人的生命、健康和疾病的理论认识，是医学科学领域中一切实践活动的指导思想。

生物医学模式，是在生物科学的基础上，把人看做纯生物体，运用分析实验的方法，认识疾病完全可以用偏离正常的可测量的生物学变量来说明，从而形成的关于生命、健康、疾病的总的观点。

西医学的主要成就，都是在生物科学的基础上，运用"医学还原论"的科学方法而发展起来的。如依靠生物学手段，建立起特异性病因学；分子生物学的建立与发展，使医学对生命、健康和疾病的认识深入到分子水平。故"生物医学"表达了西医学发展的轨迹和赖以取得成就的科学方法论，概括了西医学的总特征。

随着医学的发展，生物医学越来越暴露出自身的局限性。由于生命是一个非常复杂的系统，把复杂的生命现象仅仅归结为物理、化学过程是不够的，社会的、心理的因素在生命过程中起到非常重要的作用。生物医学的明显缺陷是它忽视了人的社会属性，在它的框架中没有给患者的社会、心理和行为方面留下余地。故在20世纪70年代，医学界提出了医学模式的转换，将单纯的"生物医学"模式转换为"生物—心理—社会"医学模式，以指导医学的发展。这种医学模式与整体观念惊人地相似。

(5)形神一体、形神俱美：特别值得一提的是"形神一体、形神俱美"，此为整体观念在美容中医学中的运用之一。"形"指构成人体的脏腑、经络、五体和官窍及运行或储藏于其中的精、气、血、津液等。"神"有广义与狭义之分，广义之神是指人体生命活动的总体现或主宰者，狭义之神则为人的精神、意识、思维活动。因而神的表现范围极广，包括目光、语言、思维反应、行为举止、体态等。当一个人目光明亮、语言清楚、思维清晰、活动灵活、反应敏捷、体态自如，则被认为是"得神"，反之则认为是"失神"。《诗经》中"巧笑倩兮，美目盼兮"则描绘出了"得神"的令人心怡的神韵美，由此可见神对人体美的重要性。也正因此重要性，在神韵美和形体美这两个人体美学范畴中，美容中医学则特别强调神韵美。一个人不仅应具有在健康基础上的美的形体，还要具有神韵美(包括气质、精神之美),并具有高尚的道德品质,这才是最理想的美人。

2. 辨证论治 美容中医学以辨证论治作为基本原则与施术方法。辨证论治是中医学认识和处理疾病的基本原则与方法,也是美容中医学的基本原则与方法。证即证候,是疾病过程中某一阶段或某一类型的病理概括,一般由一组相对固定的、有内在联系的、能揭示疾病某一阶段或某一类型病变本质的症状和体征构成。证候是病机的外在反映;病机是证候的内在本质。故证候可揭示病变的机理和发展趋势,中医学将其作为确定治法、处方遣药的依据,如肝阳上亢、心血亏虚、心脉痹阻等都属证候的概念。辨证论治是将四诊(望、闻、问、切)所收集的有关疾病的所有资料,包括症状和体征,运用中医学理论进行分析、综合,辨清疾病的原因、性质、部位及发展趋向,然后概括、判断为某种性质的证候,根据证候确立相应的治疗原则和方法,选择适当的治疗手段和措施来处理疾病的过程。通过辨证论治我们认识到同一疾病中可能出现不同的"证",或不同的疾病在特定的阶段出现相同的"证",因此我们可采取"同病异治"或"异病同治"。美容中医学运用辨证论治的思想,对损美性疾病进行审证求因、审因论治会取得很好疗效。如"雀斑"与"黄褐斑"属不同疾病,在不同发展阶段都出现"肾水不足"这一证,因而用"滋养肾水"一法对两种病都有较好疗效。而"黄褐斑"在临床中,其辨证有风邪侵袭、痰湿内蕴、瘀血阻络等,其治疗方法就有祛风消斑、化痰除湿及化瘀通络等不同。因此辨证论治,使美容中医的针对性更强、效果更突出。

(三) 文质并重,注意妆饰

文即文饰之美,质即本质之美。文质并重就是强调内在美与外在美的和谐统一。可见美容中医学在十分注意治疗美容的同时,不忘修饰美容。早在春秋战国时期,人们就会使用中药进行修饰美容。在历代各类医书中,标明驻颜悦色的药物多达上百种,而美容方剂数量更为可观,达2000多首,如洗手面方、增白方、祛皱方、悦泽方、白牙方、染发方、香口香身方等应有尽有,发蜡、口红、胭脂的配方亦可寻觅到。可见中医介入生活美容,运用天然药物研制化妆品进行妆饰,在我国已有悠久的历史,而在如今这个崇尚自然的社会里,更受到世界的关注和青睐。在国外,医学对美容的介入迟至16世纪,所以美容中医学对妆饰的重视确是其重要特点之一,它使美容中医学深度和广度并存,在世界美容史上独占鳌头。

(四) 以动为要,动中求美

美容中医学十分重视气血。认为美的容貌不但要依赖气血充盈以滋润濡养,还要依赖气血流通。气血充盈、气机畅通,脏腑功能才和调,人才会有"神",五官才会透出生机,皮肤才会红活润泽,有弹性。美容中医注重气血的畅达,在气血的流通中求得健美。

中药美容中辛香走窜、活血化瘀的药物被大量使用,或内服调气活血,或外用润肤增颜祛斑。针灸美容中用针、灸刺激某些穴位,使经气流通,气血畅达。推拿美容中以各种手法推拿经络穴位,从而促使血液循环,增强新陈代谢。气功美容是以意念导引真气运行,也是为了舒畅气机,通达血脉,交通阴阳。音乐、心理调节美容也可调畅人体气机,使气机升降出入有常。因而美容中医是以相对动的方法,使气血流通,来达到美容的目的。

(五) 疗法自然,疗效持久

美容中医学历史悠久,可追溯到两千多年以前,除了用天然的中药以外,还包括针灸、推拿、情志、药膳、音乐、运动、养身、手术等多种行之有效的美容方法,而每一种方法又包括若干种具体方法。所有这些方法都属于自然疗法,是经过历代医家反复验证筛选沉淀下的精华,安全可靠,副作用小。中药美容中所用之药物,来源于天然动植物及矿物,其对人体多是无害的,较之化学物,其安全剂量大得多。虽然化学化妆品有其特点和长处,如效果肯定、见效快、使用方便等，但由于其本身的化学成分，有些皮肤敏感的人在使用后出现不同程度的过敏反应，有的甚至产生接触性皮炎，出现事与愿违的结果，且不能从整体上调节人体，达到由内而外的持久、健康的美。而针灸疗法是通过针刺、艾灸经络、腧穴，以促进气血运行，调节脏腑组织功能，增强抵御外邪能力而起到美容作用。此外，美容中医的其他方法也同样具备以上这些优点。当今人们越来越提倡回归自然的天然疗法，这恰好与美容中医的方法不谋而合。法于自然、安全有效是美容中医的特征，这也必将会为世界美容医学作出一些贡献。

美容中医学所采用的疗法不但自然，而且疗效持久。美容中医学不排斥文饰的外在美，但更追求的是自然美、内在美，追求治病求本、美容求本。内在美的追求从时间和周期上相对较长，一旦显效维持的时间也较长。而文饰美所需的时间相对较短，即时效应好，甚至有立竿见影之效，因其既能掩瑕藏丑，又能锦上添花，故历代医家也较为重视，不少医书中载有大量令面悦泽方、增白方、白牙方、染发方、香口方、香身方，以及口红、胭脂、发蜡等的配方，应有尽有。同时历代医书中也不乏内外结合的美容驻颜方。总而言之，内外结合、先内后外、以内为主，长效与短效结合、长效为主，这也是美容中医学的特色之一。内外并重、内外皆美，这才符合中国传统文化氛围与审美。

（六）防治并举，扶正祛邪

中医施术用药都强调防治并举、扶正祛邪。“扶正”指增强人体的抗病能力，“驱邪”指消除致病因素。中医的“扶正祛邪”就是一种防治并举的原则。只有做到饮食有度、起居有常、未病先防、防治并举，人体正气才能充沛，抗病能力才能增强，才能健康长寿。而美容中医学认为，人的容貌美不仅是人们审美的需要，而且与人的健康长寿密切相关。从医学美学角度认同的人体美，必须是健康机体基础上的人体美。中医认为人体美是建立在人体脏腑经络功能正常、气血津液充足的基础上的，因此美容中医的目的除了从根本上美化容貌外，还有促使健康长寿之意，而那些能促进健康和延缓、减轻衰老的中医疗法也大多具有美容的效果。

二 美容中医学的研究方法

（一）临床研究方法

此方法主要是将临床诊疗资料（包括损美性疾病患者的性别、年龄段、症状、体征和疗法与疗效的记录等）进行统计分析，寻求病因、病机的规律性和评价治疗效果，得出经验或教训，从中优选出最佳诊疗技术或手法，淘汰无效的或负效应较大的诊疗技术与方法，为美容中医专业积累成功的经验和不断创造更新的技术方法。

（二）实验研究方法

例如研究检测方法，对护肤品的质量进行检测，为优选护肤品提供科学依据；进行动物实验，观察某些新的美容材料（诸如液体硅胶，以密陀僧为主药的各种中药祛斑软膜等）的有效性和毒副作用，以及制剂的有效含量与用量，为优选安全有效的美容材料和避免人体受到美容材料的伤害，提供科学依据。

（三）测量方法

测量方法主要用于评价人体各部位正常的长短度、围度、活动角度、各器官之间的间距及其量化比例，为评价个人的体格与器官是否符合正常人的标准量度和比例关系提供依据。此外还有“黄金分割率”、中医学的“骨度法”（腧穴定位、取穴方法）和中国绘画学中的“三庭五眼”，都是广泛用于判定人的体表器官间比例关系的量化方法。

（四）文献研究

在浩瀚的中医文献中蕴含着丰富的美学知识和美容技术。本着“古为今用”、“去粗存精”、“推陈出新”的原则加以挖掘、整理、提高，充实当代美容中医学的理论与技术，这是我国美容医学所特有的优势。对此我们不可忽视。

第四节　美容中医学与相关学科的关系

美容中医学是由多种基础和临床学科分化、组合而成的一门学科，包括治疗美容和美容保健，其目的都是维护人体的健美，因此美容中医学和其他学科之间必然有着密切的联系。

一　与美容医学的关系

美容医学是我国医学整体领域的一个新兴学科门类，它是运用医学手段来维护、修复和创塑人体美，以增进人的生命活力美感和提高生命质量的一门医学学科，它是美学、医学与美容技术三者结合的产物。2002 年 2 月，卫生部颁布了 19 号令(《医疗美容服务管理办法》)，该《办法》对医疗美容的规定是“运用手术、药物、医疗器械以及其他具有创伤性或者侵入性的医学技术方法对人的容貌和人体各部位形态进行的修复与再塑”。美容医学在我国已发展为一个学科群。它是由基础医学(解剖、生理、病理、药理、药物、生物化学等)、美容医学基础学科(美容局部解剖学、美容应用药学、美容心理学、美容艺术学等)、医学美容学(美容外科学、美容内科学、美容牙科学、美容皮肤科学等)、医学审美心理学、医学美学、美容中医学、医疗美容技术、美容护理学等所构成。其中医学美学和医学审美心理学是各分支学科的共同基础。可见，美容中医学是美容医学的组成部分或称分支学科，是医学美容学的姊妹学科。

二　与西医学科的关系

中医学在其漫长的历史发展进程中，不断吸收外来文化丰富和发展自己。美容中医学也同样要吸收西医之长，取长补短，做到传统和现代结合。因此美容中医学必须和西医学的诸多基础和临床学科建立密切的联系，如人体解剖学、组织胚胎学、生物化学、生理学、病理学、药理学、生物化学、微生物学、寄生虫学、皮肤病学、眼科学、口腔科学、免疫学、外科学、诊断学、营养学等。

三　与中医各学科的关系

从基础理论看，美容中医学定义中已经明确指出，美容中医学是美学与中医学相结合的产物。各种美容中医疗法，保持了中医辨证论治、因时因地因人制宜的施术原则。美容中医学与中医学的关系是子学科与母学科的关系。

从各学科的发展看，美容中医学追求的美，不是单纯的局部的美，而是一种整体的、和谐的、健康的、自然的美。根据整体观，人体外在的表现是体内各脏腑功能的反映，因此，美容中医离不开全身调理这个根本的方法，常综合运用各种自然方法，全方位地调动人体内部的各种积极因素，来达到未病先防、治病求本、驻颜防衰、延年益寿的美容目的，这就使美容中医和中医各学科有着密不可分的联系。基础学科方面，美容中医涉及中医基础理论、中医诊断学、中药学、方剂学、经络学、腧穴学、中药药理学、中医营养学等；临床学科方面，牵涉中医皮肤科学、中医内科学、中医外科学、中医妇科学、中医眼科学、中医耳鼻咽喉科学、针灸学、推拿学、中医养生学、气功学等。这些学科，在各自的发展过程中，在社会欲求的前提下，萌生出了和美容有关的边缘学科，如皮肤美容、眼科美容、口腔颌面美容、针灸美容、推拿美容、药膳美容、养生美容、音乐美容等。然后又在社会需要的催化下，各边缘学科交叉，产生了以人体美为对象的现代美容中医学。各基础学科和临床学科的发展为美容中医学打下了基础，美容中医学则从各学科吸取了丰富的营养，各中医基础学科和临床学科是美容中医学的母学科。

同时美容中医学与中医其他临床学科又有一定区别，在损美性疾病的治疗中，临床各科是以治愈疾病为目的，不必进行美学上的考虑，美容中医学是以美容为目的，既要治疗疾病又要考虑人体美。

四 与其他学科的关系

由于美容中医的对象是人体健美，所以它又和一些社会人文学科有密切的联系，如医学美学（包括中医美学）、美容医学心理学、健康学、化妆品学、素描学、色彩学、哲学等。

美容中医学是在美容中医理论指导下实施的，面对求美者，美容医师不仅要考虑如何治好他的病，还要考虑患者病愈后的外观美。因此，美容医师在治疗中必须发挥医学审美创造力，采取最适合的治疗方案，达到治病和维护人体美的双重目的。如治疗酒皶鼻要注意结合鼻部的审美标准；治疗痤疮要注意预后痘印痘坑的消除。

审美与人的心理因素息息相关，因此在美容医学临床治疗全过程中，美容医师必须熟练掌握和运用美容医学心理学来进行心理诊断和心理辅导，一方面美容中医师能更熟练地进行辨神，制订治疗方法进行调神，使美容就医者达到人体美的最高境界——形神俱美。另一方面美容中医师可通过交流分析，了解求美者心里所追求的美的目标，从而制订方案，最大限度地满足美容就医者的需要。

人的外形美和形、色是分不开的，这就使美容中医学和素描学、色彩学有了密切的联系。同时在治疗或保健方案的制订上，给予患者（或求美者）审美心理咨询时，都要运用素描学、色彩学和心理学的知识。

目前世界都在关注中药在化妆品中的应用，故一个美容中医师，还应该懂得现代化妆品的理论与技术，将历代行之有效的美容配方与之结合，研制开发出具有时代特征的中药化妆品，促进美容中医学的进一步发展。

五 与整合医学的关系

整合医学最初只是狭义的临床治疗学概念，指将针灸、气功、心身医学等“非主流医学”整合入以现代西医为代表的“正统医学”，以求最佳治疗效果。如针对诸如黄褐斑、肥胖、痤疮、脱发等许多损美性疾病，单用西医的方法不能得到很好的解决，所以必须借鉴非主流医学的手段综合治疗。经过发展，整合医学的概念已不仅仅停留在临床治疗方面，而扩展到各学科理论、实践的整合，微观和宏观的整合。

主流医学认为每种疾病有一个主要原因（如痢疾杆菌感染导致痢疾），一种致病菌，一种治疗；而非主流医学认为疾病的病因可以是多方面的。医生治疗的不是疾病本身，而是患者的失衡状态，因此应从多方面采取措施，加以纠正。后者符合现代科学关于"复杂系统"的理论。复杂系统由网络组成，该网络不仅有自我调节能力（如恒温机制、血压自动调节机制），还有自组能力，包括自我学习、自我修复和纠错能力。当内外环境长期或剧烈扰动，包括七情六欲的失控，使网络的各个节点发生微小变化，这些变化用一般检测手段（如血压、血糖水平等）可能还难以测出，但其综合效应足以使系统失调，从而出现各种慢性病。此时单用一味药物往往不足以纠正全局，应该从多个角度加以调理。这与中医理论非常吻合。值得注意的是，该理论并不否定"一种病因、一种疾病、一种治疗"的特异性病理的认识，但也同时承认可以有分布于网络多个节点的"分布性"病理变化，应该用多种手段，包括改变生活方式、调整心理状态等加以治疗。

美容中医学继承了中医学理论，以其整体观、注重形神俱美的指导思想加之种类繁多的美容方法和延衰驻颜的有效手段等优势不断的向前发展，可见，美容中医学本身就是一个整合医学。而美容医学的发展需要美容中医学的充实，美容医学的未来必将在整合医学的道路上走得更远、更广、更好。所以美容中医学又属于某个整合医学的一部分。

六 与修饰美容的关系

生活中人们习惯将美容分为生活美容与医疗美容。然而生活美容的说法是不确切的，应称为修饰美容。美容中医学属于医疗美容的范畴，它与修饰美容都是以达到增加"美"为目的，它与修饰美容既有联系又有区别。

美容中医学与修饰美容区别主要在于：

1. 具体目的不同 生活美容主要是修饰美容，而医疗美容则多为治疗性美容。具体说美容中医采用中药、针灸、手术等医疗手段对损美性疾病进行治疗，或对损美性生理缺陷进行矫正，以达到治疗和美化的双重目的，而生活美容是以各种化妆品掩饰或矫正美容缺陷以达到暂时美化的效果。

2. 侧重使用的方法不同 美容中医采用的治疗手段技术复杂，难度较大，尤其是手术，需要专业的医学与美学知识。而生活美容在技术上与操作上相对简单。但在药物应用、物理设备应用上两者也有交叉。

3. 实践者不同 美容中医的实施者是经过严格医学专业的培养与训练的、具有执业医师资格的医务人员，他们的专业性强，技术要求较高，往往需要近10年的培养才能成为合格的专业人才。生活美容的实施者则是美容师，多数人经短期训练便可胜任，其专业性较美容医生有很大差距。因此两者有严格区分，不能混淆。

相同之处在于两者的根本目的是一致的，均是为增进人体美。美容中医除了药物、针灸、手术等纯医疗手段以外，还有推拿、气功、药膳、中药化妆品等天然的无组织损伤的保健手段，它们自古就与生活美容相融，成为人们日常美容保健的方法。而这些手段的操作与运用，只需进行技能上的训练，掌握最基本的中医相关知识，无须进行完整的、系统的、严格的医学教育或培训，因此可以为非医疗美容机构如美容院借鉴，开展相关服务。故美容中医与修饰美容既有严格的区别，也有密切的联系。

复习思考题

1. 什么是美容中医学？
2. 美容中医学的特点有哪些？
3. 美容中医学的分类有哪些？

第二章 美容中医学的中医基础理论

第一节 阴阳五行学说与美容中医学

阴阳五行学说是一种哲学理论,是古人用以认识和说明世界的方法论。中医学在其理论的形成过程中,也是以阴阳五行学说作为自己的指导思想,来说明人体的生理、病理、诊断和治疗。所以阴阳五行学说与中医学的具体内容紧密地结合在一起,已经成了中医学理论体系中一个重要的不可分割的组成部分。

一 阴阳学说

(一)阴阳的基本概念

阴阳的概念最初是从太阳的向背引申过来的,是对自然界相互关联的某些事物和现象的对立双方的概括。既可代表自然界相互关联的某些事物和现象的对立双方,又可代表同一事物内部所存在着的相互对立的两个方面。一般来说,上升的、明亮的、温热的,都属于阳;下降的、晦暗的、寒凉的,都属于阴。事物的阴阳属性不是绝对的,而是相对的。这种相对性表现在:阴阳在一定条件下可以相互转化;阴阳是无限可分的。

(二)阴阳学说的概念

阴阳学说作为我国古代的一种哲学思想,当时人们用以概括和说明自然界以及人体变化规律。这种学说认为,世间万事万物都包含着阴阳两个方面,而阴阳的对立统一运动,是宇宙间一切事物运动产生、变化和消亡的根本原因。世界本身就是阴阳二气对立统一变化发展的结果。因此说阴阳学说既含有唯物观,又含有辩证法的思想。如《素问·阴阳应象大论》曰:"阴阳者,天地之道也,万物之纲纪,变化之父母,生杀之本始,神明之府也。"这就是说,阴阳是自然界的一般规律,是许多事物的纲纪,是事物变化的由来,是事物生长、消亡的根本,是事物无穷变化的内部原因所在。

(三)阴阳学说的主要内容

1. 阴阳对立制约 指阴阳双方存在着互相抑制和互相斗争的关系。一切事物或现象其内部都同时存在着性质相反的两种属性,即自然界的事物及其运动状态,都存在着对立的阴、阳两个方面。这种对立主要表现在相互制约、相互排斥、相互削弱。相互对立、制约的结果,是取得了动态平衡。例如,人体的功能兴奋属阳,抑制属阴,二者互相制约,维持着动态平衡,这就是正常的生理状态。如果由于某些原因,使阴阳对立的结果出现了一方过盛,就可抑制对方使之减弱;反之,一方过弱,又可导致对方相对亢盛,阴阳的相对平衡遭到破坏,人体就会发生疾病,这就是所谓“阴胜则阳病,阳胜则阴病”。

2. 阴阳互根互用 指对立的阴阳双方始终具有相互依存,相互为用的关系。阴阳双方不仅是对立制约的,同时还是相互依存、相互为用的。阴阳的每一方都以对方的存在为自己存在的前提,任何一方都不能脱离另一方而单独存在。例如,上为阳,下为阴,没有上,也就无所谓下。“无阳则阴无以生,无阴则阳无以化”,“孤阴不生,独阳不长”。如果阴阳的这种互根互用关系被破坏,即发生疾病,阴阳离决则导致死亡。

3. 阴阳消长平衡 指阴阳对立互根的双方,始终存在着不断地增长或减少的运动变化。相互对立的阴阳两个方面,不是静止的,而是运动变化的。运动变化的基本形式是此消彼长,此长彼消,事物在消长之中保持着动态平衡。阴阳的消长、平衡,推动着事物的发展。如果消长超过了正常范围,则可引起阴阳偏胜偏衰的病理状态。由此可见,阴阳消长既可用来说明人体的生理变化,又可用来分析病理变化,但两者在程度和性质上是有区别的。

4. 阴阳相互转化 指事物或现象的阴阳属性发生了根本变化,如阴转化为阳,阳转化为阴。阴阳转化需要一定的条件,这种阴阳的转化一般多发生在“物极”阶段。例如,“重阴必阳,重阳必阴”;“热极生寒,寒极生热”。这里所说的“重”、“极”就是指阴阳、寒热转化的条件,也就是事物发展的极点。而阴阳之所以能发生转化,是有其内在联系的,即阴阳互根的关系,并且是在量变的基础上发生质变。

二 五行学说

(一)五行的基本概念

五行,即木、火、土、金、水五种物质的运动。我国古代人民在长期的生活和生产实践中,逐渐认识到木、火、土、金、水是日常生活和生产中不可缺少的最基本的物质,故五行最初称为“五材”。《左传》说:“天生五材,民并用之,废一不可。”

(二)五行学说的概念

五行学说是在“五行”的基础上,进一步引申为世界上的一切事物,都是由木、火、土、金、水五种基本物质的运动变化而生成的。如《国语·郑语》说:“故先王以土与金、水、木、火杂,以成百物”。而五种物质之间存在着相互制约、相互资生的生克关系。并用五行生克关系来阐释自然界各种事物和现象之间的联系,事物在相生、相克的运动变化之中维持着协调平衡。

(三)五行学说的基本内容

1. 五行的特性 是古人在长期的生活和生产实践中,在对木、火、土、金、水五种物质的认识的基础上,进行抽象而逐渐形成的理论概念。《尚书·洪范》指出:“水曰润下,火曰炎上,木曰曲直,金曰从革,土爰稼穑。”

“水曰润下”,滋润、向下,引申为水具有寒凉、滋润、向下运动的特性。“火曰炎上”,温热、上升,引申为火具有温热、升腾、明亮的特性。“木曰曲直”,向上、向外舒展,引申为木具有生长、升发、条达、舒畅等特性。“金曰从革”,能变革,引申为具有清洁、肃降、收敛等特性。“土爰稼穑”,是播种和收获的意思,引申为具有生化、承载、受纳等特性,土为万物之母。

2. 事物属性的五行归类 事物的五行属性,是根据五行的特性,对客观事物运用归类和推演的方法而获知的。

首先运用归类法,对事物进行“取象类比”,以得知事物的五行属性。事物的五行属性,并不等同于木、火、土、金、水五行本身,而是将事物的形象与五行的抽象特性相比较,凡与木的特性相类似的事物，就归属于木行而称其为属木，与火的特性相类似的事物，就归属于火行而称为属火，等等。

其次运用推演法，即根据已知的某些事物的五行属性，推演其他相关事物，以得知这些事物的五行属性。如已知肺属金，而肺与大肠、鼻、皮毛有着密切的联系，于是大肠、鼻、皮毛同属于金，等等。

总之，事物属性的五行分类，是根据五行的抽象特性，运用归类和推演的方法，对自然界许多事物，如五色、五味、五季、五方、五气、五音等和人体许多组织器官，如五脏、五腑、五体、五官、五志、五声等及其生理病理表现进行分类，从而获知它们的五行属性。通过五行分类，概括人体及其与自然界多种事物和现象在属性上的内在联系（表2-1）。

表2-1　五行系统表

自然界								人体					
五音	五味	五色	五化	五气	五方	五季	五行	五脏	五腑	五官	五体	五志	五液	五脉
角	酸	青	生	风	东	春	木	肝	胆	目	筋	怒	泪	弦
徵	苦	赤	长	暑	南	夏	火	心	小肠	舌	脉	喜	汗	洪
宫	甘	黄	化	湿	中	长夏	土	脾	胃	口	肉	思	涎	缓
商	辛	白	收	燥	西	秋	金	肺	大肠	鼻	皮毛	悲	涕	浮
羽	咸	黑	藏	寒	北	冬	水	肾	膀胱	耳	骨	恐	唾	沉

3. 五行的生克制化

（1）五行相生：即五行之间存在着互相促进、资生、助长的关系。其相生的规律是木生火，火生土，土生金，金生水，水生木，循环往复。在五行相生的基础上演化出"母子关系"。"生我"者为我之母，"我生"者为我之子。

（2）五行相克：即五行之间存在着相互克制、制约、抑制的关系。五行相克的规律是木克土，土克水，水克火，火克金，金克木，循环往复。在五行相克的基础上又演化出"所胜"、"所不胜"的关系。五行任何一行都有"克我"、"我克"两个方面。"我克"者为我之"所胜"，"克我"者为我之"所不胜"，故五行的相克关系又称"所胜"、"所不胜"的关系。

（3）五行制化：主要指五行结构在正常状态下，通过"相生"与"相克"相互作用而产生的调节功能。五行之中任何一行都具有"生我"、"我生"、"克我"、"我克"4个方面，所以才能保证制化关系的正常。也就是说，相生相克是事物联系不可分割的两个方面，生中有克，克中有生，相反相成，推动和维持着事物的正常发展。

（4）五行相乘：指五行之间相克太过，属于异常的克制现象，使五行结构失去正常的协调关系。相乘发生的原因有两个方面：一是五行的某一行本身过于强盛，造成对被克的一行过分克制，使被克者虚弱；二是某一行不足，使克制它的一行相对增强，产生过度克制，使之更为虚弱。因相乘是相克太过，故相乘的规律与相克一致，如木乘土，土乘水，等等。

（5）五行相侮：指五行之间的反向克制，属于五行相克异常的另一种表现形式，又称反侮，有反克的意思。其发生的原因一是某一行过度亢盛，对原来克我的一行进行反侮；二是某一行本身虚弱，不仅不能克制应克的一行，反而受到应克制一行的反侮。相侮的规律与相克的方向相反，即木侮金，金侮火，等等。

相乘与相侮都是不正常的克制现象，两者之间的区别是：相乘是按五行的相克次序发生过强的克制，而相侮则是从与五行相克次序相反方向发生的克制现象，即相乘与相侮的方向不同。两者之间的联系是：相乘与相侮可同时发生。

三 阴阳五行学说在美容中医学中的应用

（一）阴阳学说在美容中医学中的应用

阴阳学说主要用来说明人体的组织结构、生理活动、疾病的发生和发展变化规律，并指导着临床诊断和防治。

1. 说明人体的组织结构 人体内部存在着对立统一的关系，一切组织结构既相互联系，又可划分为相互对立的阴阳两个方面。“人生有形，不离阴阳”。例如，就部位而言，下部属阴，上部属阳；腹属阴，背属阳；四肢内侧属阴，外侧属阳。就脏腑而言，五脏属阴，六腑属阳；五脏中，心、肺属阳，肝、脾、肾属阴；而一脏之中，则又有阴阳之分。

2. 说明人体的生理功能 人体的正常生命活动，是阴阳双方对立统一协调的结果，如，肺的呼吸、心之搏动、五脏藏精气与六腑传化物等，即“阴平阳秘，精神乃治”。

人体的生理活动是以物质为基础的，没有物质的运动就不能产生生理功能，而生理活动的结果，又不断促进着物质的新陈代谢。人体在进行功能活动（阳）时，必然要消耗一定的营养物质（阴）；而营养物质（阴）的化生，又必须要消耗一定的能量（阳），这就是阳长阴消，阴长阳消的运动变化过程。所以，功能与物质之间的关系，也是阴阳对立统一关系的体现。

3. 说明人体的病理变化 疾病的本质是阴阳失调，故病理变化的基本规律，不外乎阴阳的偏胜、偏衰两方面。

（1）阴阳偏胜：是阴或阳的一方超过正常水平而出现的亢盛的病理状态。阳邪亢盛多表现为实热证，阴邪亢盛多表现为实寒证，所以《素问·阴阳应象大论》说：“阳胜则热，阴胜则寒”。在阴阳偏胜的病理过程中，邪气必然要损伤人体的正气，阳邪亢盛易伤阴液，阴邪亢盛易伤阳气，因此，“阴胜则阳病，阳胜则阴病”。

阴阳偏胜发展到一定程度而出现阴阳转化，如在一定的条件下，寒证可以转化为热证，热证可以转化为寒证；阴证可以转化为阳证，阳证可以转化为阴证。

（2）阴阳偏衰：是阴或阳的一方低于正常水平而出现的虚弱的病理状态。阳虚是机体阳气虚损，阳虚不能制阴，使阴相对偏盛而出现的虚寒证。阴虚是机体的阴液不足，阴虚不能制阳，使阳相对偏亢而出现的虚热证。即所谓“阳虚则寒，阴虚则热”。

阳虚到一定程度，阳虚不能化生阴液，则会导致阴虚的现象，即“阳损及阴”；反之，阴虚至一定程度，阴虚不能化生阳气，也会导致阳虚的现象，即“阴损及阳”。“阳损及阴”或“阴损及阳”，最终导致“阴阳两虚”。

此外，无论阴阳偏胜或偏衰，当疾病发展到极其严重阶段，正气耗竭，阴阳之间失去依存、消长的关系，则导致“阴阳离决，精气乃绝”，人的生命也就终止了。

4. 用于疾病的诊断 审别阴阳，是诊察疾病的基本方法，故曰：“善诊者，察色按脉，先别阴阳。”美容中医学诊察疾病，了解病情，主要通过望、闻、问、切四诊，在四诊过程中，对于具体的症状和体征，则运用阴阳学说进行分析，注意辨别其阴阳。如望诊中，以色泽分阴阳，鲜明者属阳，晦暗者属阴；闻诊中，以语声分阴阳，高亢洪亮者属阳，低微无力者属阴；问诊中，以寒热喜恶分阴阳，喜热恶寒者属阴，喜寒恶热者属阳；切诊中，以脉象分阴阳，浮、数、洪、滑等属阳，沉、迟、细、涩等属阴。

阴阳是辨证的总纲。由于疾病发生、发展的根本原因是阴阳失调，所以任何疾病，不管它的临床表现多么复杂，都可用阴阳来概括。临床上常用的八纲辨证，包括表里、寒热、虚实、阴阳八个方面，阴阳为其总纲，表、实、热证属阳，里、虚、寒证属阴。

5. 用于疾病的防治

(1)指导疾病治疗：阴阳失调是疾病发生的根本原因，所以调整阴阳，恢复阴阳的相对平衡，是疾病治疗的基本原则。阴阳学说指导疾病的治疗，主要体现在两个方面。

1)确定治疗原则

①阴阳偏胜为有余之实证，治疗原则是“损其有余”，即“实则泻之”。凡阴有余的实寒证，用“寒者热之”的治则；阳有余的实热证，用“热者寒之”的治则。如果一方偏胜，导致另一方偏衰时，则应兼以扶阳或益阴之法。

②阴阳偏衰为不足之虚证，治疗原则是“补其不足”，即“虚则补之”。凡阴虚不能制阳而致阳亢的虚热证，用补阴即“阳病治阴”的治则；阳虚不能制阴而致阴虚的虚寒证，用补阳即“阴病治阳”的治则，使阴阳在新的基础上重新恢复平衡。正如王冰所说：“壮水之主，以制阳光”，“益火之源，以消阴翳”，补阳以消除相对偏盛之阴气，补阴以制约相对偏盛之阳气。

另外，根据阴阳互根的原理，还应注意阴中求阳、阳中求阴，即在补阳的同时兼以补阴，使“阳得阴助而生化无穷”；在补阴的同时兼以补阳，使“阴得阳升而泉源不竭”。

2)归纳药物性能：阴阳学说用于疾病治疗，可以用阴阳来概括药物的性味功能，作为指导临床用药的依据。

①药性分阴阳：即寒凉属阴，温热属阳。阳证用阴性药，阴证用阳性药。

②药味分阴阳：辛、甘、淡味属阳，酸、苦、咸味属阴。

③升降浮沉分阴阳：升降浮沉是药物的作用方向，升是上升，降是下降，浮为浮散，沉为重镇。一般说来，升浮者属阳，沉降者属阴。

(2)指导养生防病：中医理论体系中，疾病的治疗以阴阳学说为指导，养生防病同样以阴阳学说为指导。

1)顺应自然界阴阳的变化：人与自然界是一个阴阳恒动的统一体，一年之内春生、夏长、秋收、冬藏的生化规律，春温、夏热、秋凉、冬寒的四气变化，直接影响人体脏腑阴阳的功能活动。因此无论是自然界，还是人类，都必须以阴阳为根本，顺应阴阳消长的变化规律。正如《素问·上古天真论》所云：“上古之人，其知道者，法于阴阳，和于术数，食饮有节，起居有常，不妄作劳，故能形与神俱，而尽终其天年，度百岁乃去。”

2)维护人体内阴阳的平衡：养生防病除了要顺应自然界阴阳的变化外，还必须在日常生活中时时注意维护脏腑气血阴阳的平衡。人体的生命活动，是以体内脏腑气血阴阳为依据的，脏腑气血阴阳平衡，才会健康无病，不易衰老。因此，在饮食方面，应注意食物阴阳之性的平衡，并通过合理而适度的饮食，补益精气；还可以采用饮食调配的方法，纠正脏腑阴阳之偏颇。在劳作方面，动静结合，劳逸适度。在情志方面，运用情志之间阴阳属性的对立制约关系，调节情志，协调阴阳。

(二) 五行学说在美容中医中的应用

五行学说用于美容中医学，主要用来说明五脏的生理功能及其相互关系，说明五脏病变的相互影响，用于疾病的诊断和治疗。

1. 说明五脏的生理功能及其相互关系 五脏配五行，用五行特性来说明五脏的生理功能。如木性可曲可直，生长升发，条达舒畅，而肝喜条达而恶抑郁，并具有疏泄功能，故肝属木；

火性温热、上升，心阳有温煦功能，故心属火；土性生化、承载、受纳，为万物之母，而脾能运化水谷、营养五脏六腑、化生气血，故脾属土；金性清肃、收敛，肺能宣发肃降，以降为顺，故属金；水性润下，有寒润、下行、闭藏之特性，肾有藏精，主水等功能，故肾属水。

五脏与五腑、五官等组织器官及五志、五液等功能表现有着密切的联系，这种联系多建立在五脏功能的基础上。如肝与胆合、开窍于目、主筋，是指肝与这些组织器官的联系；肝主怒、主泪、主弦脉，是属肝的一些功能表现。这些联系与表现又都是以肝主疏泄、肝藏血的生理功能为基础的。应用五行学说来说明，肝属木，因肝与这些组织器官和功能表现有着密切的联系，所以它们都属木。

五脏配五行，用五行的生克规律来说明五脏之间的相互联系。五脏的功能活动不是孤立的，而是相互联系的。它们的某些功能之间存在着资生与克制的关系，因此，运用五行生克制化理论，来说明五脏之间的这种内在联系。例如，用五行相生关系说明五脏相互资生，即肝藏血以济心（木生火）；心阳温煦脾阳（火生土）；脾气补益肺气（土生金），肺金清肃下行以滋肾水（金生水）；肾水浇灌以助肝木生发之气（水生木）。用五行相克关系说明五脏之间的相互制约，即肺气肃降以制约肝气的上逆（金克木）；肝气疏泄条达，可疏泄脾土的壅滞，以利脾主运化功能的发挥（木克土）；脾主运化，一方面运化精微，使肾精充足以抑制肾火亢烈，另一方面运化水湿，可制止肾水泛滥，以保证肾主水功能正常（土克水）；肾水充足，上济心火，可防止心火亢烈（水克火）；心火之阳热上升，可制止肺气肃降太过，以保证肺主气功能的正常（火克金）。

2. 说明五脏病变的相互影响

（1）五脏病变按相生关系传变：五脏病变按相生关系传变，包括“母病及子”和“子病犯母”两方面。“母病及子”即母脏先病，侵及子脏，子脏亦病。如脾病传到肺，肾病传至肝等，就属于“母病及子”。“子病犯母”，即子脏先病，然后波及母脏，导致母脏发病。如心病传到肝，肺病传至脾等，就属于“子病犯母”。

（2）五脏病变按相克关系传变：五脏病变按相克关系传变，包括相乘与相侮两个方面。相乘传变，即五脏之间相克太过而发生的传变，一般分为两种情况：一是由于一方力量过强，致使被克的一方受到过分的克伐而生病；一是由于被克的一方本身虚弱，不能承受对方的克伐而得病。如以木和土的关系而言，“木强乘土”属于前者，“土虚木乘”属于后者。相侮传变，即五脏之间反克而发生传变，同样分为两种情况：一是由于一方力量过盛，对克己的一方进行反侮而致病；一是由于一方本身虚弱，反受已克的一方反侮而得病。如以金和木的关系而言，前者称为肝火犯肺（木亢侮金），后者称为肺虚肝侮（金虚木侮）。

3. 说明病情的轻重 按相生关系传变时，母病及子，病情较轻；子病犯母，病情较重。按相克规律传变时，相乘时病情较轻，相侮时病情较重。

4. 用于疾病的诊断 因为“有诸内，必形诸外”，内脏病变，必然反映在体表相应的组织器官上。所以，根据五脏、五色、五音、五味等配合关系，综合望、闻、问、切四诊所得的资料，即可以分析推断病情。首先，可以从本脏所主的色、味、脉等来诊断本脏病。如面见青色，喜食酸味，脉弦，可以诊断为肝病。其次，可以从出现他脏所主的色、脉等来分析五脏疾病的传变情况。如脾虚的患者，面见青色，脉弦，为木来乘土。再者，可以从色、脉等之间的生克关系来判断疾病的预后。如肝病面色青，见弦脉，为色脉相符；如果不见弦脉，反见浮脉，则属于相胜之脉，即克色之脉（金克木），为逆，主预后不良；若见沉脉，则属相生之脉，即生色之脉（水生木），为顺，主预后良好。

5. 用于疾病的防治 五行学说用于疾病的治疗，主要包括控制疾病的传变和确定防治原则和方法。

（1）控制疾病的传变：治病，除治病脏外，还应根据五行生克乘侮规律，调整各脏腑之间的相互关系，以控制疾病的传变。例如，肝气太过，木旺克制脾土，治疗应先健脾胃，以防其传变，防患于未然。

（2）确定防治原则和方法

1）根据相生规律确定治则：根据相生规律确定的治则是"虚则补其母，实则泻其子"。补母主要用于母子关系失调的虚证，泻子主要用于母子关系失调的实证。另外，单纯的子虚证，亦可用补母的方法，加强其相生的力量。根据补母、泻子治则确定的具体治法有"滋水涵木"、"益火补土"、"培土生金"、"金水相生"等。

2）根据相克规律确定治则：根据相克规律确定的治则是：抑强扶弱，并侧重于制其强盛。通过抑强而使弱者恢复。抑强，主要用于五行某一行之气太过，发生相乘与相侮的病证。扶弱，主要用于五行某一行之气不足，发生相乘与相侮的病证。根据抑强扶弱确定的治疗方法有"佐金平木"、"泻南补北"等。

（3）用于情志病的精神防治：根据五脏配五行、五志属五脏的理论，情志活动之间存在着抑制关系，利用这种制约关系，可以达到治疗目的。例如悲胜怒、恐胜喜等。大怒不止者，可用悲忧来制约之；过喜伤心，可用恐惧来制约之。

第二节 藏象学说与美容中医学

一 藏象学说

"藏象"二字，首见于《素问·六节藏象论》。藏，通脏，指藏于体内的内脏；象，形象，指表现于外的生理、病理现象。藏象，指藏于体内的内脏表现于外的生理、病理现象。正如《类经》所说："象，形象也。藏居于内，形见于外，故曰藏象。"

藏象学说是中医基础理论体系的重要组成部分，是研究人体各脏腑的生理功能、病理变化及其相互关系的学说。它对于阐明人体的生命活动、病理变化以及指导临床诊断和治疗，都具有极其重要的意义。

脏腑是人体内脏的总称，分为五脏、六腑和奇恒之腑三类。五脏共同的生理功能是化生和贮藏精气，即化生和贮藏精、气、血、津液等一切精微物质。《黄帝内经》有"藏精气而不泻"、"满而不能实"的记载，这里的"满"，指精气充满。六腑共同的生理功能是受盛和传化水谷，即受纳和腐熟水谷，传化和排泄糟粕。《黄帝内经》有"传化物而不藏"、"实而不能满"的记载，这里的"实"，指水谷充实。奇恒之腑形态中空，与六腑相近，但其功能却不传化水谷，不与水谷直接接触，而能藏蓄阴精，并与精神活动有关，与脏类似，故似脏非脏，似腑非腑而命名之。

藏象学说的主要特点：一是以五脏为中心的整体观；二是注重功能而略于解剖。

（一）五脏

1. 心 心在胸腔之中，呈尖圆形，外有心包络卫护。在中医文献中有血肉之心和神明之心的区别。血肉之心，指推动血液运行的实质性的心脏；神明之心，是指接受和反映外界事物，进行意识、思维、情志等精神活动的功能，实际上中医学把脑的这一功能归属于心。

(1)心的主要生理功能

1)心主血脉:心主血,是指血液在脉内循行,并流注到全身而发挥濡养作用,有赖于心脏的推动作用。主脉,是指脉是血液运行的通路,心功能正常则脉道通利。

血液运行在脉内,心脏又和脉管相连,因此心、脉、血这三者构成了一个相对独立的循环系统。其中心脏的正常搏动,是血液运行的原动力,而心脏的搏动,又主要依赖于心气的推动和心血的濡养。因此心气旺盛,血液充盈,脉道通利是血液正常运行的最基本,也是必备的三个条件。

心主血脉的功能正常,则血流通利,运行不息。表现在面部,则面色红润、光泽,即“其华在面”;表现在脉搏上,则和缓有力,节律均匀,一息4~5至。心气不足,血液亏少,则推动血行力量减弱,使血脉阻滞,可见心悸,胸闷刺痛,脉细无力,或节律不齐,面色灰黯,唇舌青紫等症状。

2)心主神明(心主神志或心藏神):神有广义和狭义之分。广义之神,是指人体生命活动的外在表现。狭义之神,是指人的精神、意识、思维活动。心所藏之神,主要指狭义之神。

心主神明,是指心具有主宰人体脏腑组织一切生理活动和主管人的精神、意识、思维活动的功能。心为人体生命活动的主宰,在脏腑之中居于首要地位,五脏六腑都必须在心神的统一指挥下,进行协调正常的生命活动。所以《黄帝内经》将心作为“君主之官”、“五脏六腑之大主”。心主神明的功能正常,则精神振奋,神志清晰,思维敏捷,反应灵敏。心主神明的功能失常,则可见失眠,多梦,神昏,躁狂等精神、意识、思维活动的异常表现。

心主神明的功能与主血脉的功能密切相关,因为血是神志活动的物质基础。

(2)心与志、液、体、窍的关系

1)心在志为喜:情志变化之喜与心相应。喜的情志对心的生理活动有益,但喜乐过度,又可使心神受伤。心的功能过亢,则使人喜笑不休;心气不足,则使人易悲。

2)心在液为汗:汗液乃津液通过阳气蒸腾气化之后,从汗孔排出的液体。津液为血液的组成成分之一,血与津液又同出一源,而血又为心所主,故有“汗为心之液”的说法。在病理情况下,心的病变以及血与津液的病变,均可影响到汗液的正常排泄,而出汗过多又可伤心。

3)心在体合脉,其华在面:心与脉在结构上直接相连,脉为血液运行的通道,而脉中的血液运行不息,主要依赖于心气的推动。因此心的功能正常,则血脉流畅;心的功能异常,则血行障碍。

华,是光彩之义。由于面部血脉极为丰富,全身气血皆可上注于面,而心主血脉,故心的功能正常与否,常可从面部色泽上反映出来。心之气血旺盛,则面部红润有泽;心之气血不足,则面色㿠白无华;心之气血瘀阻,则面色青紫晦黯。

4)心在窍为舌:舌为心之苗窍。心的经络上系于舌,心的气血通过经脉的流注上通于舌。所以,舌的味觉和语言表达功能正常,有赖于心主血脉和主神明的功能。心的功能正常,则舌体红活荣润,味觉灵敏,语言流畅。心病,必然反映于舌。例如,心火上炎可见口舌生疮;心之气血不足,可见舌质淡白等。

附:心包络

心包络,简称心包,又称膻中,是包裹在心脏外面的包膜。心包络有保护心脏的功能。心为君主之官,邪不能侵犯心,外邪犯心,首先由心包代心受邪,因为邪气犯心,“则心伤神去,神去则死。故诸邪之在于心者,皆在于心之包络”。

2. 肺 肺位于胸腔,左右各一,上通气管。肺在人体脏腑中位置最高,覆盖着其他脏腑,故有“华盖”之称。肺叶娇嫩，外合皮毛，开窍于鼻，与天气相通，不耐寒热，易被邪侵，因此又被称为“娇脏”。

(1)肺的主要生理功能

1)肺主气：指人身之气为肺所主管，包括主呼吸之气和一身之气两个方面。

①肺主呼吸之气：是指肺具有呼吸功能，通过肺的呼吸运动，从自然界吸入清气，并排出体内的浊气，进行体内外的气体交换，维持人体新陈代谢的正常进行。

②肺主一身之气：是指全身之气都由肺所主，具体表现在气的生成，特别是宗气的生成方面。宗气是人体之气的一部分，其依赖脾运化的水谷之精气和肺吸入的自然之清气，互相结合于胸中而生成。宗气可布散周身，温养各脏腑组织，并维持正常的功能活动。呼吸功能正常，则宗气的生成正常。肺病影响到宗气的生成，则出现全身气虚的表现。

肺主一身之气，还体现于对气机的调节方面。气机，指气的升降出入运动。肺的呼吸运动，是气升降出入的具体表现，故全身之气可随着肺一呼一吸的节律运动，保持升降出入运动的调畅状态。

肺主一身之气的功能，是以肺的呼吸功能为基础的。肺的呼吸调匀是宗气生成和气机调畅的根本条件，如果肺的呼吸功能失常，必然影响宗气的生成和气的运动，使肺主一身之气的作用减弱。所以说肺主一身之气，主要取决于肺的呼吸功能。

肺司呼吸的功能正常，则气道通畅，呼吸调匀，各脏腑之气旺盛，气机调畅。若肺的呼吸功能失常，不仅表现出胸闷、咳嗽、气喘等症状，还会影响宗气的生成和全身之气的升降出入运动，表现为少气不足以息，声低气弱，肢倦乏力等气虚之候。

2)肺主宣发和肃降：宣发，即宣通和发散，是指肺气向上升宣和向外布散。通过宣发，可以排出体内的浊气；通过宣发，将脾胃所转输的津液和水谷精微布散到周身；通过宣发，将卫气输布于体表，温养皮毛，调节腠理开合，使排汗正常。如肺气失宣，则出现呼吸困难、咳痰、皮毛枯槁、无汗等。

肃降，即清肃、下降的意思，肺居五脏之高位，其气以下降为顺。通过肃降，吸入自然界的清气；通过肃降，将肺吸入的清气和脾转输的津液和水谷精微向下输布；通过肃降，可肃清肺和呼吸道的异物，保持呼吸道清洁。肺气肃降还有利于大肠的传导作用。肺的肃降功能失职，则出现咳喘、胸闷、水肿、尿少等。

肺的宣发和肃降作用是相反相成的。在生理方面相互依存、相互制约，保持着协调关系。在病理方面相互影响。

3)肺主通调水道：是指肺的宣发和肃降功能对体内水液的输布、运行和排泄，起着疏通和调节作用。由于肺为华盖，位置最高，且又参与调节人体水液代谢，所以说“肺为水之上源”。肺的宣发作用使水液向上、向外布散到全身与皮毛，以润养各组织器官，部分津液经代谢后，通过呼吸、皮肤汗孔蒸发而排出体外。另一方面，肺的肃降作用使水液不断地向下、向内输布到各个脏腑，经过代谢后，多余的水液又下行于肾，经肾和膀胱的气化作用，生成尿液而排出体外。如肺的宣降功能失常，可见排汗异常以及水肿、尿少等水液代谢失常的病变。

4)肺朝百脉：是指全身血液都要通过经脉而聚会于肺，通过肺的呼吸进行气体交换，然后再将富含清气的血液输布到全身。

心具有主血脉的功能，心脏的搏动是血液运行的基本动力，而心脏的搏动，又依赖于心气的推动。肺主一身之气，生成宗气，调节气机，故肺能协助心推动血液的运行。所以，肺朝百脉还具有助心行血的作用，血液的运行是心与肺共同作用的结果。如肺气虚衰，不能助心行血，就会影响心主血脉的生理功能，出现胸闷、心痛、唇舌青紫等血行障碍的症状。

5）肺主治节：治，治理；节，调节。肺主治节，是指肺具有辅助心脏对人体各脏腑组织器官起着治理和调节作用，因此称肺为“相傅之官”。

肺主治节的作用，主要体现在肺主呼吸，调节气机，助心行血，通调水道四个方面。可见，肺主治节，实际上是对肺的主要生理功能的高度概括。

（2）肺与志、液、体、窍的关系

1）肺在志为忧（悲）：忧愁和悲伤是情志的变化，与肺相应，均属于非良性刺激的情绪反应，对人体产生不良影响，使肺气耗伤。而肺虚时又容易产生悲忧的情绪变化。

2）肺在液为涕：肺开窍于鼻，涕为肺所主，有润泽鼻腔的作用。如肺的功能正常则涕液润泽鼻窍而不外流。若肺有病变，可见涕的改变，如肺热的黄涕、肺寒的清涕等。

3）肺在体合皮，其华在毛：肺宣发卫气、输精于皮毛，维持皮毛保卫机体、抵御外邪侵袭的屏障作用。而皮毛汗孔的开合，不仅排泄汗液，还具有宣肺气而助呼吸的作用，所以汗孔又称“气门”。肺的生理功能正常，则皮肤致密，毫毛光泽，抵抗力强。反之，肺卫气虚，肌表不固，则皮毛失养，抵抗力低下，可见多汗、易于外感，或皮毛枯槁、憔悴等症状。而外邪袭表，毛窍闭塞，又常见无汗、气喘等症状。

4）肺开窍于鼻：鼻为呼吸之气出入的通道，具有通气作用。肺司呼吸，鼻的嗅觉和通气功能均依靠肺气的作用，肺气调和，呼吸通利，则嗅觉灵敏，故“鼻为肺之窍”。在临床上，肺的病变，常常可见鼻塞、流涕、嗅觉减退等鼻病症状。

喉是呼吸的门户和发音器官，肺的经脉过喉，故喉的通气和发音与肺有关。肺有病变，可使喉咙通气不利，而且声音发生变化。如外邪侵肺，肺气闭塞而致音哑或失音者，称“金实不鸣”，其证属实。如肺之气阴不足，喉失所养而致音哑或失音者，称“金破不鸣”，其证属虚。

3. 脾　脾与胃相连，位于腹中。由于人出生后维持生命活动所必需的营养物质，都依赖于脾运化的水谷精微供养，故称脾为“后天之本”。又因脾运化的水谷精微也是生成气血的物质基础，故又称脾为“气血生化之源”。

（1）脾的生理功能

1）脾主运化：运，转输；化，消化吸收。脾主运化，是指脾具有把水谷化为精微并将其输布至全身的生理功能。表现在运化水谷精微和运化水湿两个方面，二者可分不可离。

①运化水谷精微：通过脾的运化，把水谷化为精微，并转输布散周身，发挥营养作用。脾接受由胃初步消化而下输的饮食以后，对其作进一步的消化，然后吸收其中的精微物质，再将精微物质上输至心肺，通过心肺的作用化生气血敷布周身，营养五脏六腑等各组织器官，维持正常的生理活动。脾运化水谷精微功能正常，饮食物得以消化，脏腑器官得以充养，生理活动才能旺盛。脾虚不运，消化异常，可见腹胀、便溏、消瘦、乏力等症状。

②运化水湿：是指对水液的吸收、转输和布散作用，脾的这一功能在维持水液代谢平衡方面是十分重要的。脾在吸收、转输水谷精微的同时，也吸收了水液，并上输心肺布散到全身，起着滋养濡润的作用。因此脾运化水液的功能健旺，既能使体内各脏腑组织得到水液的充分滋养，又不使水湿过多的停滞在体内，维持了水液代谢的平衡。如脾虚，就会使水液代谢失衡，从而产生湿、痰、饮等病理产物或发为水肿，故曰：“诸湿肿满，皆属于脾”。

2）脾气主升：升，上升。脾气主升，指脾气的运动特点以上升为主。脾气主升的功能包括升清和升举两个方面。

清，指水谷精微。升清，指脾能将消化吸收的水谷精微等营养物质上输于心肺，通过心肺的作用化生气血而营养全身。升举，是指脾气具有升托固摄内脏，维持人体内脏位置相对固定的作用。脾气旺盛，“升清”、“升举”功能正常，气血生化有源，内脏位置恒定。脾气虚弱，升清异常，清气不升，则可见头目眩晕、乏力、腹胀、便溏等症；升举无力，甚或下陷，则可见久泄，脱肛或胃、子宫等内脏下垂的脾气下陷的症状。

3)主统血：统，统摄、控制的意思。脾主统血，是指脾气有统摄血液在脉中运行，防止溢出脉外的功能。脾之所以能够统摄周身的血液，主要是依赖脾气的固摄作用，即脾统血的功能，是通过气的固摄作用来实现的。脾健则血运正常；脾虚不统血，则可出现皮下出血、便血、崩漏等出血症状。

(2)脾与志、液、体、窍的关系

1)脾在志为思：思，思虑。正常的思考，与脾相应，对机体并无不良影响。但思虑过度，就会影响脾气的正常运行，导致气结，使消化异常，产生纳呆、腹胀等。

2)脾在液为涎：涎，指口津，可以湿润和溶解食物，有助吞咽和消化。口为脾之窍，脾又主运化水谷，故涎属脾。脾胃不和，则口涎自出。

3)脾在体合肌肉，主四肢：脾胃为气血生化之源，全身的肌肉以及四肢，都需要依靠脾胃所运化的水谷精微来营养，才能肌肉丰满健壮，四肢活动轻劲有力。如脾虚不运，营养匮乏，则肌肉瘦削，软弱无力，四肢倦怠，甚或痿废不用。

4)开窍于口，其华在唇：口腔是消化道的最上端。脾开窍于口，是指饮食、口味等与脾的运化有关。脾气健运，则口味正常，增进食欲。脾虚失运，则可出现口淡无味，不思饮食，或口甜，口腻等口味异常症状。

口唇的肌肉也需要脾运化的水谷精微营养，因此，口唇的色泽、形态也可以反映出脾的功能是否正常。脾气健运，气血充足，口唇红润光泽。脾气虚弱，气血不充，则可见口唇淡白或萎黄。

4. 肝 肝位居腹腔，横膈之下，右胁之内。由于肝为刚脏，其气主动主升发，所以称之为“将军之官”。

(1)肝的主要生理功能

1)肝主疏泄：疏，即疏通、畅达；泄，即发泄、升发。肝主疏泄，是指肝具有疏通、升发以调畅全身气机的功能。机体脏腑、经络等生理活动，全赖气的升降出入运动。由于肝的特点是主升、主动，这对于气机的疏通、畅达是一个重要的因素。因此，肝的疏泄功能对气的升降出入之间的平衡协调起着调节作用。肝主疏泄功能正常，则气机调畅，气血和调，脏腑组织等的功能活动也就正常。主要表现在以下几个方面。

①调畅精神情志：人的精神情志活动，主要由心主管，但与肝的疏泄功能也有密切关系。因为正常的情志活动是以五脏功能为基础的，而内脏功能活动又依赖于气机调畅和气血的正常运行，故肝的疏泄功能正常，则气机调畅，气血和调，就表现为精神愉快，心情舒畅。肝的疏泄功能失常，如肝气郁结，气机不畅，则精神抑郁，多愁善感；肝气亢奋，升发太过，则性情急躁，容易发怒。

②维持气血运行：人体气血的正常运行依赖于脏腑气机的调畅，而脏腑气机的调畅又多取决于肝的疏泄功能。所以肝的疏泄功能正常，则气机调畅，经络通利，全身气血运行和调。如果肝的疏泄功能异常，则可出现肝气郁结或肝气上逆，血随气涌的各种症状。

③促进脾胃运化和胆汁的分泌排泄：脾胃运化功能正常的一个重要环节，是脾的升清与胃的降浊之间维持平衡，而肝的疏泄功能可调畅全身气机，协调脾胃的气机升降，使脾气升清与

胃气降浊之间维持相对的平衡，这是脾胃之气升降正常的一个重要条件。肝主疏泄还体现在分泌与排泄胆汁方面。胆汁是肝之余气积聚化生而成，肝的疏泄正常，气机调畅，胆汁就能正常地分泌和排泄，有助于脾胃消化吸收功能的发挥。如肝主疏泄的功能异常，可以影响脾的升清功能，导致脾气不升，出现腹胀、肠鸣、腹泻等；也可影响胃的降浊功能，导致胃失和降，出现恶心、呕吐、嗳气、呃逆等；还可以影响胆汁的分泌和排泄，出现胁肋胀痛、口苦、纳食不化，甚则黄疸等。

④协助水液代谢：人体的水液代谢亦有赖于气的推动，只有气的升降出入运动畅达，水液才能正常的输布与排泄。所以肝的疏泄正常，气机调畅，气行则水行。如肝失疏泄，气机阻滞，就会导致水液的输布排泄障碍而停聚于体内，出现痰饮、水肿等病理变化。

⑤调节生殖功能：女子的月经和男子的排精与肝的疏泄功能密切相关。肝气能调畅冲任二脉，而冲为血海，任主胞胎，肝的疏泄功能正常，冲、任二脉得其所助，则气血调和，月经、孕育维持正常。男子的精液封藏在肾，排泄在肝，肝主疏泄，气机调畅，则男子排精通畅有度。如肝失疏泄，气机不调，女子可见月经紊乱，痛经，闭经；男子出现排精不畅等。

2）肝主藏血：是指肝有贮藏血液和调节血量的生理功能。

①贮藏血液：肝脏是人体贮藏血液的主要器官，肝内贮存一定的血液，既可以濡养自身，使肝之阴血充足，制约肝的阳气不使其升腾过亢，维护肝的疏泄功能。同时，肝贮藏血液亦可防止出血。

②调节血量：在正常生理情况下，人体各部分的血量是相对恒定的。当机体活动量有所增减，或情绪发生变化时，各部分的血量也会随之而改变，肝脏就起着调节血量的作用。如机体活动剧烈或情绪激动时，各部分所需要的血量也就相应增加，于是肝脏就把所贮藏的血液向外输布。当机体处于安静休息或情绪稳定状态时，对血液的需要量相应减少，部分血液便归藏于肝，故肝亦有"血海"之称。肝的调节血量功能是以贮藏血液为前提条件的。

肝主藏血功能失常，可出现藏血不足或藏血失职的病理变化。肝藏血不足，即肝血不足。由于周身缺乏血液的营养，可见头昏、目涩、肢体乏力麻木、女子月经量少，甚至闭经等。藏血失职，即肝不藏血。由于血无所藏而妄行，可引起吐血、衄血、月经过多、崩漏等多种出血病证。

（2）肝与志、液、体、窍的关系

1）肝在志为怒：怒，是情绪激动时的情志变化，与肝有关。大怒是一种不良刺激，可使气血逆乱，产生多种病证。

2）肝在液为泪：泪是眼内分泌的液体，肝开窍于目，故泪属肝。肝的功能正常与否，可影响眼泪的分泌。如肝的阴血不足，泪液分泌减少，则双目干涩；肝经风热，则目赤眵多，迎风流泪等。

3）肝在体合筋，其华在爪：筋是连结关节、肌肉，专司运动的组织，依赖肝之阴血濡养。肝之阴血充足，筋膜得到充分的濡养，肢体关节运动有力而灵活。肝病，筋膜失养，可见肢体运动功能减弱，出现麻木、屈伸不利，甚或出现四肢抽搐、角弓反张、颈项强直等肝风内动的症状。故曰："诸风掉眩，皆属于肝"。

爪甲依赖肝之阴血的濡养，故肝阴肝血的盛衰，可以从爪甲的荣枯上反映出来。肝之阴血充足，爪甲光亮、红润、坚硬。肝血不足，则爪甲软薄，干枯而色夭，甚至变形脆裂。由于爪甲的营养来源与筋相同，爪为筋之延续，故称"爪为筋之余"。

4）肝开窍于目：目为视觉器官，五脏六腑之精气，通过血脉皆上注于目。虽五脏六腑之精气皆上注于目，但与肝的关系最为密切。因为在结构上，肝的经脉上连于目系，在生理功能方面，肝之阴血营养于目，肝气条达有助于目，所以说肝开窍于目。肝的功能是否正常，常常从目上反映出来。如肝之阴血不足，则两目干涩，视物昏花或夜盲；肝经风热，则目赤痒痛等。

5. 肾 肾位于腰部脊柱两侧，左右各一。由于肾藏有“先天之精”，为构成新的生命体的原始物质，又为脏腑阴阳之根本，故称肾为“先天之本”。

（1）肾的主要生理功能

1）肾藏精：指肾具有封藏人体精气，不使妄泄的作用。精有广义和狭义之分。广义之精，指构成人体和维持人体各种生命活动的基本物质，包括气、血、津液和狭义之精等一切精微物质。狭义之精，指藏于肾中具有主管机体生长发育和生殖功能的精微物质，也称生殖之精。

肾中所藏之精，包括先天之精和后天之精。先天之精，与生俱来，禀受于父母，是构成胚胎的原始物质，为生命的基础。后天之精，来源于水谷精微，由脾胃摄取化生。先天之精和后天之精虽来源不同，但却同归于肾，相互依存，相互为用。先天之精只有得到后天之精的补充滋养，才能保持充满；后天之精也只有得到先天之精的活力资助，才能源源不断地化生。

肾中精气的盛衰可影响人体生长发育、生殖、防病延衰能力以及血液生成。

①促进生长发育：人的生长发育与肾精的充足与否密切相关，在整个生命的过程中，包括生、长、壮、老各个阶段，其生理状态之所以不同，是由肾中精气的盛衰变化决定的。幼年时期，肾中精气逐渐充盛，齿更发长，骨骼生长而躯体增高；青春期，发育近成熟，智齿生出，躯体达到一定的高度；中壮年时期，肾中精气充盛，躯体壮实，精力充沛，筋骨强健；待到老年之时，肾中精气渐衰，形体衰落，齿摇发脱，健忘呆滞。可见，肾中精气决定着人体的生长发育，为人体生长之根。肾病，藏精功能失常，则出现生长发育的异常，如生长迟缓，形体矮小，筋骨痿软，齿摇发脱，耳鸣耳聋等。

②主管生殖繁衍：生殖功能是人类延续后代的生理基础，而人的生殖器官的发育及其生殖能力，均与肾精的盛衰密切相关。幼年时期，肾中精气逐渐充盛，天癸未至，不具备生殖能力；青春期，肾中精气化生天癸，出现月经以时下和排精，性功能逐渐成熟，具备了生殖能力；中壮年时期，肾中精气充盛，天癸未衰，维持正常的生殖能力；待到老年之时，肾中精气渐衰，天癸生成减少，甚至竭绝，生殖能力也随之衰退，以至完全丧失。可见，肾精对生殖功能起着决定性的作用，为生殖繁衍之本。如果肾藏精功能失常，就会导致性功能异常，生殖功能下降，不孕不育等。

③提高防病延衰能力：肾中精气与机体抵御外邪侵袭的能力和衰老的进程有关。肾中精气充盛，人体生命力旺盛，卫外固密，邪气不易侵犯，脏腑功能强盛，衰老缓慢。反之，肾中精气亏虚，则生命力低下，卫外不固，邪气乘机侵入，并加速衰老。

④参与血液生成：肾藏精，精生髓，精髓可以化血，故肾精是血液生成的重要物质基础之一。另外，精与血也可以互相转化，互相资生，谓之“精血同源”。若肾精不足，可导致血液亏虚，表现为腰膝酸软、神疲眩晕、面白舌淡等精血亏虚之象。

2）肾主水：肾主水，指肾具有主持和调节人体水液代谢，并使之保持平衡的功能。肾主水的功能主要依靠肾中阳气对水液的气化作用来实现的。在正常情况下，肺通过宣发和肃降将水液输布至全身，发挥其生理作用。其中被脏腑组织利用后的水液从三焦下行而归于肾，经肾的气化作用又分为清浊两部分。其中清者，通过三焦上升于肺而布散周身。其中浊者，通过肾的阳气化为尿液，下输膀胱排出体外。

此外，肾的气化作用贯穿于水液代谢的始终，肾中阳气还可推动和温煦参与水液代谢的肺、脾、三焦、膀胱等脏腑，使其发挥各自的作用，因此肾在人体水液代谢中居于极其重要的地位。

肾中阳气不足,气化失常,可引起水液代谢障碍。如气化不利,则开少合多,水湿停聚;如气虚失固,则开多合少。所以,临床上既可见到尿少、水肿,又可见到小便清长、尿量增多的现象。

3)肾主纳气:纳,固摄、受纳。肾主纳气,是指肾具有摄纳由肺吸入之清气的作用,以防止呼吸表浅的功能。人体的呼吸运动由肺主管,但肺吸入之清气,必须下归于肾,由肾气为之摄纳。这样一方面可使呼吸保持一定深度,保证体内外气体充分交换。另一方面,肾有足量的清气受藏,才能满足全身各组织器官生理活动的需要。所以正常的呼吸运动是肺肾相互协调的结果。肾的纳气功能依赖于肾气的固摄作用。肾气充沛,摄纳正常,则肺的呼吸均匀,气道通畅。反之,肾气虚弱,纳气功能减退,就会出现呼吸表浅,呼多吸少,动则气喘等肾不纳气的病理变化。

(2)肾与志、液、体、窍的关系

1)肾在志为恐:惊恐是机体受到一种不良精神刺激时的情志变化,与肾相关。恐则气下,惊则气乱,均影响气机运行,可出现心神不定、精气陷于下的二便失控等症状。

2)肾在液为唾:唾为口津中较稠厚者。肾的经脉系舌本,唾为肾精所化,唾又能滋养肾精。故多唾久唾,易耗伤精气;而肾气虚失于固摄,亦可见到唾液增多的症状。

3)肾在体合骨,其华在发:肾藏精,精生髓,髓包括脑髓、脊髓和骨髓。脊髓上通于脑,脑为髓之海。肾中精气充盈,则脑的发育正常。髓海不足,则脑转耳鸣。骨髓藏于骨骼之中,可以滋养骨骼,使其强劲坚固。如肾精虚少,骨髓空虚,可见小儿囟门迟闭,骨软无力,以及老年人骨质疏松、脆弱易折等临床表现。

齿为骨之余。牙齿与骨同属肾所主,即牙齿亦依赖于肾精的充养,牙齿的生长与脱落,与肾精的盛衰密切相关。如肾精充盛,则牙齿坚固而不易脱落;肾精不足,则小儿牙齿生长缓慢,成人牙齿松动,甚至早脱。由于牙齿是骨骼的外露部分,所以有“齿为骨之余”之说。

头发需要血液的营养,正所谓“发为血之余”。而肾精可以化血,肾精充足,血液旺盛,则头发浓密,黑亮光泽;肾精亏虚,血液不足,则头发早白早脱,枯槁无华。由此可见,头发的生机根于肾,头发状况反映了肾精的盛衰,所以说肾“其华在发”。

4)肾在上开窍于耳,在下开窍于二阴:耳的主要功能是司听觉,耳之听力与肾精有关。因肾精可以化髓,髓汇聚于脑,肾中精气充盈,髓海充盈,耳窍得养,则听觉灵敏;肾精亏损,髓海空虚,耳窍失养,则听力减退,甚或可出现耳鸣、耳聋等。

二阴,即前阴(包括尿道和外生殖器)和后阴(肛门)。肾与前阴的关系可联系肾主水液,肾主生殖繁衍等功能来理解。后阴是排泄粪便的通道,大便排泄是否正常,主要与脾胃、大小肠的功能密切相关。但肾阳可以温煦脾阳,肾阴可以滋润肠腑,肾气可以固摄粪便,所以大便的排泄与肾的功能亦有关,故有“肾司二便”之说。肾阴不足,则致肠液枯涸而便秘;肾阳虚则便秘或泄泻;肾失封藏,则久泄滑脱。

附:命门

命门,即生命的门户、根本之义。一般认为肾阳,即命门之火;肾阴,即命门之水。所以肾中阴阳是人体各脏腑阴阳的根本,故用“命门”来强调肾中阴阳在维持生命活动中的重要作用。

(二)六腑

1. 胆 胆内藏胆汁,胆汁又称“精汁”、“清汁”,故胆腑又称为“中精之腑”、“中清之腑”。

胆的主要生理功能是储存和排泄胆汁以助消化、主决断。

(1)贮藏和排泄胆汁:胆汁来源于肝,汇集贮藏于胆,随着消化食物的需要,将胆汁排泄于肠内,帮助对某些食物的消化和吸收。胆的这一作用,受肝疏泄功能的控制与调节。胆病,可见口苦,腹胀,便溏等。

(2)胆主决断:胆的功能关系到一个人的勇敢或懦弱的性格,故胆主决断。胆气虚,可出现胆怯、善太息、久谋不决等。

2. 胃 又称胃脘,位于上腹部,上连食管,下接小肠。胃的主要生理功能是主受纳和腐熟水谷,主通降,以降为和。

(1)胃主受纳和熟腐水谷:受纳,即接受、容纳的意思,熟腐,也称腐熟,即初步消化,形成食糜之义。《灵枢经·海论》:"胃者,水谷之海。"胃能够接受、容纳由口腔经过食管下传的饮食物,进行初步消化,形成食糜,然后向下传入小肠。水谷精微是气血津液化生的物质基础,故又称胃为"水谷气血之海"。

(2)胃主通降,以降为和:胃主受纳、腐熟的功能,主要依赖于胃气的推动。胃气的运动特点是"降",饮食物经胃腐熟后,要下行传入小肠。胃气要维持"降"的特点,首先必须保持"通",即通畅无阻。所以胃降则和,以降为顺。

胃失通降,即为病理状态。若胃气不和,可见胃脘胀痛、食少等症。胃气不降,甚则上逆,还可见到嗳气、呕吐、呃逆等症。

另外,中医学常以"胃气"来概括整个消化系统的功能活动,也十分重视"胃气",认为"人以胃气为本",有胃气则生,无胃气则死。故临床诊疗疾病时,必须注意保护胃气,用药不可妄攻妄补,以免损伤胃气。

3. 小肠 小肠是一个相当长的管道器官,盘曲于腹腔的中下部。小肠的上口在幽门处与胃之下口相接,下口在阑门处与大肠之上口相连。饮食物的消化吸收主要是在小肠内进行的。小肠的主要生理功能是主受盛化物和泌别清浊。

(1)小肠主受盛化物:受盛,接受、贮藏;化物,消化饮食物。小肠主受盛化物的功能,是指小肠接受由胃传下的食糜,停留相当长的时间,以进行进一步的消化。亦即《素问·灵兰秘典论》所云:"小肠者,受盛之官,化物出焉。"

(2)小肠主泌别清浊:清,指水谷精微;浊,指食物残渣。小肠泌别清浊的功能,是指在对食糜进行进一步消化的基础上,吸收其中的精微部分,并将残渣向下传至大肠。小肠功能失调,可见腹胀、腹泻、便溏等消化吸收不良的病变。

由此可见,小肠受盛化物与分别清浊功能之间是密切联系的。受盛化物是分别清浊的基础,分别清浊是受盛化物的目的所在。

饮食物在小肠内经消化后变为三种物质:清者为水谷精微,吸收并布散全身;食物残渣下行于大肠;无用水液渗入于膀胱。因此,小肠与尿液的排泄、尿量的多少有关,《灵枢经·经脉》认为"小肠主液"。如小肠功能失常,水液吸收减少,致使清浊相混,下趋肠腑,出现腹胀、便溏,则尿量必然减少。临床上治疗腹泻就有"利小便而实大便"的治法。

4. 大肠 大肠亦居腹中,上口在阑门处与小肠相接,下口紧连肛门。大肠的主要生理功能是传化糟粕。

"大肠者,传道之官,变化出焉。"传,传送、引导。大肠的传导作用贯穿于食物残渣从阑门下传至肛门的整个过程。化,变化。小肠下传的食物残渣,含有较多水分,经过大肠吸收水分后,即"变化"成为正常的粪便。"变化"即有吸收水分之义,故认为"大肠主津"。大肠接受小肠下传的食物残渣，吸收其中的部分水液，使其变化成为粪便，并暂时贮留，而后排出体外。若大肠传化糟粕的功能失常，则可见腹泻或便秘等症。

5. 膀胱 膀胱位于小腹，为贮尿的器官。其大小、形态，根据尿液的充盈情况而改变。膀胱的主要生理功能是贮尿和排尿。

《素问·灵兰秘典论》："膀胱者，州都之官，津液藏焉，气化则能出矣。"尿液由津液所化，即津液在肾的气化作用之下生成尿液，下输膀胱，通过膀胱的固摄作用，尿液暂时贮存在膀胱，所以膀胱贮存尿液的功能，又称"藏津液"。待尿液在膀胱内积存到一定的量时，便及时自主地排出体外，膀胱的这种排尿功能是其气化的结果，所以说"气化则能出"。

在病理情况下，膀胱气虚不固，可见遗尿、小便失禁等症；气化不利，则见小便不利、尿闭等症。

6. 三焦 三焦是上焦、中焦、下焦的总称，不是一个独立的脏器，而是对人体某些部位和某些内脏生理功能的概括。

(1)三焦的主要生理功能：三焦是元气和水液运行的通道，其主要功能是通行元气和运行水液。

1)三焦是元气运行的通道：元气根于肾，通过三焦而输于全身，以激发、推动各个脏腑组织的功能活动。如果元气虚弱，三焦通道运行不畅，则可导致某些部位的气虚现象。

2)三焦是水液运行的道路：人体水液的输布和排泄，都要依靠一定的管道系统，这种运行水液的管道系统，也概括称为三焦。《素问·灵兰秘典论》："三焦者，决渎之官，水道出焉。"人体的水液代谢，是由肺、脾、肾和膀胱等脏腑的协同作用而完成的，但必须以三焦作为通道，才能正常的输布和排泄。如果三焦水道不利，则可产生尿少、水肿等病变。

(2)对人体某些部位和某些内脏功能的概括：三焦除了是人体元气和水液运行通道的管道系统外，还以上、中、下三焦来概括人体某些部位和某些内脏功能。"上焦如雾，中焦如沤，下焦如渎"(《灵枢经·营卫生会》)是对三焦所概括的内脏部分功能的最好描述。

上焦如雾：膈以上为上焦，包括心与肺。由于上焦接受来自中焦的水谷精微，并通过心肺宣发敷布于全身，发挥其营养滋润作用，有如雾露之灌溉。所以"上焦如雾"是指心肺主宣发卫气，敷布精微的作用。

中焦如沤：横膈以下至脐为中焦，主要包括脾与胃。沤，久浸之义。由于中焦脾胃是人体消化吸收的主要器官，其中胃主受纳、腐熟水谷，脾主运化水谷，所以"中焦如沤"，是比喻脾胃腐熟消化水谷，运化精微的生理功能。

下焦如渎：脐以下至二阴为下焦，包括大小肠、肾及膀胱等。渎，指沟渠。由于大小肠、肾及膀胱排泄二便的作用像沟渠排水一样，所以"下焦如渎"，说明下焦是排泄糟粕和水液的通道。

(三) 奇恒之腑

奇恒之腑，包括脑、髓、骨、脉、胆、女子胞六种组织器官，在五脏六腑中已述及脉、髓、骨、胆的生理功能，这里仅介绍脑与女子胞。

1. 脑 居于头颅内，由髓汇集而成，与脊髓相连。《灵枢经·海论》："脑为髓之海"。《素问·脉要精微论》也说："头者，精明之府"。

(1)脑的主要生理功能

1)脑主宰人体的生命活动：脑为一身精华之所在，是人体生命活动的中枢，能主宰和调节人体的生命活动。

2)脑主管精神活动:人的思维、意识和情志活动,都是外界客观事物反映到脑的结果,“脑为元神之府”。脑主精神思维的功能正常,则意识清楚,思维敏捷等;反之,则精神错乱,妄动妄言或思维迟钝,头晕目眩等。

3)脑主管感觉运动:人的感官可以接受外界的各种刺激,然后汇入大脑,由大脑产生感觉。人的视、听、言、嗅等感觉功能均由脑所主。脑主感觉运动的功能正常,则视物清晰,听力正常,嗅觉灵敏等;若其功能失常,则表现为视物不明,听力减退,嗅觉失灵等症。

(2)脑与五脏的关系:脑是一个极其重要的器官,但中医藏象学说是以五脏为中心,因此将脑的生理功能分属五脏,即“心藏神,肝藏魂,肺藏魄,脾藏意,肾藏志”。由于心主神明,统领整个精神活动;肝主疏泄,调节情志;肾藏精,生髓充脑,故脑的生理、病理与心、肝、肾三脏的关系尤为密切。

2. 女子胞 又称胞宫,即子宫,是女性独有的器官。女子胞位于小腹部,在膀胱之后,呈倒梨状。

(1)女子胞的主要生理功能

1)主持月经:当女子肾中精气比较充盛之时,肾精化生天癸。在天癸的作用下,冲脉旺盛,任脉通畅,女子胞发育日渐成熟,月事以时下。到了老年,肾精衰少,天癸竭绝,冲任不足,月事逐渐终止。

2)孕育胎儿:当女子具备生殖能力之后,如果受孕,女子胞就担负着养育胎儿的职能,此时,月经停止,大量的血液汇聚于胞宫,以滋养胞胎。

(2)女子胞与脏腑经络的关系

1)女子胞与肾的关系:肾中精气能促使“天癸”生成,天癸生成后,又促进了生殖器官的发育成熟。女子胞宫等生殖器官发育成熟了,就有月经来潮,并为孕育胎儿奠定了基础。人到老年后,肾精渐衰,天癸衰竭,女子进入绝经期,月经停止来潮,也就不能受孕了。

2)女子胞与冲任二脉的关系:冲脉和任脉同起于胞中,冲脉能调节十二经脉气血,有“冲为血海”、“冲为十二经脉之海”之称;任,通妊。任脉与妊娠有关,故称“任主胞宫”。因此,人体气血通过冲任二脉的调节,注入胞宫,平时发生月经,孕时养育胎儿。

3)女子胞与其他脏器的关系:心主血,肝藏血,脾为气血生化之源而统血,心肝脾对全身血液的化生、运行起着调节作用;肝主疏泄,肺主气,肝肺能使全身气机调畅。月经周期、经量和胎儿的孕育,均离不开气血充盈与正常调节,因此,心、肝、脾、肺等脏与女子胞的生理功能亦有关。

(四)脏腑之间的关系

1. 五脏之间的关系

(1)心与肺的关系:主要体现在气血之间相互依存方面。一方面,心主血而推动血行,心血运载宗气以养肺,使肺的呼吸通畅,体内外气体得以正常交换。另一方面,肺主气而司呼吸,在胸中生成的宗气,可贯注心脉,促进心脏推动血行的作用。因此,宗气是联结心之搏动和肺之呼吸两者之间的中心环节,宗气所具有的贯心脉以行气血和走息道以司呼吸的功能,能够强化血液循环与呼吸之间的协调平衡。

(2)心与脾的关系:心与脾的关系主要体现在血液的生化和运行两方面。心主血脉,脾主运化,为气血生化之源。脾气健运,化源充足,则血液充盈而心有所主;心血旺盛,濡养于脾,则脾气健运。在血液运行方面,心主血,脾统血。血液在脉内循行,既依赖于心气的推动作用,又需要脾气的统摄作用,这样才能使血液运行和调而不溢于脉外。

(3)心与肝的关系:心与肝的关系主要表现在血液运行和调节精神情志两方面。心主血,是推动血液运行的动力，肝藏血，是贮藏和调节血液的脏器。心血充盈，心气旺盛，则血运正常，肝才能有所藏；肝所藏之血充足，并随着人体动静的不同调节血量，则心才能有所推动。因此，心肝两脏互相配合，共同维持血液的正常运行。此外，心主神明，统领精神活动；肝主疏泄，调节情志活动。心神正常，则有利于肝主疏泄；肝之疏泄正常，也有利于心主神明。两者相互依存，保持协调，以维持人体精神活动的正常。

(4)心与肾：心与肾的关系主要体现在心肾相交和血精互生方面。心属火，位居上而属阳；肾属水，位居下而属阴。位于下者以上升为顺，位于上者，以下降为和。所以，心火必须下降于肾以助肾阳，以使肾水不寒，肾水必须上济于心以济心阴，以使心火不亢。这样，心肾两脏的阴阳才能协调平衡。这种心肾阴阳上下交通，相互依存，协调平衡的关系，谓之"心肾相交"、"水火既济"。反之，若心火不能下降于肾，而独亢于上，或肾水不能上济于心，而凝聚于下，称为"心肾不交"。另外，心主血，肾藏精，血与精之间可以互相化生，精可以化为血，血可以化为精。

(5)肺与脾：肺与脾的关系主要体现在宗气的生成和津液的代谢两个方面。宗气的生成，依赖于肺吸入的自然之清气，脾运化的水谷之精气。清气和精气两者结合于胸中生成宗气。由于肺主一身之气，脾为气血生化之源，故有"肺为主气之枢，脾为生气之源"的说法。在水液代谢方面，肺主宣降，可通调水道，使水液正常地输布与排泄；脾主运化，可吸收与转输水液，使水液正常地生成与输布。肺脾两脏的协同作用，是保证津液能正常生成、输布与排泄的重要环节。

(6)肺与肝：肺与肝的关系主要体现在气机的调节方面。肺主气，维持一身之气的充足与调节；肝主疏泄，促使全身气机的调畅。肺居膈上，其气以肃降为顺；肝居膈下，其气以升发为宜。两者配合，升降协调，起着调畅全身气机的作用。

(7)肺与肾：肺与肾的关系主要表现在呼吸运动和水液代谢两个方面。肺主呼吸，肾主纳气，肺气肃降，有利于肾的纳气；而肾气摄纳，也有利于肺之肃降，使呼吸保持一定的深度。肺肾配合，共同完成人体呼吸运动，故"肺为气之主，肾为气之本"。在水液代谢方面，肺为水之上源，主通调水道，肾为主水之脏。水液在肺的宣降下才能布散周身，归于肾的水液，通过肾的气化作用，清者上升于肺，浊者下输于膀胱，肺肾两脏相互配合，保证了水液的正常输布与排泄。另外，肺肾阴液互相资生，谓之"金水相生"。

(8)肝与脾：肝与脾的关系体现在消化功能和血液运行方面。肝主疏泄，调畅脾的气机和分泌排泄胆汁，协助脾的运化功能；脾气健旺，运化正常，气血化生充足，又能濡养于肝，有利于肝主疏泄功能的正常发挥。此外，肝藏血，脾统血，两者协同配合，保证了血液有所贮藏和按脉道运行，并随着人体动静的需求量而进行调节。

(9)肝与肾：肝与肾的关系主要体现在精血同源、阴阳协调和藏泄互用三方面。肝藏血，肾藏精。血与精之间存在着相互资生和转化的关系，肝血的化生，有赖于肾精的作用，而肾精的充盛，也有赖于肝血的资生，所以称之为"精血同源"。肝阴与肾阴息息相通，相互资生，肾阴能涵养肝阴，使肝阳不致上亢；肝阴也能资助肾阴，使肾火不能妄动。但由于肾阴为各脏腑阴液之根本，且肾水为母脏，肝木为子脏，母能生子，故肝阴和肾阴两者间，水能涵木是主要方面。另外，肝主疏泄，肾主闭藏。肝气疏泄可使肾气闭藏而开合有度，肾气闭藏又可抑制肝之疏泄太过，两者相反相成，相互制约，相互为用。

(10)脾与肾：脾与肾的关系主要表现在先后天相互资生和水液代谢方面。人体生命的根本，关系到脾与肾，脾为后天之本，可运化水谷精微，化生气血以充养肾精；肾为先天之本，命门之火可温煦脾阳以助其健运，两者相互资助，相互促进，缺一不可。在水液代谢方面，脾主运化水液，肾主水液，共同参与人体水液的新陈代谢。

2. 六腑之间的关系 六腑的主要生理特点是“传化物”，六腑之间的关系主要体现在消化、吸收和排泄方面。饮食入胃，经过胃的初步消化，下传到小肠，小肠进一步消化，加之胆腑排泄胆汁的助消化作用，所产生的精微被吸收，并转输到心肺，糟粕下传至大肠；大肠吸收部分水分，将糟粕继续下传至肛门排出体外；其剩余的水液带着废料，贮存在膀胱，并由膀胱排出体外。由此可见，消化功能是在胃、胆、小肠三个器官的协同配合下完成的；吸收功能主要是小肠、大肠（吸收部分水液）的作用；排泄功能是大肠、膀胱等器官的作用；而三焦是水液运行之道路，“上焦如雾，中焦如沤，下焦如渎”，与消化、吸收和排泄均有关。

3. 脏与腑之间的关系 五脏与六腑之间的关系比较复杂，任何一脏都与各个腑有关，而任何一腑也都与各个脏有关。但脏与腑的关系，主要表现为阴阳表里配合关系。脏属阴，腑属阳；阴主里，阳主表。一脏一腑，一阴一阳，一表一里相互配合，从而形成了脏腑之间的密切联系，简称为“脏腑相合”。在结构上有经脉相互属络，这就形成了脏腑相合的结构基础。

（1）心与小肠：心主血脉，心血充盈，可以滋养小肠；小肠主受盛化物，泌别清浊，吸收水谷中的精微，可以化生血液补充心血。由于小肠吸收水谷精微的功能，可概括在脾主运化的功能之中，因而心与小肠的关系，也可看做是心与脾的关系之一。在病理情况下，主要表现在心火与小肠实热之间。心有实火，循经移热于小肠，引起小便短少，色赤，涩痛，此为“心移热于小肠”。同样，小肠有热也可循经上炎于心。

（2）肺与大肠：肺司呼吸，肺气清肃下行，则大肠传导功能正常，大便排泄通畅；大肠传导顺利，腑气通畅，又可助肺气肃降，使呼吸调匀正常。在病理情况下，大肠实火，腑气不通，则可影响到肺的肃降，产生胸闷、气短等症；肺失肃降，津液不能下行润肠，又可见大便干结或便秘等。

（3）脾与胃：脾胃同为后天之本，气血生化之源，是人体消化吸收的主要脏器。在生理上既相互协同，又相互依存，具体表现在纳与运、升与降、燥与湿三方面。

1）纳运协调：脾主运化，胃主受纳、腐熟。胃的受纳为脾主运化奠定了基础，而脾主运化适应了胃继续受纳的需要，两者密切配合，才能完成纳食、消化、吸收、转输等生理功能。

2）升降相因：脾胃居于中焦，是气机运行的枢纽。脾气宜升，胃气宜降，这是脾胃之气运动的基本特点。脾升胃降是相反相成的，没有胃降，就没有脾升；脾不能升，胃就不能继续降。因此脾胃气机必须升降相因，才能保证脾运胃纳功能的正常。

3）燥湿相济：脾为脏，属阴，脾阳健则能运，故脾喜燥而恶湿；胃为腑，属阳，胃阴足则能纳，故胃喜湿而恶燥。燥湿之性相反，脾胃之喜恶不同，但两者之间却可相互制约，相互为用，从而燥湿相济，阴阳相合，则湿土始运，燥土自安。

（4）肝与胆：肝主疏泄，生成与分泌胆汁。胆附于肝，可贮藏和排泄胆汁。胆汁来源于肝，疏泄于小肠，而胆排泄胆汁的功能，也要依赖于肝气的疏泄作用。肝胆同主疏泄，共同发挥协助消化的作用。

（5）肾与膀胱：肾主水，膀胱者州都之官。人体的水液通过肾的气化作用，生成尿液，由膀胱贮存和排泄。膀胱的贮尿和排泄功能，有赖于肾的固摄和气化作用，二者配合，维持水液代谢正常。

二 藏象学说在美容中医学中的应用

藏象学说是研究内脏和躯体组织器官的生理功能及其相互关系的学说。藏象学说对于分析病理变化，指导临床辨证和确定防治原则，具有重要的价值。

1. 分析病理变化 藏象学说的主要特点是以五脏为中心的整体观，中医认为，五脏虽居于体内，但内脏与躯体组织器官之间都有其特定的联系。所以在病理情况下，内脏病变也可以反映在相应的躯体组织器官。如心主血脉，人体周身的血液在脉管中，依靠心气的推动，而发挥濡养全身的作用。心血运行正常，则面部皮肤得到濡养，面部红润而有光泽，这便是“心其华在面”含义所在。如果心气不足，心血亏少，则面部血液供应不足，皮肤得不到充分的滋养，表现为面色枯槁，暗淡无华。若各种原因引起了心血瘀阻，又常可见到面色青紫等现象。

2. 指导临床辨证 人体是一个有机的整体，内脏有病可以在相应的体表组织器官上有所反映。因此，根据四诊收集来的临床资料，结合脏腑和躯体组织器官的生理功能及其相互关系，可以指导临床辨证。如黧黑斑可以从斑色情况和兼有症状进行辨证。若斑色深褐或略带青蓝，弥漫分布，面颊部为主，兼有情志抑郁，胸胁胀满，多梦，急躁易怒，月经不调或痛经，经前斑色加深，两乳作胀，舌质黯，有瘀斑，苔薄白，脉弦等，则为肝气郁结，气滞血瘀所致；若斑色黄褐，状如尘污，面色萎黄，形体略胖，身疲乏力，兼有食欲不香，大便溏薄，白带多，月经色淡黯，舌质偏淡，苔薄或腻，脉弦细等，则为脾运不健，气血不足，痰湿内聚所致；若斑色褐黑，边界清楚，面色晦黯，形体瘦弱，兼见头晕耳鸣，腰膝酸软，心烦易怒，口干便秘，舌红少苔，脉沉细等，则为肝肾不足，阴虚火旺，瘀热留滞所致。

3. 确定防治原则 中医防治原则的确定，首先是以辨证为前提和依据的，同时也离不开藏象学说，如肥胖，中医认为多与痰、湿、脾虚有关。有人在肥胖的同时，兼有喘息气粗、咽喉时有痰涎阻塞、舌苔厚腻等症状，中医辨证为痰湿阻滞型，治疗则以化痰导滞法；有人在肥胖同时，伴有疲倦乏力、胸闷气短、心慌多汗、下肢肿胀，此属脾虚湿盛型，治疗以健脾益气、利水消肿为主要法则。

美容保健中的一些饮食、药物疗法，也要根据不同的体质、年龄、性别以及全身情况因人而施。如颜面部常用的能使面容光泽红润、美丽悦目的“悦颜色”中药美容法就有多种不同类型。面色淡白或萎黄，常有头晕、心悸、健忘等症状者，则以补益气血为主；若食欲较差，或强制节食以减肥，或有慢性胃肠疾病者，则以健脾益胃为主；面色较黑或晦黯、房劳过度或生育过多者，则以补益肝肾为主。

藏象学说是中医基本理论之一，在中医学理论体系中占有极其重要的地位，它是临床各科的基础，故有“不明脏腑经络，开口动手便错”的说法。

第三节 气血津液学说与美容中医学

气，是不断运动着的活力很强的精微物质；血是红色的液态样物质；津液，是体内一切正常水液的总称。气、血与津液是构成人体和维持人体生命活动的基本物质。气血津液学说是研究人体基本物质的生成、输布、生理功能及其相互关系的学说。

一 气

（一）气的基本概念

气，在古代是人们对于自然界的朴素认识，认为气是构成世界的最基本物质，宇宙间的一切事物，都是由气的运动变化而产生的。运用于中医学，气是构成人体的最基本物质，《素问·宝命全形论》:“人以天地之气生”,“天地合气,命之曰人”。亦即人是自然界的产物,也就是天地之气的产物。同时气又是维持人体生命活动的最基本物质,人的生命活动,需要从“天地之气”中摄取营养成分,以养五脏之气,从而维持机体的生理活动,所以,气是维持人体生命活动的主要物质基础。

(二) 气的生成来源

人体的气,总称为真气。禀受于父母的肾气,这是先天的基础。出生后,吸取经脾胃消化生成的水谷精气和由肺吸入的自然界之清气,这是后天的来源。故气的生成与肾、脾胃、肺等脏腑关系最为密切。这些脏腑功能正常,人体之气才能正常。其中,脾胃的运化功能尤为重要。

(三) 气的功能

1. 推动作用 是指气的激发和推动作用。气是活力很强的精微物质,具有激发和促进人体生长发育;激发和推动各脏腑、经络等组织器官的生理功能;能推动血的生成、运行以及津液的输布、排泄等。当气的推动作用减弱时,可出现人的生长发育缓慢,或出现早衰;可使脏腑、经络等组织器官的生理功能活动减退;亦可出现血液运行缓慢,津液输布、排泄障碍等病理变化。

2. 温煦作用 是指气具有温暖机体的作用。人体正常体温的恒定,各脏腑、经络等组织器官生理功能的进行,血液、津液等液态物质的正常循行,都需要气的温煦作用。当气的温煦作用失常时,可出现体温低下,四肢不温,脏腑功能衰退,血液、津液运行迟缓等病理变化。

3. 防御作用 是指气有护卫肌表,抗御外邪的作用。气的防御作用,一方面体现在卫气护卫全身的肌表,抵御外邪的入侵;另一方面体现在发生疾病后,正气积极与邪气抗争,驱邪外出,恢复健康。因此,当气的防御功能正常,则邪气不易侵入;即使有邪侵入,也不易患病;或虽已患病,也容易痊愈、康复。当气的防御作用减弱时,机体抵御邪气的能力降低,极易患病;患病后也很难痊愈,甚至病情加重或恶化。

4. 固摄作用 是指气对体内的液态物质和腹腔脏器等具有统摄和固护的作用。通过气的固摄作用,固摄血液,可使血液循脉而行,防止其溢出脉外;固摄汗液、尿液、唾液、肠液等,控制其分泌量,使其有节制地排出,防止其无故丧失;固摄精液,防止其妄泄;固摄内脏,使其在体腔内位置相对稳定而不下垂。

5. 气化作用 是指通过气的运动而产生的各种变化。气化作用贯穿于人的一生,人体的精、气、血、津液等物质的新陈代谢及其相互转化的各种变化,都是气化作用的结果。气有促使体内精微物质化生和转化的作用,如由饮食物转化为水谷精微,然后再化生气、血、津液;津液再转化成汗、尿;饮食物经过消化、吸收后,其残渣转化成糟粕等,都是通过气化作用来实现的。如果气化作用失常,则能影响整个物质代谢和转化的过程,从而形成各种代谢异常的病变。

6. 营养作用 是指气能为脏腑组织的生理功能提供所需的营养。如营气由水谷精微所化,通过经脉运行周身,营养各脏腑组织。若水谷精微吸收不足,营气生成减少,周身失养,脏腑组织功能活动失常则会产生相应的病变。

(四) 气的分类

人体的气,从整体上来说,是由先天之肾气、水谷之精气和自然界之清气所组成,在肾、脾、肺等脏器生理活动的综合作用下所生成。具体地说,人体的气又是多种多样的,由于其生成过程、分布部位和功能特点的不同,又有各自不同的名称。从气的分类来归纳,主要有元气、宗气、营气和卫气。其中,元气是先天之气,宗气、营气、卫气是后天之气。

1. 元气 又名原气,它是人体的原始之气,又是人体的根本之气,也是最重要的气,“为一生盛衰之本”。

(1)生成:元气来源于先天,禀受于父母的肾气,由肾所藏之精化生,又赖后天水谷之精气的培育、充养,因此,元气与先天有关,但又不完全取决于先天禀赋,与后天脾胃消化吸收的水谷之气也密切相关。

(2)分布:元气根源于肾,藏于肾中,并以三焦为通道,内而五脏六腑,外而皮肉筋骨,布散到周身,无处不至。

(3)功能特点:元气的主要功能是推动人体的生长、发育;温煦和激发各个脏腑组织器官的生理活动,是人体生命活动的原动力。元气充沛,生长发育良好,脏腑组织器官等功能活动就旺盛,健康少病。元气不足,则人体的生长发育迟缓,各脏腑组织器官功能低下,体弱而多病,所谓先天不足是也。

2. 宗气 是人体后天的根本之气,积聚于胸中,故称胸中为“气海”。

(1)生成:宗气是由肺吸入的自然之清气与脾吸收转输的水谷之精气相结合而生成。因此,宗气之盛衰与肺的呼吸功能和脾的运化功能是否正常有着密切的关系。

(2)分布:宗气积聚于胸中,出于咽喉,贯注心肺,散布于全身。

(3)功能特点:宗气的主要功能一是贯心脉以行气血。宗气贯注于心脉,以维持其运行气血的功能;一是走息道而司呼吸。宗气运行于呼吸道,以维持其呼吸和发声的功能。因此,宗气不足,可以见心悸、呼吸气短、声音低微等症。

3. 营气 又称荣气,是行于脉中,具有营养作用的气。营气与卫气相对而言,属于阴,故又有“营阴”之称。

(1)生成:营气主要化生于中焦,由脾胃运化的水谷精气中的最富营养的精华部分所生成。其性精纯柔和。

(2)分布:营气分布于血脉之中,成为血液的组成部分而循脉营运全身。

(3)功能特点:营气的主要功能一是营养全身。营气循经脉流注到全身,为全身脏腑组织器官等的生理活动提供营养物质。一是化生血液。营气注入脉中,成为血液的组成成分之一。所以《灵枢经·邪客》说:“注之于脉,化以为血,以荣四末,内注五脏六腑。”

4. 卫气 是行于脉外,具有保卫功能的气。卫气与营气相对而言,属于阳,故又有“卫阳”之称。

(1)生成:卫气是由脾胃运化的水谷精气中的活力最强的部分所化生。其性慓疾滑利。

(2)分布:卫气运行迅速,活动力强,不受脉管约束,循行于脉外,分布于全身,主要敷布于体表。

(3)功能特点:卫气的主要功能一是护卫肌表,防御外邪入侵;二是温养肌肤腠理;三是调节汗孔开合,控制汗液排泄,维持体温的恒定。所以《灵枢经·本脏》说:“卫气者,所以温分肉、充皮肤、肥腠理、司开合者也。”

综上所述,人体之气,总称为真气,它是先天之气与后天之气的概括。先天之气,即指元气;后天之气,包括宗气、营气和卫气。元气以三焦为通道,布散到全身。宗气贯注心肺,散布于全身。营卫之气分别循脉内外敷布到全身。因此,全身脏腑经络组织器官中的气,既有先天之气,又有后天之气。先后天之气有机结合,分布在周身各部,即为脏腑之气、经络之气,具体地说，更有心气、脾气、经气、络气等。

二 血

（一）血的基本概念

血，即血液，是红色、黏稠的液体。它具有营养作用，流行不止，是构成人体和维持人体生命活动的基本物质之一。

（二）血的生成

人体血液的生成有两个途径，即水谷精微化血和肾精化血。

1. 水谷精微化血 饮食物经胃的腐熟和脾的运化，转化为水谷精微。水谷精微中的精华部分经脾上输到肺，并与肺吸入之清气结合生成营气，营气和津液通过心阳的化赤作用而为血液，运行于周身。因此，饮食营养的优劣，脾胃运化功能的强弱，都直接影响着血液的化生。由于血液生成的主要物质基础是脾胃化生的水谷精微，所以有脾胃为气血生化之源的说法。

2. 肾精化血 肾藏精，肾精可以生髓，髓充于骨，骨髓可以化血。另外，肝藏血，肾藏精，精血互化，肾输精于肝，在肝的作用下也可以转化为血。因此，肾精化血，主要通过骨髓和肝脏的作用实现。

总之，血液的生成，是以水谷精微、肾之精髓以及自然之清气等作为物质基础，并通过脾胃、肺、心、肾、肝等脏腑的功能活动来完成的。其中，以脾胃的消化吸收功能最为重要。

（三）血的运行

血液的运行必须有一个相对密闭的管道系统，这个管道系统就是脉，所以说"脉为血府"。脉是血液运行的通道，约束和促进血液正常运行。心、肺、肝、脾对维持血液的正常运行发挥着重要的作用。

心主血脉，心气的推动作用是血液运行的基本动力。肺主气，与宗气的生成有关，肺朝百脉，助心行血，而宣发布散至全身。肝主疏泄，又主藏血，既能调畅气机促进血运，又能贮藏血液，调节血量和防止出血。脾主统血，能统摄血液在脉管内运行而不溢出脉外。心、肺、肝、脾四脏维持血液的运行，实际上是通过气的推动作用和固摄作用来实现的。心主血，肺主气，肝主疏泄等功能是推动血液运行的动力；脾统血，肝藏血是固摄血液，防止出血的重要因素。这两种力量的协调平衡维持着血液的正常运行。若气的推动作用减弱，可出现血行不畅而导致血瘀；若气的固摄作用减弱，可出现血液溢于脉外而导致出血。

（四）血的功能

1. 濡养滋润全身 营气和津液是血液的组成部分，营气重在营养，津液重在滋润，所以血液的主要功能就是濡养滋润全身。血液在脉中运行，内而五脏六腑，外而皮肉筋骨，不断地将营养物质输送到各脏腑组织器官，以维持脏腑组织器官正常生理活动。血液不足，滋养作用减弱，导致脏腑组织功能低下，可见面色无华，肌肤干燥，肢体麻木，运动不灵活等临床症状。

2. 血是精神情志活动的物质基础 血液与神志活动密切相关，血液供应充足，神志活动才能维持正常，所以维持神志活动的主要物质基础是血液。无论何种原因引起的血虚或血运失常，均可出现失眠、多梦、健忘等不同程度的神志异常的症状。

三 津液

（一）津液的基本概念

津液，是机体内一切正常水液的总称，故亦称“水液”。津液是构成人体和维持人体生命活动的基本物质之一。

津与液在性状、分布部位和功能等方面，还有一定的区别。一般地说，性状较清稀、流动性较大，布散于皮肤、肌肉和孔窍之中，起着滋润作用的，总称为津；性状较稠厚，流动性较小，灌注于骨节、脏腑、脑髓之中，起着濡养作用的，总称为液。

（二）津液的代谢

津液的代谢，包括了津液的生成、输布与排泄，是一个复杂的生理过程，涉及多个脏腑的一系列生理活动。

1. 津液的生成 津液的生成与脾胃以及大小肠的消化吸收功能有关。津液来源于饮食水谷，经过胃的受纳、腐熟，脾的运化，小肠的受盛化物与泌别清浊，大肠的传导变化等生理活动，其中主要是消化吸收的协同作用，而完成津液生成的过程。

2. 津液的输布 津液的输布，需要脾的运化，将其上输至心肺；肺主通调水道，一方面通过宣发作用将津液输布至头面和体表，另一方面通过肃降作用将津液输布至内脏；肾主水，在肾的气化作用下，使清者上升，复归于肺而布散周身；浊者化为尿液注入膀胱。三焦为津液运行的通道，肝主疏泄，调畅气机，气行则水行；心主血，津血同源。由此可见，津液的输布是在脾、肺、肾、心、三焦等脏腑的协同作用下完成的。

3. 津液的排泄 津液被人体利用后，剩余的水分和代谢废物的排泄，需要肺、大肠、肾、膀胱等脏腑的共同作用。肺宣发至体表的津液，一部分化生汗液，由汗孔排出体外；肺主呼吸，在呼出浊气的同时也带走部分水分。输送至肾的津液，其中浊者，在肾的气化作用之下化为尿液，下输至膀胱而排出体外。大肠传化糟粕，粪便中也有部分水液。

由此可见，津液的整个代谢过程，是在多个脏腑协同下共同完成的，其中，以肺、脾、肾三脏为主，而又以肾的功能最为重要。若肺、脾、肾三脏功能失调，可导致津液代谢失常，或津液生成不足，或津液输布排泄障碍而发生水液停滞等病理变化。

（三）津液的功能

1. 滋润和濡养作用 津液中含有大量的水分和营养物质，所以对各脏腑组织器官具有滋润和濡养作用。一般来说，津主要发挥滋润作用，液主要发挥濡养作用。津液布散周身，滋润和濡养各脏腑组织器官。

2. 化生血液 津液不但流布于脉外，而且能进入脉中，化生血液。所以，津液为血液的组成部分。津液还有调节血液浓度的作用。当血液浓度增高时，津液就渗入脉中稀释血液，并补充了血量。当机体的津液亏少时，血中之津液可以从脉中渗出脉外以补充机体之津液。由于这种脉内外的津液互相渗透，机体因而可以根据生理病理变化来调节血液的浓度，保持了正常的血量，起到了滑利血脉的作用。由于津液和血液都是水谷精微所化生，二者之间又可以互相渗透转化，故有“津血同源”之说。

3. 调节阴阳平衡 津液随着机体的生理状况和外界气候的改变而变化，津液的代谢对调节机体内外环境的阴阳相对平衡起着十分重要的作用。气候炎热或体内发热时，津液化为汗液向外排泄以散热，而天气寒冷或体温低下时，津液因腠理闭塞而不外泄，如此则可维持人体体温相对恒定。

4. 排泄废物 津液在其代谢过程中，能把机体各部分的代谢废物收集起来，通过脉内或脉外的途径，以汗、尿等形式不断地排出体外，以保证各脏腑组织器官活动的正常进行。

5. 运载机体之气 津液是气的载体，气必须依附于津液才能正常地运行全身。

四 气、血、津液之间的关系

气、血、津液的性状及其生理功能，虽有其各自的特点，但三者均是构成人体和维持人体生命活动的基本物质。在其生成过程中，又多相互为用，相互转化，存在着密切的关系。

（一）气与血的关系

1. 气对血的作用 气对血的作用概括为“气为血之帅”，包括气生血、气行血、气摄血。

（1）气能生血：是指气是血液生成的物质基础和动力。从血液的组成来看，营气是血液的主要成分，即营气能化生血液。从血液的生成过程来看，血液的生成依赖于某些脏腑的气化作用。如饮食物转化为水谷精微，水谷精微转化成营气和津液，营气和津液又转化成红色的血液等，都离不开气的运动变化。因此气化作用强盛，脏腑功能旺盛，则血液生成充足；气化作用减弱，脏腑功能低下，则血液生成不足，所以气虚可以导致血虚。临床上治疗血虚时，常配补气药，便是气能生血理论指导临床的实际应用。

（2）气能行血：是指血液的运行有赖于气的推动作用。如心气是推动血液运行的基本动力来源；肺气能助心行血而宣发布散至全身；肝主疏泄，能促进血液的运行。由此可见，血液是在心、肺、肝三脏之气的协同作用下而运行不息，流布至全身。如果气虚推动无力，或气滞血行不利，均可见血行迟缓，甚至形成瘀血。所以临床治疗血行失常的病变时，常分别配用补气药或行气药，就是以气能行血的理论做指导的。

（3）气能摄血：是指气的固摄作用能防止血液溢出脉外。统领固摄血液之气，主要是指脾气。脾气充盛，固摄血液行于脉中而不外溢。如果气的固摄作用减弱，则能导致各种出血病证。临床治疗时，常须用补气摄血的方法，才能达到止血的目的。

2. 血对气的作用 血对气的作用统括为“血为气之母”，包括血载气，血养气。

（1）血能载气：是指血具有运载水谷之精气和自然之清气的功能。由于气的活力很强，易于逸脱，气不附于血中，则会行散不收而无所归。所以气必须依附于血，靠血的运载而流布全身。因此，血虚者，气亦易虚。而大出血的患者，由于气也随之大量丧失，就可导致气随血脱的病理变化，治疗时须益气固脱以急救，并配合止血补血之法。

（2）血能养气：是指血能给气提供营养。血液不断地给脏腑经络之气提供营气等精微物质，使其持续地得到补充，而保持其气充足调和，以维持正常的生理活动。所以，血足则气多，血少则气衰。在病理上，血虚亦能导致气虚。临床治疗时，“气虚者，尤当滋其血也”，“果当气虚，亦当养血，以血有和气之力”。

（二）气与津液的关系

1. 气对津液的作用 气对津液的作用包括气生津、气行津、气摄津。

（1）气能生津：是指气的气化作用是津液生成的动力。津液是由摄入的饮食物，经脾胃的消化吸收功能而生成的，脾胃的功能活动依赖于气的运动。因此，气旺则脾胃功能健旺，津液充足；气虚则脾胃功能减弱，津液不足。在病理上，气虚可以导致津液不足，形成气津两伤之证，治疗时应益气生津。

（2）气能行津：是指津液的输布和排泄依赖于气的推动作用。津液的运行，包括津液的输布和排泄两方面，这两方面的生理过程，都必须由气的推动作用才能完成。气能推动津液输布至全身，并通过气化作用，使津液经过机体利用后的剩余水分和代谢废物排出于体外。津液的运行是由肺、心、脾、肾、膀胱等脏腑之气协同作用而完成的。因此，肺、心、脾、肾、膀胱等脏腑之气充足，则津液的运行正常。若肺、心、脾、肾、膀胱等脏腑之气不足，或气机不畅，皆可导致津液运行障碍而出现水湿内停等气不行水的病理变化，临床治疗时，补气、行气法与利水法常常一并使用。

（3）气能摄津：是指气的固摄作用能控制津液的排泄。津液经过机体利用后，剩余的水分既不能贮于体内不排泄，也不能排泄太过。体内的津液维持正常平衡主要靠气的固摄作用。若气的固摄作用减弱，则可出现多汗、自汗、多尿、遗尿等现象。治疗时，应注意补气固津。

2. 津液对气的作用 津液对气的作用包括津载气、津化气。

（1）津能载气：是指气必须依附于津液而流布全身。津液也是气的载体，脉内的津液化生血液，能运载营气；脉外的津液流行贯注，能运载卫气。所以，气必须依附于津液，依赖于津液的运载而流布全身。当大汗、大吐、大泻等导致津液大量流失时，气也因此失去依附而大量外脱，即所谓“气随液脱”。

（2）津能化气：是指津液滋润濡养脏腑而具有化气的作用。津液能化气，与血能生气的机理是基本一致的。除脉中之津液化生血液，血液不断地给脏腑经络之气提供营气等精微物质外，脉外之津液能运载卫气，使肌肤等肌表组织器官持续得到补充，而保持其气充足调和，以维持其防御外邪入侵等功能。所以，津足则气旺。在病理上，多汗、多尿以及吐泻之后，津液大量丧失，都会导致气虚。

（三）血与津液的关系

血与津液均是液态物质，都有营养和滋润的作用，与气相对而言，二者均属于阴。它们在生理上相互依存，相互转化，所以有“津血同源”之说。又因为汗为津液所化，所以又有“血汗同源”的说法。

饮食物经脾胃的消化吸收后生成津液。运行于脉中的血液，渗出脉外便化生为津液。脉外的津液，通过经络渗入脉内，便成为血液的组成部分。由于津血在生理上的密切关系，在病理上就可以相互影响。当失血过多时，脉外之津液渗入脉内，以补充血容量的不足，因而导致脉外津液亏少，出现口渴、尿少、皮肤干燥等症状。而大量的津液耗损时，不仅渗入脉内的津液减少，甚至脉内的津液也可渗出脉外，形成血脉空虚，津枯血燥的病变。所以临床上，对于失血患者，不宜使用发汗法以再耗其血；对于多汗伤津的患者，不宜使用破血、逐血之峻剂，以免重损其津。故有“夺血者无汗”，“夺汗者无血”之训诫。

五 气血津液学说在美容中医学中的应用

气血津液学说是研究人体基本物质的生成、输布、生理功能及其相互关系的学说。气血津液学说对于分析病理变化，指导临床辨证和确定防治原则，具有重要的价值。

（一）分析病理变化

气血津液是构成人体及维持人体生命活动的基本物质，是人体脏腑经络等组织器官生理活动的产物，也是这些脏腑组织器官进行生理活动的物质基础。在正常情况下，气血津液源源不断地化生，并输送到体表器官，滋润皮肤，充养肌肉，润泽毛发，抵御外邪侵袭，从而表现为身体强壮，肌肉丰满，皮肤细腻并富有弹性，毛发亮泽，双目有神。在病理情况下，气血津液的异常，也能从体表组织器官中反映出来。如气血两虚，则会出现面色淡白或萎黄，肌肤干燥，肢体麻木等；血瘀则会出现面色黧黑，肌肤甲错等；血热则可导致酒皶鼻，粉刺，衄血等；津枯血燥则可致肌肤干燥，或肌肤甲错，并有皮肤瘙痒，或有皮屑脱落等症状。

（二）指导临床辨证

"有诸内，必形诸外"。气血津液的盛衰及其功能正常与否，都会在体表组织器官上有所反映，所以根据体表组织器官上反映出的症状，结合气血津液的功能，可以指导临床辨证。如气有温煦作用，若临床上出现面色苍白，四肢不温，畏寒怕冷等症，则应考虑气虚而失于温煦。津血具有滋润和濡养作用，临床上皮肤干涩，毛发枯燥，爪甲不荣，唇干目涩，甚或皮肤多皱，则应考虑津血亏虚而失于濡润。

（三）确定防治原则

气血津液是构成人体和维持人体生命活动的物质基础，它们在生理和病理上都各有特点，因而气病治气，血病治血，津液病治津液，这是理所当然的。由于气血津液在生理上的密切联系，在病理情况下亦可以互相影响，因而对气血津液的治疗，又不能孤立地治气、治血或治津液，必须调理其关系的失常，使其恢复正常的协调状态。如气能生血，气虚则生血不足，因而治疗血虚证，就不宜单纯用补血法，必须配以补气法，气旺则血生。

气血津液的生成和输布离不开脏腑生理活动，而脏腑的生理活动又是以气血津液作为物质基础的。因此，气血津液与脏腑功能密切相关。气血津液功能失常，可以导致脏腑功能衰退；反之，脏腑功能亏虚，也可导致气血津液的异常。所以在确定治疗原则时，也常常与脏腑相互为用。如头昏目眩，少气懒言，乏力自汗，面色㿠白或萎黄，心悸失眠，唇甲不荣，舌淡而嫩，脉细弱，证属气血两虚，治疗除应补气养血外，还应兼顾健运脾胃。因为脾胃为后天之本，气血生化之源。

第四节　经络学说在美容中医学中的应用

经络是人体气血运行的通道，包括经脉和络脉。经络系统是由经脉和络脉相互联系、彼此衔接而构成的体系。经络系统将人体的脏腑组织器官、四肢百骸联络成一个有机的整体，并通过经气的活动，调节全身各部的功能，运行气血、协调阴阳，从而使整个机体保持协调和相对平衡。

经络学说是阐述人体经络系统的循行分布、生理功能、病理变化及其与脏腑相互关系的理论体系，是中医理论的重要组成部分，对中医临床各科，尤其是针灸临床实践具有重要的指导作用。

经络学说在美容中医学中的应用，主要体现在阐明病理变化，指导辨证归经和指导临床治疗三方面。

一　阐明病理变化

通过经络的联络作用，将人体各部的脏腑组织器官（包括颜面五官、皮肉肢体）有机地结合起来，构成了一个以脏腑为中心的统一体。在病理情况下，经络又是病邪传注的途径。当外邪袭表时，病邪可以通过经络由表及里。内脏有病也可以通过经络影响到有关的形体官窍而出现异常。这在损美性疾病中较为常见，如肺胃有热，可见痤疮、酒皶鼻；肝气郁结，可致黄褐斑等。此外经络也是脏腑之间病变相互影响的渠道。

二 帮助临床诊断

由于经络有一定的循行路线和脏腑络属，脏腑有病可以反映到体表经络上来，所以根据疾病出现的症状，结合经络循行的部位和所联系的脏腑，用作辨证归经的依据。例如面瘫患者，根据其口眼㖞斜的症状，可辨为邪在阳明、少阳两经。头痛，也可根据经脉在头部的循行分布而辨别，其前头部痛者，多与阳明经有关；侧头部痛者，多与少阳经有关；后头部痛者，多与太阳经有关；巅顶部痛者，多与肝经有关。另外，某些疾病在病变过程中，常常在一些经脉循行线上或某些腧穴上出现异常反应点，通过这些反应点可以协助我们诊断。临床上也有采用扪穴诊察、循经诊察、经络电测定等方法检查有关经络、腧穴的变化，作为诊断参考。

三 指导临床治疗

针灸、按摩治病是通过针灸、按摩的方法，刺激腧穴，以疏通经气，恢复调节人体脏腑气血的功能，从而达到治病目的。某一经络或脏腑有病时，我们所选的腧穴，一般是在明确诊断的基础上，除了局部腧穴外，选用该经或该脏腑的所属经络或相应经络的远部腧穴来治疗，即循经取穴。如胃火上炎所致的痤疮，可选用胃经足部的内庭穴；肝气郁结所致的黄褐斑，可选用肝经足部的行间、太冲穴以及胸胁部的期门穴等。

另外，也可指导药物归经与引经报使。药物归经与引经报使理论，主要用于药物疗法。药物归经，是指根据药物对经脉(包括脏腑)病变所起的特殊治疗作用，分别将其归纳于各经脉之中，使之系统化。药物归经的临床价值，主要在于指导分经用药，即根据病属何经，就选用何经的药物进行治疗。引经报使，是指某些能引导其他药物的药力到达病所，起着“向导”作用的药物，简称为“引经药”。

经络学说不仅在生理功能上有重要的作用，而且在临床上也是阐明病理变化，指导辨证归经，指导临床治疗的重要理论依据，所以《灵枢经·经脉》说：“经络者，所以能决死生，处百病，调虚实，不可不通。”

第五节 与美容中医学相关的病因与病机

一 病因

病因，即破坏人体生理动态平衡，引起疾病发生的各种原因。《医学源流论》：“凡人之所苦，谓之病；所以致此病者，谓之因。”病因亦称“致病因素”、“病原”。其内容主要包括六淫、疠气、七情、饮食失宜、劳逸失当、外伤以及痰饮和瘀血等。

病因学说，是研究致病因素的性质、致病特点及其临床表现的学说，是中医基础理论的重要组成部分。

关于病因的分类，在中医学术发展过程中，历代许多医家提出了不少的说法，其中宋代陈无铎的“三因学说”，对中医病因学的发展有很大的影响，是后世医家对病因分类的主要依据。《三因极一病证方论》：“其因有三，曰内，曰外，曰不内外。内则七情，外则六淫，不内不外，乃背经常”。即将病因分为内因、外因和不内外因三类。

病因学说在临床诊断和治疗上有着重要价值，它既是辨证的内容之一，又是治疗的依据之一。简要概括为“审证求因”，“随因施治”。审证求因，即中医探求病因，除了了解可能作为致病因素的客观条件，如天气突变、暴饮暴食、外伤等，主要还是以患者的临床表现为依据，即通过分析其症状和体征来推求病因。随因施治，即在审证求因的基础上，依据病因而确定相应的治疗方法。

（一）外感病因

外感病，是指感受外邪而引起的一类疾病，一般发病较急，多见表证。外感病因，是指引起外感病的致病因素。外感病因具有从外侵入人体的特点。外感病因包括六淫和疠气，与美容中医相关的主要是六淫。

1. 六淫 是风、寒、暑、湿、燥、热（火）六种外感病邪的统称。古人对自然界的正常气候变化，用风、寒、暑、湿、燥、热（火）来概括，简称为“六气”。正常的气候变化，是万物生长的自然条件，亦是人类赖以生存的自然条件。所以，正常的六气变化亦不足以使人致病。但当六气发生太过或不及，或非其时而有其气，或气候变化过于急骤，都能形成致病因素。当然，仅有气候的异常变化，还不足以导致疾病的发生，必须要在人体正气不足，抵抗力下降时，六气才能成为致病因素，亦即转化成六淫。

六淫之邪的性质和致病特点虽各不相同，但它们致病都有以下共同之处：多与季节气候、居处环境有关；可单独或兼夹而致病；在病变过程中性质可以转化；从外侵入人体而发病。

（1）风邪的性质及致病特点：风为春季的主气，但四季常有。故风邪所引起的疾病多见于春季，但不限于春季。风邪是引起许多外感病开始的致病因素，所以《素问·骨空论》说：“风者，百病之始也。”

1）轻扬开泄：风邪具有轻扬上浮，开泄外越，向上向外的性质，所以其侵袭人体，容易作用人体上部，易犯肌表，出现头痛、咽痒、发热、恶风、汗出等症状。

2）善行数变：风邪具有易行而无定处的性质，所以其致病有病位游走不定、发病急、变化快的特点。如风痹证之四肢关节游走性疼痛，风疹之皮肤瘙痒变化多端、时隐时现等。

3）风性善动：风邪具有动摇不定的性质。由于风邪善动，故其所致疾病易表现出动摇不定的特征。常见肢体肌肉的异常运动，如破伤风的四肢抽搐、角弓反张等。

4）风多兼邪：风邪具有兼邪同病的性质。《素问·风论》：“风者，百病之长也。”风邪是外感六淫中的首要致病因素，为许多外感病邪的先导，其他外感五邪常依附于风邪侵犯人体，表现为风寒、风热、风湿、风寒湿等兼夹证。

（2）寒邪的性质及致病特点：寒为冬季的主导气候。当气温较低或突然下降，人体防寒保暖不够，都易受寒而致病。寒邪致病有伤寒和中寒之别。伤寒，寒邪伤于肌肤，出现表证。中寒，寒邪直中脏腑，出现里证。

1）寒性寒凉：寒为阴邪，其性寒凉，起病表现实寒证，并易进一步损伤阳气，出现寒盛兼阳伤的虚实夹杂证。如寒邪直中脾胃可先见呕吐清水、腹泻、腹痛得温则轻。继而损伤阳气，所谓“阴盛则阳病”，则出现食欲不振、肢冷、神疲等脾阳内伤的症状，而证候表现也由实寒证发展为寒盛兼阳伤的虚实夹杂证。

2）寒性凝滞：寒邪具有凝结停滞的性质。人之气血的运行，具有得温则行，遇寒则凝的特点。体内有一定的温度，能促使气血的运行畅通无阻，运行不息；而寒邪的侵犯则阻碍气血的运行，使之运行缓慢，甚至凝结不通。所以说，气血的运行是“喜温而恶寒”的。由于寒邪具有凝结、停滞的特性，影响了气血的运行，从而在出现口唇、爪甲、面色苍白或青紫等症的同时，还会引起多个部位的疼痛症状，如头痛、关节痛、腹痛等，即所谓“不通则痛”。

3）寒性收引：寒邪具有收缩牵引的特性。其侵犯人体后，会使人体的某些组织收缩牵引，而引起相应的临床表现。如伤于肌表，可使肌肤收缩，腠理闭塞，阳气被遏，不得宣泄，在出现恶寒、发热的同时，还可见到汗孔不开的无汗。又如侵犯人体的筋脉，可使筋脉收缩牵引而紧急不能舒缓，引起肢体拘急、屈伸活动不利等。

（3）暑邪的性质及致病特点：暑为夏季的主导气候，指夏天的炎热气候。暑邪致病有明显的季节性，一般发生在夏至以后，立秋以前的一段时间。暑邪致病有伤暑和中暑之别。起病缓慢，病情较轻者，为伤暑；发病急骤，病情较重者，为中暑。

1）暑性炎热：暑邪具有炎热的性质。暑邪为全年最热之时感受的时令之邪，自然具炎热之性。暑邪致病以出现明显的实热症状为特点，如高热、多汗、烦躁、面赤、脉洪大等。

2）暑性升散：暑邪具有上升、发散的性质。暑邪致病有易于上犯头目，内扰心神，伤津耗液的特点。上犯头目，可见头昏、目眩等；内扰心神，可见突然昏倒，不省人事等；暑邪伤人使腠理开泄，汗出过多而伤津，气随津泄，则气津（阴）两虚，出现疲倦乏力、气短、口渴多饮、舌红少津等症。

3）暑多夹湿：暑邪具有易夹湿邪侵犯人体的性质。盛夏季节不仅气候炎热，气温较高，而且雨水较多，湿度较大，湿热熏蒸，弥漫在空气之中，往往相兼伤人为患，故暑易夹湿。致病后有暑热与湿阻夹杂的特点，出现暑湿夹杂证，症见身热不扬、烦渴、身重倦怠、呕恶、苔黄腻等。

（4）湿邪的性质及致病特点：湿为长夏的主导气候。长夏为农历六月，阳热之气下降，水气上腾，水湿之气充斥熏蒸于天地之间，为一年中湿气最盛的季节，故长夏多湿。形成湿邪的原因很多，且湿邪为病四时皆可发生。湿属水湿之气，有形可征，故湿为有形之邪，而风、寒、暑、燥、热皆无形。

1）湿易阻气：湿邪具有易阻气机，损伤阳气的性质。湿为阴邪，阴盛则阳病，故湿邪停留体内时间过久，不仅会影响气机的运行，还会进一步损伤人体的阳气。又因为脾喜燥而恶湿，湿易困脾。所以湿邪尤其容易损伤脾阳，出现湿盛兼脾阳虚的虚实夹杂证，症见肢体困倦、形寒怕冷、泄泻、水肿、尿少等。

2）湿性重浊：湿邪具有沉重秽浊的性质。湿邪致病，一是肢体困重不舒，突出一个“重”字。如头重如裹布帛，身重如负重物。如果湿邪浸淫关节肌肉，可见关节部位酸重疼痛。二是分泌物和排泄物多秽浊不洁。如湿邪引起的某些皮肤病，疮疡、湿疹之类，其局部往往是秽浊不清的，流脓水不止。其他如苔腻，面垢，眵多，便下黏液，妇女带下等，都反映了湿邪的秽浊之性。

3）湿性黏滞：湿邪具有黏着停滞的性质。其致病特点表现在两方面，首先表现为症状的黏滞性，如大便黏腻不爽、小便涩滞不畅等；其次在病程方面，由于湿邪黏着、停滞的性质，故其侵犯人体后，往往黏着停滞在某一部位或组织器官，而不易被祛除。所以病程较长，缠绵难愈，并反复发作。如湿疹，有些人从婴儿时就患病，长大成人仍未痊愈，某些部位还留有病灶，反复发作。

4）湿性趋下：湿性类水，水性趋下，故湿邪具有趋向于下的性质。《素问·太阴阳明论》："伤于湿者，下先受之。"其致病特点是人体下部易感湿邪，出现症状，如下肢关节、肌肉、筋骨疼痛，下肢浮肿，下肢疮疡，带下，淋浊，泻痢等。

（5）燥邪的性质及致病特点：燥为秋季的主导气候。秋季天气肃杀，常久晴少雨，气候干燥，故秋季易形成燥邪致病。当然，久旱无雨的季节亦可出现燥邪致病。

燥邪致病，还有温燥与凉燥之别，其区别在于致病时令不同和临床表现不同。温燥，夏末初秋时节致病，临床表现以热象为主。凉燥，秋末初冬时节致病，临床表现寒象明显。临床一般以温燥较多。

1）燥性干涩：燥邪具有干燥滞涩的性质。燥性干涩，最易耗伤人体津液，故燥邪致病表现出各种干燥症状，如皮肤干涩皲裂、鼻干咽燥、口唇燥裂、小便短少、大便干结等。

2）燥易伤肺：燥邪具有易伤人体阴液，尤其是耗伤肺阴的性质。肺为娇脏，喜润而恶燥，肺主气司呼吸，与自然界大气直接相通，而燥邪侵犯人体多从口鼻进入，故燥邪最易耗伤肺阴，使其宣降功能失职。临床上除表现为干燥症状外，还可出现干咳少痰，或痰黏难咯，或痰中带血等症。

（6）热（火）邪的性质及致病特点：热不主时，四时皆可出现，故不单独主某一个季节。热邪，又称温邪，温热之邪。热邪是引起温热病的一类致病因素。温病也属于外感病，是其中具有"偏热"特点的一类疾病。由于热邪可出现在任何季节，故能与除寒以外的其他四邪相兼而侵犯人体，形成风热、暑热、湿热、燥热之邪，从而导致四时温病的发生。

1）热性燔灼：热邪具有炎热燔灼的性质。热为阳邪，阳胜则热，甚则似火烧灼，故热邪致病表现为明显的热象，如高热、恶热、面赤、脉洪数等。热盛则消耗津液，或迫津外泄，从而导致人体津液损伤。大量津泄，气随津耗，又可导致气虚。故热邪致病除热象明显外，多有津伤气耗的症状特点。如口渴多饮、咽干唇燥、舌质红绛以及少气懒言、肢体乏力等症状。

2）火性炎上：火热之邪具有升腾向上的性质。火热之邪致病有明显炎上的特点，症状多表现于上部，如面红目赤、咽喉红肿疼痛等。

3）生风动血：火热之邪具有易于引动肝风和迫血妄行的特点。热灼肝阴，筋脉失养，肝风内动，谓"热极生风"。见高热、四肢抽搐、颈项强直，甚则角弓反张、两目上视、牙关紧闭等。热邪伤络，或热入血分，使血行加速，甚至迫血妄行，见吐血、咳血、衄血、便血、尿血和皮肤斑疹等。

4）易扰心神：火热之邪具有容易扰乱心神的特点。火热与心相应，火热之邪致病易扰心神。轻则心神不宁，见心烦失眠；重则热入营分，扰乱心神，使心藏神功能失常，可见高热、狂躁妄动、神昏、谵语等。

5）易致疮疡：火热之邪具有容易导致痈肿疮疡的特点。火热之邪入于血分，聚于局部，腐蚀血肉，则发为痈肿疮疡，临床表现以局部红、肿、热、痛为特征。

2. 疠气 是一类具有强烈传染性和流行性的外邪，又称"疫疠之气"、"疫气"、"戾气"、"异气"、"毒气"、"乖戾之气"、"杂气"等。疠气的致病特点为，发病急骤，病情危笃；传染性强，易于流行；一气一病，症状相似。气候的反常变化、环境与饮食受到污染、预防隔离措施不力以及社会因素等，都是与疠气形成和疾病流行有关的因素。

（二）内伤病因

内伤病，是指内脏遭受到某些原因的损伤，造成气血阴阳的失调，及其功能失常所产生的疾病。内伤病因，是指引起内伤病的致病因素。包括七情、饮食失宜与劳逸失当。

1. 七情

（1）七情的基本概念：七情是指喜、怒、忧、思、悲、恐、惊七种情志活动，是内伤病的主要致病因素之一。

七情本是正常的生理表现，属精神活动范围，是人们对外在环境各种刺激所引起的心理状态。七情适当，一般不会致病，且有益人的身心健康。只有在受到突然、强烈、持久的精神刺激，使情志活动过度，超过了生理活动的范围；或人们不能正确对待外来刺激，才会导致疾病发生。这时七情便成为致病因素。

七情直接影响有关内脏而发病，所以是内伤病的主要病因之一，故七情也称为“内伤七情”。

（2）七情与脏腑气血的关系

1）七情与脏腑的关系：人的情志活动与内脏有着密切的关系，尤其与五脏的关系更为密切。七情分属五脏，以喜、怒、思、悲、恐为代表，就称为五志。

①五脏化五志，但心为五脏之统领。外界刺激引起的情志变化，主要是由五脏的生理活动所化生的。《素问·天元纪大论》：“人有五脏化五气，以生喜、怒、思、忧、恐。”喜为心志，怒为肝志，思为脾志，悲为肺志，恐为肾志。五脏配五志是五行归类的结果，具有一定的依据。如怒多则肝阳上亢、肝风内动，思多影响脾胃功能，恐而遗尿等。由于心藏神，主管精神情志活动，故五志虽分属于五脏，但心可统领五志。

②七情可损伤五脏，但仍以心为主。“五志过极”谓之七情，七情已不是正常的情志活动，且可伤五脏而发病。七情损伤五脏虽有一定的选择性，但七情所伤仍然以心为主，各种情志活动异常，皆会影响心的功能。

2）七情与气血的关系：七情是脏腑生理活动的表现，而脏腑的生理活动必须以气血为物质基础。所以，脏腑气血是精神情志活动的物质基础，脏腑气血的变化可以影响情志的变化。

（3）七情异常的致病特点

1）直接伤及内脏：七情过激可以伤及相应的内脏而产生病变，其中与心的关系尤为密切。由于心主血藏神，肝藏血而主疏泄，脾主运化而居中焦，为气血生化之源，所以情志所伤，又以心、肝、脾三脏病变为多见。

2）影响脏腑气机：七情致病主要使脏腑气机失常，气血运行紊乱而发病。七情与五脏气机紊乱的具体关系是：

①喜、惊伤心：喜则气缓，喜乐过度，能使心气涣散，出现精神不集中或心神失常的症状。惊则气乱，大惊伤心，心气紊乱，气血失调，而致心神不安，乃至精神错乱。

②怒伤肝：怒则气上，暴怒或常怒，使肝气上逆，血随气升，常见头昏、头痛、面红、目赤，甚至呕血或昏厥等症状。

③思伤脾：思则气结，思虑或用脑过度，可使脾气郁结，运化功能失常，出现食欲不振、腹胀便溏，甚至消瘦等。

④悲、忧伤肺：悲则气消，悲往往伴有哭泣。肺主一身之气，过度悲伤，使肺气消散而耗损，出现神疲乏力、声低息微等。忧则气郁，肺司呼吸，忧愁太过，可使肺气郁结，呼吸不利而感到

胸闷、气短。

⑤恐伤肾：恐则气下，恐伤肾与怒伤肝引起的气机紊乱，方向正好相反。怒则气上，恐则气下。过度的恐惧害怕，使气向下趋，血亦随之而下趋，导致人体上部气血失养，出现面色苍白、头昏欲倒；甚至肾气不固，二便失禁。

对七情损伤五脏的对应关系，不能机械地理解。有时一种情志活动可损伤几脏，或者几种情志活动又可损伤同一脏。

3）导致病情变化：七情不仅作为病因损伤五脏而致病，而且在病变过程中，由于情志异常波动，也会使病情复发、加重或迅速恶化。

2. 饮食失宜 包括饥饱失常、饮食不洁和饮食偏嗜。脾胃是消化吸收的主要脏器，因此饮食失宜首先损伤脾胃，使胃之腐熟、脾之运化功能失常。倘若脾胃功能长期不能恢复，饮食不得正常消化吸收而滞留，则又可聚湿、生痰、化热，甚至引起许多其他疾病的发生。

（1）饥饱失常：主要是指饮食量没有适当的控制，过度饥饿或过度饱胀。二者致病有别。

长期饥饿，饮食量少，不仅可以引起胃病，出现胃痛、嘈杂、泛吐酸水等症，而且因气血生化乏源，久之可以产生气虚、血虚、津液不足等证，出现面色萎黄或苍白，皮肤干燥晦黯，缺乏光泽，毛发干枯，甚则形体消瘦等。气血津液不足，则正气虚弱，抵抗力低下，易于继发其他病变。

长期饮食过饱，或暴饮暴食，超过脾胃的消化吸收能力，可以导致饮食停滞，使脾胃损伤，运纳功能失常，出现脘腹胀痛、嗳腐吞酸、厌食、呕吐、泄泻等症。若食滞日久，脾胃腐熟运化功能久不能复，则还可聚湿、生痰、化热，进而变生其他病证，如小儿疳积，成人易发痈疽疮毒、肥胖等。

饥饱失常还见于饮食无时。饮食不定时，也可损伤脾胃而变生他病。

（2）饮食不洁：是指食用了不清洁的，被细菌、寄生虫、毒物污染了的饮食物。饮食不洁可引起多种胃肠疾病或寄生虫病。如若食用了含毒之物，如腐败变质、有毒的蘑菇，河豚鱼等，就会引起中毒，轻者表现为剧烈腹痛，上吐下泻，重者可引起昏迷，甚至死亡。

（3）饮食偏嗜：人体所需的营养是多方面的，因此，日常饮食应多样化，避免偏食，这样才能使人体获得各种所需要的营养。饮食偏嗜，可使脏腑阴阳失调，或因缺乏某些营养物质而发生疾病。

1）寒热偏嗜：食物有寒、热、温、凉不同的性质，饮食应寒热调和，过于偏食某性，可致人体的阴阳失调。如过食寒凉，脾胃阳气受损，寒湿内生，出现腹痛，泄泻等。过食温热，脾胃阴液受损，肠胃积热，可见口渴、口臭、嘈杂易饥、便秘等。原有胃病的患者，本不宜食用辛辣、煎炒之品，过食可加重病情，甚则引起出血等严重后果。

2）五味偏嗜：五味，有广义和狭义之分。广义的五味，代表多种饮食物的丰富味道。狭义的五味，指酸、苦、甘、辛、咸五种味道。狭义的五味与五脏间有亲和性，即酸入肝，苦入心，甘入脾，辛入肺，咸入肾。如长期偏食某味，则可使五脏功能偏胜偏衰，也可使某些营养物质缺乏而发生疾病。如过食肥甘厚味，易生痰、化热，发生胸痹、昏厥、痈疡、肥胖等。长期缺乏某种食物之味，同样对人体有不利影响，如发生脚气病、佝偻病、夜盲等，故在治疗中应配合饮食疗法。

3. 劳逸失当 是指过度劳累、过度安逸等劳逸"有悖常理"，导致了疾病的发生。所以它是内伤病的致病因素之一。劳动和休息是正常的生活内容，适当的劳逸不仅不会致病，而且对人体是非常有益的,但若不当,则对身体不利,甚至导致疾病的发生。

(1)过劳:指过度劳累,古称劳伤,劳倦。包括劳力过度,劳神过度,房劳过度。

1)劳力过度:是指体力劳动负担过重、时间过长,得不到应有的休息以恢复体力,耗损了人体精气而致病,即所谓“积劳成疾”。过劳能耗伤人体精气,产生的病变主要是脾肺之气的损耗。出现形体消瘦、精神疲惫、四肢倦怠乏力、声低息微等症。

2)劳神过度:是指过度的脑力劳动,使神气虚弱,阴阳失调而致病。其中主要耗伤心神,且能影响肝脾功能。用脑过度,主要指思虑、记忆等太过,而又未能及时休息、调节。久而久之,则耗伤心血,损伤心神而引起了心神不安之心悸、健忘、失眠、多梦等症;倘若耗伤肝阴,则可见头昏目眩、急躁易怒等肝阴不足,阳亢于上的症状;如脾运受其影响,则可见食欲不振等脾失健运的症状。

3)房劳过度:是指性生活无节制,过于频繁。肾藏精,主生殖,所以房劳过度易伤肾精,并可引起肾气、肾阴、肾阳的虚弱,出现腰酸膝软、精神委靡不振、头昏耳鸣、性功能减退、早衰,男性可有遗精、早泄、阳痿,女性可有白带增多等症。

(2)过逸:即过度安闲。此处是指不参加体力劳动和锻炼。过逸而懒动,日久使人体气血运行不畅,而致心肺功能减弱,脾胃功能呆滞,影响消化吸收,并使人体脂肪积聚过多,从而出现种种症状:精神不振,肢体软弱,动则心悸、气短、汗出,饮食减少,脘腹作胀,或形体肥胖,或继发头痛、眩晕、中风、胸痹等病。

(三)病理产物形成的病因

外感病因和内伤病因是原发性病因,而病理产物形成的病因则是继发性病因。它们是某种原发性病因作用于人体以后,在疾病过程中形成的病理变化和病理产物。由于这些病理变化和产物又能进一步直接或间接地破坏人体组织器官,影响其正常生理活动,从而发生新的病变,所以就将其称作继发性病因。继发性病因包括痰饮和瘀血。

1. 痰饮

(1)痰饮的基本概念:痰饮是机体水液代谢障碍所形成的病理变化和病理性产物,痰饮形成后,又作为一种致病因素作用于机体,导致脏腑功能失调,而引起各种复杂的病理变化,所以痰饮又是继发病因之一。

痰饮可分为有形之痰饮与无形之痰饮两大类。有形之痰饮,是指视之可见,闻之有声,触之可及的实质性的痰浊和水饮等病理性产物,如咳吐之痰液,腹水等。其中稠浊者为痰,清稀者为饮。无形之痰饮,是指有痰饮致病的证候表现,而无实质性痰饮可见,但用治痰饮的方法能够奏效的一类特殊的病理变化,如眩晕、心悸、肥胖等。

(2)痰饮形成的原因:痰饮的形成主要与肺、脾、肾以及三焦等脏腑功能失常有关。因为痰饮是人体水液代谢障碍所形成的,而人体的水液代谢主要与肺、脾、肾及三焦等有密切的关系。所以当其中任何一个脏器的功能失常时,如肺失通调,脾失健运,肾的阳气气化失司,以及三焦水道不利等,都会导致津液代谢失常,从而使水湿停滞体内而形成痰饮。

(3)痰饮的致病特点

1)病位广泛:痰饮形成之后,可随着人体气机的升降流行而到处流窜,停留蓄积于多个组织器官之中,形成多种病证,故其具有致病的广泛性。

2)病证复杂:由于痰饮到处流窜,病位广泛,所以其引起的病证也复杂多端。停滞在脏腑的,可影响脏腑的功能;阻滞于经脉的,可影响气血的运行;并且还易于蒙蔽神明,影响水液的正常代谢。其具体表现可有咳喘、心悸、呕吐、眩晕、水肿、关节肢体疼痛等。所以痰饮为病临床表现十分复杂。

2. 瘀血

(1)瘀血的基本概念:瘀血,是指体内血液停滞,包括离经之血停积体内的病理产物,以及血运不畅,阻滞于脏腑经络之内的病理变化。瘀血一经形成,就成为某些疾病的致病因素而存在于体内,所以瘀血也是继发病因之一。

(2)瘀血形成的原因:瘀血的形成与外伤、出血、气虚、气滞、血寒、血热以及情绪和生活失宜等因素有关。其机理归纳起来主要有两方面。

1)血行不畅:由于气虚无力、或气机郁滞、或血寒运行不畅、或血热互结等原因,使血液运行不畅,从而形成瘀血。

2)血液离经:由于外伤出血、或气虚失血、或血热妄行等原因,使血离经脉,停积于体内,未能及时消散或排出体外,从而形成瘀血。

(3)瘀血的致病特点

1)疼痛:疼痛的性质一般多为刺痛,部位固定不移,且多昼轻夜重,拒按。

2)肿块:肿块固定不移,在体表皮色青紫或青黄;在体内为癥积,质硬或压痛。

3)出血:血色紫黯或夹有瘀块。

4)望诊:望诊可见面部、口唇、爪甲青紫,舌紫黯或有瘀斑、瘀点。久瘀见面色黧黑、肌肤甲错、皮下紫斑等。

5)脉诊:脉象多见细涩、沉弦或结代。

二 病机

病机,指疾病发生与发展变化的机理。病机学说是研究疾病发生和发展变化的一般性规律的理论,是临床上作为诊断和防治疾病的依据。

(一)疾病发生的机理

中医发病学认为,各种致病因素作用于人体后,人体内外阴阳平衡协调关系遭到破坏,导致阴阳失调,从而出现各种临床症状,便发生了疾病,这就是中医发病学的基本机理。

疾病的发生是错综复杂的,但总其大要,不外关系到正气虚弱和邪气侵犯两方面的因素。因为疾病的发生,是在人体正气不足的状况下,再加上邪气的侵犯,这样正邪相互斗争,若结果是正能胜邪,则不发病;如邪胜正负,则邪气就破坏了人体的相对平衡状态,而导致疾病的发生。疾病的发生虽然关系到正气和邪气两方面的因素,但这两者在发病过程中所起的作用是不等同的,中医学更重视正气在发病中的主导作用。

1. 正气不足是发病的内在根据 正气,是指人体的生理功能及其产生的抗御邪气和康复能力。中医学强调正气在发病中的主要作用,认为正气不足是发病的内在根据,正气强弱决定疾病的发生与否,并与发病的部位、病变的轻重等密切相关。倘若人体正气旺盛,则脏腑功能正常,气血充盈,卫外固密,邪气就难以入侵,即使受邪,病情也较轻浅。所以《素问·刺法论》说:"正气存内,邪不可干"。而正气虚弱之人,卫外不固,抗邪无力,往往容易感受邪气而发病。正如《素问·评热病论》所云:"邪之所凑,其气必虚"。

2. 邪气侵袭是发病的重要条件 虽然正气的强弱,在疾病的发生中起着决定性的作用,但是,中医学并不忽视邪气的作用,认为邪气侵犯也是发病不可缺少的重要条件。一是因为任何疾病都是由邪气所引起的,没有邪气作用于人体,就不会发生疾病。二是在某些特殊情况下，邪气对疾病的发生还能起着主要作用，如高温、烧烫伤、枪弹伤及某些疫疠之邪等，对一般人来说往往难以抵御，触之即病。但尽管如此，在病情的轻重、病程的长短及预后的好坏等方面，还是与正气的强弱有关。

（二）疾病变化的机理

人的疾病是多种多样的，不同的疾病各有其特殊的病理变化，但都存在着共同的一般性病理变化规律。这些一般性病理变化规律主要包括了邪正盛衰、阴阳失调、脏腑失常和气血津液失常等内容。

1. 邪正盛衰 是指在疾病过程中，正气和邪气相互斗争所发生的盛衰变化。邪正盛衰主要关系到证候的虚实和疾病的转归。

(1)邪正盛衰与证候虚实的关系：总的概括，就是“邪气盛则实，精气夺则虚”。

1)实证

①概念：实证，是以邪气亢盛为矛盾主要方面的一种病理反应。此时机体的正气也比较充足，能积极与邪抗争，故邪正斗争剧烈，反映出一系列邪气亢盛的症状和体征。

②成因：实证常见于外感病初、中期，或伤食、痰涎壅盛、水湿泛滥、瘀血内阻等病变。

③主要表现：如发热、狂躁、声高气粗、腹痛拒按、二便不通、脉实有力、舌苔厚腻等。

2)虚证

①概念：虚证，是以正气不足为矛盾主要方面的一种病理反应。此时邪已祛除，或仅有微邪，主要反映出机体的气血阴阳不足和脏腑功能低下的一系列正气虚弱的症状和体征。

②成因：虚证常见于外感病的后期、多种慢性消耗性疾病，以及急性病大汗、大吐、大泻、大出血等耗伤人体气血阴阳的病变。

③主要表现：如面色苍白或萎黄、神疲体倦、心悸、气短、自汗、盗汗，或畏寒肢冷、或五心烦热，脉虚无力等。

3)虚实错杂证

①概念：指患者同时具有正虚和邪盛两个方面特点的病理反应。

②成因：虚实夹杂证常见于外感病的中后期，因失治或误治，以致病邪久留，正气耗伤；或素体虚弱，复感外邪，因正虚而无力祛邪外出；或因病正虚，而内生水湿、痰饮、瘀血等病理产物。

③主要表现：虚实夹杂证虽然虚证与实证的病理反应并见，但有主次不同。虚中夹实，指以正虚为主，兼有实邪。如脾虚湿滞证，临床上既有脾气虚弱的神疲肢倦、不思饮食、食后腹胀、大便不实等症状，又兼见属湿滞病变的口黏、脘痞、舌苔厚腻等表现。实中夹虚，指以邪实为主，兼有正虚。如外感热病发展过程中，热盛阴伤证，临床表现既有高热气粗、心烦不安、面红目赤、尿赤便秘、苔黄脉数等实热见症，又兼见口渴引饮、气短心悸、舌燥少津等气阴不足证。

4)虚实真假证

①概念：指虚实的病变本质与临床表现不完全一致的特殊病理变化。

②成因：由于邪气亢盛，结聚体内，阻滞经络，气血不能外达；或由于正气虚弱，脏腑经络之气不足，推动、激发功能减退所致。

③主要表现：真实假虚证，是指病机的本质为“实”，但表现出“虚”的临床假象，故又称为“大实有羸状”。真虚假实证，是指病机的本质为“虚”，但表现出“实”的临床假象，亦称为“至虚有盛候”。

（2）邪正盛衰与疾病转归的关系：转归，指患病后的结局。主要不外乎两种情况：痊愈或死亡。疾病的转归与邪正盛衰也有着密切的关系。在一般情况下，正胜邪退，则疾病趋于好转而痊愈；邪胜正衰，则疾病趋于恶化以至死亡。

1）痊愈

①概念：痊愈，是指疾病经过治疗或未经治疗而消失，患者健康逐渐恢复的过程或状态。

②获得痊愈的原因：邪微病轻，正气易于驱邪外出；正气比较充盛而抗邪有力；治疗及时而正确。

2）死亡

①概念：死亡，是机体生命活动和新陈代谢的终止，因各种疾病导致的死亡，称为病理死亡。

②导致死亡的原因：正虚较甚而无力抗邪；邪气炽盛而损伤正气。故《景岳全书》说："衰极亦死，盛极亦死"。

还有一些疾病，在病变过程中，邪正双方势均力敌，出现邪正相持或正虚邪恋，邪去而正不复等情况，这常常是疾病由急性转为慢性，或留下后遗症，或慢性病持久不愈而带病延年的主要原因。

2. 阴阳失调 是指人体遭受病邪侵袭后，导致机体阴阳相对平衡关系被破坏，而形成阴阳偏胜或偏衰等病理变化的概括。阴阳失调的病理变化主要是阴阳偏胜和阴阳偏衰两方面。

（1）阴阳偏胜：主要指阴邪或阳邪侵入人体而形成的实证，所谓"邪气盛则实"。

1）阳偏胜

①主要病理变化：阳偏胜的主要病理变化为"实热"，并可导致"阴虚"。

②形成原因：直接感受暑、热等阳邪，或感受寒、湿等阴邪而化热。

③常见症状：实热证见发热、面红、目赤、口渴欲饮、小便黄赤、舌红、脉数等。

2）阴偏胜

①主要病理变化：阴偏胜的主要病理变化为"实寒"，并可导致"阳虚"。

②形成原因：外感寒、湿等阴邪，或过食生冷等。

③常见症状：实寒证见恶寒、肢冷、舌淡、脉迟等。

3）阴阳格拒

①概念：指阴阳偏胜至极所出现的病变本质与临床表现不完全一致的特殊病理变化。

②证候类型：阴盛格阳系指阴寒之邪壅盛于内，逼迫阳气浮越于外，临床上除可以见到阴寒内盛的一些真象外，还可见到面红、烦热、口渴、脉大等假热之象，故称其为真寒假热证。阳盛格阴系指阳热之邪深伏于里，阳气被遏阻而不能外达肢体，临床上除可见到阳热内盛的一些真象外，还可见到四肢厥冷、脉象沉伏等假寒之象，故称其为真热假寒证。

（2）阴阳偏衰：主要指人体阴液或阳气虚弱而形成的虚证，所谓"精气夺则虚"。

1）阳偏衰

①主要病理变化：阳偏衰的主要病理变化为"虚寒"，并可导致"阴寒内盛"。临床上若阳虚进一步发展，亦可内生痰饮、瘀血等阴寒之邪，形成阳虚而兼有阴邪的虚实夹杂证。

②形成原因：先天禀赋不足；或后天饮食失养和劳倦内伤；或久病伤阳所致。

③常见症状：虚寒证可见面色㿠白、畏寒肢冷、小便清长、下利清谷、舌淡、脉迟而弱等症。

2）阴偏衰

①主要病理变化：阴偏衰的主要病理变化为“虚热”，并可导致“火热内生”。若阴虚进一步发展，往往可导致火热之邪内生，形成阴虚火旺的虚实夹杂证。

②形成原因：先天禀赋不足或后天饮食失调；各种急慢性疾病引起阴液耗损所致。

③常见症状：虚热证可见形体消瘦、盗汗、潮热、面红、咽干口燥、舌红少苔、脉细数无力等症。

3）阴阳互损：由于人体阴阳是相互依存、相互化生的，所以阴阳偏衰的进一步发展，可以产生“阴阳互损”的病机。即阴损及阳，阳损及阴，最终形成了阴阳俱虚的病机。当然，其间有先后主次的区别，临床上应细加分析。

4）阴阳亡失

①概念：指机体阴液或阳气突然大量的丧失，而致生命垂危的一种病理状态，包括亡阴和亡阳两类。

②形成原因：亡阳常见于邪盛而正不胜邪、素体阳虚而疲劳过度、误用汗法而汗出过多等原因，导致机体阳气突然脱失。亡阴常见于热邪炽盛、大吐大汗大泻等原因，导致机体阴液大量丢失。

③常见症状：亡阳可见大汗淋漓、肌肤手足厥冷、脉微欲绝等；亡阴常见身体干瘪、眼眶凹陷等。亡阴可迅速导致亡阳；亡阳亦可继而出现亡阴，如不及时抢救，则终致“阴阳离决、精气乃绝”而死亡。

3. 脏腑失常 是指在疾病过程中，脏腑的气血阴阳受到耗损和干扰，而导致其功能失常的病变机理。

（1）心病：心病的病机特点，主要是气血阴阳的不足。

1）心气不足

①病机特点：心气不足，推动血行的力量减弱，血行无力，甚则心血瘀阻。

②临床表现：心悸气短，神疲乏力，面色㿠白，舌淡胖或有瘀斑，脉细弱或结代等。

2）心阳不足

①病机特点：久病心气不足，或暴病心阳暴脱，皆可形成心阳不足的病机。心阳不足，推动和温煦血行的功能失常，则血脉寒滞；心阳不足，不能振奋精神活动，又可见心神虚弱。

②临床表现：血脉寒滞，见心悸，心前区闷痛，面色晦黯，形寒肢冷，自汗，舌淡或有瘀斑，脉迟缓或结代；心神虚弱，见精神疲乏委顿，反应迟缓，迷蒙多睡，声低懒言等；心阳暴脱，见四肢厥冷，大汗淋漓，息短气微，甚至昏迷，脉微欲绝。

3）心血不足

①病机特点：心血不足表现为血脉空虚而致的血虚证和血不养神所致的心神不宁。

②临床表现：心血不足，则血脉空虚，可见心悸，面色苍白无华，舌淡，脉细无力等症。血虚不能养神，可见失眠，多梦，心悸，神思恍惚等症。

4）心阴不足

①病机特点：心阴不足，阴不制阳，而心阳偏亢，甚则虚火内生。

②临床表现：心悸，盗汗，虚烦不眠，五心烦热，口咽干燥，舌红少津，脉细数等。

（2）肝病：肝病的病机特点，主要是肝气、肝阳的失调与偏亢，肝血、肝阴的不足。

1）肝气失调

①病机特点：肝气失调，则肝气郁结；日久，气郁化火而肝火上炎。

②临床表现：肝气郁结，则心情不畅，多愁善感，两胁及少腹疼痛，女性可见月经不调，乳房

胀痛，面生色斑。如肝气横逆犯及脾胃，可见脘腹胀痛，嗳气频频，呕吐腹泻等。气郁化火，则肝火上炎，见头胀头痛，面红目赤，急躁易怒，甚则火盛动血，出现咯血，吐血，或气火上逆之极，血郁于上，发为薄厥。

2）肝血不足

①病机特点：肝血不足，则各脏腑组织器官失于滋养；或肝血不足，虚风内动。

②临床表现：肝血不足，周身失养，出现头昏，目眩，肢麻，关节屈伸不利，爪甲不荣，舌质淡，女性月经量少或闭经等；血虚生风，则可见眩晕，肌肉瞤动，皮肤瘙痒，筋脉拘急等症。

3）肝阴不足

①病机特点：肝阴不足，阴不制阳，而肝阳上亢，甚则阴虚火旺；肝阴不足，筋脉失养，则见阴虚生风；肝阴不足，阳升无制，则盛极化风。

②临床表现：肝阳上亢，出现头昏，目眩，两目干涩，或目赤，面红，情绪易于激动，舌质红等症；阴虚生风，则见眩晕，手足震颤、蠕动，或筋惕、肉瞤；肝阳化风，则见突然昏倒，不省人事，四肢抽搐，或口眼㖞斜，半身不遂等。

（3）脾病：脾病的病机特点，主要是脾气、脾阳、脾阴的不足。

1）脾气不足

①病机特点：脾气不足，主要形成脾失健运和脾不统血两种病机，其次出现脾不升清和脾气下陷的病机。

②临床表现：脾运不健，可见腹胀，便溏，食欲不振，口淡无味，久则气血生化乏源，导致全身气血不足，出现神疲乏力，消瘦，口唇淡白无华等症；脾不统血，可见便血，崩漏，皮下紫斑等多种慢性出血病变；脾不升清，则见头昏，目眩等；脾气下陷，则可见各种脏器下垂。

2）脾阳不足

①病机特点：脾阳不足，阳虚不能制阴，而阴寒偏盛；脾阳不足，运化失司，津液代谢障碍，则可导致水湿内停。

②临床表现：脾阳不足，阴寒内生，除了表现出脾失健运的症状外，还可见脘腹冷痛，下利清谷，小便清长，四肢欠温或厥冷等症。脾阳不足，水湿内停，可产生痰饮、水肿等病变。

3）脾阴不足：脾阴不足往往与胃阴不足同时出现，可见一些干燥的症状，如口舌干燥，大便干燥或便秘，舌红少津等。

（4）肺病：肺病的病机特点，主要是气机失调和肺气、肺阴的不足。

1）肺气失调

①病机特点：肺气失调，则失于宣发和肃降；若影响通调水道的功能，则水道失利。

②临床表现：肺气失宣，可见鼻塞，喉痒，咳嗽，或恶寒，无汗等；肺失肃降，则可见胸闷，咳嗽痰多，气短或气喘等症；肺气失调，水道不利，则见水肿，尿少等症。

2）肺气不足

①病机特点：肺气不足，呼吸功能减退，影响宗气生成，出现气虚证；肺气不足，亦可导致通调水道的功能失常。

②临床表现：肺气虚，可见咳嗽，气短，声低息微，自汗，神疲乏力等；若影响通调水道的功能，则可出现水肿等。

3）肺阴不足

①病机特点：肺阴不足，肺脏失却阴液滋润，出现肺燥证；若阴虚不能制阳，则可见阴虚火旺。

②临床表现：干咳无痰，或痰少质黏，或痰中带血，并可见到潮热，盗汗，五心烦热，音哑，舌红少津，脉细数等症。

(5)肾病：肾病的病机特点，主要是精气阴阳的不足。

1)肾精不足

①病机特点：肾精不足，生长发育不良、生殖功能低下，并影响血液的化生、大脑的发育和骨骼的生长。

②临床表现：生长发育不良，性功能发育迟缓，遗精，不孕或不育，腰酸膝软，健忘，脱发，齿摇，早衰等。

2)肾气不足

①病机特点：肾气不足，主要表现出对水液、精液、清气等物质的固摄作用减退。

②临床表现：小便频数而清，夜尿频多，或二便失禁，遗尿，或滑精，早泄，或带下，滑胎，以及神疲，腰酸等。如果影响到肾的纳气功能，则会出现气喘等症。

3)肾阴不足

①病机特点：肾阴不足，阴虚不能制阳而阳亢，甚则阴虚火旺。

②临床表现：形体消瘦，五心烦热，潮热，盗汗，耳鸣耳聋，健忘，遗精，腰酸膝软，发脱齿摇，舌红，脉细数等。

4)肾阳不足

①病机特点：肾阳不足，阳虚不能制阴而阴寒内生；影响到肾主水功能，则出现水液代谢障碍，水湿内停。

②临床表现：畏寒肢冷，性功能减退，男性阳痿，女性宫冷不孕，腰酸膝软，或尿少水肿，或五更泄泻等。

4. 气血津液失常 是指在疾病过程中，气、血与津液受到耗损或扰乱，而导致其功能失常的病变机理。

(1)气病：气病的病机特点是气虚不足和气机失调。

1)气虚不足：在五脏病机中，主要指心气不足、脾气不足、肺气不足和肾气不足。

2)气机失调：气机失调的主要病机是气滞与气逆。气滞，指气的升降出入运动阻滞不通。气逆，指气的升降运动失常，当降不降，反而上逆。气机失调主要与肝、胃、肺等脏腑密切相关。

(2)血病：血病的病机特点是血虚、出血和血瘀三方面。

1)血虚：在五脏病机中，主要指心血不足和肝血不足。

2)出血：出血的原因主要有外伤出血、气虚失血、血热妄行等。出血可导致血虚和血瘀。

3)血瘀(见病因中“瘀血”内容)。

(3)津液病：津液病的病机特点是津液不足和运行障碍。

1)津液不足

①病理变化：津液亏损，机体失于濡润，则见内燥证；若津液耗损严重，肝阴不足，筋脉失养，又可见虚风内动。

②形成原因：外感燥热之邪、内伤五志之火等因素，导致发热，多汗，吐泻，多尿或失血等，耗损津液，形成津液不足。

③常见症状：咽干，唇焦舌燥，口渴，皮肤干燥或枯槁，小便短少，大便干燥，舌红少津，脉细数等症；如津液大伤，导致肝阴不足，可以产生肝风内动的病变。

2)津液输布排泄障碍:具体见前述病因章中"痰饮",及病机章中"脾阳不足"、"肺气失调"、"肾阳不足"等有关内容。

第六节　诊法、辨证与防治原则在美容中医学中的应用

一　中医四诊

中医四诊是指望、闻、问、切四种诊察疾病的基本方法。

人体是一个有机的整体,内脏的病变,可以从五官四肢体表等方面反映出来,同时局部的病变也可以影响全身。正如《丹溪心法》云:"欲知其内者,当以观乎外;斯以知其内。盖有诸内者形诸外。"因此,可以运用望、闻、问、切等手段,把这些表现于外的症状、体征等有关资料收集起来,然后分析其脏腑病机及病邪的性质,以判断疾病的本质和证候类型,从而做出诊断,指导治疗。

要正确地认识疾病,必须遵循三大原则。

1. 审察内外,整体察病　整体观念是中医学的一个基本特点。在诊察疾病时,首先要把患者的局部病变与患者整体联系起来,既要审察其外,又要审察其内,还要把患者与自然环境结合起来加以审察,才能做出正确的诊断。所以说,审察内外、整体察病是中医诊断学的一个基本原则。

2. 辨证求因,审因论治　辨证求因,就是在审察内外、整体察病的基础上,根据患者一系列的具体表现,加以综合分析,求得疾病的本质和症结所在,从而审因论治。所谓辨证求因的"因",除了六淫、七情、饮食劳倦等通常的致病原因外,还包括疾病过程中产生的某些症结,即问题的关键,作为辨证论治的主要依据。这就要求根据患者临床表现出的具体证候,从而确定病因是什么,病位在何处,其病程发展及病变机理如何。

3. 四诊合参,从病辨证　诊断疾病要审察内外,整体察病。那么要对患者做全面详细的检查和了解,必须四诊合参,即四诊并用或四诊并重。四诊并用,并不等于面面俱到。由于接触患者的时间有限,只有抓住主要矛盾,有目的、系统地重点收集临床资料,才不致浪费时间。四诊并重,是因为四诊是从不同角度来检查病情和收集临床资料的,各有其独特的意义,不能相互取代。只强调某一诊法而忽视其他诊法都不能全面了解病情,故《医门法律》说:"望闻问切,医之不可缺一"。此外,疾病是复杂多变的,证候的表现有真象,也有假象,出现脉症不一,故有"舍脉从症"和"舍症从脉"的诊法理论。如果四诊不全,就得不到全面详细的病情资料,辨证就欠准确,甚至发生错误。

美容中医学就是通过四诊来判断外在损美性改变的内在脏腑气血失调的机理,并以此为依据来选择相应的美容方法。

(一) 望诊

美容中医的望诊是医者运用视觉,对人体全身和局部的一切可见征象以及排出物等进行有目的地观察,以了解健康或疾病状态的方法。

望诊的内容包括全身望诊(望神、色、形体、姿态)、局部望诊(望头面、五官、躯体、四肢、二阴、皮肤)、望排出物(望痰涎、呕吐物、大便、小便等)、望小儿指纹、舌诊等几部分。望诊在诊

断上占有重要的地位，所谓“望而知之谓之神”，故被列为四诊之首。

1. 望全身情况

(1)望神及其意义：神的概念有广义和狭义之分，广义神是指人体生命活动的外在表现；狭义神是指精神意识思维活动。望神即观察机体的眼神、面部气色、形态动静、精神意识、言语气息、对环境的反应等。其中望眼神最为重要。望神的内容包括得神、失神、假神，此外神气不足、神志异常等也应属于望神的内容。

得神：又称有神，是精充气足神旺的表现；在病中，则虽病而正气未伤，是病轻的表现，预后良好。得神的表现是：神志清楚，语言清晰，面色荣润含蓄，表情丰富自然；目光明亮；反应灵敏，动作灵活，体态自如；呼吸平稳，肌肉不削。

少神：少神是轻度失神的表现，与失神状态只是程度上的区别。它介于有神和无神之间，常见于虚证患者。临床表现是：精神不振，健忘困倦，声低懒言，怠惰乏力，动作迟缓等。多属心脾两亏，或肾阳不足。

失神：又称无神，是精损气亏神衰的表现。病至此，已属重笃，预后不良。失神的表现是：精神萎靡，言语不清，或神昏谵语，循衣摸床，撮空理线，或卒倒而目闭口开；面色晦黯，表情淡漠或呆板；目睛呆滞或晦暗无光；反应迟钝，动作失灵，强迫体位；呼吸气微或喘；周身大肉已脱。

假神：假神是重危患者出现的精神暂时“好转”的虚假表现，临终前的预兆。假神的表现是：久病重病之人，本已失神，但突然精神转佳，目光转亮，言语不休，想见亲人；或病至语声低微断续，忽然响亮起来；或原来面色晦黯，突然颧赤如妆；或本来毫无食欲，忽然食欲增强。假神之所以出现，是由于精气衰竭已极，阴不敛阳，阳虚无所依附而外越，以致暴露出一时“好转”的假象。这是阴阳即将离决的危候，古人比做“残灯复明”、“回光返照”。

神志异常：神志异常也是失神的一种表现，但与精气衰竭的失神有本质上的不同。一般包括烦躁不安，以及癫、狂、痫等。

①烦躁不安：即指心中烦热不安，手足躁扰不宁的症状。多与心经有火有关，可见于邪热内郁、痰火扰心、阴虚火旺等证。

②癫病表现为淡漠寡言，闷闷不乐，精神痴呆，喃喃自语，或哭笑无常，多由痰气郁结，阻蔽神明所致，亦有神不守舍，心脾两虚者。

③狂病多表现为疯狂怒骂，打人毁物，妄行不休，少卧不饥，甚则登高而歌，弃衣而走。多因肝郁化火，痰火上扰神明所致。

④痫病表现为突然昏倒，口吐涎沫，四肢抽搐，醒后如常。多由肝风夹痰，上窜蒙蔽清窍，或属痰火扰心，引动肝风。

(2)望色及其意义：望色，主要是指望面部的颜色及光泽。由于“十二经脉，三百六十五络，其血气皆上注于面而走空窍”(《灵枢经·邪气脏腑病形》)，所以，面部的色泽是脏腑气血盛衰的外在反映。

我国人的正常面色为“红黄隐隐，明润含蓄”。但由于体质的差异，所处地理环境不一，以及季节、气候、工作等不同，面色可有偏红、偏黑或偏白等差异。

人体在疾病状态下表现出各种面部色泽，其主要表现有青、赤、黄、白、黑五色。五色可反映主病、病位、病邪性质和病机，故又称“五色诊”。一般而言，患者面部色泽鲜明荣润者，为神尚存之象，说明病轻，气血未衰，其病易治，预后较好；若面色晦黯枯槁，为失神之象，说明病重，精气已伤，其病难治，预后较差。现将五色主病介绍如下：

1）青色：主寒证、痛证、瘀血、惊风。

青色为气血不通，经脉瘀阻所致。常见于面部、口唇、爪甲、皮肤等部位。主病以厥阴肝经的病证为主。寒主收引，寒盛停于经脉，经脉拘急不舒，阻碍气血的运行；或气滞而凝，都可使面色发青，甚则青紫。面、唇、爪甲青白为寒；青黑晦黯为阳虚；面见青黑多为寒痛证；鼻头色青多腹中疼痛；小儿惊风，常于眉间、鼻梁、口唇四周见青色；口唇青灰，常为心阳不振，心血瘀阻；妇女面青，少食多怒，或月经不调，为肝强脾弱。

2）赤色：主热证。

赤色为脉络热盛，血液充盈所致。常见于颜面、唇、舌、皮肤等部位。主病有实热、虚热之分。前者多因热邪亢盛，多由外感风热，过度日晒，五志化火，脾胃积热，痰热壅盛所致，常伴有烦躁，口干渴，便秘尿黄，舌红苔黄，脉数；后者多因阴液亏损，阴虚火旺，虚火上炎所致，常伴有颧红、五心烦热、舌体瘦小，舌红少苔，脉细数。

3）黄色：主虚证、湿证。

黄色为脾失健运，水湿不化；或气血乏源，肌肤失养所致。常见于面部、皮肤及白睛等部位。面色萎黄不华，倦怠乏力，纳差，脘腹胀满，便溏，舌淡苔白，为脾胃气虚；妇女面色萎黄，四肢沉重，脘闷纳呆，或浮肿，形体臃肿，带下量多，舌淡胖，苔滑腻，多为脾虚湿停阳遏。

4）白色：主虚证、寒证、失血。

白色乃阳气虚衰，血行无力，脉络空虚，气血不荣所致。多表现为颜面、口唇、舌及皮肤、爪甲、目眦等部位。血虚者淡白无华，消瘦；气虚者淡白少华；脾肺虚寒见面色淡白；面色青白多为寒证；阳虚者色白无华而浮肿；阴虚者面白而颧赤；产后面色白多为夺血伤气；猝然失血，气随血脱之危候，多见苍白无华。

5）黑色：主肾虚、水饮、瘀血。

黑色为阳虚阴寒，水饮内泛，气血凝滞，经脉肌肤失养所致。其色常见黧黑、紫黑或青黑。多见于面部或口唇及眼眶。面色黧黑，腰酸肢冷，舌淡胖嫩，脉沉迟多为肾阳虚证；面色晦黯，皮肤干燥，发脱齿松，形瘦，舌红，脉细数，多为肾阴亏虚；面色黧黑，皮肤干燥、粗糙，瘙痒，毛发干枯，舌有瘀斑，脉涩，多为瘀血内阻；妇人眼眶周围灰黑无华，可见于肾虚或有水饮，或为寒湿下注之带下病。

（3）望形态及其意义

1）望形体：人的形体有壮、弱、肥、瘦之分。凡形体强壮者，多表现为骨骼粗大，胸廓宽厚、肌肉强健、皮肤润泽，反映脏腑精气充实，虽然有病，但正气尚充，预后多佳。凡形体衰弱者，多表现为骨骼细小，胸廓狭窄、形体消瘦，皮肤干涩，反映脏腑精气不足，体弱易病，若病则预后较差。若形体肥胖而肌肉松软，气短乏力，多为脾虚内有痰湿；形体消瘦而食多易饥，多为中焦有火；形瘦食少而气短，多为中气虚弱；形瘦色苍，皮肤干燥，多属阴血不足或虚劳重症。

2）望姿态：正常的姿态是舒适自然，运动自如，反应灵敏，行立坐卧各随所愿。患者的动静姿态和体位，都是病理变化的外在反映。从总的方面来看："阳主动，阴主静"，喜动者属阳证，喜静者属阴证。如卧时身轻自能转侧，面常向外，多为阳证、热证、实证；卧时身重不能转侧，面常向里，多为阴证、寒证、虚证。卧时蜷缩成团，多为阳虚恶寒；卧时仰面伸足，多为阳热实证。坐而喜伏，多为肺虚少气；坐而喜仰，多属肺实气逆；坐则神疲或昏眩，但卧不得坐，多为气血俱虚，或脱血夺气。

2. 望局部形态　局部望诊是在全身望诊的基础上再根据病情和诊断的需要，对患者的某些局部进行深入细致的观察，从而有助于了解整体的病情。

(1)望头面与发及其意义：望头面与发，主要望头面的外形、动态及发的色泽变化。头为诸阳之会，精明之府，中藏脑髓。髓为肾所主，血脉荣于面，心之华在面。发为肾之华、血之荣，所以望头面与头发，主要可以了解心、肾及气血之盛衰情况。

1)望头面：头形过大或过小均为异常，伴有智力发育不全，多属肾精亏损；囟门陷下或迟闭，多为先天不足或津伤髓虚；面肿者，或为水湿泛滥，或为风邪热毒；腮肿者，多由风温毒邪，郁阻少阳；口眼㖞斜者，其病多在阳明，口眼㖞向健侧，肌肤麻木不仁，目不能合，口不能闭，饮食言语不利，多为风邪中络，或风痰阻络，或中风所致。面肌时有抽动，可见于精神郁闷，多愁善感，肝气郁结的女性，发病前多有明显的精神刺激。

2)望发：健美的头发乌黑亮泽，茂密柔顺，富有弹性，是五脏强壮，气血旺盛的外在表现。若毛发稀疏、脱落，色枯无泽，多为肾气亏虚或血虚不荣；发白而不细软，成束发生，或夹杂于黑发之中，末端无分叉，无明显自觉症状，多见于青少年，多由阳热偏盛，伤及营血，毛发不得充养所致；此外，频繁地洗、烫、染发也是造成毛发焦枯、发黄的常见原因。脱发可因血热或血燥；病久发脱，多为阴血亏虚；不规则片状脱发常因血虚或血瘀。若因年龄、遗传或种族引起的白发、黄发、卷发等属生理现象。

(2)望五官及其意义：望五官是对目、鼻、耳、唇、口、齿龈、咽喉等头部器官的望诊。诊察五官的异常变化，可以了解脏腑病变。

1)望目：目为肝之窍，但五脏六腑之精气皆上注于目，其中目眦血络属心，白睛属肺，黑睛属肝，瞳子属肾，上下眼睑属脾。故目的异常变化，不仅关系于肝，而且能反映五脏的情况。

目神：人之两目有无神气，是望神的重点。凡视物清楚，精彩内含，神光充沛者，是眼有神；若白睛混浊，黑睛晦滞，失却精彩，浮光暴露，是眼无神。

目色：指上下眼睑皮肤及白睛的色泽。目眦赤为心火；目眦淡白，目睛无神是血亏之象；白睛赤为肝火或肝经风热；眼胞晦黯者，常属肾亏；眼胞带有青晕者，多因劳伤肝肾或因睡眠不足；下胞青色，多脾胃有寒。目眶周围见黑色，为肾虚水泛之水饮病，或寒湿下注的带下病；白睛变黄，是黄疸之征。

目态：目睛上视，不能转动，称戴眼反折，多见于惊风、痉厥或精脱神衰之重症。横目斜视是肝风内动的表现。眼睑下垂，称"睑废"。双睑下垂，多为先天性睑废，属先天不足，脾肾双亏。单睑下垂或双睑下垂不一，多为后天性睑废，因脾气虚或外伤后气血不和，脉络失于宣通所致。瞳仁扩大，多属肾精耗竭，为濒死危象。

2)望耳：耳为肾之窍，耳可以反映人的体质禀赋，对容貌的整体美有一定的影响。耳轮宽大厚实，滋润红活，耳垂圆厚下垂者，多素体健康长寿；耳轮瘦小而薄，色泽晦黯，耳垂小不能下垂者，多禀赋薄弱，多病寿夭。耳不仅是个听觉器官，还是人有机整体的一部分，人体发生疾病时，常会在耳轮的相应部位出现"阳性反应点"，据此总结出的耳穴，是中医诊病治病的重要内容。

3)望口：唇：脾开窍于口，其华在唇。口唇红润，富于美感，是脾胃充足，血脉匀调之象。唇色淡红不华者，主血虚和气虚；唇薄色鲜红者，多阴虚火旺；唇色深红而干，主内有实热；唇色紫黯，主心阳不振，瘀血内阻。口唇得阴血津液濡养，则滋润柔软，口唇干燥焦裂或开裂出血，为"唇裂"，多见于秋冬干燥之季。若伴咳嗽少痰难咯，为燥邪伤肺；若伴口渴多食易饥，口臭便秘，多因邪热入里，或多食肥甘厚腻辛辣之物，脾胃积热上蒸；若伴口干心烦，性急失眠，多因热病伤阴或五志化火或素体阴虚或过服温燥。口唇颤动不能自禁者，多由血虚风燥或脾虚血燥，唇失濡养。

齿：牙齿洁白润泽整齐者，为肾气旺盛，津液充盈之象。唇红齿白，给人以洁净、健康的美感，是容貌美的条件之一。牙齿干燥，是胃津受伤；齿燥如石，是胃肠热极，津液大伤；齿燥如枯骨是肾精枯竭，不能上荣于齿的表现，牙齿松动稀疏，齿根外露，多属肾虚或虚火上炎。病中咬牙磨牙是肝风内动之征。睡中磨牙，多为胃热或虫积。牙齿有洞腐臭，多为龋齿，欲称“虫牙”。

龈：牙龈固护牙齿，色红而津润。如龈色淡白，是血虚不荣；红肿或兼出血多属胃火上炎。龈微红，微肿而不痛，或兼齿缝出血者，多属肾阴不足，虚火上炎；龈色淡白而不肿痛，齿缝出血者，为脾虚不能摄血。

咽喉：咽喉疾患的症状较多，这里仅介绍一般望而可及的内容。如咽喉红肿而痛，多属肺胃积热；红肿而溃烂，有黄白腐点是热毒深极；若鲜红娇嫩，肿痛不甚者，是阴虚火旺；如咽部两侧红肿突起如乳突，称乳蛾，是肺胃热盛，外感风邪凝结而成；如咽间有灰白色假膜，擦之不去，重擦出血，随即复生者，是白喉，为外感火热疫毒攻喉所致，因其有传染性，故又称“疫喉”。

4）望鼻：鼻为肺窍，鼻位于面部五官中央，对容貌影响很大。如鼻梁端直，印堂平阔，山根连印，鼻准丰隆，鼻色明润，鼻黏膜淡红润泽，乃健康长寿、体质强壮之象；如鼻头色红，表面隆起，高低不平，甚者状若赘瘤，为酒皶鼻，多为脾胃积热或胃热盛上蒸而致。

5）望舌：舌为心之窍。舌虽然对外在美没有直接影响，但舌象是美容中医辨证施治的重要依据之一。

舌通过经络直接或间接地联系于脏腑，脏腑的精气可上荣于舌，脏腑的病变也可以从舌象变化反映出来，因而望舌可诊察脏腑的病理变化，可判断正气盛衰、病位深浅、病邪性质、病情进展等。

望舌内容可分为望舌质和舌苔两部分。舌质又称舌体，是舌的肌肉和脉络等组织。望舌质又分为望神、色、形、态四方面。舌苔是舌体上附着的一层苔状物，望舌苔可分望苔色、望苔质两方面。

正常舌象，简称“淡红舌、薄白苔”。具体说，其舌体柔软，运动灵活自如，颜色淡红而红活鲜明；其胖瘦老嫩大小适中，无异常形态；舌苔薄白润泽，颗粒均匀，薄薄地铺于舌面，揩之不去，其下有根与舌质如同一体，干湿适中，不黏不腻等。总之，将舌质、舌苔各基本因素的正常表现综合起来，便是正常舌象。在长期的临床实践中，发现舌的一定部位与一定的脏腑相联系，可反映相关脏腑的病理变化。从而把舌划分为舌尖、舌中、舌根、舌边四部分，分属于心肺、脾胃、肾、肝胆等有关脏腑。这种以舌的分部来诊察脏腑病变的方法，在临床上具有一定的参考价值。

望舌时应注意光线充足，以自然光线为佳。患者应自然伸舌，不可太过用力。医生应循舌尖、舌中、舌根、两旁顺序，先看舌苔、后看舌质，并注意辨别染苔。

①望舌质（体）：分为望舌神、舌色、舌形、舌态四方面。

望舌神：舌神主要表现在舌质的荣润和灵动方面。察舌神之法，关键在于辨荣枯。荣者，荣润而有光彩，表现为舌的运动灵活，舌色红润，鲜明光泽、富有生气，是谓有神，虽病亦属善候；枯者，枯晦而无光彩，表现为舌的运动不灵，舌质干枯，晦暗无光，是谓无神，属凶险恶候。可见舌神之有无，反映了脏腑、气血、津液之盛衰，关系到疾病预后的吉凶。

望舌色:淡白舌:较正常舌色(淡红舌)浅淡,主虚证、寒证。为阳气虚弱、气血不足之象。阳虚血少,气血不荣,故舌色淡白。

红舌:较淡红舌为深,主热证。因血得热则行,热盛则气血沸涌,舌体脉络充盈,故色红。舌鲜红起芒刺,兼黄厚苔,多属实热证;舌鲜红少苔,或有裂纹或光红无苔,多属虚热证。

绛舌:较红舌更深,主内热深重。若见外感病,多为邪热入于营分、血分;见于内伤杂病,多为阴虚火旺。

紫舌:舌质色紫,主病有寒热之分。绛紫而干枯少津,属热盛伤津、气血壅滞;淡紫或青紫湿润者,多为寒凝血瘀。舌有青紫色斑块、瘀点者,多为血瘀。

青舌:舌色如皮肤上暴露之“青筋”,缺少血色,主寒凝阳郁和瘀血。由于阴寒邪盛,阳气郁而不宣,血液凝而瘀滞,故舌色发青。

望舌形:舌质纹理粗糙,形色坚敛苍老者为老,多属实证、热证;纹理细腻,形色浮胖娇嫩者为嫩,多属虚证、寒证。同时还需观察舌体的胖瘦、有无裂纹、齿痕及芒刺等情况。

胖大舌:舌体较正常舌为大,有胖嫩与肿胀之分。若舌体胖嫩,色淡,多属脾肾阳虚,津液不化,水饮痰湿阻滞所致;如舌体肿胀满口,色深红,多是心脾热盛,气血上壅所致;若舌肿胖,色青紫而黯,多见于中毒。

瘦薄舌:舌体瘦小而薄,是阴血亏虚之象。瘦薄而色淡者,多是气血亏虚;瘦薄而色红绛且干,多是阴虚火旺,津液耗伤所致。

裂纹舌:舌面上有大小不等、深浅不一、形状各异的裂沟。多由阴血亏损不能荣润舌体所致。舌红绛有裂纹,多属热盛伤津,阴津亏损;舌淡白而有裂纹,常是血虚不润的反映;舌淡白胖嫩,边有齿痕而又有裂纹者,则属脾虚湿浸。

齿痕舌:舌体的边缘见牙齿的痕迹。多因舌体胖大而受齿缘压迫所致,故齿痕舌常与胖大舌同见。主脾虚与湿盛。

望舌态:舌态,指舌体运动时的状态。正常舌态是舌体活动灵敏,伸缩自如,病理舌态有强硬、疲软、舌纵、短缩、麻痹、颤动、歪斜、吐弄等。

强硬:舌体板硬强直,运动不灵,以致语言不清,称为强硬舌。多因热扰心神、舌无所主或高热伤阴、筋脉失养,或痰阻舌络所致。多见于热入心包,高热伤津,痰浊内阻、中风或中风先兆等证。

痿软:舌体软弱、无力屈伸,痿废不灵,称为痿软舌。多因气血虚极,筋脉失于阴液所养而致。可见于气血俱虚,热灼津伤,阴亏已极等证。

舌纵:舌伸出口外,内收困难,或不能回缩,称为舌纵。多由舌之肌肉经筋舒纵所致。可见于实热内盛,痰火扰心及气虚证。

短缩:舌体紧缩而不能伸长,称为短缩舌。可因寒凝筋脉,舌收引挛缩;内阻痰湿,引动肝风,风邪夹痰,梗阻舌根;热盛伤津,筋脉拘挛;气血俱虚,舌体失于濡养温煦所致。无论因虚因实,皆属危重之象。

麻痹:舌有麻木感而运动不灵者,称为舌麻痹。多因营血不能上营于舌而致。若无故舌麻,时作时止,是心血虚;若舌麻而时发颤动,或有中风症状,是肝风内动之候。

颤动:舌体震颤抖动,不能自主,称为颤动舌。多因气血两虚,筋脉失养或热极伤津而生风所致。可见于血虚生风、热极生风等证。

歪斜:伸舌偏斜一侧,舌体不正,称为歪斜舌。多因风邪中络,或风痰阻络所致,也有中风中脏腑者,但总因一侧经络、经筋受阻,病侧舌肌弛缓,故向健侧偏斜。多见于中风或中风先兆。

吐弄:舌常伸出口外者为“吐舌”;舌反复舐上下左右口唇,或舌微出口外,立即收回,皆称为“弄舌”。二者合称为吐弄舌,皆因心、脾二经有热,灼伤津液,以致筋脉紧缩频频动摇。吐舌常见于小儿智能发育不全,弄舌常见于小儿多动症。

②望舌苔:舌苔是胃气上蒸形成的。病苔是胃气挟邪气上蒸而成。观察舌苔的异常变化,有助于对疾病的诊断。望舌苔,包括望苔质和苔色两方面。

望苔质:即苔的形质。可分厚薄、润燥、腐腻、剥脱等情况。

厚薄:透过苔能隐隐见到舌体者,为“薄苔”,不能见到舌体则为“厚苔”。一般而言,疾病初起,病邪在表,病情较轻者,舌苔多薄,而病邪传里,病情较重,或内有食饮痰湿积滞者,舌苔多厚。舌苔由薄增厚,反映病邪由表入里,病情渐重;若舌苔由厚转薄,反映病邪渐散,病情由重转轻。

润燥:望舌苔润燥可了解津液的盈亏情况。润泽是津液上承之征。若舌面有过多的水分,扪之滑利而湿,称为“滑苔”,多是水湿内停之征;若舌面干燥,扪之无津,称为“燥苔”,多见于热盛伤津或阴液亏损之病证。舌苔由润转燥,是病邪由寒化热,津液已伤;由燥转润,是津液渐复。

腐腻:苔质颗粒疏松,粗大而厚,如豆腐渣积于舌面,称为“腐苔”,多因阳热有余,蒸腾胃中腐浊邪气上升而成;如苔质颗粒细腻,刮之不易去,上罩一层油腻状黏液,称为“腻苔”,多是湿浊内蕴,阳气被遏所致。

剥脱:舌苔不均匀,出现剥落,剥落处光滑无苔,称为“花剥苔”,属胃的气阴两伤;舌苔全部剥脱,以致舌面光洁如镜,也称“镜面舌”,是胃阴枯竭、胃气大伤的表现。

望苔色:苔色主要有白、黄、灰、黑四种。苔色与病邪性质有关,故察苔色可以推断疾病性质。

白苔:主表证、寒证。表寒证,苔多薄白;里寒证,苔多白厚。若苔白厚腻,多为湿浊内停或食积所致。

黄苔:主里证、热证。一般情况下,黄苔颜色越深,提示热邪越重。苔黄腻,多为湿热或食滞。

灰苔:主里证。苔灰白而滑,多为寒湿内停;苔灰黄而腻,多为湿热蕴积;苔灰黑而干,多为燥热伤津。

黑苔:多由黄苔或灰苔转化而来,一般是病情较重的表现。若苔黄黑而干燥,甚则起芒刺,多为热盛津枯;苔黑而滑,多属寒湿内盛。

③舌质与舌苔的综合诊察:疾病是一个复杂的发展过程,舌质与舌苔可从不同的方面反映病情,一般来说,察舌质重在辨正气的虚实,当然也包括邪气的性质;察舌苔重在辨邪气的浅深与性质,当然也包括胃气的存亡。在临床辨证时,要把两方面的情况结合起来进行分析,为辨证提供可靠的依据。

(3)望皮肤及其意义

1)斑:局限性皮肤颜色改变,抚之不碍手,不隆起,不凹陷,大者呈斑片状,小者呈斑点状。

红斑:凡皮肤上出现红色改变,平摊于皮下,扶之不碍手者,临床多见以下证型。①血热风燥:发病较急,多见于肘膝关节伸侧、头皮、躯干。初起见红色或鲜红斑点,可逐渐扩大成片,其上叠起银色鳞屑,层层剥离,剥之出血,多有瘙痒,伴心烦易怒,口舌干燥,大便干结,多因心绪烦乱,饮食失节,食腥发动风之品。②风邪外束:多发于春秋季,见于胸背上肢及腹部,先有一个母斑，逐渐增多，中有细小白屑，数日后，颈及膝部可见多个玫瑰红色斑点，大小不等，对称分布，瘙痒。③脾不统血：常见下肢出现针尖至榆钱大小淡红色斑点，病程长，反复发作。④阴虚火旺：斑色鲜红如妆，多呈钱币形或蝴蝶形，对称分布于两颊、颧部、鼻部、耳、口唇、头发、手背等处。兼见五心烦热，口咽干燥，目眩发落等。

紫斑：指皮肤上出现斑点状的紫色改变，平摊于皮肤之下，抚之不碍手，临床多见以下证型。①血热妄行：以青年为多见，骤然发病，紫斑发无定处，以双下肢伸侧多见，时有轻度瘙痒，压之不退色，分批出现，有时微突皮面。多因素有血热，复感风邪，风热相搏，迫血妄行，或食入腥发动风之品，禀赋不耐。②瘀血阻滞：也叫"青记"、"紫印"，呈紫色或紫褐色，自幼或青春期发病，无明显诱因，有家族史，进展缓慢，无全身症状。③寒凝血滞：好发于面部、鼻部、耳廓、手足背、冬重夏轻，多见于青年女性。④脾不统血：皮损黯紫平塌，病程长，反复发作，伴脾虚或慢性出血。⑤脾肾阳虚：以下肢为多见。紫斑如榆钱或粟米粒大小，色淡而互不融合，伴形寒肢冷，大便溏薄，小便清长，面色苍白等，多因寒冷或劳累发作或加重。

白斑：指皮肤出现点片状白色改变。临床多见以下证型。①气血失和：多呈圆形，逐渐扩展，中心可有点状肤色加深，边缘不整，界限清晰，进展缓慢，好发于面颈、脐周、前阴等。可伴有心情抑郁或烦躁，失眠多梦，胁肋胀满，月经不调等。②暑湿郁肤：多在夏令，发于颈、腋、胸、背、四肢伸侧，呈白色或灰白色斑点或斑片，近圆形，西瓜子大小，表面微亮，微痒，搔抓后有细糠样白屑。③虫积白斑：好发于儿童面部。初起大小不等，呈圆形或椭圆形，白色或灰白色，边缘不清，表面略干燥，上覆细糠样白屑。多因虫积内生，气血暗耗，故面色微黄，生斑。

褐斑：指皮肤出现点状褐色斑，不高于表皮，常见于黧黑斑、黄褐斑、肝斑、妊娠斑、蝴蝶斑等。临床多见以下证型。①肝郁气滞：点状或片状，边界清楚，边缘不整，以颜面、目周、鼻周多见。多伴七情失调，烦躁易怒，胸胁胀满，月经不调。②湿热内蕴：多发于前额、颜面、口唇、鼻部，边界不清。常伴皮肤油腻，脘闷，身重，苔腻，多因过食油腻肥甘、辛辣刺激之品。③阴虚火旺：多见于鼻、额、面颊部，色淡褐或深褐色，呈点状或片状，大小不定，边界清楚，边缘不整。伴五心烦热，头晕耳鸣，腰膝酸软。

黑斑：指皮肤上出现点状、网状、片状的黑斑，平齐于皮肤，抚之不碍手，其色较褐斑色重而浓，又称"面尘"。临床多见以下证型。①肝郁气滞(严重)：斑形表现类似于褐斑，其色晦黄或淡黑。②脾虚不运：黑斑多见于前额、面颊、耳后、前臂、腋窝，成片出现；伴有纳呆神疲，腹胀便溏，舌有齿痕等。③肾阴不足：多见于面颊、前额、颈、手背、前臂、脐等处，如针尖、粟粒大小。伴有腰膝腿软，五心烦热，口干咽燥，舌红少苔等。

2)疹：是较小的局限性、隆起性、实质性皮肤损害，心实饱满，大如豆瓣，小如粟粒，高出皮肤，摸之碍手，压之退色。

风疹：疹形细小稀疏，稍稍隆起，其色淡红，瘙痒不已，时发时止，身有微热或无热。本病是临床上常见的一种皮肤疾患，多由风热时邪所致。

瘾疹：皮肤出现大小不等的风团，剧痒，搔之则起连片大丘疹，或如云片，时隐时现，高起于皮肤，色淡红带白。因内蕴湿热，复感风寒，郁于皮腠而发，或由于对某些物质过敏所致。

3)脱屑：即皮肤表面脱落的皮屑，皮屑是皮肤新陈代谢的产物，少量的脱屑是生理现象。病理性的脱屑分干性和油性两种。

干性脱屑：可见皮屑细小干燥而色白，层层脱落，此属血虚风燥者，多因先天禀赋不足，后天脾胃失养，肌肤失润所致；若皮疹为淡红色斑块，表面皮屑不多，附着较紧，呈多层性，搔之表面易剥离，底层附着紧密，剥之有点状出血，基底潮红明显，此属血热风燥，多因素体阳盛，或五志化火，心肝蕴热，火热蒸灼血分所致。

油性脱屑：皮屑油腻或结成灰色厚痂皮，痂下有轻度渗出，或表面湿润，有时起脓疱，融合成片状，常伴有臭味，多因恣食肥甘，湿热内蕴，浸淫肌肤所致；脱屑病程长，常因瘀血和内燥所致。

4）肌肤甲错：形容皮肤粗糙、干燥、角化，外观皮肤呈褐色，如鳞甲状。是内有瘀血的一种外候。临床上可有身体羸瘦，腹满不能食，两目黯黑等症状。

5）皮肤皲裂：指皮肤表面出现大小不一，深浅不等的线状裂口，深者痛重并可出血，浅者痛轻不出血，患部皮肤枯燥，增厚发硬，粗糙碍手。多因肌热骤被寒冷风燥所逼，致血脉阻滞，肤失濡养而成；或年老体衰，气血不荣所致。并与经常摩擦、压力、浸渍等有关。

6）瘢痕：指皮肤损伤愈合后，组织增生，皮肉高突不平，坚韧而有弹性，呈蟹足状。此病多见于禀赋异常。若瘢痕日久，或气血亏虚则可见瘢痕萎缩，局部皮肤凹陷，柔软松弛而发亮。

7）皮肤疣：指皮肤表面的小赘生物，小如粟米，大如黄豆，表面光滑或粗糙，状如帽针头或花蕊，呈正常肤色或淡褐色、黄白色，数目多少不一，少则一个，多则数十个，好发于手足背、掌跖部或头面部，挤压时可有疼痛，碰撞或摩擦时易出血。

8）痈、疽、疔、疖：都为发于皮肤体表部位有形可诊的外科疮疡疾患。四者的区别是：凡发病局部范围较大，红肿热痛，根盘紧束的为痈。若漫肿无头，根脚平塌，肤色不变，不热少痛者为疽。若范围较小，初起如粟，根脚坚硬较深，麻木或发痒，继则顶白而痛者为疔。起于浅表，形小而圆，红肿热痛不甚，容易化脓，脓溃即愈为疖。

（4）望爪甲及其意义：正常甲的形态呈弧形微屈的椭圆球面，红润含蓄，厚薄适中，坚韧不脆，光滑润泽，月痕清晰，甲皱整齐，甲体无嵴棱沟裂，无瘀点瘀斑，轻压指甲，松后红润如故，正常爪甲反映脏腑调和，气血流畅，健康无病。

甲板扁平失去生理上凸弧度而反凹者，称为“反甲”或“匙形甲”，多见于气血亏虚，肝血不足；指端粗大如蒜头，指甲增宽增大，向指尖弯曲，呈球面状，称“蒜头甲”、“鼓槌指”，多因气血瘀滞，血行不畅；爪甲粗厚者，指趾爪甲远端或边缘日渐增厚，甲体表面失去光泽，呈灰白色，表面高低不平，粗厚枯槁，甲板下生污黄色斑，多伴有足癣，也称“灰指甲”。由甲根向远端起纵行嵴棱，甲面凹凸不平，多因肾阴不足、肝阳上亢，或气血亏虚，或甲床损伤所致。

爪甲淡白无华，乃气血不足之象；色苍白者为虚寒，色黄多见于黄疸；色青多属寒证、痛证；色青紫、青黑，或见瘀点瘀斑，多属瘀证。

（5）望排出物及其意义：排出物包括排泄物与分泌物。排泄物指人体排出于体外的代谢废物；分泌物指官窍所分泌的液体，在病理情况下，其分泌量增大，也称为排出体外的排泄物。排出物包括痰、涎、涕、唾、二便、泪、带下等，了解排出物的形、色、质、量的变化，可判断脏腑的病变与病邪的性质。

1）痰、涎、涕、唾：痰是由肺和气道排出的黏液。其色白而清稀者，多为寒证；色黄或白而黏稠者，多为热证；痰少而黏，难以咯出者，多属燥痰；痰白易咯而量多者，为湿痰。

涎是从口腔流出的清稀黏液。口流清涎者，见于脾冷；吐黏涎者，见于脾热；口中涎多，多见于脾胃虚寒；口中涎黏，多见于脾胃湿热；涎自口角流出而不自知，睡则更甚，多属脾气虚不能收摄。

涕是鼻腔分泌的黏液。鼻流清涕是外感风寒；鼻流浊涕是外感风热；久流浊涕不止者，是鼻渊。

唾是从口腔吐出的带泡沫的黏液。吐出多量唾沫，多为胃中有寒，或有积冷，或有湿滞，或有宿食。多唾也可见于肾寒、肾虚证。

2）呕吐物：呕吐是胃气上逆所致。呕吐痰涎，其质清稀者，属于寒饮；呕吐物清稀而夹有食物，无酸臭味者，多为胃气虚寒；呕吐物色黄味苦，多属肝胆有热，胃失和降；呕吐物秽浊酸臭，多因胃热或食积所致；吐血鲜红或黯红，夹有食物残渣，多因肝火犯胃或瘀血内停；呕吐脓血味腥臭者，多为胃痈。

3）大便：大便的产生及排泄，与肝的疏泄、脾的运化、胃的受纳、大肠的传导有关。大便色黄，呈条状，干湿适中，便后舒适者，是正常大便。大便清稀，完谷不化，或如鸭便溏者，多属寒泻；如大便色黄稀清如糜有恶臭者，属热泻；大便色白，多属脾虚或黄疸；大便燥结者，多属实热证；大便干结如羊屎，排出困难，或多日不便而不甚痛苦者为阴血亏虚；大便如黏冻而夹有脓血且兼腹痛，里急后重者，是痢疾；便黑如柏油，是胃络出血；小儿便绿，多为消化不良的征象；大便下血，有两种情况，如先血后便，血色鲜红的，是近血，多见于痔疮出血；若先便后血，血色褐黯的，是远血，多见于胃肠病。

4）小便：小便与膀胱和肾的气化、肺的肃降、脾的运化功能有密切关系。小便清长者为寒；小便短赤者为热；小便色黄者多为湿热；小儿尿如米泔，多为食滞，肠胃湿热；尿黄赤混浊或混有砂石者，为石淋；小便混浊如米泔，且淋沥而痛者，为膏淋；若尿色红伴尿时热涩刺痛者，为血淋。

（二）闻诊

闻诊是医者通过听觉和嗅觉了解由病体发出的各种异常声音和气味，以诊察病情的方法。闻诊包括听声音和嗅气味两个方面。声音悦耳，语音清晰，会给人以美的感受，利于人际交流；反之声音粗哑，语言含糊不清则会令人不爽，妨碍交流。口气、体气是人体新陈代谢、脏腑活动所散发于外的气味，如气味难闻，则令人难以与之接近。听声音，主要是听患者语音、呼吸、咳嗽、呃逆、嗳气等声音的变化；嗅气味，主要是嗅患者的口气、汗气、分泌物与排泄物等气味的异常，以此为辨别疾病的虚实寒热提供依据。

1. 听声音

（1）语声：一般语声低调、少气懒言，多为虚证、寒证；语言洪亮，多言而躁动，多为实证、热证。声音嘶哑包括声嘶和失音。声嘶是指语声低哑，混浊不清；失音是指完全不能发音。二者病因病机基本相同，往往是先声嘶，继则不能发音。外感者，多表现为突然声音嘶哑，咽喉肿痛，或咽干喉痒；瘀血者，声音嘶哑长期不愈，咽干而痛，声带肥厚或有小结，或有息肉，或喉间有肿块；痰热者，声音嘶哑，咯痰黄稠，咽喉红肿疼痛，或如有物堵塞；肺肾阴虚者，声音嘶哑，发病缓，夜间较甚，口干咽痒微痛，伴五心烦热，干咳少痰，耳鸣耳聋；此外，妇女妊娠，也可见失音，多为胞胎阻碍肾之精气不能上荣所致，产后即愈，属功能障碍。

（2）呼吸

1）喘，又称“气喘”，是指呼吸急促困难，甚至张口抬肩，鼻翼煽动，端坐呼吸，不能平卧的现象。可见于多种急慢性肺脏疾病。喘在临床辨证时，要首先区分虚实。实喘的特点是发病急骤，呼吸困难，声高息涌气粗，唯以呼出为快，甚则仰首目突，脉数有力，多因外邪袭肺或痰浊阻肺所致；虚喘的特点是发病缓慢，呼吸短促，似不相接续，但得引一长息为快，活动后喘促更甚，气怯声低，形体虚弱，倦怠乏力，脉微弱，多因肺之气阴两虚，或肾不纳气所致。

2）哮，是以呼吸急促，喉中痰鸣如哨为特征。多反复发作，不易痊愈。往往在季节转换、气候变动突然时复发，哮证要注意区别寒热。寒哮，又称“冷哮”，多在冬春季节，遇冷而作，因阳虚痰饮内停，或寒饮阻肺所致；热哮，则常在夏秋季节，气候燥热时发作，因阴虚火旺或热痰阻肺所致。

3）上气，是以呼吸气急，呼多吸少为特点，可兼有气息短促，面目浮肿，为肺气不利，气逆于喉间所致。有虚证和实证之分。实证，以痰饮阻肺或外邪袭肺多见；虚证以阴虚火旺多见。

4）短气，是以呼吸短促，不相接续为特点，其症似虚喘而不抬肩，似呻吟而无痛楚，多因肺气不足所致；此外，若胸中停饮也可见短气，为水饮阻滞胸中气机，肺气不利而致。

5）少气，是以呼吸微弱，语声低微无力为特点。患者多伴有倦怠懒言，面色不华，谈话时自觉气不足，常深吸一口气后再继续说话，为全身阳气不足之象。

6）叹息：又称“太息”是指患者自觉胸中憋闷而长嘘气，嘘后胸中略舒的一种表现，是因气机不畅所致。以肝郁和气虚多见。

（3）咳嗽：是肺病中最常见的症状，是肺失肃降，肺气上逆的表现。“咳”是指有声无痰；“嗽”是指有痰无声，“咳嗽”为有声有痰。现在临床上并不区分，统称为“咳嗽”。咳嗽，首当鉴别外感内伤。一般说来，外感咳嗽，起病较急，病程较短，必兼表证，多属实证；内伤咳嗽，起病缓慢，病程较长或反复发作，以虚证居多。咳嗽之辨证，要注意咳声的特点，如咳声紧闷，多属寒湿；咳声清脆，多属燥热；咳嗽昼甚夜轻者，常为热为燥；夜甚昼轻者，多为肺肾阴亏。若无力作咳，咳声低微者，多属肺气虚。此外，对咳嗽的诊断，还须参考痰的色、量等不同表现和兼见症状以鉴别寒热虚实。

（4）呃逆、嗳气：呃逆、嗳气均是胃气上逆所致。

呃逆，俗称“打呃”。是从咽部冲出，发出一种不由自主的冲击声，呃呃连声。新病闻呃，其声有力，多属寒邪或热邪客于胃；呃声高亢声响短而有力，多属实热；呃声低沉而长，气弱无力，多属虚寒；日常打呃，呃声不高不低，无其他不适，多为进食仓促，或食后偶感风寒，一时气逆所致，可自愈。

嗳气，俗称打饱嗝。是从胃中向上，出于咽喉而发出的声音。多见于饱食后。若嗳出酸腐气味，兼胸脘胀满者，是宿食不消，胃脘气滞；嗳气频作，其声响亮，得嗳气矢气或太息后脘腹宽舒，属肝气犯胃，常随情绪变化而嗳气减轻或增剧。

2. 嗅气味

（1）口气：是指患者张口时发出的臭秽之气，与消化不良、胃肠湿热及口腔疾病有关。口气酸臭，嗳气厌食，脘腹胀满，多属食积化热；口气臭秽，口渴喜饮，牙龈肿痛或口舌生疮，便秘尿赤，多属胃火上炎；口腔不洁、牙疳、龋齿导致食物腐败，或腐肉败血，张口时也发出秽浊之口气；口气腥臭，咳痰黏稠，口干咽燥，胸痛身热，多属阴虚火旺；食蒜、葱、咸鱼、榴莲特殊气味的果菜也可引起令人不爽的口臭。

（2）汗气：是指人体出汗后，汗液散发的气味。正常人出汗量不多不会产生汗气，若汗出量多，衣被不洁，会散发出汗气。汗气酸腐，多属阴虚火旺；汗气腥臊，为湿热之邪蕴蒸肌肤；狐臭指腋下汗出臭秽，如狐狸腥臊，令人不愿接近；腋下、手掌、阴下、股内、足心等处，汗液浸渍，臭秽难闻，二者多因先天特异体质，也可由湿热郁蒸所致。其臭气大小与本人卫生习惯有关；足臭为两足有恶臭的汗气，常伴有足癣，见水疱、脱皮，甚则溃烂，感瘙痒，此为湿盛，或湿热下注所致。

（3）二便、经、带之气

1）小便臊臭色黄混浊，伴有尿频、尿急、尿痛，为膀胱湿热；尿有烂苹果气味，为消渴病的危重证候。

2）大便恶臭难闻，里急后重，多属大肠湿热；大便泄泻臭如败卵，完谷不化，矢气酸臭，多属伤食食滞。

3）月经或产后恶血不尽而有臭秽之气，多为热袭胞宫，血不归经。带下腥臭，色黄黏稠，为肝经湿热；带下恶臭，色黄绿如脓，或混浊如米泔或夹血，多属湿毒重证。

（三）问诊

问诊，是医者通过询问患者或陪诊者，了解疾病的发生、发展、治疗经过、现在症状和其他与疾病有关的情况，以诊察疾病的方法。问诊的目的在于充分收集其他三诊无法取得的与辨证关系密切的资料。如疾病发生的时间、地点、原因或诱因以及治疗的经过、自觉症状，既往健康情况等。这些常是辨证中不可缺少的重要证据之一，掌握了这些情况有利于对疾病的病因、病位、病性作出正确的判断。因而问诊在疾病的诊察中具有重要意义。

问诊时要做到恰当准确，简要而无遗漏，应当遵循以下原则。

确定主诉：围绕主诉进行询问。问诊时，应首先明确患者的主诉是什么。因为主诉反映的多是疾病的主要矛盾。抓住了主诉，就是抓住了主要矛盾，然后围绕主要矛盾进行分析归纳，初步得出所有可能出现的疾病诊断，再进一步围绕可能的疾病诊断询问，以便最终得出确定的临床诊断或印象诊断。

问辨结合：边问边辨。门诊时，不是全部问完之后再综合分析的，而是一边问，一边对患者或陪诊者的回答加以分析辨证，采取类比的方法，与相似证中的各个方面加以对比，缺少哪些情况的证据就再进一步询问该方面，可以使问诊的目的明确，做到详而不繁，简而不漏，搜集的资料全面准确。问诊结束时，医生的头脑中就可形成一个清晰的印象诊断或结论。临床问诊时，为了达到预期的目的，还应注意以下几点。

1. 医生要注意力集中，抛去其他杂念，认真询问，不可敷衍了事。

2. 医生态度要和蔼可亲，语言要通俗易懂，不用医学术语去问，以取得患者的信任和合作，必要时启发患者回答，但要避免暗示，以求病情真实。

3. 医生要注意患者的心理活动，帮助患者解除精神负担，树立起战胜疾病的信心，不要给患者的精神带来不良影响。

4. 对于危重患者，要以抢救为先，急则治标，对症治疗，不要先求确诊再行治疗，以免贻误时机，造成医疗事故。

问诊的内容主要包括：一般情况、主诉和病史、现在症状等。

1. 问一般情况：内容包括姓名、年龄、性别、婚姻、民族、职业、籍贯、现住址等。一般情况的询问有两方面的意义，一是对患者的诊治负责，便于随访；二是可以了解到某些与疾病有关的资料，作为诊断疾病的参考。

2. 问主诉：主诉是患者感受最痛苦的主要症状及其持续时间。主诉通常是患者就诊的主要原因，也是疾病的主要矛盾。应用一两句话对主诉加以概括，并同时注明主诉自发生到就诊的时间。主诉在疾病的诊断与治疗上都具有重要作用。

3. 问现病史：询问从起病到就诊时病情演变与诊察治疗的全部经过，包括起病的时间与环境、病之新久、缓急及患者自己认为发病的原因或诱因、最初的表现、病情演变规律、诊疗过程、当时曾经何种处理等。如果病程较长，则可按时间顺序、分阶段询问每一阶段的主症、症状的性质及程度、其变化有无规律性、是否存在影响症状的原因或诱因，询问整个疾病过程中进行过哪些治疗、哪些检查、结果如何、治疗过程中有否出现过不良反应等。

4. 问既往史、生活史、家族史:既往史包括既往健康状况,曾患过何种主要疾病。素体健壮者多为实证;素体不足者多为虚证。

生活史包括患者的出生地与居留地,生活习惯与饮食嗜好,劳逸起居,工作情况等。生活艰难或安逸,工作操劳或轻松,饮食偏嗜,均对人体的容貌形体有较大的影响。

家族史主要是询问患者直系亲属的健康状况,这对于诊断某些遗传病和传染病有一定帮助。

5. 问现在症状:是指询问患者就诊时的全部症状。

症状是疾病的反映,是临床辨证的主要根据。通过问诊掌握患者的现在症状,可以了解疾病目前的主要矛盾,并围绕主要矛盾进行辨证,从而揭示疾病的本质,对疾病作出确切的判断。因此,问现在症状是问诊中重要的一环。为求问得全面准确,无遗漏,一般以张景岳“十问歌”为顺序。

“十问歌”即“一问寒热二问汗,三问头身四问便,五问饮食六胸腹,七聋八渴俱当辨,九问旧病十问因,再兼服药参机变;妇女尤必问经期,迟速闭崩皆可见;再添片语告儿科,天花麻疹全占验。”

(1)问寒热:寒,即怕冷;热,即发热。寒热的产生主要取决于病邪的性质及机体的阴阳盛衰。一般来讲,感受寒邪多恶寒,感受热邪多发热;机体阳盛则发热,阴盛则寒冷;阳虚生外寒;阴虚生内热。手足背热甚于手足心,恶寒添衣近火而不减,多为外感;手足心热甚于手足背,畏寒添衣可减,多为内伤。

临床上常见的寒热有以下几个情况。

1)恶寒发热:疾病初起恶寒与发热同时并见,多属外感表证。

2)但热不寒:患者自觉发热而不恶寒,据发热的征象分为壮热、潮热、低热。

壮热:高热不退,不恶寒,反恶热,常兼多汗、烦渴等症状,多因里热炽盛。

潮热:发热如潮,按时而发热或按时热甚者。日晡(下午3~5点)潮热者,多为阳明腑实证;午后潮热,入夜尤甚,多兼盗汗、颧红者,多属阴虚潮热;午后热甚,身热不扬,伴头重身困,多属湿温潮热。

低热:又称微热,较正常体温稍高,或仅患者自觉发热而体温并不高。可见于气虚、气郁、阴虚发热等证。

3)但寒不热:在通常情况下,患者只有怕冷的感觉而无发热者,即为但寒不热。可见于外感病初起尚未发热之时,或者寒邪直中脏腑经络,以及内伤虚证等。根据患者怕冷感觉的不同特点,临床又分别称为恶风、恶寒、寒战、畏寒等。

恶风:是患者遇风则有怕风战抖的感觉,避风则缓。多为外感风邪所致。

恶寒:是患者时时觉冷,虽加衣覆被近火取暖仍不能解其寒。多为外感病初起,卫气不能外达,肌表失其温煦而恶寒。

寒战:患者恶寒的同时伴有战栗者,称为寒战,是恶寒之甚。其病机、病性与恶寒同。应注意,外感病中恶风、恶寒、寒战症状独立存在的时间很短,很快就会出现发热症状,成为恶寒发热或寒热往来。亦有少数病例存在时间较长,一般亦必然会出现发热。这些对于掌握疾病的进程有一定帮助。

畏寒:是患者自觉怕冷,但加衣覆被近火取暖可以缓解,称为畏寒,多为里寒证。

4)寒热往来:患者恶寒与发热交替发作,其寒时自觉寒而不热,其热时自觉热而不寒,界线分明,一日一发或一日数发,可见于少阳病、温病及疟疾。

(2)问汗:汗是津液所化生的,在体内为津液,经阳气蒸发从腠理外泄于肌表则为汗液。问汗应询问汗之有无、汗出的时间、部位、汗量多少,以及兼症等。

1)表证辨汗:表证是病位在肌表,表证有汗、无汗,可反映感受外邪的性质和正气的盛衰。表证无汗,多见外感寒邪;表证有汗,多属外感风邪、热邪。

2)里证辨汗:自汗:经常汗出不止,活动后更甚,常伴神疲、乏力、气短等,多为气虚卫阳不固所致。

盗汗:入睡汗出,醒则汗止,常伴五心烦热、失眠、颧红等,多为阴虚不敛阳,津随阳泄所致。

头汗:汗出仅限于头部,多由上焦邪热,或中焦湿热郁蒸所致。前者常见烦渴,苔黄;后者常见身重倦怠,小便不利等。

手足心汗:手足心汗出较多者,多属脾胃之热。心胸部汗出较多,伴食少、神疲、多梦,多属劳伤心脾。

半身汗:指半侧身体有汗,或半侧身体经常无汗,或上或下,或左或右。可见于中风先兆、中风、痿证等。多因患侧经络闭阻,气血运行不畅所致。

(3)问疼痛:疼痛是临床常见的一种自觉症状,各科均可见到。问诊时,应问清疼痛产生的原因、性质、部位、时间、喜恶等。引起疼痛的原因很多,有外感有内伤,其病机有虚有实。其中因不通则痛者,属实证,不荣则痛者属虚证。询问疼痛的不同性质特点,有助于分辨疼痛的原因与病机。

灼痛:痛处有烧灼感。其特点是感觉痛处发热,如病在浅表,有时痛处亦可触之觉热,多喜冷凉。多由火热之邪窜入经络,或阴虚阳亢,虚热灼于经络所致。

冷痛:痛有冷感而喜热者。常见于头、腰、脘腹部;多因寒邪阻络或阳气不足,脏腑、经络不得温养而成。

胀痛:痛且有胀感。在身体各部位都可以出现,但以胸胁、胃脘、腹部较为多见。多因气机郁滞所致。

刺痛:疼痛如针刺。是瘀血疼痛的特点之一。

重痛:疼痛并有沉重的感觉。多见于头部、四肢及腰部,多因湿邪困遏所致。

掣痛:抽掣或牵引作痛。多由筋脉失养或阻滞不通所致。

绞痛:痛如绞割。多因有形实邪闭阻气机而成。如心血瘀阻引起的真心痛。

隐痛:疼痛不剧,绵绵不休。一般多是气血不足,阴寒内生,气血运行滞涩而成。

空痛:痛而有空虚之感。其特点是疼痛有空旷轻虚之感,喜温喜按。多为精血不足而致。可见于阳虚、阴虚、血虚或阴阳两虚等证。

一般而言,新病疼痛,持续不解,或痛而拒按,多属实证;久病疼痛,时有缓止,或痛而喜按,则多见于虚证。

(4)问饮食与口味:饮食口味是脾胃功能的重要反映。询问患者的食欲、食量、口渴饮水及口味等情况,有助于辨别脾胃功能及病情的虚实寒热。

1)食欲与食量:食少纳呆者,或为脾胃气虚,或为湿邪困脾,或为内伤食滞;厌食脘胀,嗳腐吞酸,多为食停胃脘;厌食油腻,胁胀呕恶,可见于肝胆湿热,横逆犯胃;减肥心切,过度节食也可发展为厌食。喜热食或食后常感饱胀,多是脾胃虚寒;消谷善饥者,多为胃火炽盛,伴见多饮多尿者,可见于消渴病;饥而不欲食,常为胃阴不足所致。

2)口渴与饮水

①口不渴:为津液未伤,见于寒证或无明显热邪之证。

②口渴：总由津液不足或输布障碍所致。临床可见口渴多饮及渴不多饮。口渴多饮，即患者口渴明显，饮水量多，是津液大伤的表现，多见于实热证，消渴病及汗吐下后；渴不多饮，即患者虽有口干或口渴感觉，但又不想喝水或饮水不多，是津液轻度损伤或津液输布障碍的表现，可见于阴虚、湿热、痰饮、瘀血等证。

3）口味：是指患者口中的异常味觉。口淡乏味，多因脾胃气虚而致。口甜，多见于脾胃湿热证。口黏腻，多属湿困脾胃。口中泛酸，可见于肝胆蕴热证。若口中酸腐，多见于伤食证。口苦，属热证的表现，可见于火邪为病和肝胆郁热之证。口咸，多属肾病及寒证。

（5）问睡眠：睡眠是人体适应自然界昼夜节律性变化，维持机体阴阳平衡协调的生理活动。睡眠与美容关系密切，尤其神气、皮肤必赖充足的睡眠方可呈现生机。问睡眠时间长短、入睡难易、有梦无梦等，可判断机体阴阳气血的盛衰，心肾等脏腑功能的强弱。

1）失眠：又称“不寐”、“不得眠”，指经常不易入睡，或睡而易醒，不易再睡，或睡而不酣，易于惊醒，甚至彻夜不眠的表现。其病机是阳不入阴，神不守舍。气血不足，神失所养；阴虚阳亢，虚热内生；肾水不足，心火亢盛等，皆可扰动心神，导致失眠，属虚。痰火、食积、瘀血等邪火上扰，心神不宁，亦可出现失眠，属实证。失眠可见于心脾两虚、心肾不交、肝阳上亢、痰火扰心、食滞胃脘等证。

2）嗜睡：指睡意很浓，经常不自主的入睡。多见于阳盛阴虚或痰湿困阻的病证。若困倦易睡，头目昏沉，肢体困重，为痰湿困脾，清阳不升，脑失所养而致；若患者极度疲惫，肢冷脉微，朦胧欲寐，似睡非睡，肢冷脉微，为心肾阳虚，心神失养引起。

（6）问二便：是询问患者大小便的有关情况。小便的排泄，虽由膀胱所司，但与肾的气化、脾肺的转输、肃降和三焦的通调有密切关系。大便的排泄，虽由肠道所主，但与脾胃的腐熟运化、肝的疏泄和命门的温煦关系密切。问二便，不仅可了解消化功能和水液代谢是否正常，而且还可判断疾病的寒热虚实。询问时应着重了解大小便的次数、量、质、色、气味、感觉及伴随症状。

1）问小便：健康成人在一般情况下日间排尿3～5次，夜间0～1次，每昼夜尿量在1000～2000ml之间。尿量、尿次均受饮水、出汗、气温和年龄的影响。

①尿量异常：尿量增多：24小时尿量经常超过2500ml。多因寒凝气机，水气不化，或肾阳虚衰，阳不化气，水液外泄而量多。可见于虚寒证，肾阳虚证及消渴病。

尿量减少：24小时尿量少于400ml，或每小时尿量持续少于17ml。若小便短赤量少，多属实热证，或由汗吐下太过，伤津所致；若尿少浮肿，为水肿病，是肺脾肾三脏功能失常，气化不利，水湿内停所致。

②尿质异常：尿浊：尿液混浊，甚则白如泔浆凝脂，排尿无疼痛，若伴腰膝酸软，潮热盗汗，多因肾阴虚；若伴形寒肢冷，腰膝酸软，多因肾阳虚；若伴小腹坠胀，神疲纳呆，多因脾气虚。尿浊而黄赤，排尿时尿道有热涩感，则多因下焦湿热。

血尿：尿中带血，尿色变红，或夹有血块。伴有尿急、尿频、尿痛者，多因湿热蕴结膀胱或痨虫侵入膀胱；伴有尿道灼痛，心烦，口舌生疮者，为心火下移小肠；小便呈洗肉水样，伴面色㿠白，神疲倦怠，纳呆腰酸者，属脾肾阳虚；伴潮热盗汗者，属肾阴虚。

③排尿异常：小便频数：若小便短赤，频数急迫者，为淋证，是湿热蕴结下焦所致；若小便频数，量多色清，夜间尤甚，为肾阳不足，下焦虚寒。

小便涩痛：即排尿不畅，且伴有急迫灼热疼痛感，多为湿热流入膀胱，灼伤经脉，气机不畅而致。可见于淋证。

癃闭:小便不畅,点滴而出为癃,小便不通,点滴不出为闭,一般多统称为癃闭。病机有虚有实。实者多为湿热蕴结、肝气郁结或瘀血、结石阻塞尿道而致。虚者多为年老气虚,肾阳虚衰,膀胱气化不利而致。

余沥不尽:即排尿后尿液点滴不尽,见于肾气虚。

小便不禁:患者神志清楚时,小便不能随意控制而自行流出者,多属肾气不固。

2)问大便:健康人每日或隔日大便1次,排便通畅,成形不干燥,纯为糟粕。

①便次异常:便秘:即大便秘结。指粪便在肠内滞留过久,排便间隔时间延长,便次减少,通常4~7天以上排便1次,称为便秘。其病机总由大肠传导功能失常所致。可见于胃肠积热、气机郁滞、气血津亏、阴寒凝结等证。

溏泄:又称便溏或泄泻,即大便稀软不成形,甚则呈水样,排便间隔时间缩短,便次增多,每日三四次以上。总由脾胃功能失调、水停肠道、大肠传导亢进所致。可见于脾虚、肾阳虚、肝郁乘脾、伤食、湿热蕴结大肠,感受外邪等证。

②便质异常:完谷不化为大便中夹较多未消化食物,多见于脾胃虚寒或命门火衰;溏结不调为大便时干时稀,见于肝郁乘脾;若大便先干后稀,多属脾胃虚弱;大便中脓血相杂,多属痢疾;大便带血,甚至全是血液,若便血色黑如柏油样,为远血,多见于上消化道出血;若大便血色鲜红,为近血,多见于直肠、肛门出血。

③排便感觉异常:肛门灼热:即排便时肛门有灼热感,属大肠湿热。

排便不爽:即腹痛而排便涩滞不畅,因湿热内蕴,或饮食积滞。

里急后重:即腹痛窘迫,时时欲便,肛门重坠,便出不爽,多见于痢疾。

肛门气坠:即肛门有下坠感,甚则脱肛,属脾虚中气下陷。

滑泻失禁:即久泻不愈,大便不能控制,呈滑出之状,又称"滑泻",多因久病体虚,脾肾阳虚,肛门失约而致。

(7)问经带:妇女有月经、带下、妊娠、产育等生理特点。发生疾病时,常能引起上述方面的病理改变。在问诊时,尤应注意询问其经带等情况。

1)月经:是发育成熟妇女所特有的一种生理现象。对于月经,主要了解初潮时间、月经周期、行经天数、经量、经色、经质,以及有无经闭或行经腹痛等情况。

①初潮时间多在13~15岁,如推迟,多因先天不足,肾气虚所致。

②月经周期正常,为28~32天,经期异常主要表现为月经先期、后期和先后不定期。

月经先期:月经周期提前7天以上,甚至10余日一行,连续2个周期以上者,多因血热妄行,或气虚不摄而致。

月经后期:月经周期延后7天以上,甚至四五十天以上而行经的,连续2个周期以上者,多因血寒、血虚、血瘀而致。

月经先后不定期:月经周期提前或延后7天以上,连续3个周期者,又称月经紊乱。经期血黯红,胸胁、乳房、少腹胀痛者,属肝郁气滞;若经血淡红、质稀、量少,耳鸣、腰酸者,属脾肾亏虚。

③月经持续时间:正常月经持续时间为3~5天,经色红无块。

持续时间过短:月经持续时间少于3天,或点滴即无。如伴经色紫黯,面色苍白,肢冷,小腹痛,为血寒;伴经血淡红,质稀,唇淡面白,为血虚;伴腰膝酸软,性欲减退,为肝肾不足;伴经血色淡,质稀,多为脾气虚。

④经量:月经的出血量称为经量,正常平均为50ml左右,可略有差异。

每次月经量超过100ml，称为月经过多。多见于血热、气虚、血瘀证。

每次月经量少于30ml，称为月经过少。多见于血寒、血瘀、血虚证。

⑤闭经：女子发育成熟后，月经应来不来，或曾来而中断，闭止在3个月以上者，称为闭经。应与妊娠期、哺乳期、绝经期及暗经等生理性闭经相鉴别。多由肝肾不足、气血亏虚、气滞血瘀或湿盛痰阻所致。

⑥痛经：在经期前后或行经期出现腹痛，并随月经周期性发作者，多由寒凝、气滞血瘀、气血亏虚等所致。

2）带下：是指妇女阴道内流出的一种黏性液体。

带下量多，色白质稀如涕，多属脾虚；带下量多，色白质稠，黏浊腥臭，属痰湿；带下量多，色白质稀如水，有冷感，属肾阳虚；带下量多，色黄质稠臭秽，属湿热下注；带下量多，色黄绿如脓，或混浊如米泔或夹血，质稠恶臭难闻，多属湿毒重证；带下赤色较鲜，质稠，多属实热内盛；带下赤色淡红，质清稀无臭，多属气虚；带下赤白相兼，为肝经湿热；赤黄相兼，秽臭质黏属湿热内蕴。

（8）美容中医临床问诊要点：各种损美性疾病的诊断虽然是望诊为先，但是要探明病因病机，需四诊合参，问诊尤其不可少。

1）发病时间：发病时间长短可提示病证的虚实。一般来说，发病时间较短，多属实证；发病时间较长，多属虚证。发病的季节可提示病邪的性质，如春季多风邪致病；夏季多因热邪、湿邪侵袭；秋季多提示燥邪；冬季多与寒邪有关。

2）原因诱因：询问损美性疾病的发生原因或诱因，可探究疾病的根本，从本论治，体现出中医“治病求本”的治则。导致损美性疾病的原因有多种，如外感六淫，内伤七情，或饮食所伤，劳逸失常，或脏腑虚弱，气血失调等。

感受风热之邪，可生粉刺、疣目；风湿热毒郁于肌肤，可致各种体癣；感湿邪可导致湿疹、痱子等；感受燥邪，则皮肤干燥、脱屑、皲裂。

人之七情，是人体对客观外界事物刺激在情志方面的正常反应。七情当发即发，不但不会伤人，还可使人阴阳气血调和，有益于身心健康。如长期过分压抑自己的情志，会使内在气机失调，进而脏腑功能紊乱，影响面容及形体，致容貌早衰，形体枯槁，或易患白癜风、斑秃、黄褐斑等疾病。

饮食饥饱失常或进食不洁或偏食，都会引起损美性疾病。过食肥甘厚腻、辛辣之物，易化生内热，引起痈疽疔疖等皮肤病证；饮食过量，易致肥胖；摄食不足或偏食，可致气血亏虚，形瘦，面色无华；误食腐败食物或致敏有毒食物，可导致皮肤过敏，甚则死亡；另外进食不洁食物，可致寄生虫病，出现皮肤虫斑，皮色苍黄无华等。

劳逸失常，会影响机体的健康，致容貌早衰。劳累过度则体倦乏力，消瘦无华，面皱皮槁；安逸过度则体僵肢软，臃肿懈怠；房劳过度，肾精受耗，会加速人体衰老。

脏腑虚衰，会出现诸多损美性疾病。肾虚可导致皮皱肉松，发脱齿掉，耳聋目花，出现老年斑等容颜衰老现象；脾胃气虚则气血生化不足，致面淡黄无华，形体消瘦，或脾虚湿停，致体困体胖；心气不足则面白或青，神疲乏力；肺气不足则皮肤粗糙、脱屑。

气血对人体健美具有十分重要的作用。气血亏虚则肌肤失养，致皮色苍黄，营养不良；气血不畅，气滞血瘀，可致黧黑斑、雀斑、肌肤甲错等。

当人体内在脏腑、气血失调时，会易感外邪，诱发多种损美性疾病的发生。

3）自觉症状：损美性疾病会出现一些自觉症状，如瘙痒、疼痛、灼痛、麻木等。应结合各自的表现及伴随症状进行辨证。

4)治疗经过:对于一些病程较长的损美性疾病,一般都经过治疗处理,应仔细询问其治疗经过,从而了解疾病整个发病过程、发病情况,对以往所用之药的效果有所判断,也为以后诊断治疗提供重要参考。

5)既往健康状况:可反映一个人的体质。如平素体健少病,则提示内在气血调畅;如平日体弱多病,则提示体质虚弱,易患各种病证。损美性疾病的发生与体质有着很大的联系。如阴虚体质之人,易患色斑,面部易皱;阳虚体质之人,易肥胖等。皮肤病多缠绵难愈,反复发作,通过询问此可了解疾病的发病,为诊断治疗提供依据。

6)环境因素:中医整体观念认为,人与自然是一个有机整体,人体的发病受到环境因素的影响。

生活环境:生活状况不良,过度劳累奔波,久之耗气耗血,或饮食摄入不足,致气血亏虚,过早衰老;生活状况优良,安逸过度,气血壅滞运行不畅,气郁则烦闷不舒,气郁生痰湿,则形体臃肿。饮食过多摄入肥甘厚腻,助湿生热,致损美性疾病多发。

工作环境:直接影响人体的心境。如工作环境舒适、轻松,人际关系和谐,则神清气爽,面色红润,精力充沛;反之工作环境压抑、沉重,人际关系不和,则心情抑郁不舒,面色淡黯,精力不充,工作效率下降。

自然环境:人生活在自然界中,自然界的变化会影响人的生存。生活在清新、明净、绿色的大自然当中,人的心情会十分舒畅,神清气爽;如生活在污浊的空气中,烟雾灰尘密布,或受紫外线、电磁波、化学合成物、噪声等的污染,人就会变得心烦意乱,烦躁不安,久而久之影响其内在气血、脏腑,变生多种疾病。

社会环境:社会的发展日新月异,人需适应千变万化的社会生活,需与各类人交往。一个人的心理状况和人格,可通过情绪的变化而在皮肤上表现出来。一个人若情绪平稳,平淡知足,充满爱心,皮肤会表现得光滑润泽;反之,矛盾的心理,过极的情志,会引发皮肤的缺陷或疾病。因此,正确把握情志活动的限度,修养性情,淡泊名利,豁达大度,则可免除或减轻对外形外貌的损害,使美更加优雅,更加和谐。

(四) 切诊

切诊,包括脉诊与按诊两部分,是医者运用指端的触觉,在患者的一定部位进行触、摸、按、压,以了解病情的方法。

1. 脉诊

(1)脉象形成的原理与脉诊的临床意义

1)脉象形成的原理:脉象即脉动应指的形象。心主血脉,包括血和脉两个方面,脉为血之府,心与脉相连,心脏有规律的搏动,推动血液在脉管内运行,脉管也随之产生有节律的搏动。血液在管内运行还要依靠宗气的推动。血液循行脉管之中,流布全身,环周不息,除心脏的主导作用外,还必须有各脏器的协调配合,肺朝百脉,即是循行全身的血脉,均汇聚于肺,且肺主气,通过肺气的敷布,血液才能布散全身;脾胃为气血生化之源,脾主统血;肝藏血,主疏泄,调节循环血量;肾藏精,精化气,是人体阳气的根本,各脏腑组织功能活动的原动力,且精可以化生血,是生成血液的物质基础之一。因此脉象的形成,与脏腑气血密切相关。

2)脉诊的临床意义:脉象的形成,既然和脏腑、气血关系十分密切,那么,脏腑、气血发生病变,血脉运行受到影响,脉象就有变化,故通过诊察脉象的变化,可以判断疾病的病位、性质、邪正盛衰及推断疾病的进退预后。

(2)脉诊的部位与方法:脉诊的常用部位,是手腕部的寸口脉,其位置在腕后桡动脉所在部位。以掌后高骨(桡骨茎突)为标志,将寸口分为寸、关、尺三部。正对高骨处为关,关前(近腕端)为寸,关后(近肘端)为尺,两手各有寸关尺三部,共六部脉。其临床意义大致为左手寸候心、关候肝胆,右手寸候肺、关候脾胃,两手尺候肾。

脉诊的时间以环境安静,气血平和为佳。体位应正坐或仰卧,手臂应与心脏近于同一水平,前臂平伸,掌心向上,腕下垫脉枕。布指时,以中指按压正对高骨处的寸口定关位,接着用食指放在寸位,无名指放在尺位。一般三指并拢,呈弓形斜按在同一水平,以指腹按触脉体。三指布指疏密,应根据患者手臂长短而调整。诊脉时用轻指力切在皮肤上称为举,即浮取或轻取;用重指力切按骨间称为按,即沉取或重取;指力不轻不重,还可也轻也重,左右推寻,寻找脉搏跳动最明显之处,或调节最适当的指力,这种指法称为寻法,寻法包括中取。脉诊时,医生的呼吸要自然均匀,以医生正常的一呼一吸的时间去计算患者的脉搏至数。切诊的时间必须在50次以上,所以每次候脉时间以3~5分钟为宜。

(3)正常脉象:古称平脉,是健康无病之人的脉象。正常脉象的形态是三部有脉,一息四到五至(相当于72~80次/分),不浮不沉,不大不小,从容和缓,柔和有力,节律一致,尺脉沉取有一定力量,并随生理活动和气候环境的不同而有相应的正常变化。正常脉象有胃、神、根三个特点。有胃即从容、和缓、不浮不沉、不快不慢为主要特点,反映脾胃旺盛和气血充盈。有神以应指柔和有力、节律整齐为主要特点,反映心气健旺,血脉充盈。有根以尺脉沉取不绝为特点,反映肾气足,生机不息。总之,平脉反映了机体气血旺盛,脏腑功能健旺,阴阳平衡,是健康的标志。

正常脉象可由于人体内外诸多因素的影响而发生相应的生理性变化。如四季气候的影响,平脉有春弦、夏洪、秋浮、冬沉的变化。地理环境也影响脉象,南方人脉多细软或略数;北方人脉多沉实。妇女脉象较男子濡弱而略快。年龄越小,脉搏越快,五六岁幼儿,每分钟脉搏90~110次,年龄渐长则脉象渐和缓。一时性的情志变化,也可使脉象发生变化,如喜则脉缓。脑力劳动之人,脉多弱于体力劳动者。饮食也可影响其脉象,如酒后脉多数而有力,饥饿时脉多稍缓而无力。脉象变化多样,但总以有胃、神、根为平脉特点。

(4)常见病脉与主病:疾病反映于脉象的变化,称为病脉。疾病的性质不同,表现出的脉象也不同,故可将脉象作为诊断疾病的重要依据之一。由于医者指下的感知不同,所以对脉象的认识和命名也不一致。我国最早的脉学专书《脉经》提出二十四种脉象,《景岳全书》提出十六种,《濒湖脉学》提出二十七种,李士材的《诊家正眼》又增加疾脉,故近代多从二十八脉论述。虽然脉象种类较多,但总离不开位、数、形、势四个方面的相兼和变化。现代看来,脉象是从脉位的深浅、脉率(至数)的快慢、脉力的强弱、脉律(节律)的整齐与否、脉形的粗细长短、脉势的大小以及气血的充盈度、脉动的流利度、血管的紧张度等方面来表现的。

主要脉象分类与主病如下。

1)浮脉

①脉象:轻取即得,重按稍减而不空,举之泛泛而有余,如水上漂木。

②主病:表证、虚证。

③脉理:浮脉主表,反映病邪在经络肌表部位,邪袭肌腠,卫阳奋起抵抗,脉气鼓动于外,脉应指而浮,故浮而有力。内伤久病体虚,阳气不能潜藏而浮越于外,亦有见浮脉者,必浮大而无力。

2）沉脉

①脉象：轻取不应，重按乃得，如石沉水底。

②主病：里证。亦可见于无病之正常人。

③脉理：病邪在里，正气相搏于内，气血内困，故脉沉而有力，为里实证；若脏腑虚弱，阳气衰微，气血不足，无力统运营气于表，则脉沉而无力，为里虚证。

3）迟脉

①脉象：脉来迟慢，一息不足四至（相当于每分钟脉搏60次以下）。

②主病：寒证。久经锻炼的运动员，脉迟而有力，则不属病脉。

③脉理：迟脉主寒证，由于阳气不足，鼓动血行无力，故脉来一息不足四至。若阴寒冷积阻滞，阳失健运，血行不畅，则脉迟而有力。因阳虚而寒者，脉多迟而无力。

4）数脉

①脉象：一息脉来五至以上。

②主病：热证。有力为实热，无力为虚热。

③脉理：邪热内盛，气血运行加速，故见数脉。

5）虚脉

①脉象：三部脉轻取、重按均无力。

②主病：虚证。

③脉理：气虚不足以运其血，故脉来无力，血虚不足以充盈脉道，故按之空虚。

6）实脉

①脉象：三部脉轻取、重按均有力。

②主病：实证。

③脉理：邪气亢盛而正气不虚，邪正相搏，气血壅盛，脉道紧满，故脉来应指坚实有力。

7）洪脉

①脉象：应指浮大有力，如波涛汹涌，来盛去衰。

②主病：实热证。

③脉理：内热充斥，脉道扩大，气盛血涌，故脉见洪脉。

8）细脉

①脉象：脉细如线，应指明显。

②主病：诸虚劳损，又主湿证。

③脉理：阴血亏虚不能充盈于脉，故脉细；湿邪阻压脉道，也可见细脉。

9）滑脉

①脉象：往来流利，如珠走盘，应指圆滑。

②主病：痰饮、食积、实热。

③脉理：邪气壅盛于内，正气不衰，气实血涌，故脉往来甚为流利，应指圆滑。若滑脉见于平人，必滑而和缓，总由气血充盛，气充则脉流畅，血盛则脉道充盈，故脉来滑而和缓。妇女妊娠见滑脉，是气血充盛而调和的表现。

10）涩脉

①脉象：往来艰涩不畅，如轻刀刮竹。

②主病：精血亏少，气滞血瘀，夹痰，夹食。

③脉理：精伤血少津亏，不能濡养经脉，血行不畅，脉气往来艰涩，故脉涩而无力；气滞血

瘀、痰食胶固，气机不畅，血行受阻，则脉涩而有力。

11）弦脉

①脉象：端直以长，如按琴弦。

②主病：肝胆病，痰饮，痛证。

③脉理：肝主疏泄，以柔和为贵，肝胆病，则肝气不柔，脉气劲急有力，呈弦脉；痛证、痰饮，阻遏气机畅通，也可见弦脉。

12）紧脉

①脉象：脉来绷急，状若牵绳转索。

②主病：寒证、痛证。

③脉理：寒邪侵袭人体，与正气相搏，以致脉道紧张而拘急，故见紧脉。

13）弱脉

①脉象：极软而沉细。

②主病：气血阴阳俱虚证。

③脉理：阴血不足，不能充盈脉道，阳衰气少，无力鼓动，推动血行，故脉来沉而细软，而形成弱脉。

14）促脉

①脉象：脉来数，时而一止，止无定数。

②主病：阳热亢盛，气血痰食郁滞。

③脉理：阳热盛极，或气血痰饮，宿食郁滞化热，正邪相搏，血行急速，故脉来急数。邪气阻滞，阴不和阳，脉气不续，故时一止，止后复来，指下有力，止无定数。

15）结脉

①脉象：脉来缓而时一止，止无定数。

②主病：结脉主阴盛气结，寒痰血瘀，癥瘕积聚。亦主气血虚衰。

③脉理：阴盛而阳不和，故脉缓慢而时一止，凡寒痰瘀血，气郁不疏，脉气阻滞，故见结脉。久病虚损，气血虚弱，脉气不续，多见结而无力。

16）代脉

①脉象：脉来时见一止，止有定数，良久方来。

②主病：脏气衰微，风证，痛证。

③脉理：脏气衰微，气血亏损，以致脉气不能衔接而歇止，不能自还，良久复动。风证、痛证见代脉，因邪气所犯，阻于经脉，致脉气阻滞，不相衔接为实证。

（5）相兼脉与主病：在疾病过程中，由于病变机体的正气有盛衰不同，致病因素可以是两种以上邪气相互兼夹，病变的部位和性质也不断变化，所以在临床上见到的病脉往往不是单一的脉象，而是两种或两种以上的脉同时出现，即“相兼脉”。相兼脉的主病，通常等于组成该相兼脉的各单一脉主病的相和。如浮紧脉，浮脉主表证，紧脉主寒证，浮紧脉即主表寒证。余可类推，沉迟脉主里寒证；沉细数脉主里虚热证；滑数脉主痰热、痰火，或内热食积；沉涩脉主血瘀；弦数脉主肝郁化火，或肝胆湿热；沉缓脉主脾肾阳虚，水湿内停等。

2. 按诊 是对患者的肌肤、手足脘腹及其他部位施行触、摸、按、压，以测知病情的寒热、虚实等情况的一种诊病方法。

（1）按肌肤：主要诊察皮肤的温度、润燥、肿胀等。

一般来说，热邪盛者，身多热；阳气衰者，身多寒。凡身热，按其皮肤，初按热甚，久按热反转轻者，是热在表；若久按其热更甚，热自内向外蒸发者，是热在里；肌肤热泛而无蒸腾感者，属虚劳发热。皮肤润泽者，多属津液未伤；皮肤干燥或甲错者，多属津液已伤，或内有瘀血。皮肤按之凹陷不起，多为浮肿。

（2）按手足：主要诊察皮肤的温度。诊手足温凉，可判断阳气的盛衰。手足俱冷，多是阳虚寒证；手足俱热，多为阳盛热炽；手心热盛，多为内伤；手背热盛，多属外感。

（3）按脘腹：主要是通过轻触表面，察皮肤的润泽度；触压局部，了解有无痛感；审其软硬，以辨别脏腑虚实、病邪性质及其积聚的程度。

脘腹疼痛，按之则舒，局部柔软者，多属虚证；按之坚硬或疼痛加剧者，多属实证或瘀血。腹部包块固定不移，痛有定处，按之有形者，为积；若按之聚散无常，痛有定处者，为瘕为聚。脐腹包块，起伏聚散，往来不定，按之指下蠕动者，多为虫积。

（4）按腧穴：是按压身体上某些特定穴位，通过这些穴位的变化与反应，来推断内脏的某些疾病。

腧穴的变化主要是出现结节或条索状物，或者出现压痛及敏感反应。如肝病患者可出现肝俞或期门穴压痛；胃病患者在胃俞和足三里有压痛；肠痈患者阑尾穴有压痛。

二 中医辨证

辨证论治是中医学的特点和精华。掌握了辨证论治，即使没有明确病名诊断，或者虽有病名诊断而目前对该病尚无特殊疗法，运用辨证论治，也能对这些疾病进行治疗，这也是美容中医学的基本原则和方法。

美容中医学运用辨证论治的思想，对损美性疾病进行审证求因、审因论治。证，是机体在疾病发展过程中的某一阶段的病理概括，包括了病变的部位、原因、性质以及邪正之间的关系，反映出疾病发展过程中某一阶段的病理变化的本质。所谓辨证，就是将四诊（望、闻、问、切）所收集的症状和体征，通过分析、综合辨清疾病的原因、性质、部位以及邪正之间的关系，概括判断为某一种性质的证。论治，又称施治，是根据辨证的结果，确定相应的治疗方法。辨证是决定治疗的前提和依据，论治是治疗疾病的手段和方法，它们是诊治疾病过程中相互联系不可分割的两个方面，是理论和实践相结合的体现，是理法方药在临床中的具体运用，也是指导美容中医临床工作的基本原则。其特点是以症辨证，以病辨病，病证结合，进而确定治则。这里的症是病的表象，是证的基础；证是对症的病性概括，是疾病某一阶段的本质反映，疾病的不同发展阶段可表现出不同的症，每种病均有若干个证候。例如阴虚型的黄褐斑、面部皱纹和皮肤发黑，病虽不同，但证相同，其本质均因阴津不足而引起，治疗上均可选用滋阴的药物，这便是美容中医学所依据的理论。

这种整体观念运用于美容学则为美容中医学的指导思想，也是美容中医学的特点之一。“有诸内必形之外”，颜面、皮肤、五官、爪甲、头发、黏膜等是整体中的一部分，这些部位的变化直接反映着身体的健康状况。皮肤白嫩、面色红润、体格健壮是健康美的标志，也是各脏腑经络功能正常、气血充盛的表现。反之，则是脏腑功能失调，气血阴阳紊乱的病理反映。

在长期临床实践中形成的辨证方法有多种，有八纲辨证、脏腑辨证、气血津液辨证、病因辨证、经络辨证、六经辨证、卫气营血辨证、三焦辨证等。这些辨证方法，虽有其各自的特点，对不同疾病的诊断各有侧重，但在临床上，它们是互相联系、互相补充的。

（一）八纲辨证

八纲，即阴、阳、表、里、寒、热、虚、实八类证候，是中医概括和归纳各种证候的总纲。这八类证候归纳说明病变的部位、性质以及病变过程中正邪交争等情况。八纲辨证就是把各种各样的临床表现，归纳为表与里、寒与热、虚与实、阴与阳四对纲领性证候，用于指导临床治疗。

八纲之间是相互联系，不可分割的。如辨别表里必须与寒热虚实联系、辨别虚实又必须与表里寒热联系。由于疾病的变化，常出现表里、寒热、虚实交织在一起的错综复杂情况；如表寒证，里虚热证等。在一定条件下，可以出现不同证候的转化，如寒证化热，热证转寒等。所以在临床辨证时，要特别注意它们之间的相互联系，只有这样，才能全面而正确的认识疾病和诊断疾病。

1. 表里辨证 是辨别病变部位和病势趋向的一对纲领。一般而言，病在皮毛、肌腠，部位浅表者属表证；病在脏腑、气血、骨髓，部位深在者属里证。表证病变多较轻；里证病变多较重。

（1）表证：是指六淫之邪从皮毛或口鼻侵犯人体而表现出来的症状。多见于感受外邪的初期阶段。表证具有起病急、病程短、病位浅的特点。

1）临床表现：恶风恶寒，发热，舌苔薄，脉浮。常伴有头身疼痛，关节酸痛，鼻塞流涕，喷嚏，咽痒咽痛等。或见皮肤损害如红斑、丘疹、风团、瘙痒等。

2）证候分析：外邪侵袭肌表，卫气不能温煦肌表，故出现恶风恶寒的症状。卫气被郁于肌腠，郁而发热，病邪未深入，故舌象仅呈薄苔。外邪袭表，正气奋起抗邪，脉气鼓动于外，故脉浮。外邪袭于经络，经气不得畅通，以致头痛身痛，关节酸痛。肺主皮毛，鼻为肺之开窍，外邪从皮毛、口鼻而入，致肺气失宣，故出现鼻塞流涕，喷嚏，咽喉痒痛。风为阳邪，易袭肌表皮毛，故可见红斑、丘疹、风团、瘙痒等症状，但病位较浅，症状较轻。

3）治法：总的治法是辛散解表，尚须根据寒热、暑湿、燥火具体证候而变化。

（2）里证：是病邪伤于内，病位深，脏腑气血受累所产生的一类证候。多见于内伤杂病或外感病的中、后期。其成因一是外邪不解，内传入里；二是外邪直伤脏腑；三是情志内伤、饮食劳倦等因素直接损伤脏腑，使其功能失调，气血紊乱。里证具有发病缓、病程长、病位深等特点。

1）临床表现：里证包括的范围广泛，临床表现多样，具体内容详见寒热虚实辨证及脏腑辨证等有关章节。

2）证候分析：具体内容详见寒热虚实辨证及脏腑辨证等有关章节。

3）治法：应随具体证候而定。损美性疾病虽然以皮毛、形体、官窍病变为主要表现，但多数因脏腑气血失调而致，故里证居多，这也决定了美容中医学重视内治内调的特点。

（3）表证和里证的鉴别：辨别表证和里证，主要是审察其寒热、舌象、脉象等变化。一般说来，外感病中，发热恶寒同时并见者，属表证；但热不寒，但寒不热者，属里证。表证舌苔无变化，里证舌苔多有变化，脉浮主表证，脉沉主里证。

2. 寒热辨证 寒热，是辨别疾病性质的一对纲领。寒证和热证是人体阴阳偏胜偏衰的具体表现。

在寒热辨证之中，有单纯之寒证或热证者，有寒证热证错杂出现者，有真热假寒或真寒假热者。同时，寒证、热证又往往与表里虚实相联系，致使临床症状错综复杂，在辨证中应全面准确地认清疾病的本质。

（1）寒证：指感受寒邪，或阴寒内盛，或阳气虚衰，致机体的功能活动衰减而表现出来的一类证候。多因外感阴寒之邪，过服寒凉生冷所致。或因久病内伤，阳气耗伤。

1)临床表现:恶寒喜暖,喜静踡卧,口淡不渴,面色苍白,肢冷关节疼痛,痰、涎、涕清稀,大便稀溏,小便清长,舌淡苔白润,脉迟或紧。或皮肤温度偏低,甚或发生冻疮,发绀,皮损色白或淡黯,遇寒加重,得温则减。

2)证候分析:寒邪侵袭或阳气不足,不能温煦周身,故见恶寒喜暖,肢冷关节疼痛,皮肤温度偏低,甚或发生冻疮,发绀。阳气虚衰,功能衰退,则喜静蜷卧懒动,阴寒内盛,津液不伤,故口淡不渴。阳虚不温化水液,以致尿及痰、涎、涕等排泄物皆为澄澈清冷,苔白润。若寒伤脾阳,运化失常而见大便稀溏。寒为阴邪,故病证遇寒加重,遇热缓解。寒主凝滞、收引,故见面色苍白,皮损色白或淡暗,舌淡白,脉迟或紧。

3)治法:温以祛寒。

(2)热证:是感受热邪,或阳热亢盛,或阴虚阳亢,致机体的功能活动亢进而表现的一类证候。多因外感温热之邪;或寒邪入里化热;或七情过激,郁而化火;或饮食不节,积滞化热;或房事劳伤,阴虚阳亢所致。

1)临床表现:发热喜冷,口渴饮冷,面红目赤,烦躁不宁,大便燥结,小便短赤,或五心烦热,颧红,潮热,盗汗,舌红,脉数。或见泛发性红斑,皮损色泽鲜红,红肿灼热,脓疱等。

2)证候分析:阳热偏盛,则发热喜冷。火热伤阴,津液被耗,故口渴饮冷,大便干结,小便短赤,舌红。火性炎上,则面红目赤。热扰心神,则烦躁不宁。阴虚不能制阳,虚热内蒸则五心烦热。虚火上炎则颧红。虚热内炽则潮热。热扰营阴则盗汗。内热亢盛,使血运加速,故见脉数。热为阳邪,易动血生疡,故见泛发性红斑,皮肤红肿灼热生脓疱。

3)治法:清热泻火或滋阴清热。

(3)寒证和热证的鉴别:辨别寒证与热证,不能孤立地根据某一症状作判断,就对疾病的全部表现进行综合观察、分析,尤其是寒热的喜恶,口渴与不渴,面色的赤白,四肢的凉温,以及二便,舌象,脉象等方面更应细致观察。

3. 虚实辨证 是辨别正邪盛衰的一对纲领。虚为正气不足,虚证便是由正气不足所表现的证候。实指邪气过盛,实证便是由邪气过盛所表现得证候。正如《素问·通评虚实论》所说:"邪气盛则实,精气夺则虚"。

(1)虚证:是对人体正气虚弱所致各种临床表现的病理概括,包括阴、阳、气、血、津液、精及脏腑等亏虚所致的各种病证。虚证的形成,多由先天禀赋不足或后天失养或疾病耗损所致。由于虚损的部位、内容不同,表现也不一致。临床上常见有阴虚、阳虚、气虚、血虚证。

1)临床表现:气虚可见神疲乏力,少气懒言,面色淡白无华,自汗、畏风,脘腹坠胀,舌淡苔白,脉虚无力。阳虚可见面色㿠白或苍白,形寒肢冷,神疲乏力,气短自汗,小便清长,大便稀溏,舌淡胖,脉弱无力。血虚可见面色萎黄,头昏目眩,心悸失眠,两目干涩,肢体麻木,爪甲不荣,舌淡少苔,脉细弱。阴虚可见两颧红赤,形体消瘦,潮热盗汗,五心烦热,咽干口燥,舌红少苔,脉细数。或见皮损反复发作,皮肤红肿不明显,颜色灰暗不泽,干燥脱屑,毛发稀疏。

2)证候分析:气虚,推动、营养、固摄、升提失职,则见神疲乏力,少气懒言,面色淡白无华,皮损反复发作,自汗,畏风,脘腹坠胀,舌淡苔白,脉虚无力。阳虚,失于温运固摄,故形寒肢冷,神疲乏力,气短自汗,皮损颜色灰暗不泽,小便清长,大便稀溏,舌淡胖,脉弱无力。血虚,不能荣养,故见面色萎黄,头昏目眩,心悸失眠,两目干涩,肢体麻木,爪甲不荣,皮肤干燥脱屑,毛发稀疏,舌淡白,脉细弱。阴虚,不能制阳,则见五心烦热,两颧红赤,潮热盗汗,口咽干燥。阴虚,失去濡养滋润作用,故见形体消瘦,舌红少苔,脉细数。

3)治法:补虚扶正。

(2)实证:是对人体感受外邪,或体内病理产物蓄积而产生的各种临床表现的病理概括,包括气滞、血瘀、湿阻、痰饮、食滞、虫积等各种证候。实证的形成有两方面:一是外邪侵入人体,郁闭经络或内结脏腑;二是内脏功能失调,代谢紊乱,以致诸多病理产物停留于体内所致。

1)临床表现:由于病邪性质及所在部位的不同,所以实证的临床表现也不尽一致。常见胸闷,烦躁,腹胀痛拒按,声高有力,大便秘结,小便不利,脉实有力。或皮肤局部红肿热痛明显,瘙痒甚,易破溃生脓。

2)证候分析:邪阻于肺,肺失宣降,则胸闷,喘息气粗声高。实邪扰心,则烦躁。实邪结于肠胃,腑气不通,故腹胀疼痛拒按,大便秘结。水湿内停,气化不利,则小便不利。邪正相争,搏击于血脉,故脉实有力。热甚蕴蒸肌肤,则皮肤局部症状明显,出现红肿热痛瘙痒,破溃生脓。

3)治法:泻实祛邪。

(3)虚证和实证的鉴别:虚证与实证的证候表现已分别介绍如上,但从临床来看,有一些症状,可出现于实证,也可见于虚证。例如腹痛,虚证实证均可发生。因此,要鉴别虚实,必须四诊合参,通过望形体、舌象,闻声息,问起病,按胸腹、脉象等多方面进行综合分析。一般说来,虚证必身体虚弱,实证多身体粗壮。虚证者声息低微,实证者声高息粗。久病多虚,暴病多实。舌质淡嫩,脉象无力为虚;舌质苍老,脉象有力为实。

4. 阴阳辨证

(1)阴阳,是辨别疾病性质的纲领。临床证候虽然复杂多样,但总不外阴阳两大类别。阴阳两纲可以概括其他六纲,即表、热、实证属阳;里、寒、虚证属阴,所以,阴阳又是八纲中的总纲。一般来说,凡是表现为兴奋、亢进、明亮、火热的多属阳证;凡是表现为抑制、衰减、晦暗、寒冷的多属阴证。

(2)阴证和阳证的鉴别,按四诊对照如下。

1)阴证

①望诊:面色苍白或暗淡,身重蜷卧,倦怠无力,委靡不振,舌质淡而胖嫩,舌苔润滑。

②闻诊:语声低微,静而少言,呼吸怯弱,气短。

③问诊:大便气腥臭,饮食减少,口中无味,不烦不渴,或喜热饮,小便清长短少。

④切诊:腹痛喜按,身寒足冷,脉象沉微细涩,弱迟无力。

2)阳证

①望诊:面色潮红或通红,喜凉,狂躁不安,口唇燥裂,舌质红绛,苔色黄或老黄,甚则燥裂,或黑而生芒刺。

②闻诊:语声壮厉,烦而多言,呼吸气粗,喘促痰鸣,狂言叫骂。

③问诊:大便或硬或秘,或有奇臭,恶食,口干,烦渴引饮,小便短赤。

④切诊:腹痛拒按,身热足暖,脉象浮洪数大滑实而有力。

阴阳消长是相对的,阳盛则阴衰,阴盛则阳衰。如诊得脉象洪大,舌红苔燥,兼见口渴、壮热等,便可知阳盛阴衰。如诊得脉象沉迟,舌白苔润,兼见腹痛,下利等,便可知其阴盛阳衰。此外,阴阳错综复杂的变化,具体表现于表里寒热虚实等六纲中。

5. 八纲之间的关系 虚与实常通过表里寒热几个方面反映出来,形成多种证候。临床上常见的证候有表实(包括表实寒、表实热)、表虚、里实(包括里实寒、里实热)、里虚(包括里虚寒、里虚热)等。

(1)表实寒证:寒邪侵袭肌表,腠理闭塞所表现的证候。

1)临床表现:恶寒重,发热轻,头身疼痛,无汗,或有鼻塞咳喘,脉浮紧。

2)证候分析:外感寒邪,卫阳受损,失于温分肉,司开合,故恶寒。寒邪束表,卫阳被遏,故发热。寒性收引,凝滞经脉,经脉不利,故头痛身痛,无汗。脉浮紧为表寒之象。寒邪袭肺,故见鼻塞咳喘。

3)治法:辛温解表。

(2)表实热证:热邪犯表所表现的证候。

1)临床表现:发热重,恶寒轻,口微渴,咽痛,汗出,微咳,舌尖红,脉浮数。

2)证候分析:外感风热之邪,卫气被郁,故发热重而恶寒轻。热邪伤津则口微渴。热性开泄,腠理开,故汗出。肺气不利则微咳,咽痛。热邪在表则舌尖红,脉浮数。

3)治法:辛凉解表。

(3)表虚证:其形成有两种情况:一是感受风邪而致的表证,与感受寒邪之表实证相对而言;一是指肺脾气虚,卫气不固的表虚证。

1)临床表现:外感表虚:恶风,发热,自汗出,脉浮缓。内伤表虚:易感冒,自汗出,或有神疲乏力,面色淡白,舌淡苔白,脉弱。

2)证候分析:外感表虚因感受风邪,风为阳邪,其性开泄,侵入肌表,使营卫不和,肌腠疏松,故见恶风,自汗,发热,脉缓。内伤表虚因肺脾之气虚弱,卫外功能失职,肌表疏松,故自汗出。腠理疏松,外邪易侵,则易感冒。肺脾气虚则神疲乏力,面色淡白,舌淡苔白,脉弱。

3)治法:前者调和营卫,疏风解表。后者益气解表。

(4)里虚寒证:是体内阳气虚衰,寒从内生的一种病证,又称阳虚证。

1)临床表现:面色淡白、㿠白,畏寒肢冷,神疲乏力,少气懒言,口淡不渴,小便清长,大便稀薄,舌淡嫩,脉沉迟。

2)证候分析:阳虚失于温煦,故畏寒肢冷,大便稀薄,小便清长。阳气虚弱,推动气化功能不及,故面色淡白、㿠白,神疲乏力,少气懒言,舌淡嫩,脉沉迟。

3)治法:温补阳气。

(5)里虚热证:是阴血亏虚,阴不制阳,热从内生的一种病证,又称阴虚证。

1)临床表现:潮热,盗汗,消瘦,五心烦热,颧红,口燥咽干,舌红少苔,脉细数。

2)证候分析:阴虚不敛阳,阳热亢盛,故出现潮热,五心烦热,脉数。虚热上炎,则颧红,口燥咽干,舌红少苔。阴虚不充养形体、经脉,则消瘦,脉细。

3)治法:滋阴清热。

(6)里实寒证:是寒邪侵袭人体,由表及里,或寒邪直中脏腑所表现的一种病证。

1)临床表现:因涉及脏腑不同而表现各异。详见脏腑辨证。

2)证候分析:详见相应脏腑辨证。

3)治法:温通散寒。

(7)里实热证:是热邪炽盛侵犯人体,由表入里,或阳热之邪直接发于里所表现的一种病证。

1)临床表现:可发生于多个脏腑而出现多种不同的症状。详见脏腑辨证。

2)证候分析:详见相应脏腑辨证。

3)治法:清热泻火。

(二)气血津液辨证

气血津液是构成人体的基本物质,它依赖于脏腑功能活动产生,通过经络运行到全身,以维护人体各项生命活动。气血津液是生长发育的基本物质基础,也是保持健美美容的物质基础。

气血津液,与脏腑功能活动密切相关。气血津液是脏腑功能活动的物质基础,也是脏腑功能活动的产物。即脏腑功能活动有赖于气血津液的充盈与循行,气血津液的生成与运行又有赖于脏腑生理功能的正常。如脏腑功能失调,就会影响到气血津液的生成、敷布与运行,从而产生气血津液的病变;反之,气血津液的病变也会导致脏腑功能的失调。所以,气血津液辨证往往和脏腑辨证相结合,掌握了气血津液病变的一般规律,就能为进行脏腑辨证打下基础。

1. 气病辨证 当各种致病因素作用于人体时,首先影响的是气机,导致气的生成、升降出入异常,百病乃生。气病范围广泛,《素问·举痛论》指出:"百病皆生于气"。临床上常见的气的病证有气虚、气陷、气滞、气逆四种。

(1)气虚证:是指脏腑组织功能减退所表现的证候。常由久病体虚,劳累过度,年老体弱等因素引起。

1)临床表现:少气懒言,神疲乏力,头晕目眩,自汗,活动时诸症加剧,舌淡苔白,脉虚无力。

2)证候分析:本证以全身功能活动低下的表现为辨证要点。人体脏腑组织功能活动的强弱与气的盛衰有密切关系,气盛则功能旺盛,气衰则功能活动减退。由于元气亏虚,脏腑组织功能减退,所以气少懒言,神疲乏力。气虚清阳不升,不能充养头目,则头晕目眩。气虚毛窍疏松,外卫不固则自汗。劳则耗气,故活动时诸症加剧。气虚无力鼓动血脉,血不上营于舌,而见舌淡苔白。运血无力,故脉象按之无力。

3)治法:补气。方如四君子汤或参苓白术散。

(2)气陷证:为气虚病变进一步发展而来。以气的无力升举反而下陷为其主要特征。多因劳累过度,久痢久泄,产后过早劳作,或小儿元气未充等因素引起。

1)临床表现:头晕目花,少气倦息,久痢久泄,腹部有坠胀感,脱肛或子宫脱垂等,舌淡苔白,脉弱。

2)证候分析:本证以内脏下垂为主要诊断依据。气虚,功能活动衰退,故少气倦息。清阳之气不能升举,所以头晕目花。脾气不健,清阳下陷,则久痢久泄。气陷于下,以致诸脏器失其升举之力,故见腹部坠胀、脱肛、子宫或胃等内脏下垂等证候。气虚血不足,则舌淡苔白,脉弱。

3)治法:益气升提。方如补中益气汤。

(3)气滞证:是指人体某一脏腑、某一部位气机阻滞,运行不畅所表现的证候。多由情志不舒,或邪气内阻,或阳气虚弱,温运无力等因素导致气机阻滞而成。

1)临床表现:气滞证病变范围广泛,常见胀闷,疼痛,攻窜阵发。因病变所在脏腑不同,可见不同的临床表现。

2)证候分析:本证以胀闷,疼痛为辨证要点。气机以畅顺为贵,一有郁滞,轻则胀闷,重则疼痛,而常攻窜发作,无论郁于脏腑经络,还是郁于肌肉关节,都能反映这一特点。同时由于引起气滞的原因不同,因而胀、痛出现的部位状态也各有不同,如食积滞阻则脘腹胀闷疼痛;若肝气郁滞则胁肋窜痛;当然气滞于经络、肌肉,又必然会引起相应经络、肌肉的胀、痛等异常感觉。

3)治法:行气解郁。方如五磨饮子、金铃子散。

(4)气逆证:是指气机升降失常,逆而向上的证候。多因情志不遂或感受外邪所致。临床上以肝、胃、肺气上逆为多见。

1)临床表现:肺气上逆的主要特点为咳嗽气喘等。胃气上逆则见呃逆、嗳气、恶心呕吐、嘈杂、吞酸等。肝气上逆则见头痛、眩晕、昏厥、呕血等。

2）证候分析：本证以气机逆而向上的症状为辨证要点。肺气上逆，多因感受外邪或痰浊壅滞，使肺气不得宣发肃降，肺气上逆而发喘咳。胃气上逆，可由寒饮、痰浊、食积等停留于胃，阻滞气机，或外邪犯胃，使胃失和降，胃气上逆而为呃逆、嗳气、恶心、呕吐。肝气上逆，多因郁怒伤肝，肝气升发太过，气火上逆而见头痛、眩晕、昏厥；血随气逆而上涌，可致呕血。

3）治法：降气镇逆。方如苏子降气汤、旋覆代赭汤。

2. 血病辨证 血是构成人体和维持人体生命活动的基本物质之一，主要由营气和津液组成，具有很强的营养和滋润作用，对保持容貌和体态的健美起着重要作用。

《素问·调经论》说："血气不和，百病乃变化而生"。凡血行之处，皆可为病。血病主要分为四大类型：血虚证、血瘀证、血寒证、血热证。

（1）血虚证：是指血液亏虚，脏腑百脉失养，表现为全身虚弱的证候。血虚证的形成，有禀赋不足；或脾胃虚弱，生化乏源；或各种急慢性出血；或久病不愈；或思虑过度，暗耗阴血；或瘀血阻络，新血不生；或因患肠寄生虫病而致。

1）临床表现：面白无华或萎黄，唇色淡白，爪甲苍白，头晕眼花，心悸失眠，手足发麻，妇女经血量少色淡，经期错后或闭经，舌淡苔白，脉细无力。或形体消瘦，皮肤干燥，瘙痒，脱屑，毛发枯黄。

2）证候分析：本证以面色、口唇、爪甲失其血色及全身虚弱为辨证要点。人体脏腑组织，赖血液之濡养，血盛则肌肤红润，体壮身强，血虚则肌肤失养，面唇爪甲舌体皆呈淡白色。血虚脑髓失养，目睛失滋，所以头晕眼花。心主血脉而藏神，血虚心失所养则心悸，神失滋养而失眠。女子以血为用，血液充盈，月经按期而至，血液不足，经血乏源，故经量减少，经色变淡，经期错后，甚则闭经。血虚不濡养皮肤，则皮肤干燥，瘙痒，脱屑。血虚不濡养经脉，则手足麻木，脉细无力。血虚不养发，则毛发干枯而黄。

3）治法：养血补血。方如四物汤。

（2）血瘀证：是指因瘀血内阻所引起的一些证候。形成血瘀证的原因有：寒邪凝滞，以致血液瘀阻，或由气滞而引起血瘀；或因气虚推动无力，血液瘀滞；或因外伤及其他原因造成血液流溢脉外，不能及时排出和消散所形成。

1）临床表现：疼痛如针刺刀割，痛有定处，拒按，常在夜间加剧。肿块在体表者，色呈青紫；在腹内者，坚硬，按之不移，称为癥积。出血反复不止，色泽紫黯，中夹血块，或大便色黑如柏油。面色黧黑，肌肤甲错，口唇爪甲紫黯，或皮下紫斑，或肤表丝状如缕，或腹部青筋外露，或下肢筋青胀痛等。妇女常见经闭。舌质紫黯，或见瘀斑瘀点，脉象细涩。或皮损色紫黯，蜘蛛痣，红血丝，毛发干枯，脱发。

2）证候分析：本证以痛如针刺，痛有定处，拒按，肿块，唇舌爪甲紫黯，脉涩等为辨证要点。由于瘀血阻塞经脉，不通则痛，故疼痛是瘀血证候中最突出的一个症状。瘀血为有形之邪，阻碍气机运行，故疼痛剧烈如针刺，部位固定不移。由于夜间血行较缓，瘀阻加重，故夜间痛甚。积瘀不散而凝结，则可形成肿块，故外见肿块色青紫，内部肿块触之坚硬不消。出血是由于瘀血阻塞络脉，阻碍气血运行，致血涌络破，不循经而外溢，由于所出之血停聚不得，故色呈紫黯，或已凝结而为血块。瘀血内阻，气血运行不利，肌肤失养，则见面色黧黑，肌肤甲错，皮下瘀斑，皮损色紫黯，口唇、舌体、指甲青紫色黯等体征。瘀血内阻，新血不生，血不养发，则毛发干枯，脱发，冲任不通，则为经闭。蜘蛛痣、红血丝、青筋显露等，皆为瘀阻脉络，血行受阻之象。舌质紫黯，脉细涩为血瘀证的典型舌象与脉象。

3）治法：活血化瘀。方如血府逐瘀汤、桃红四物汤。

（3）血寒证：是指局部脉络寒凝气滞，血行不畅所表现的证候。常由感受寒邪引起。

1）临床表现：手足或少腹冷痛，肤色紫黯发凉，喜暖恶寒，得温痛减，妇女月经延期，痛经，经色紫黯，夹有血块，舌紫黯，苔白，脉沉迟涩。

2）证候分析：本证以手足局部疼痛，肤色紫黯为辨证要点。寒为阴邪，其性凝滞，寒邪客于血脉，则气机凝滞。血行不畅，故见手足或少腹冷痛。血得温则行，得寒则凝，所以喜暖怕冷，得温痛减。寒凝胞宫，经血受阻，故妇女经期推迟，色黯有块。舌紫黯，脉沉迟涩，皆为寒邪阻滞血脉，气血运行不畅之征。

3）治法：温经散寒活血。方如当归四逆汤、温经汤。

（4）血热证：是指脏腑火热炽盛，热迫血分所表现的证候。本证多因烦劳，嗜酒，恼怒伤肝，房室过度等因素引起。

1）临床表现：咳血、吐血、尿血、衄血、便血，妇女月经先期、月经量多，身热、心烦，口渴，舌红绛，脉滑数。或皮肤生痈肿疮疖。

2）证候分析：本证以出血和全身热象为辨证要点。血热迫血妄行，血络受伤，故表现为各种出血及妇女月经过多等。火热炽盛，灼伤津液，故身热，口渴。火热扰心神则心烦。热迫血行，壅于脉络则舌红绛，脉滑数。热郁肌肤，则皮肤生痈肿疮疖。

3）治法：清热凉血。方如清营汤。

3. 气血同病的辨证 气为阳，血为阴。二者相互依存，相互资生，相互为用。病理上，二者相互影响，在临床上，常见气血同病的证候。

（1）气滞血瘀证：是指由于气滞不行以致血运障碍，而出现既有气滞又有血瘀的证候。多由情志不遂，或外邪侵袭，导致肝气久郁不解所引起。

1）临床表现：胸胁胀满走窜疼痛，性情急躁，并兼见痞块刺痛拒按，妇女经闭或痛经，经色紫黯夹有血块，乳房痛胀等，舌质紫黯或有紫斑，脉弦涩。

2）证候分析：本证以病程较长和肝脏经脉循行部位的疼痛痞块为辨证要点。肝主疏泄而藏血，具有条达气机，调节情志的功能。情志不遂，则肝气郁滞，疏泄失职，故见性情急躁，胸胁胀满走窜疼痛。气为血帅，气滞则血凝，故见痞块疼痛拒按，以及妇女闭经、痛经，经色紫黯有块，乳房胀痛等症。脉弦涩，为气滞血瘀之征。

3）治法：行气活血。方如逍遥散合血府逐瘀汤。

（2）气虚血瘀证：是指既有气虚之象，同时又兼有血瘀的证候。多因久病气虚，运血无力而逐渐形成瘀血内停所致。

1）临床表现：面色淡白或晦滞，身倦乏力，少气懒言，疼痛如刺，常见于胸胁，痛处不移，拒按，舌淡黯或有紫斑，脉沉涩。

2）证候分析：本证虚中夹实，以气虚和血瘀的证候表现为辨证要点。面色淡白，身倦乏力，少气懒言，为气虚证候。气虚运血无力，血行缓慢，终致瘀阻络脉，故面色晦滞。血行瘀阻，不通则痛，故疼痛如刺，拒按不移。临床以心肝病变为多见，故疼痛出现在胸胁部位。气虚舌淡，血瘀舌紫黯，沉脉主里，涩脉主瘀，是为气虚血瘀证的常见舌脉。

3）治法：补气行血。方如四君子汤合血府逐瘀汤。

（3）气血两虚证：是指气虚与血虚同时存在的证候。多由久病不愈，气虚不能生血，或血虚无以化气所致。

1）临床表现：头晕目眩，少气懒言，乏力自汗，面色淡白或萎黄，心悸失眠，舌淡而嫩，脉细弱等。

2）证候分析：本证以气虚与血虚的证候共见为辨证要点。少气懒言，乏力自汗，为脾肺气虚之象。心悸失眠，为血不养心所致。血虚不能充盈脉络，见唇甲淡白，脉细弱。气血两虚不得上荣于面、舌，则见面色淡白或萎黄，舌淡嫩。

3）治法：补气养血。方如八珍汤。

（4）气不摄血证：又称气虚失血证，是指因气虚而不能统血，气虚与失血并见的证候。多因久病气虚，失其摄血之功所致。

1）临床表现：吐血，便血，皮下瘀斑，崩漏，气短，倦怠乏力，面色白而无华，舌淡，脉细弱等。

2）证候分析：本证以出血和气虚证候共见为辨证要点。气虚则统摄无权，以致血液离经外溢，溢于胃肠，便为吐血、便血；溢于肌肤，则见皮下瘀斑。脾虚统摄无权，冲任不固，渐成月经过多或崩漏。气虚则气短，倦怠乏力，血虚则面白无华。舌淡，脉细弱，皆为气血不足之象。

3）治法：补气摄血。方如归脾汤。

（5）气随血脱证：是指大出血时所引起阳气虚脱的证候。多由肝、胃、肺等脏器本有宿疾而脉道突然破裂，或外伤，或妇女崩中，分娩等引起。

1）临床表现：大出血时突然面色苍白，四肢厥冷，大汗淋漓，甚至晕厥，舌淡，脉微细欲绝，或浮大而散。

2）证候分析：本证以大量出血，随即出现气脱证候为辨证要点。气脱阳亡，不能上荣于面，则面色苍白；不能温煦四肢，则手足厥冷；不能温固肌表，则大汗淋漓；神随气散，神无所主，则为晕厥。血失气脱，正气大伤，舌体失养，则色淡，脉道失充而微细欲绝，阳气浮越外亡，脉见浮大而散，证情更为险恶。

3）治法：益气固脱。方如参附汤合生脉散。

4. 津液病辨证 津液是机体一切正常水液的总称，包括各脏腑组织器官的内在体液及其正常的分泌物。津液的生成、输布、排泄功能正常，则人体皮肤润泽，肌肉丰满，毛发光亮，双目有神，口唇红润。如津液不足，可见皮肤干燥，肌肉松垂，毛发枯干，双目干涩，口唇干裂；如津液输布、排泄障碍，水液停滞体内，可见眼睑肿胀、形体浮肿、肥胖等症状，影响人体形态、容貌美。

津液的病变，主要包括津液不足和水液停聚两大类型。

（1）津液不足证：是指脏腑、肌肤等组织缺乏津液濡润所表现的干燥证候。又称内燥证。其产生不外有生成不足与丧失过多两方面。

1）临床表现：口燥咽干，唇焦舌燥，皮肤干燥，小便短少，大便干结，舌红少津，脉细数。或皮肤干枯变薄，缺乏弹性及光泽，瘙痒，脱屑，易生皱纹。

2）证候分析：津液不足，上不能滋润口咽，故口燥咽干，唇焦舌燥。下不能化生小便，濡润大肠，所以小便短少，大便干结。外不能濡润肌肤，则皮肤干枯变薄，缺乏弹性及光泽，干燥脱屑，易生皱纹。津血亏虚，虚热内生，故舌红少津，脉细数。

3）治法：增补津液。方如增液汤。

（2）水液停聚证：是指由于外感六淫或内伤七情，致脏腑功能失调，影响津液的输布与排泄，致水液停聚所表现的证候。常形成湿阻、痰饮等证。

1）临床表现：身体重困，关节、肌肉酸痛，屈伸不利，口渴不欲饮，腹胀腹泻，食欲不振。咳喘胸闷咯痰，脘痞不舒，纳呆恶心，呕吐痰涎，头晕目眩，肢体麻木，或局部有圆滑肿块。舌苔白滑或腻，脉濡或滑。或头面眼睑下肢浮肿，面浊油垢，湿疮滋水，溃疡，脱发，脚湿气，带下量多，肥胖，肌肤痰核。

2）证候分析：湿性重着，阻于肢体，故身重困倦。湿为阴邪，易阻遏气机，经气不利，故面浊油垢，遍体不舒，肌肉关节酸痛，屈伸不利。湿阻气机，清阳不升，津液不能上承，则口渴。湿为阴邪，未伤津液，故不欲饮。湿邪易伤脾阳，气不化湿，故小便清长或腹胀腹泻。舌苔白滑而腻，脉濡为湿阻之象。痰阻于肺，宣降失常，肺气上逆，则咳喘咯痰。肺气不利，则胸闷不舒。痰阻于胃，则脘闷，纳呆恶心，呕吐痰涎。痰阻中焦，清阳不升，则头晕目眩。痰阻经络，气血运行不畅，则肢体麻木。痰质黏稠，难以消散，流注经脉筋骨，故见局部圆滑肿块，肌肤痰核。湿盛充斥肌肤，则头面眼睑浮肿，湿疮滋水，溃疡，脚湿气，肥胖。

3）治法：温阳理气健脾。方如实脾饮、五苓散。

（三）脏腑辨证

脏腑辨证，是以中医藏象学说理论为基础，根据脏腑的生理功能、病理表现，将四诊所获得的临床资料进行分析归纳，从而对疾病的病因、病位、病机、病性及邪正盛衰情况作出综合判断的一种辨证方法。是临床各科的诊断基础，是辨证体系中的重要组成部分。

脏腑辨证，包括脏病辨证、腑病辨证、脏腑兼病辨证。基于脏腑之间生理和病理上的密切关系，故将脏病和腑病合在一起叙述。脏腑的病变复杂，证候多种多样，本节仅介绍临床比较常见的一些证候。

1. 心与小肠病辨证 心居胸中，心包络围护于外，为心主的宫城。其经脉下络小肠，两者相为表里，心主血脉，又主神明，开窍于舌。小肠分清泌浊，具有化物的功能。

心的病证有虚实。虚证多由久病伤正、禀赋不足、思虑伤心等因素，导致心气、心阳受损，心阴、心血亏耗；实证多由痰阻、火扰、寒凝、瘀滞、气郁等引起。

心的病变主要表现为血脉运行失常及精神意识思维改变等方面。例如心悸，心痛，失眠，神昏，精神错乱，脉结代或促等常是心的病变。小肠的病变主要反映在清浊不分、转输障碍等方面，如小便失常，大便溏泄等。

（1）心气虚、心阳虚

1）临床表现：心气虚、心阳虚的共同脉症为心悸气短，活动后加重，脉细弱或结代。兼见面色淡白或㿠白，神疲体倦，自汗少气，舌淡苔白等症，为心气虚。若见畏寒，肢冷不温，面色㿠白或晦黯，心胸憋闷或作痛，舌淡紫黯而胖嫩，则为心阳虚。

2）证候分析：心气虚证，以心脏及全身功能活动衰弱为辨证要点；心阳虚证，以在心气虚证的基础上出现虚寒症状为辨证要点。心气或心阳不足，推动乏力，气血不能正常运行，故心悸气短，脉细弱或结代。动则耗气，故活动后加重。心气不足，无力运血上行于面，则面白，舌淡，脉弱。气虚血瘀则面灰黯，舌紫黯，脉结代。汗为心液，心气虚弱，阴液不敛则汗出。心气虚则心神失养，故神疲体倦少气。阳虚不温肢体，则畏寒肢冷。心阳不振，心脉闭阻不通，因而心胸憋闷或作痛。

3）治法：心气虚治宜补益心气。方如养心汤。心阳虚治宜温补心阳。方如保元汤。

（2）心血虚、心阴虚

1）临床表现：心血虚、心阴虚的共同症状为心悸健忘，失眠多梦。兼见眩晕，面色无华，唇舌色淡，脉细弱，为心血虚。兼见潮热盗汗，颧红，口咽干燥，舌红少津，脉细数，为心阴虚。

2）证候分析：心血虚证以心的常见症状与血虚证共见为辨证要点。心阴虚证以心的常见症状与阴虚证共见为辨证要点。血属阴，心阴、心血不足，则心失所养，致心动不安，出现心悸健忘；神失濡养，致心神不宁，出现失眠多梦。血与阴又同中有异，故血虚则不能濡养脑髓，而见眩晕健忘；不能上荣则见面白无华，唇舌色淡；不能充盈脉道则脉象细弱。阴虚则阳亢，虚热内生，故五心烦热，午后潮热；寐则阳气入阴，营液受蒸则外流而为盗汗；虚热上炎则两颧发红，舌红少津；脉细主阴虚，数主有热，为阴虚内热的脉象。

3)治法：心血虚，治宜养血安神。方如四物汤。心阴虚，治宜滋阴安神。方如补心丹。

(3)心火亢盛、小肠实热

1)临床表现：心烦，失眠，面赤，口渴欲饮冷，口舌生疮，舌尖红，脉数。或见小便赤涩，尿道涩痛，尿血等。

2)证候分析：火热之邪内扰心神，则心烦失眠。热盛伤津，则口渴欲饮冷。热盛血涌，则面赤，脉数。心开窍于舌，心火上炎，则口舌生疮，舌尖红。心与小肠相表里，心热下移于小肠，则小便赤涩，尿道涩痛。热伤血络，则尿血。

3)治法：心火亢盛，治宜清火泻火。方如泻心汤。小肠实热，治宜清心导赤。方如导赤散。

(4)心血瘀阻

1)临床表现：心悸怔忡，心胸憋闷或刺痛，痛引肩背内臂，时发时止，舌质紫黯或见瘀点瘀斑，脉细涩或结代。重则面青唇紫，四肢发冷。

2)证候分析：因正虚以致痰凝、寒滞、瘀阻、气郁等使心脉闭阻，心失所养，则心悸怔忡。心脉闭阻，则心胸憋闷疼痛，舌质紫黯或见瘀点瘀斑，脉细涩或结代。病重则血运不畅更甚，阳气不达于外，故面青唇紫，四肢发冷。

3)治法：通阳化瘀。方如枳实薤白桂枝汤。

2. 肝与胆病辨证 肝位于右胁，胆附于肝，肝胆经脉相互络属，肝与胆相表里，肝主疏泄，主藏血，在体为筋，其华在爪，开窍于目，其气升发，性喜条达而恶抑郁。胆贮藏、排泄胆汁，以助消化，并与情志活动有关，有“胆主决断”之说。

肝的病证有虚实之分，虚证多见肝血、肝阴不足。实证则是气火有余，或是寒邪、湿热等所犯。胆的病证，以实证居多，且多与肝同病。

肝的病变主要表现在疏泄失常，血不归藏，筋脉不利等方面。肝开窍于目，故多种目疾都与肝有关。肝的病变较为广泛和复杂，如胸胁少腹胀痛、窜痛，情志活动异常，头晕胀痛，手足抽搐，肢体震颤，月经不调，睾丸胀痛等，常与肝有关。胆病常见口苦发黄，失眠和胆怯易惊等情绪的异常。

(1)肝血虚、肝阴虚

1)临床表现：面白无华，眩晕耳鸣，夜寐多梦，两目干涩，视物模糊不清，肢体麻木，爪甲不荣，或见手足震颤，肢体麻木，肌肉跳动，妇女常见月经量少色淡，甚则闭经。舌淡，脉细。或面部烘热，胁肋灼痛，口燥咽干，五心烦热，潮热盗汗，或见手足蠕动，舌红少津，脉细数。

2)证候分析：肝血不足，不能上荣于面，故见面白无华，眩晕耳鸣。血虚不能安魂定志，故夜寐多梦。肝开窍于目，肝血不足，不能濡养目窍，故两目干涩，视物模糊不清。肝血虚，经脉失养，则筋脉拘急，爪甲不荣，肢体麻木。血虚生风，可见手足震颤，肌肉跳动。肝血不足，不能充盈任冲二脉，故见妇女月经量少色淡，甚则闭经。舌淡，脉细皆为血虚之象。阴虚生热，虚热上炎，则面部烘热。肝阴亏损，经脉失于濡养，虚火内灼，故见胁肋灼痛。阴液亏虚不能上润，则口燥咽干，舌少津。虚热内蒸，则五心烦热，潮热盗汗。阴虚动风，则见手足蠕动。舌红，脉细数为阴虚之象。

3)治法：滋补肝血或肝阴。方如补肝汤或一贯煎。

(2)肝气郁结

1)临床表现:两胁肋胀痛或窜痛,情志抑郁,喜太息,妇女可见乳房胀痛,月经不调,痛经,甚则闭经,或咽部梅核气,或瘿瘤,癥瘕,脉弦。

2)证候分析:本证一般以情志抑郁,肝经所过部位发生胀闷疼痛,以及妇女月经不调等,作为辨证要点。肝气郁结,气机郁滞不畅,故情志抑郁,喜太息。肝郁气滞,经脉不利,故肝经所循行部位胸胁、少腹、乳房胀痛或窜痛。气病及血,气滞血瘀,冲任失调,可致月经不调,痛经,甚则闭经。气郁生痰,痰随气逆,循经上行,搏结于咽部,致梅核气;聚于颈部,则为瘿瘤。气聚血结,酿成癥瘕。气机不利,脉气不舒,则脉弦。

3)治法:疏肝理气。方如柴胡疏肝散、四逆散。

(3)肝火上炎

1)临床表现:头晕胀痛,面红目赤,口苦口干,胁肋灼痛,急躁易怒,不寐或噩梦纷纭,耳鸣如潮,或耳内肿痛流脓,便秘尿黄,或见吐血、衄血,舌红苔黄,脉弦数。

2)证候分析:肝火炽盛,火性上炎,循经上攻头目,故见头晕胀痛,面红目赤。肝失条达柔顺之性,则急躁易怒。火热内扰,扰动心神,则不寐或噩梦纷纭。足少阳胆经入耳中,肝热移胆,胆热循经上冲,则耳鸣如潮,耳内肿痛流脓。胆汁上逆,则口苦。火热伤津,故口干,便秘尿黄。热盛迫血妄行,则吐血、衄血。舌红苔黄,脉弦数,为肝经有热之象。

3)治法:清肝泻火。方如龙胆泻肝汤。

(4)肝阳上亢

1)临床表现:眩晕耳鸣,头目胀痛,面红目赤,急躁易怒,失眠多梦,心悸健忘,腰膝酸软,头重脚轻,舌红,脉弦细数。

2)证候分析:肝肾之阴不足,阳气亢逆升腾,故眩晕耳鸣,头目胀痛,面红目赤,急躁易怒。阴亏阳无所制,神无所养,故出现失眠多梦,心悸健忘。肝肾阴虚,筋骨失养,则腰膝酸软。阴亏于下,阳亢于上,则上盛下虚,可见头重脚轻。舌红,脉弦细数为阴亏阳亢之象。

3)治法:滋阴平肝潜阳。方如天麻钩藤饮、杞菊地黄丸。

(5)肝胆湿热

1)临床表现:胁肋胀痛,口苦纳呆,呕恶,大便不调,小便短赤,或身目发黄,或阴囊湿疹,瘙痒,或睾丸肿胀热痛,或妇女带下黄臭,舌红苔厚腻,脉弦数。

2)证候分析:湿热蕴结,肝胆疏泄失常,故胁肋胀痛。胆汁上溢则口苦。外溢肌肤则身目发黄,尿黄。湿热下注,则小便短赤。肝脉绕阴器,湿热下注,可见阴囊湿疹,睾丸肿胀热痛,妇女带下黄臭,外阴瘙痒。舌红苔厚腻,脉弦数均为湿热内蕴之象。

3)治法:清热利湿。方如茵陈蒿汤、龙胆泻肝汤。

(6)胆郁痰扰

1)临床表现:惊悸不寐,头晕目眩,耳鸣,口苦,呕恶,胸胁胀闷,舌苔黄腻,脉滑数。

2)证候分析:胆脉络头目,痰热循经上扰,故见头晕目眩耳鸣。痰热扰动清静之胆腑,则见惊悸不寐。胆居胁里,痰热内蕴,气机不利,则胸胁胀闷。胆汁上逆则口苦。胆热犯胃,则呕恶。苔黄腻,脉滑数,为痰热内郁之象。

3)治法:清化痰热,降逆和胃。方如黄连温胆汤。

3. 脾与胃病辨证 脾胃共处中焦,经脉互为络属,具有表里的关系。脾主运化水谷,胃主受纳腐熟,脾升胃降,共同完成饮食物的消化吸收与输布,为气血生化之源,后天之本,脾又具有统血,主四肢肌肉的功能。

脾胃病证，皆有寒热虚实之不同。脾的病变主要反映在运化功能的失常和统摄血液功能的障碍，以及水湿潴留，清阳不升等方面；胃的病变主要反映在食不消化，胃失和降，胃气上逆等方面。

脾病常见腹胀腹痛，泄泻便溏，浮肿，出血等。胃病常见脘痛，呕吐，嗳气，呃逆等。

（1）脾气虚、脾阳虚、脾气下陷、脾不统血

1）临床表现：脾气虚见纳呆腹胀，食后尤甚，便溏，神疲乏力，少气懒言，面色萎黄，消瘦或浮肿，舌淡苔白，脉缓弱。脾阳虚见腹胀冷痛，喜温喜按，大便稀溏，口淡不渴，形寒肢冷，或周身浮肿，带下清稀量多，舌质淡胖，苔白滑，脉沉迟无力。脾气下陷见脘腹坠胀，食后尤甚，或见便意频频，肛门重坠，甚或脱肛，或子宫脱垂，或小便混如米泔。脾不统血见各种慢性出血，如便血、尿血、肌衄，或妇女月经过多、崩漏等。

2）证候分析：脾气虚弱，运化失职，故纳呆腹胀。食后脾气益困，故食后腹胀尤甚。脾虚生湿，脾虚不运化水湿，水湿趋下，偏走于大肠，故便溏。脾气不足，生化乏源，肢体失养，可见神疲乏力。中气不足，则少气懒言。气血生化不足或脾虚不升气血，气血不荣于上，则面色萎黄。气血不足，不充养形体，可见消瘦。脾气虚不运化水湿，水湿内停则浮肿。舌淡苔白，脉缓弱，是脾气虚弱之象。脾阳虚则温运无力，阳虚寒生，故脘腹冷痛，喜温喜按。脾阳虚水湿不化更甚，故大便稀溏如水样。水湿内盛则口淡不渴。脾阳虚温煦失职，故形寒肢冷。脾阳虚水湿不化而内停，故周身浮肿。水湿趋下，故带下清稀量多。舌质淡胖，苔白滑，脉沉迟无力，为脾阳不振，虚寒内盛之象。脾气虚陷，中阳不升，内脏无力举托而下垂，故见腹坠，便频，脱肛，子宫脱垂，胃下垂等。脾虚气陷致精微物质不能正常输布，而反下流膀胱，故小便混如米泔。脾气亏虚，统血无权，血不循经，溢于脉外，而多见下体出血，如溢于胃肠则便血，溢于膀胱则尿血，溢于肌肤则肌衄。脾虚冲任不固，则妇女月经过多，甚至崩漏。

3）治法：益气健脾。方如四君子汤或六君子汤，理中汤，补中益气汤，归脾汤。

（2）寒湿困脾

1）临床表现：脘腹痞闷不适，纳呆便溏，泛恶欲吐，口淡不渴，头身困重或浮肿，面色晦黄，小便短少，舌淡胖苔白腻，脉濡缓。

2）证候分析：脾性喜燥恶湿，寒湿内侵，脾阳受困，运化失司，故脘腹痞闷不适，重则胀痛，食欲减退。湿注肠中，则便溏。胃失和降，则泛恶欲吐，寒湿属阴，阴不耗液，故口淡不渴。脾主肌肉，湿性重着，则头身困重。脾阳受困，不得温化水湿，水湿溢于肌肤则为肿。脾胃湿阻，气血不能外荣于面，故见面色晦黄。膀胱气化失司，则小便短少。舌淡胖苔白腻，脉濡缓，皆为寒湿内盛之象。

3）治法：温中化湿。方如胃苓汤。

（3）湿热蕴脾

1）临床表现：脘腹痞闷，纳呆呕恶，厌食油腻，口苦而黏，大便溏泄不爽，小便黄赤，肢体困重，或面目肌肤发黄，或皮肤发痒，或身热起伏，汗出热不解，舌红苔黄腻，脉濡数。

2）证候分析：湿热蕴结脾胃，运化失司，升降失常，故脘腹痞闷，纳呆呕恶，厌食油腻，口苦而黏。湿热蕴结肠胃，则大便溏泄不爽。湿热下注则小便黄赤。湿热阻遏，脾失运化水液，则肢体困重。湿热熏蒸肝胆，致胆汁不循常道，外溢肌肤，故面目肌肤发黄，皮肤发痒。湿遏热伏，热处湿中，则身热起伏，汗出热不解。舌红苔黄腻，脉濡数为湿热内盛之象。

3）治法：清热化湿。方如甘露消毒丹。

（4）胃寒证

1）临床表现：胃脘冷痛，轻则绵绵不休，重则拘急剧痛，遇寒则剧，遇热缓解，口淡不渴，口泛清水，或恶心呕吐，形寒肢冷，或胃中水声辘辘。舌淡苔白滑，脉弦或迟，皆为寒邪为患之象。

2）证候分析：寒邪凝滞胃腑，络脉收引，气机郁滞，故胃脘冷痛，寒为阴邪，得热始化，得冷更凝泣不行，故疼痛遇冷加剧，遇热则减。口淡不渴，是阴不耗津，寒邪内盛之征。寒为阴邪，易伤阳气，中阳不足则肢体失于温煦，故形寒肢冷。胃气虚寒，不能温化精微，致水液内停而为水饮，饮停于胃，振之可闻胃脘部辘辘水声；饮随胃气上逆，可见口泛清水。本证阳气不足为虚，水饮内停为实。阴寒内盛，胃虚停饮，则舌淡苔白滑。迟脉主寒，水饮多见弦脉。

3）治法：温胃散寒。方如良附丸。

（5）胃热证

1）临床表现：胃脘灼痛，吞酸嘈杂，或呃逆呕吐，或渴喜冷饮，消谷善饥，或牙龈肿痛，齿衄口臭，大便秘结，小便短赤，舌红苔黄，脉滑数。

2）证候分析：胃热炽盛，胃腑络脉气血壅滞，故脘部灼痛。肝经郁火，横克犯胃，肝胃气火上逆，则吞酸嘈杂，呕吐呃逆。胃中浊气上逆，则口臭。胃热耗津伤液，故渴喜冷饮。胃热炽盛，腐熟功能亢奋，故消谷善饥。胃火循经上炎，故见牙龈肿痛，口舌生疮。热伤血络，迫血妄行，故见齿衄。热盛伤津耗液，故见大便秘结，小便短赤。舌红苔黄，脉滑数为胃热内盛之象。

3）治法：清胃泻火。方如清胃散。

（6）食滞胃脘

1）临床表现：胃脘胀闷疼痛，嗳气吞酸或呕吐酸腐食物，吐后胀痛得减，或矢气便溏，泻下物酸腐臭秽，舌苔厚腻，脉滑。

2）证候分析：食停胃脘，胃气郁滞，则见胃脘胀痛。宿食内停，胃失和降，胃中酸败，浊气上犯，故见厌食，嗳气或呕吐酸腐食物。腐气下移于肠道，故见矢气。食积气滞，湿邪内生，湿食下注于肠，可见便溏，便下物酸腐臭秽。气滞腑气不通，则见便秘不通。苔厚腻，脉滑为食浊内阻之象。

3）治法：消食导滞。方如保和丸。

4. 肺与大肠病辨证 肺居胸中，经脉下络大肠，与大肠相为表里。肺主气，司呼吸，主宣发肃降，通调水道，外合皮毛，开窍于鼻。大肠主传导，排泄糟粕。

肺的病证有虚实之分，虚证多见气虚和阴虚，实证多见风寒燥热等邪气侵袭或痰湿阻肺所致。大肠病证有湿热内侵，津液不足以及阳气亏虚等。

肺的病变，主要为气失宣降，肺气上逆，或腠理不固及水液代谢方面的障碍，临床上往往出现咳嗽、气喘、胸痛、咯血等症状。大肠的病变主要是传导功能失常，主要表现为便秘与泄泻。

（1）肺气虚

1）临床表现：气短喘促，咳痰无力，神疲乏力，声低懒言，面色淡白无泽，自汗，畏风，易感冒，舌淡苔白，脉虚弱。

2）证候分析：肺气虚，则气短喘促，咳痰无力，神疲乏力，声低懒言，面色淡白。肺主皮毛，肺气虚不固护肌表，则自汗，畏风，易感冒。舌淡苔白，脉虚弱为气虚之象。

3）治法：补益肺气。方如玉屏风散合四君子汤。

（2）肺阴虚

1）临床表现：干咳无痰，或痰少而黏，口燥咽干，形体消瘦，午后潮热，五心烦热，盗汗，颧红，甚则痰中带血，声音嘶哑，舌红少津，脉细数。

2）证候分析：肺阴不足，不能濡养于肺，则干咳无痰，或痰少而黏。阴虚内热灼伤肺络，可见痰中带血。阴津不足，不能上润，则口咽干燥，声音嘶哑；不濡养肌肉，则形体消瘦。虚热内蒸，则午后潮热，五心烦热。虚热上炎，则颧红。热扰营阴，则盗汗。舌红少津，脉细数为阴虚内热之象。

3）治法：滋阴润肺。方如百合固金汤。

（3）风寒束肺

1）临床表现：咳嗽声重有力，吐痰稀白，鼻塞流清涕，恶寒发热，头痛，无汗，苔薄白，脉浮紧。

2）证候分析：风寒外袭束肺，则肺失宣降，故咳嗽声重，吐痰稀白。鼻为肺窍，肺受风寒，其窍不利，则鼻塞流涕。风寒外袭，营卫不利，故恶寒发热，头痛，无汗。苔薄白，脉浮紧为风寒束表之象。

3）治法：宣肺散寒。方如杏苏散、华盖散。

（4）风热犯肺

1）临床表现：咳嗽，痰黄且稠，口渴，咽痛，身热，微恶风寒，舌尖红，苔薄黄，脉数。

2）证候分析：外感风热犯肺，肺失宣降，故咳嗽。热能伤津，则口渴。热灼津液成痰，热盛则痰黄稠。风热上扰，则咽痛。风热犯卫，肺卫失宣，则身热微恶风寒。舌尖红苔薄黄为有热之征。浮脉主表，数脉主热，浮数并见，为风热犯肺的常见脉象。

3）治法：清宣肺热。方如桑菊饮、麻杏石甘汤。

（5）燥邪犯肺

1）临床表现：干咳无痰，或痰少而黏，不易咳出。唇、舌、咽、鼻干燥欠润，或身热恶寒，或胸痛咯血。舌红苔白或黄，脉数。

2）证候分析：燥邪犯肺，津液被伤，肺不得滋润而失清肃，故干咳无痰，或痰少而黏，不易咳出。伤津化燥，气道失其濡润，所以唇、舌、咽、鼻都见干燥而欠润。肺为燥邪所袭，肺卫失宣，则见身热恶寒。若燥邪化火，灼伤肺络，可见胸痛咯血。燥邪伤津则舌红，邪在肺卫，苔多白，燥邪袭肺，苔多黄。脉数为燥热之象。

3）治法：清肺润燥。方如清燥救肺汤。

（6）痰湿阻肺

1）临床表现：咳嗽痰多，色白易咯，胸闷，甚则气喘痰鸣，舌淡苔白腻，脉滑。

2）证候分析：痰湿的形成，或由外邪犯肺，使肺的宣降失常，肺不布津，水液停聚成痰；或由脾虚，输布运化失常，水湿凝聚而成；或久咳伤肺，肺输布水液功能减弱，聚湿成痰。痰湿阻肺，致肺气失于宣降，肺气上逆，则咳嗽多痰，痰色白量多易咯。痰湿阻肺，肺气不利，则胸闷。气道不利，则气喘痰鸣。舌淡苔白腻，脉滑为痰湿内阻之象。

3）治法：燥湿化痰。方如二陈汤合三子养亲汤。

（7）大肠湿热

1）临床表现：腹痛，下痢脓血，里急后重，或暴注下泻，色黄而臭，伴见肛门灼热，小便短赤，身热口渴。舌红苔黄腻，脉滑数或濡数。

2）证候分析：湿热在肠，阻滞气机，故腹痛，里急后重。湿热蕴结大肠，伤及气血，腐化为脓血，故下痢脓血。湿热之气下迫，故见暴注下泻，肛门灼热。热邪内积，湿痢伤津，故身热口渴，小便短赤。舌红苔黄腻为湿热之象。湿热为病，有湿重、热重之分，湿重于热，脉象多见濡数，热重于湿，脉象多见滑数。

3）治法：清利湿热。方如葛根芩连汤。

(8)大肠液亏

1)临床表现:大便秘结干燥,难以排出,常数日一行,口干咽燥,或伴见口臭,头晕等,舌红少津,脉细涩。

2)证候分析:大肠液亏,肠道失其濡润而传导不利,故大便秘结干燥,难以排出,甚或数日一行。阴伤于内,口咽失润,故口干咽燥。大便日久不解,浊气不得下泄而上逆,致口臭头晕。阴伤则阳亢,故舌红少津。津亏脉道失充,故脉来细涩。

3)治法:润肠通便。方如麻子仁丸。

5. 肾与膀胱病辨证 肾左右各一,位于腰部,其经脉与膀胱相互络属,故两者为表里。肾藏精,主生殖,为先天之本,主骨生髓充脑,在体合骨,开窍于耳,其华在发。又主水,并有纳气功能。膀胱具有贮尿、排尿的作用。

肾藏元阴元阳,为人体生长发育之根,脏腑功能活动之本,一有耗伤,则诸脏皆病,故肾多虚证。膀胱多见湿热证。

肾的病变主要反映在生长发育,生殖功能,水液代谢的异常方面,临床常见症状有腰膝酸软而痛,耳鸣耳聋,发白早脱,齿牙动摇,阳痿遗精,精少不育,女子经少经闭,以及水肿,二便异常等。膀胱的病变主要反映为小便异常及尿液的改变,临床常见尿频、尿急、尿痛、尿闭以及遗尿小便失禁等症。

(1)肾阳虚

1)临床表现:腰膝酸软而痛,畏寒肢冷,尤以下肢为甚,精神委靡,面色㿠白或黧黑,舌淡胖苔白,脉沉弱。或男子阳痿,女子宫寒不孕;或大便久泄不止,完谷不化,五更泄泻;或浮肿,腰以下为甚,按之没指,甚则腹部胀满,全身肿胀,心悸咳喘。

2)证候分析:腰为肾之府,肾主骨,肾阳虚衰,不能温养腰府及骨骼,则腰膝酸软疼痛;不能温煦肌肤,故畏寒肢冷。阳气不足,阴寒盛于下,故下肢尤甚。阳虚不能温煦形体,振奋精神,故精神委靡,面色㿠白。肾阳极虚,浊阴弥漫肌肤,则见面色黧黑。舌淡胖苔白,脉沉弱,均为肾阳虚衰之象。肾主生殖,肾阳不足,命门火衰,生殖功能减退,男子则阳痿,女子则宫寒不孕。命门火衰,火不生土,脾失健运,故久泄不止,完谷不化或五更泄泻。肾阳不足,膀胱气化功能障碍,水液内停,溢于肌肤而为水肿;水湿下趋,肾处下焦,故腰以下肿甚,按之没指;水势泛滥,阻滞气机,则腹部胀满,水气上逆凌心射肺,故见心悸咳喘。

3)治法:温补肾阳。方如金匮肾气丸或右归丸。

(2)肾阴虚

1)临床表现:腰膝酸痛,眩晕耳鸣,失眠多梦,男子遗精早泄,女子经少经闭,或见崩漏,形体消瘦,潮热盗汗,五心烦热,咽干颧红,溲黄便干,舌红少津,脉细数。

2)证候分析:肾阴不足,髓海亏虚,骨骼失养,故腰膝酸痛,眩晕耳鸣。肾水亏虚,水火失济则心火偏亢,致心神不宁,而见失眠多梦。阴虚相火妄动,扰动精室,故遗精早泄。女子以血为用,阴亏则经血来源不足,所以经量减少,甚至闭经。阴虚则阳亢,虚热迫血可致崩漏。肾阴亏虚,虚热内生,故见形体消瘦,潮热盗汗,五心烦热,咽干颧红,溲黄便干,舌红少津,脉细数等。

3)治法:滋补肾阴。方如六味地黄丸或知柏地黄丸。

(3)肾气不固

1)临床表现:神疲耳鸣,腰膝酸软,小便频数而清,或尿后余沥不尽,或遗尿失禁,或夜尿频多。男子滑精早泄,女子白带清稀,胎动易滑,舌淡苔白,脉沉弱。

2）证候分析：肾气亏虚则全身功能活动减退，气血不能充耳，故神疲耳鸣；骨骼失之温养，故腰膝酸软。肾气虚，膀胱失约，故小便频数而清长，或夜尿频多，甚则遗尿失禁；排尿无力，尿液不能全部排出，致尿后余沥不尽。肾气不足，则精关不固，精易外泄，故滑精早泄。肾虚而冲任亏损，下元不固，则见带下清稀。胎元不固，每易造成滑胎。舌淡苔白，脉沉弱，为肾气虚衰之象。

3）治法：补肾固摄。方如缩泉丸。

（4）肾精不足

1）临床表现：男子精少不育，女子闭经不孕。小儿发育迟缓，身材矮小。成人则见早衰发白，易生皱纹，发脱齿摇，耳鸣失聪，眩晕健忘，腰膝酸软，足痿无力。

2）证候分析：肾精不足，则生殖功能低下，故性功能减退，男子精少不育，女子经闭不孕。肾精不足，不能生髓化血，充肌养骨，故小儿发育迟缓，身材矮小。成人则发白发脱齿摇，易生皱纹，腰膝酸软，足痿无力。肾精不足，无以充髓，实脑，开智，则耳鸣失聪，眩晕健忘。

3）治法：补益肾精。方如河车大造丸。

（5）膀胱湿热

1）临床表现：尿频尿急，排尿艰涩，尿道灼痛，尿黄赤混浊或尿血，或有砂石，小腹痛胀迫急，或伴见发热，腰酸胀痛，舌红苔黄腻，脉滑数。

2）证候分析：湿热蕴结膀胱，热迫尿道，故尿频尿急，排尿艰涩，尿道灼痛。湿热内蕴，膀胱气化失司，故尿液黄赤混浊，小腹痛胀迫急。湿热伤及阴络则尿血。湿热久郁不解，煎熬尿中杂质而成砂石，则尿中可见砂石。湿蕴郁蒸，热淫肌表，可见发热，波及肾脏，则见腰痛。舌红苔黄腻，脉滑数为湿热内蕴之象。

3）治法：清热利湿通淋。方如八正散。

6. 脏腑兼病辨证 脏腑兼病，证候较为复杂，但一般以脏与脏的兼病为主。现将临床上常见与美容有关的脏腑兼病介绍如下。

（1）心肾不交

1）临床表现：心烦不眠，心悸健忘，头晕耳鸣，腰膝酸软，多梦遗精，口咽干燥，舌红少苔，脉细数。

2）证候分析：多因久病或房事不节，损伤肾阴，或五志过极，或外感热病，心火独亢，致阴阳失调，水火不济。心阳独亢，心神不安，故心烦不寐，多梦，心悸。水亏阴虚，骨髓、脑髓失充，则头晕耳鸣健忘。腰为肾之府，失阴液濡养，则腰膝酸软。精室为虚火扰动，则遗精。津液亏虚则口咽干燥。舌红少苔，脉细数，为水亏火旺之象。

3）治法：滋阴降火，交通心肾。方如黄连阿胶汤、交泰丸。

（2）心脾两虚

1）临床表现：心悸健忘，失眠多梦，面色萎黄，食欲不振，腹胀便溏，眩晕乏力，或皮下出血，妇女月经量少色淡，淋漓不尽等。舌质淡嫩，脉细弱。

2）证候分析：心血不足，心失所养，则心悸健忘；心神不宁，故失眠多梦，头目失养，则眩晕健忘；肌肤失荣，故面色萎黄无华。脾气不足，运化失健，故食欲不振，腹胀便溏；气虚，全身功能活动减退，故神倦乏力。脾虚不能摄血，可见皮下出血，妇女经量减少，色淡质稀，淋漓不尽。舌质淡嫩，脉细弱，皆为气血不足之象。

3）治法：补益心脾。方如归脾汤。

（3）肝脾不调

1)临床表现:胁肋胀痛,胸闷,善叹息,情志抑郁或烦躁,纳呆,腹胀便溏,或腹痛欲泻,泻后痛解。舌质淡红,苔白,脉弦。

2)证候分析:肝失疏泄,气机不畅,则胁肋胀痛,胸闷,善太息。肝失条达之性,故情志抑郁或烦躁。肝郁横克脾土,致脾失健运,故纳食减少,腹胀便溏。肝郁气滞,脾气不和,故腹痛欲泻,泻后气机得畅,则泻后痛解。舌淡红,苔白,脉弦为肝失疏泄,脾不健运之象。

3)治法:疏肝健脾。方如逍遥散、痛泻要方。

(4)肝胃不和

1)临床表现:胃脘、胸胁胀满疼痛,呃逆嗳气,吞酸嘈杂,纳差,情志抑郁或烦躁易怒,苔薄,脉弦。

2)证候分析:肝郁气滞,经气不利,故胸胁胀痛。肝气横逆犯胃,致胃脘胀痛。胃失和降,故呃逆嗳气。气郁于胃中而生热,故吞酸嘈杂;影响胃腑受纳则纳差。肝郁失于条达,则情志抑郁或烦躁易怒。弦为肝脉。

3)治法:疏肝和胃。方如柴胡疏肝散合左金丸。

(5)肝肾阴虚

1)临床表现:头晕目眩,耳鸣健忘,失眠多梦,咽干口燥,腰膝酸软,胁痛,五心烦热,颧红盗汗,男子遗精,女子经少。舌红少苔,脉细数。

2)证候分析:肝肾阴液相互资生,肝阴充足,则下藏于肾,肾阴旺盛,则上滋肝木,故有"肝肾同源"之说。肾阴亏虚,水不涵木,肝阳上亢,则头晕目眩,耳鸣健忘;虚热内扰,心神不安,故失眠多梦;津不上润,则口燥咽干;筋脉失养,故腰膝酸软无力。肝阴不足,肝脉失养,致胁部隐隐作痛。阴虚生内热,热蒸于里,故五心烦热;火炎于上,则两颧发红;内迫营阴,使夜间盗汗;扰动精室,故多见梦遗。冲任隶属肝肾,肝肾阴伤,则冲任空虚,而经量减少。舌红少苔,脉细数,为阴虚内热之象。

3)治法:滋补肝肾。方如杞菊地黄丸。

(6)脾肾阳虚

1)临床表现:畏寒肢冷,面色㿠白,腰膝及少腹冷痛,纳差便溏,或五更泄泻,或下利清谷,面浮肢肿,小便不利。舌淡嫩,苔白滑,脉沉弱。

2)证候分析:脾肾阳虚,失于温煦,故畏寒肢冷,面色㿠白,腰膝及少腹冷痛。脾肾阳虚,不能温运水谷,故见便溏,下利清谷,或五更泄泻。阳虚水湿不运而内停,故面浮肢肿。水湿内停,则小便化源不足,故小便不利。舌淡嫩,苔白滑,脉沉弱为阳衰之象。

3)治法:温补脾肾。方如附子理中汤、四神丸。

(7)肺肾阴虚

1)临床表现:咳嗽痰少,或痰中带血甚至咳血,口燥咽干,声音嘶哑,形体消瘦,腰膝酸软,颧红盗汗,骨蒸潮热,男子遗精,女子月经不调,舌红少苔,脉细数。

2)证候分析:阴虚肺燥,清肃失职,故咳嗽痰少;热灼肺络,络损血溢,故痰中带血甚或咳血;津不上承,则口干咽燥。喉为肺系,肾脉循喉,肺肾阴亏,喉失滋养兼虚火熏灼会厌,则声音嘶哑;肌肉失养,则形体日渐消瘦。虚火上浮则颧红,虚热迫津外泄则盗汗。阴虚生内热,故骨蒸潮热。腰为肾府,肾阴亏虚,失其濡养,则腰膝酸软。热扰精室,肾失封藏,则遗精。肾水不足,阴血亏虚则致经少;火灼阴络受伤则见崩中,皆为月经不调。舌红少苔,脉细数为阴虚发热之象。

3)治法:润补肺肾。方如百合固金汤。

(四)体质(阴阳五行人)**辨证**

早在春秋战国时期,中医经典《黄帝内经》就已经涉及美学领域的体质学说,并按阴阳五行法则,对人的天赋体质和气质品性划分类型,较早探讨了气质差异和不同气质类型之间的审美关系,提出人的个体间存在着体质的差异,并按阴阳、五行、肥瘦、勇怯、情志等对体质进行分型,把人分为肥壮人、瘦人、常人(肥瘦适中)、壮士、婴儿五类,而肥人又分为膏、脂、肉三型,同时指出体质差异形成于胎儿期,而定型和变异取决于后天生长发育期以及外界各种因素对脏腑气血功能的影响,体质的演化变异会影响形体美。《黄帝内经》对体质类型的分类方法进行了全面、系统而具体的阐述,初步形成了中医体质分类的理论体系。《黄帝内经》以后,历代医家在《黄帝内经》基础上,结合各自的临床实践,丰富和发展了中医体质学。

《黄帝内经》对体质的分类方法是建立在对形态结构、生理功能和心理特征等方面的活体观察和对人体的整体考察基础上,体现了"形神合一"、"心身合一"以及人与自然相统一的整体观念。这种分类方法对后世的研究具有重要的启迪意义。

《黄帝内经》关于体质分类的内容颇多,其分类的主要方法有:阴阳五行分类、体型体质分类、心理特征分类等。本节主要介绍阴阳五行人的辨证。

1. 五行分类法 按照五行学说原理,将中国东西南北中五个地区的人群分别定为"木形人"、"金形人"、"火形人"、"水形人"、"土形人"五大类别;又将各形人再分为五个形态人,故称"阴阳二十五人"(《灵枢经·阴阳二十五人》)。从其划定的各形人的具体形态与禀性特征来看,对于中医人体审美的参照意义并不显著,但这一论述所划定的东西南北中五方人形态特征,类同于《素问·异法方宜论》所述的根据东西南北中五方地理环境、气候条件、食物品类和生活习惯不同,而出生和成长于该地区的人的形体状态与健康状况的特点亦有所不同,所划分的五种类型的人,这在医学人体审美实践中具有一定的指导意义。

《灵枢经·阴阳二十五人》运用阴阳五行学说,根据人群中皮肤颜色、形态特征、生理功能、行为习惯、心理特征、对环境的适应调节能力、对某些疾病的易罹性和倾向性等各方面的特征,归纳总结出木、火、土、金、水五种基本类型。现概要介绍这五种类型的主要体质特征。

(1)木型体质的人:即我国东部地区人,皮肤苍色,小头,长面,两肩宽阔,背部挺直,小手足,身体弱小,勤劳,有才能,好劳心,体力较弱。多愁善感,适应春夏生长之气,不耐秋冬肃杀之气。

(2)火型体质的人:见于我国南部地区人,赤色皮肤,小头,脸形瘦尖,肩背肌肉宽厚,肩背髀腹匀称,身材矮小,手足小,步履稳重,对事物的领悟较快,走路时肩背摇动,背部肌肉丰满。多气而性格急躁、轻财,缺乏信心,身体虚弱,认识事物清楚,喜欢漂亮,短寿而突然死亡,习春夏温热,厌秋冬寒凉之气。

(3)土型体质的人:见于我国中原地区的人,黄色皮肤,大头,圆面,肩背丰厚,腹大,腿部壮实而修长,手足小,肌肉丰满,身材匀称,步履稳重,动作轻盈。内心安定,助人为乐,独立性较强,不依附权势,广交朋友,厌春夏温热,耐秋冬寒凉。

(4)金型体质的人:见于我国西部地区的人,白色皮肤,小头,颜面方正,肩背小,腹部平坦,手足小而坚实,足跟坚厚而大,好像有小骨生在足跟外面一样,骨骼劲实而行动轻快。为人清白廉洁,性情急躁但刚强,办事认真,果断利索,耐秋冬寒凉,不耐春夏温热。

(5)水型体质的人:见于我国北部地区人,黑色皮肤,大头,颜面多凹陷皱纹,颊腮清瘦,两肩狭小,大腹便便,手足好动,行路时身摇,臀大。秉性无所畏惧,善于欺骗人,以致常因杀戮致死,耐受秋冬寒阴,不耐春夏之阳热。

2. 阴阳分类法 《灵枢经·通天》根据人体阴阳之气禀赋的不同,将人分为太阴、少阴、太阳、少阳、阴阳和平五种类型,认为"凡五人者,其态不同,其筋骨气血各不等"。

(1)太阴型体质的人:禀赋多阴而无阳。外表形态为:面色阴沉黯黑,身体长大,膝部弯曲像佝偻患者一样不能直立,贪婪而不仁义,貌似谦恭,内心却深藏阴险,好得恶失,喜怒不形于色,不识时务,行动上惯用后发制人的手段,卑躬屈膝,此太阴之人也。

(2)少阴型体质的人:禀赋多阴而少阳,外表形态为:清高,行动轻盈无声息,贪小利而暗藏贼心,幸灾乐祸,损人不利己,嫉妒心强,对人没有恩情,貌似清高,但行为鬼祟,偷偷摸摸,站立时躁动不安,走路时好似伏身向前,此少阴之人也。

(3)太阳型体质的人:禀赋多阳而无阴,外表形态为:气度轩昂,挺胸凸肚,以致身躯向后反张而两膝曲折,强烈的表现欲望,言过其实,好高骛远,作风草率而不顾是非好歹,常常意气用事,自负,此太阳之人也。

(4)少阳型体质的人:禀赋多阳而少阴,外表形态为:站立时好头高仰,行步时好左摇右晃,两臂两肘常反挽在身后,做事精细,自尊心强,但高傲自得,喜欢出头露面,善于外交,追逐名利,此少阳之人也。

(5)阴阳和平型体质的人:禀赋阴阳之气和,外表形态为:从容稳重,随和,温顺,和颜悦色,目光灵活,举止有度,为人所尊敬,善于适应形势的变化,以理服人,办事条理分明,具有极好的治理才能,此阴阳和平之人也。

这种分类方法,强调个体内阴阳盛衰的不同可以导致个体间在形态、功能、心理以及对外界适应能力等方面的差异。

阴阳五行的分类方法是将人体的形体结构、生理功能、心理特征等体质要素,与个体对环境的适应能力、对疾病的易罹性等相结合,属于整体分类法。

(五)经络辨证

经络辨证是以经络学说为理论依据,对患者的症状、体征进行分析综合,以判断病属何经、何脏、何腑,进而确定发病原因、病变性质及其病机的一种辨证方法。以下是十二经络损容性病候,包括本经循行部位以及所属脏腑的病证。

1. 十二经脉辨证

(1)手太阴肺经病候

1)常见的损美性表现:皮肤干燥,皮肤敏感,皮毛憔悴,汗出异常。

2)损美性疾病:粉刺,酒皶鼻,鼻皰,药疹,荨麻疹。

(2)手阳明大肠经病候

1)常见的损美性表现:本经所过部位红肿疼痛,面颊肿胀,目睛昏黄,颈强。

2)损美性疾病:耳聋,喉痹,便秘,药疹。

(3)足阳明胃经病候

1)常见的损美性表现:颜面黯黑,粉刺,咽喉肿痛,惊惕发狂,腹胀纳少,消谷善饥,泄泻,便秘。

2)损美性疾病:粉刺,唇风,肥胖症,消瘦症。

(4)足太阴脾经病候

1)常见的损美性表现:倦怠乏力,身体困重,善噫,食不下,脘腹胀痛,便后或矢气则减轻,大便溏泄。

2)损美性疾病:萎症,消瘦,肥胖,失眠。

(5)手少阴心经病候

1)常见的损美性表现:咽干口渴,臂内痛,掌中热痛。

2)损美性疾病:黄疸。

(6)手太阳小肠经病候

1)常见的损美性表现:目不明,目赤痛眦烂,口疮,咽喉痛,下颌及颈部痛,以致头部不能转动。

2)损美性疾病:耳鸣耳聋,黄疸,药疹。

(7)足太阳膀胱经病候

1)常见的损美性表现:头囟项痛,泪出,目不明。

2)损美性疾病:黄疸,中风。

(8)足少阴肾经病候

1)常见的损美性表现:面色发黑,发无光泽,视物不清,齿干而垢,口舌干燥,咽喉肿痛,心惊善恐,形体消瘦、下肢无力。

2)损美性疾病:面尘、肥胖症、消瘦症、早衰等。

(9)手厥阴心包经病候

1)常见的损美性表现:面赤目黄,心悸心烦,喜笑不休。

2)损美性疾病:面部潮红、暴风客热等。

(10)手少阳三焦经病候

1)常见的损美性表现:耳聋,咽喉肿痛,自汗出,目外眦痛,小指、次指不用。

2)损美性疾病:药疹、耳聋等。

(11)足少阳胆经病候

1)常见的损美性表现:面色晦黯,如蒙尘土,体无膏泽,耳聋,目外眦痛,目黄,善太息,喜笑不休。

2)损美性疾病:黄疸,面部潮红。

(12)足厥阴肝经病候

1)常见的损美性表现:面色晦黯,如蒙尘垢,目赤肿痛,视物昏花,颊肿,面青,郁闷不乐,月经不调。

2)损美性疾病:黄褐斑,暴风客热。

2. 经络所过部位辨证 依据经络循行于体表的一定部位进行辨证,可将体表某处出现的皮损改变,联系经络循行部位,结合十二经脉进行辨证,可推究经络归属的脏腑,从而指导临床治疗用药或针灸选穴。

(1)四肢部:上肢背侧属手三阳经,上肢掌侧属手三阴经;下肢外侧属足三阳经,下肢内侧属足三阴经;手心属心包经,足心属肾经。

(2)头面部:头部正中属督脉,两旁属膀胱经;面颊部属胃经;眼睑部属脾经;鼻部属肺经;耳部前后属肝胆二经;口腔与舌部属心脾二经;唇部属脾胃二经。

(3)颈项部:颈前部正中属任脉;项部正中属督脉。

(4)躯干部:胸胁部属肝胆经;乳房属胃经,乳头属肝经;腋部属脾经;腹部中部属任脉;背部正中属督脉,两旁属膀胱经;阴部属肝经。

若在某处出现皮损改变,可根据经络循行判断为何经的病变。

三 防治原则

治则，是治疗疾病时所必须遵循的基本原则。它是在整体观念和辨证论治精神指导下而制定的治疗疾病的准绳，对临床立法、处方、用药、针灸等具有普遍的指导意义。治则与治法不同，治则是用以指导治疗方法的总则，治法则是治疗疾病的具体方法，是治则的具体化。

美容中医学方法中的整体美容的思想，在美容效果上充分显示了其优越性。由于着眼于脏腑、气血、调动人体自身的积极因素，整体调理，保证了皮肤毛发的健康，驻颜美容抗衰老，故美容中医的效果能持久和稳定。拟定治疗原则，一定要遵循中医理论，注意发挥中医药的特色和优势。

（一）治未病

中医学历来注重预防，早在《黄帝内经》就提出了“治未病”的预防思想。《素问・四气调神大论》指出：“圣人不治已病治未病，不治已乱治未乱……夫病已成而后药之，乱已成而后治之，譬犹渴而穿井，斗而铸锥，不亦晚乎。”预防，对于健康人来说，可增强体质，预防疾病的发生；对于患者而言，可防止疾病的发展与传变。

治未病的内容包括两方面，一是未病先防，一是既病防变。未病先防，即注重调养正气，提高机体的抗病能力。即《素问・刺法论》所说“正气存内，邪不可干”的道理。人们可通过调摄精神，避免不良精神刺激；加强锻炼，增强体质；生活起居规律；顺应四时气候变化；饮食有节，劳逸适度；适当进行药物预防及人工免疫等途径以达正气充沛，预防疾病的目的。

既病防变指的是在疾病发生的初始阶段，不仅要力求做到早期诊断，早期治疗，还必须了解病情的发展趋势，注意其传变规律，随时掌握治疗的主动权，以防止病邪深入传变，甚至发生危候。诚如《金匮要略》所说：“夫治未病者，见肝之病，知肝传脾，当先实脾”。即在临床上治疗肝病，常配合健脾和胃的方法，即先安未受邪之地，这是既病防变的具体应用。既病早治，注意防变对于控制或减少疾病的发展与变化具有重要的意义。

（二）治病求本

治病求本，即治疗疾病时必须针对造成疾病的根本原因进行治疗。这是辨证论治的基本原则。

任何疾病的发生、发展，总是通过若干症状和体征而表现出来，但这些症状是疾病的现象，还不是疾病的本质。医者必须充分地搜集、了解疾病各个方面的信息，通过综合分析，找到疾病发生的根本原因，然后针对其本质进行治疗。如粉刺一病，可由外感、内伤所致，而内伤又可由肺胃积热、湿热蕴结、血郁痰结等原因所致，因而治疗就不能简单地对症治疗，而应在辨证的基础上，找出病因，针对其病因而分别采用清肺胃热、清热利湿、消痰化瘀等法进行治疗。如此，即治病求本。临床运用这一原则时，必须注意“标本缓急”、“正治与反治”这两种情况。

1. 标本缓急 标，即现象；本，即本质。标与本是互相对立的两个方面。标本的含义有多种。从正邪双方来说，正气为本，邪气为标；从疾病来说，病因为本，症状为标；从病变部位来说，内脏为本，体表为标；从疾病先后来说，原发病为本，继发病为标。总之，本，含有主要方面和主要矛盾的意义；标，含有次要方面和次要矛盾的意义。

疾病的发展变化，错综复杂，尤其是复杂的疾病。因此，在治疗时应运用标本的理论，分析其主次缓急，及时合理地治疗。标本的原则有急则治标、缓则治本和标本兼治三点。

急则治标：病证急重时的标本取舍原则是先治、急治其标。标急的情况多出现在疾病过程中出现的急重、甚或危重症状，或卒病而病情非常严重时。如大出血患者，由于大出血会危及生命，故不论何种原因的出血，均应紧急止血以治标，待血止，病情缓和后再治其病本。

缓则治本：多用在病情缓和，病势迁延，暂无急重病状的情况下。此时必须着眼于疾病本质的治疗。因标病产生于本病，本病得治，标病自然也随之而去。如痨病肺肾阴虚之咳嗽，肺肾阴虚是本，咳嗽是标。此时标病不至于危及生命，故治疗不用单纯止咳法来治标，而应滋养肺肾以治本，本病得愈，咳嗽也自然会消除。

标本兼治：当标本并重或标本均不太急时，当标本兼治。如在热性病过程中，阴液受伤而致大便燥结不通，此时邪热内结为本，阴液受伤为标，治当泻热攻下与滋阴通便同用。

总之，病证之变化有轻重缓急、先后主次之不同，因而标本的治法运用也就有先后与缓急、单用或兼用的区别，这是中医治疗的原则性与灵活性有机结合的体现。区分标病与本病的缓急主次，有利于从复杂的病变中抓住关键，做到治病求本。

2. 正治与反治 在错综复杂的疾病过程中，病有本质与征象一致者，有本质与征象不一致者，故有正治与反治的不同。正治与反治，是指所用药物性质的寒热、补泻效用与疾病的本质、现象之间的从逆关系而言。即《素问·至真要大论》所谓“逆者正治，从者反治”。

(1)正治是指采用与疾病的证候性质相反的方药治疗的一种治疗原则。由于采用的方药与疾病证候性质相逆，如热证用寒药，故又称“逆治”。正治适用于疾病的征象与其本质相一致的病证。实际上，临床上大多数疾病的外在征象与其病变本质是相一致的，如热证见热象、寒证见寒象等，故正治是临床最为常用的治疗原则。正治主要包括：

1)寒者热之：是指寒性病证出现寒象，用温热方药来治疗。即以热药治寒证。

2)热者寒之：是指热性病证出现热象，用寒凉方药来治疗。即以寒药治热证。

3)虚则补之：是指虚损性病证出现虚象，用具有补益作用的方药来治疗。

4)实则泻之：是指实性病证出现实象，用攻逐邪实的方药来治疗。即以攻邪泻实药治实证。

(2)反治是指顺从病证的外在假象而治的一种治疗原则。由于采用的方药性质与病证中假象的性质相同，故又称为“从治”。反治适用于疾病的征象与其本质不完全吻合的病证。由于这类情况较少见，故反治的应用相对也较少。究其实质，用药虽然是顺从病证的假象，但仍然是在治病求本思想指导下针对疾病的本质而进行的治疗。反治主要包括：

1)热因热用：即以热治热，是指用热性药物来治疗具有假热征象的病证。它适用于阴盛格阳的真寒假热证。

2)寒因寒用：即以寒治寒，是指用寒性药物来治疗具有假寒征象的病证。它适用于阳盛格阴的真热假寒证。

3)塞因塞用：即以补开塞，是指用补益药物来治疗具有闭塞不通症状的虚证。适用于因体质虚弱，脏腑精气功能减退而出现闭塞症状的真虚假实证。

4)通因通用：即以通治通，是指用通利的药物来治疗具有通泄症状的实证。适用于因实邪内阻出现通泄症状的真实假虚证。

正治与反治相同之处，都是针对疾病的本质而治，故同属于治病求本的范畴；其不同之处在于：正治适用于病变本质与其外在表现相一致的病证，而反治则适用于病变本质与临床征象不完全一致的病证。

（三）扶正祛邪

正邪相搏中双方的盛衰消长决定着疾病的发生、发展与转归，正能胜邪则病退，邪能胜正则病进。因此,治疗疾病的一个基本原则,就是要扶助正气,祛除邪气,改变邪正双方力量的对比,使疾病早日向好转、痊愈的方向转化。

扶正,即扶助正气,增强体质,提高机体的抗邪及康复能力。适用于各种虚证,即所谓“虚则补之”。而益气、养血、滋阴、温阳、填精、增水以及补养各脏的精气阴阳等,均是扶正治则下确立的具体治疗方法。在具体治疗手段方面,除内服汤药外,还有针灸、推拿、气功、食疗、形体锻炼等。

祛邪,即祛除邪气,消解病邪的侵袭和损害,抑制亢奋有余的病理反应。适用于各种实证,即所谓“实则泻之”。而发汗、涌吐、攻下、消导、化痰、活血、散寒、清热、祛湿等,均是祛邪治则下确立的具体治疗方法。其具体使用的手段也同样是丰富多样的。

扶正与祛邪,两者相互为用,相辅相成。扶正使正气加强,有助于机体抗御和祛除病邪;祛邪能消除病邪的侵袭,使邪去正安,且有利于正气的保存和恢复。运用扶正祛邪这一原则,要认真细致地观察邪正消长的盛衰情况,据邪正双方在疾病过程所处的不同地位,分清主次、先后,灵活地运用单纯扶正,单纯祛邪,先祛邪后扶正,先扶正后祛邪,扶正与祛邪并用等方法。总之,要以“扶正不留邪,祛邪不伤正”为原则。

(四)调整阴阳

阴阳失去平衡协调是疾病的基本病机,对此加以调治即为调整阴阳。调整阴阳,即指纠正疾病过程中机体阴阳的偏胜偏衰,损其有余、补其不足,恢复人体阴阳的相对平衡。

阴阳平衡是自然和谐美及人体生命美产生的根源。阴阳相对平衡,维持着人体正常的生命活动过程;阴阳失调,是对人体各种功能、器质性病变的病理概括,被认为是疾病产生、发展变化的内在根据。阴阳偏胜偏衰,则机体失于平衡,生命失于和谐,脏腑、气血失调,外表可见各种损美性改变。因此,损其偏盛,补其偏衰,协调阴阳,恢复平衡,调理脏腑、气血,乃是美容中医学内治诸法的一条基本法则。

(五)三因制宜

“人以天地之气生”,指人是自然界的产物,自然界天地阴阳之气的运动变化与人体是息息相通的,因此人的生理活动、病理变化必然受着诸如时令气候节律、地域环境等因素的影响。患者的性别、年龄、体质等个体差异,也对疾病的发生、发展与转归产生一定的影响。因此,在治疗疾病时,就必须根据这些具体因素作出分析,区别对待,从而制订出适宜的治法与方药,即所谓因时、因地、因人制宜,也是治疗疾病所必须遵循的一个基本原则。

因时制宜,指不同季节治疗用药有所不同。如夏暑之季用药应避免过用温热药,严冬之时用药应避免过用寒凉药。正如《素问·六元正纪大论》所说:“用寒远寒,用凉远凉,用温远温,用热远热”。

因地制宜,指根据不同地区的地理环境来考虑不同的治疗。如西北地高气寒,病多寒证,故寒凉药须慎用,而温热药则常用;东南地区地势低而温热多雨,病多湿热、温热,故温热药应慎用,寒凉药、化湿药则常用。

因人制宜,指根据患者的年龄、性别、体质、生活习惯、环境等不同特点来考虑治疗用药的原则。如老年人患病多虚证或正虚邪实,治疗时,虚证宜补,而邪实须攻者应慎重,以免损伤正气。妇女用药,应考虑其经、带、胎、产等情况,用药须谨慎。再如个体体质差异较大,用药时应注意各自的禀赋习性。阳热之体慎用温热,阴寒之体慎用寒凉等。因时、因地、因人制宜,三者是密切相关不可分的,它既反映了人与自然的统一整体关系,又反映了人的整体间的不同特性。三者有机地统一起来,才能有效地治疗疾病。

三因制宜的原则，体现了中医治疗上的整体观念以及辨证论治在应用中的原则性与灵活性，只有把疾病与天时气候、地域环境、患者个体诸因素等加以全面地考虑，才能使疗效得以提高。

复习思考题

1. 阴阳学说的基本内容是什么？试分析阴阳对立、阴阳互根、阴阳消长、阴阳转化之间的关系？

2. 五行的特征是什么？何谓五行相生、相克、制化、相乘、相侮？

3. 简述五色主病及其美容意义。

4. 病理性舌色、苔色有哪几种？各主病如何？

5. 简述脉诊的部位与方法及正常脉象的特点。

第三章 中国传统美学思想

第一节 中国传统美学概述

一 中国传统美学概念

中国传统美学是以中华民族传统文化为母体，融文学、社会学与哲学于一体，历经数千年发展而形成的一门具有独特理论体系的审美人文学科。其作为一种整体的文化概念，有着对真善美价值的不懈追求的内在精神，映射出中华民族心灵的方方面面。而其源远流长，生生不息，是因为其中有着深厚的人文底蕴，它以人为中心，将人与自然，人与审美有机地融合在一起。

每一个民族都有自己的审美习惯、审美传统，它主要取决于这个民族的文化心理结构和审美思维定式。中华民族的审美习惯、传统和特征是千百年的历史在民族文化心理结构中的堆积、沉淀。而中国古典审美精神深受传统思维方式的影响和制约。中国“天人合一”观、“一元二极”思维模式、直觉思维、意象思维是构成中国古代审美思维最内在的因素，这些思维方式潜移默化地对中国古典审美精神发生作用和产生影响。

二 中国传统美学思想的特征

1. 中国传统美学思想是一种“潜在的”、“隐藏的”、“内在的”美学思想体系。该体系主要是从各自所关心的一些具体的美学问题着眼来阐述自己的美学思想，在某一个具体的美学问题的论述上可以构成微观的系统。

2. 中国传统美学思想因中国文化及其思维方式而表现出一种女性特质(如浓厚的情感因素、强调整体、平衡和谐、长于直觉感悟、偏向综合而疏于分析、重视时间因素超过空间因素等)。中国人从远古就培养出对大地和生命的领悟，中国哲学对“心”的强调，“天人合一”的宇宙观以及在纵观宇宙、比类取象的过程中的全身心投入，中国传统审美心理追求的情景交融、物我两忘，中国传统美学的“风”、“兴”、“韵”、“气”等具有“只可意会，不可言传”的特质。中国人传统的气质特征是含蓄、内向、保守、谦和，属于内倾性格，这种内倾型性格对中国传统审美精神的影响是显著的，在审美理想上表现为天人合一、含蓄内蕴，强调“诚”(儒)、“真”(道)、“空”(佛)的精神境界，在审美风格上崇尚阴柔之美，注重欣赏含蓄、凝重的“中和之美”和清新、素朴的“自然之美”。

3. 强调“天人合一”的整体审美观。中国传统的整体观把人、自然、社会看成一个整体，人们在土地上劳动、栖息，又复归自然，四季的轮转与生命相亲无间，因此形成了中国文化极强的时间意识和生命意识，构成了审美活动的音乐性和时间性。强调生命精神，重视直观感悟，富有暗示性，追求含蓄内蕴、言有尽而意无穷的审美效果。人对自然是亲切友好的，人与天、心与物、情与景的界限因此而泯灭，人们也由此而追求一种宁静、平衡、和谐的境界，“天人合一”的思想观念，贵“中和”、尚“自然”的艺术理想。

“天人合一”的整体审美观重生命、重体验、重人生，并认为美是一种境界。人与宇宙万物都是一气所化，人与自然融为一体，不可分离，这种气包括宇宙万物之气和人的生命之气、精神之气。

其一，强调体现生命精神及博大精深的宇宙意识。中国古代哲学认为，天下万物无不有生气贯乎其间，都是一个整体，个体事物是整个宇宙生命的一个点，参与整个大化生机的运转。中国传统美学思想重神韵、风骨、气韵、气势、气脉、气象和意境等，也就是重生命精神，要求表现宇宙无限的生机活力。

其二，注重直观感悟的生命体验。中国传统美学思想是一种体验美学、生命美学，具有体验性、体悟性的显著特征及诗意化的表达方式。中国传统美学中的感兴、妙悟、畅神、意境、境界等是来源于经验的直观和生命的体悟，中国哲人认为“道不可道”，“言不尽意”。中国美学重“意象”，这是中国传统美学思想的重要特征之一。

4. 中国传统美学思想是一个复合的互补系统，以味为美、以意为美、以道为美、同构为美、以文为美，构成了中国传统美学思想美本质观的整体特色。儒家认为自然以德为美、以情为美、以和为美、以“合目的”的形式为美，道家以无、妙、淡、柔、自然、生气为美，佛家以涅槃、寂灭、死亡以及涅槃的象征——圆相、光明为美，这都体现了中国古代美学的多样性。

5. 中国传统美学思想对人体审美有独特的要求

1）阳刚阴柔的人体审美：中国古代对于男性人体的审美，存在着阳刚与阴柔并行的倾向。男性阴柔美是指男性在形体和容貌上呈现出女性特征，表现为眉清目秀、肤色白皙、风仪秀美、文弱飘逸。对男性阴柔美的爱好，反映了中国古代主流文化特有的审美趣味。

《易传·系辞上》云：“乾道成男，坤道成女”。《周易》开启了中国古人对人体阳刚美和阴柔美的审美认识。以“乾”为阳，“坤”为阴，“阴阳合德而刚柔有体”，由此衍生出男阳刚女阴柔的特征。

2）形神俱美的人体审美：中国传统美学思想十分强调心理情志对健康与美容的密切关系，认为过极的情志可以内伤脏腑，其病理信息若发于外，则可影响人的外表美；提出“神形共养”是养生美容的关键，聚精全神不仅能益寿养形，而且有利于驻颜美容。若七情过极，首先伤及五脏，“怒伤肝”、“喜伤心”、“思伤脾”、“悲伤肺”、“恐伤肾”，进而导致气机的逆乱，“怒则气上，喜则气缓，思则气结，悲则气消，恐则气下”，最终伤形损容，使人面容憔悴，发白早衰，频生痤疮、黧黑斑；而养神畅志，则五脏安和，气机舒畅，身心和谐，容光焕发，生机勃勃。

传统美容中医还讲究养生术，追求心身健与美的统一；通过自身运动、饮食调节、修心养性、起居宜忌、房中术等保健方法，求得长生，达到驻颜的目的，使人年七八十仍“面如童子”，“色如少女”，“发白再黑”；体态上则是“身轻若风”。养生术追求的是自然的、而不是矫揉造作的心身健美，从而达到延缓衰老，避免心身衰老造成的皮肤、毛发和体态上的美的缺陷。养生术能增进人体的心身健康，皮肤红润、有弹性、肌肉丰满、形体矫健才是人体美的极致，这是一种体现了人体心身健康的本质美。

3）文质并重的人体审美：中国传统美学比较倾向于追求质美，美容中医学也比较重视对质美的追求。在历代中医书籍中出现大量的内服美容药方，如“补虚驻颜”、“益气驻颜”、“活血驻颜”、“丰肌悦色”、“（令发）变白返黑”等，通过药物的内部调理，使人脏腑协调，脉络通畅，气血充盈，带给人根本的美。这种美容求本的思想与美容中医崇尚自然美的思想是一脉相承的。

中医不排斥对人体美的文饰手段。葛洪曾说：“粉黛至则西施以加丽，而宿瘤（古丑女）以藏丑”（《抱朴子·外篇》），所以他所著的医书以及中国历代医书中有大量中药美容化妆品的配方和制法。

第二节　中国传统美学范畴

中国传统美学范畴是在中国得天独厚的文化土壤中生长出来的。中国传统美学不仅拥有它一系列独特的范畴，由于它自成完整博大的体系，其美学范畴间各具特点，相互渗透，彼此交融，显示出中国传统美学的若干特色。早在《荀子》、《易传》、《乐记》、《吕氏春秋》中初见端倪，隋唐以后演变更新，推衍发展，日渐丰富，是具有中华民族特色的学科。

一　阴阳

（一）中国传统美学表现

阴阳最初的含义是指日光的向背而言，向日的为阳，背日的为阴，后阴阳之意不断被引申，凡两极现象都以阴阳加以概括，如天地、日月、水火、雌雄等。西周末年，古代圣贤开始用阴阳来分析、阐释一些难以理解或不能直接观察的复杂事物变化的机理，如节气、地震等自然现象，《易传》提出了“一阴一阳谓之道”。阴阳揭示了宇宙万物最一般的联系和最深刻的本质，是世界运动最普遍的规律。

阴阳思想广泛体现在中国文化各个领域，成为中国文化的两大基因。阴阳很早就被普遍用于音乐、古代服饰礼仪、服饰审美及其他传统艺术领域。它是我国传统美学的一个独特的本原性的范畴。

阴阳用于音乐，早在春秋时就认为音乐生于由阴阳产生的六气，即“生于（其）六气”。汉时的《乐记》认为音乐是由阴阳二气和谐感应而生的，提出“地气上升，天气下降，阴阳相摩……如此，则乐者，天地之和也。”

古代服饰、礼仪也鲜明地体现了阴阳思想。最典型的例子是成形于先秦的历代帝王、诸侯及卿大夫参加祭祀典礼时穿的最贵重的服装——冕服。这种服装由玄衣纁裳组成，“玄”即黑色，“纁”即大红色。冕服的前身是黄帝、尧舜所着的衣裳。《易经·系辞下》说：“黄帝、尧舜垂衣二下治，盖取之乾坤”。乾指天，坤指地。天在未明时为玄色，故上衣像天而用玄色；地为黄色，故下裳像地而用黄色。至先秦，虽下裳已承周代改为红色，但上衣为天，下裳为地的寓意更为明确。并且冕衣上绘有“十二章”（即十二种花色图案），上衣绘日月、星辰、龙等彩色图案，意味着上天有日月之光明；下裳上绣有山、华虫、藻、火等彩色图案，意味着地载万物，可见冕服明显表现出阴阳思想。

就书法而言有“书，要兼备阴阳之气，大凡沉着屈郁，阴也；奇拔豪达，阳也”；就文章而言，有“文章之原，本乎天地。天地之道，阴阳刚柔而已”；就绘画而言，我国传统山水画讲究虚实布局，便是虚为阴，实为阳，其余诸如画之前后、大小、浓淡、远近、疏密续断等艺术之美都是阴阳之美的显现。

（二）美容中医学表现

阴阳学说是中医学的指导思想，又是中医学理论的根基，渗透于中医理论体系各个层面，指导了历代医家的医学思维和诊疗实践。阴阳学说说明了人体的组织结构，解释了人体的生理活动和病理变化，指导了疾病的诊断、防治，归纳了药物的性能等，无论是养生防病还是治疗用药都可以根据具体情况加以运用。

《素问·阴阳应象大论》说："阴阳者，天地之道也，万物之纲纪，变化之父母，生杀之本始，神明之府也"。作为天地万物中的人，也是禀阴阳之气而生的。《素问·宝命全形论》曰："人生有形，不离阴阳"，《灵枢经·通天》则根据人体阴阳之气禀赋不同，将人分为太阴、少阴、太阳、少阳、阴阳平和五型，认为"凡五人者，其态不同，其筋骨气血各不等"。我国传统美学思想对于男性的阳刚之美与女性的阴柔之美是非常认同的。如从汉代开始，男女的服饰开始朝着阳刚阴柔分化；而道儒两家对阴柔美的倡导，对后世的美学思想产生了长远而重大的影响，现代中医美容学对人体的阳刚阴柔之美的认识也或多或少受到传统惯性思维的影响。

美容中医在辨证思维过程中，将着眼点放在阴阳平衡上，以"阴平阳秘"为人体健美的保证，阴阳失调则为一切疾病的根源，"谨察阴阳所在而调之，以平为期"是治疗各种损美性疾病最重要的原则。

二 中和

（一）中国传统美学表现

中和思想是最具有中国特色的传统美学范畴之一，中和之美表达了一种艺术诸因素配合协调适度的美感。中国文化思想以和为贵，"中和"与"和"意义相近，其基本含义是指协调适中，不偏不倚，刚柔相济。一言蔽之即是中正平和，它是基于生理上的协调，合于科学上的适度，包括伦理上的中庸、哲学上的中和等。中国传统文化素以中正平和为贵，既由听觉、味觉适度之感取其"和"，也从视觉、触觉的安稳平正之感取其"中"，"中"、"和"二字相配充分表达了刚柔相济、不偏不倚的文化意蕴。后来"中和"被儒家以中庸哲学加以改造，提出"中也者，天下之大本也；和也者，天下之达道也。致中和，天地位焉，万物育焉。"中和思想为处理天下万事万物的根本，这对中国后来的文化思想及美学思想产生了长期而深远的影响。

中和之美是中国艺术的传统风格，无论在音乐、诗文、绘画还是书法、建筑中，这种风格都受到赞赏，得到追求，给人以愉悦舒适之感，并有一系列表达中和之美的术语，如和谐、和悦、和煦、和畅、平和、柔和、和美等。音乐上的"凡弦上之取音，惟贵中和"（《溪山琴况·润》）；诗文上"虽有态而语嫩，虽有力而意薄，虽正而质，虽直而鄙，可以神会，不可言得，此所谓诗家之中道也"（《诗式》）；绘画上的"难于彩色相和，和则神气生动"（《山静居论画》）；书法上的"圆而且方，方而复圆；正能含奇，奇不失正；会于中和，斯为美善"（《书法雅言》）；建筑上的"故宫三大殿及其附属建筑艺术最富中和之审美特色……其中心均在中轴线上呈纵深有序排列"（《周易的美学智慧》）。

（二）美容中医学表现

中和美成为中国艺术的传统风格，因此对于人体美的欣赏，也体现出"中和"思想，如宋玉在《登徒子好色赋》中形容一美女，"增之一分则太长，减之一分则太短，著粉则太白，施朱则太赤”，就是对中和适度的人体美的欣赏。中和之美倡导的是和风细雨、含蓄淡雅、怨而不怒，这种美学思想使中国各个艺术领域的风格偏重于阴柔美者多，偏重于阳刚美者少；在对人的审美上，同样是偏重于欣赏阴柔之美。在中国，温柔敦厚、贤淑至今仍是女子美的重要标准。

中和的目的是为了趋于平衡，中医美容无论在基础理论和临床治疗及美容保健等诸方面，都蕴含了“中和”的思想。美容中医在辨证思维过程中，将着眼点放在阴阳平衡上，以“阴平阳秘”为人体健美的保证，“阴阳失调”则为一切疾病的根源，“谨察阴阳所在而调之，以平为期”是治疗各种损美性疾病最重要的原则。可见，中医衡量健美的标准是“中和”，检测疾病的手段是“中和”，甚至治疗的方法也还是“中和”。中国传统美学思想崇尚人体的自然动态特性，所以在施展养生保健、驻颜抗衰手段时需要一个限量的标准，以防失之偏颇。因此将客观事物的自身规律性作为“中和”的标准，一切美容保健医学活动都必须“以平为期”，这是中医对美的评价标准。

三 天人合一

（一）中国传统美学表现

中国传统美学思想十分推崇医学整体审美观，《黄帝内经》提出“天人合一”的整体审美观思想强调人与自然的和谐统一、渗透交融。“人以天地之气生，四时之法成”（《素问·宝命全形论》），即人来源于自然，是出于宇宙的共同本源，人体与自然、社会是一个有机的整体，所以自然环境的变化对人体有影响，人的行为如果违背大自然的基本规律，就不能维持身体的健康；而人体本身又是一个有机的整体，须保持相对的稳定状态才能保持形神健美。

古人认为：在万物（包括人）未始成之时，就已经有了一个“万理所稽”、“万物所成”的道。这个太始之道生成宇宙，宇宙就产生阴阳，阴阳二气相感运动而创造万物万事；因此，人的形体各部分都有阴阳对应的归属。这就是“上揆天，下验地，中审人”的阴阳模式，以“阴阳五行”平衡思想指导下的中国传统美学审美思想。

（二）美容中医学表现

人体自身、人与自然之间都是协调统一的整体，形现于外的面、发、齿、目等都是脏腑气血的升华，心主血脉，其华在面；脾主肌肉，其华在唇；肝主藏血，其华在爪；肺开窍于鼻，外合皮毛；肾主骨，其华在发。肌莹面润，形体健美是阴平阳秘，气血旺盛，脏腑功能强健的标志；反之，容颜憔悴，形体枯槁，发坠齿脱，是机体阴阳失调，精血亏虚，脏腑功能异常的反映；机体内外任何生理病理改变，必然影响其他部分乃至整个机体，都会影响人体的整体美。美容中医不仅局限于美化局部，而且在整体观念的指导下突出强调整体调节，诸如养肝肾以明目乌发，健脾胃以丰肌调形，理肺胃以消疮洁肤，补脾肾以健美抗衰等，无一不着眼于整体调摄，将整体观用于指导美容实践。

此外，中国传统美学崇尚“清水出芙蓉，天然去雕饰”，认为这是美的最高境界。美容中医学推崇人体的自然健康美也是“天人合一”的具体反映。

四 文质

（一）中国传统美学表现

“文”即文饰，“质”即不加修饰的本质。“文”和“质”的内涵是丰富的，“文”不仅指色彩、形状的美化，还包括语言、文笔等一切外在形式的美化；“质”不仅指本色给予人感官上的美，更主要的还是指人的精神美。

在中国传统美学史上对文质关系的论述较多，主要有以下三种认识倾向。

1. 重质轻文：即比较重视美的本质，如先秦的韩非就特别强调质美的重要，他在《韩非子·解老》中说：“和氏之璧，不饰以五采；隋侯之珠，不饰以银黄，其质至美，物不足以饰矣。夫物之待饰而后行者，其质不美也。”

2. 重文轻质：即比较重视美的人为性。如天生丽质的人，如果外表不修饰，也会让人厌恶，但如果在天生丽质的基础上再梳妆打扮，就将让所有的人动心。

3. 文质并重：即既强调质的重要性，又重视后天的文饰。如清代美学家刘熙载就认为“孤质非文”，“质”必须有“文”来表现，提出“质、文不可偏胜”（《艺概·文概》）。

（二）美容中医学表现

形体美和精神品德美难以截然分开，所以在美容中医学的人体审美中，还包括精神的审美。我国历代医家大多重视人品之美，如葛洪，在向人们提供大量中药化妆品配方以美化人的外貌的同时，又反对论人美丑仅求之以外貌，只看皮肤，不看心志，认为只有“俗人”才会对人只看外形之粗简，不察其精神之风貌，强调从精神品德判断人的美丑的重要性。

我国医家并不排斥对人体美的文饰手段，葛洪曾说：“粉黛至则西施以加丽，而宿瘤（古丑女）以藏丑”（《抱朴子·外篇》），正因为葛洪重视后天的文饰美，他在《肘后备急方》中辑有大量的美饰方，用以矫正人的“面无光润”，“面体黧黑，肤色粗陋，面血浊皮厚，容状丑恶”等。历代其他医书中也不乏美容妆饰品的配方和制法。文质结合，以质为主；内外结合，以内为主；长效与短效结合，以长效为主是美容中医的特色之一。

五 神韵

（一）中国传统美学表现

神韵即精神韵致，具体而言是指人风度的自然、飘逸、潇洒，或指画中人物的生机勃勃，栩栩如生。无论是评人或画中人物，神韵的立足点都是对人精神风貌的重视。

“神”，《说文解字》释为“天神，引出万物者也”，故神的本意是指天地变化的主宰者而言，后来引申为天地间一切正常变化的现象，具体落实到人身上就是“人身之神”。“韵”最初是指声音和谐，前后尾音相应。《文雅》曰：“韵，和也”；《文心雕龙》进而定义：“异音相从谓之和，同声相应谓之韵”，可见韵的本义是和谐的乐音，是一个具有音乐美感的概念。魏晋时期，韵字用到文学上，使文字上的声韵之学开始成立。在此期韵字还被转借为品评人物美的一个词汇，指一个人的情调、个性有清远、通达、放旷之美，如嵇康等“竹林七贤”被称为“并有拔俗之韵”，即有超出世俗的个性美。韵还常指一个人的潇洒风度、智慧才情。以后，韵升华为表示普遍美感艺术品格的范畴。

神韵表示审美对象的内蕴之美、精神之美，它与形体之美相对应。与“神韵”相似意义的还有“气韵”、“风韵”，唐以后神韵之美被各种艺术形式所接受，并成为美的创造中的最高要求。如画应“以气韵求其画，则形似在期间也”；书、文也都要重韵，如“凡书画当观韵”，“论人物要是韵胜，尤为难得；蓄书者能以韵观之，当得仿佛”（《豫章黄先生文集》）等。书、画、文章以至人物都要观韵，看笔墨之外之精，言外之意之妙。

中国传统美学思想认为气韵是人品的外在表现，人品高，气韵就会高，而人品是可以靠后天的修养来提高的。《诗经》中的“巧笑倩兮，美目盼兮”，正是对美人内在神韵的把握和体会；古人认为精神美胜于形体美：“德有所长而形有所忘”，意即当一个人具有很高尚的道德之时，即使他的外形不美，也会以他的精神之美吸引人的注意，受人爱戴。

（二）美容中医学表现

《黄帝内经》认为心为“君主之官，神明出焉”，故“人身之神”就是“心神”，它是人体生命活动的主宰。中医对“神”极其重视。当一个人思维清楚、言语清晰、面色荣润、目光明亮、反应灵敏、动作灵活、体态自如时，则为“得神”，是人体生命活力美的象征，是健康和美的表现；反之则为“无神”。正因为神对人体美的重要性，所以美容中医学特别强调神韵美。根据中国历代文学著作中对人形体、容貌美的描述之多以及中医著作中追求“色如少女”、“颜如童子”、“丰肌悦色”、“白面”、“玉容”等人体形貌美的医药处方的数量之巨，可以认为美容中医学追求的是神形俱美，当一个人具有在健康基础上的美的形体的同时，又具有潇洒的气质和高尚的品德时，会被认为是最理想的美人。

神形美是人的躯体和心理健康的表现，而美的形体通过人的感官作用于人体，使人愉悦，美的精神通过人的情志作用于人体，使人向上，都对人的健康起着推动作用。形神美两者相互结合与渗透，构成了人的精神风貌。

六 刚柔

（一）中国传统美学表现

刚为刚强，柔为柔弱，这一对美学范畴最早由《易经》提出。《易经》是以“刚柔”分属“阴阳”的，即阳刚阴柔，如“立天之道，曰阴与阳；立地之道，曰柔与刚”，“分阴分阳，迭用刚柔”，“刚柔相推而生变化”。

在《易传》中阳刚、阴柔原指人之生命的开始，如“乾，刚物也；坤，阴物也。阴阳合德而刚柔有体”。这种生命的原始被《易传》认为是一种美，于是从人的生命现象之阴阳、刚柔生发开去，并构建了关于阳刚之美、阴柔之美的美学观，将自然宇宙与社会人生的一切美归纳为阳刚、阴柔两大类，阳刚美相当于壮美，阴柔美相当于优美。但《易传》所论阳刚、阴柔之美主要是限于自然宇宙和社会伦理两方面。至魏晋之后，阳刚阴柔这一对美学范畴就从自然美与社会美中散逸开来，逐渐被诗文、绘画、书法、音乐、建筑等一切艺术形式的美学理论运用。简而言之，阳刚之美，动美也，神健、骨拙、质刚、味浓、气盛；阴柔之美，静美也，神清、骨秀、质柔、味淡、韵适。

（二）美容中医学表现

对人而言，男为阳刚，女为阴柔，我国传统美学思想对男性的阳刚之美与女性的阴柔之美是认同的。从汉代开始男女的服饰开始朝着阳刚阴柔分化。汉代女性的头饰、服饰更具有妆饰性，头饰会随着走路时身体的颤动而摇曳，增加了女性的秀美；汉代的女服——襦裙，上身紧窄，下裙突出腰身，增加了女性骨秀质柔之美，而男服则以各种袍服及冠帽显示出与女子不同的骨拙、质刚之美。但是我国古代对阳刚、阴柔之美并不是一视同仁的，较偏向于阴柔美，主要是道儒两家对阴柔美的倡导对后世的美学思想发生了长远而重大的影响。

第三节　中国传统人体审美

中华民族五千多年的文明史，创造了灿烂辉煌的文化，同时也积累了无比丰富的传统美学思想。这些思想散见于各朝代史书、医著、诗歌和民俗中，虽然在历代古籍中找不到“美学”、“人体美”的字词，但是在几千年浩如烟海的中医药及其他古籍中，充满丰富多彩的传统医学人体审美观，无处不在地散发着传统美学思想的耀眼光芒。时至今日，仍然对美容中医学的学科建设、发展及其临床实践产生巨大影响。

一 中国历代人体审美观

中国古代多是以男性为主体的社会，女性对于美的追求历来以男性眼中的美为标准。

（一）母系氏族社会时期——以健壮、高大、白皙、清新、自然为美

在上古母系氏族社会，生殖和生产的标准就是美的标准。粗壮结实的女人，在那个时候的审美观念中就是最美的。新石器时代女神像的造型特点展现的就是粗壮结实。受物质条件的限制，那时候女人的服饰或者装饰品，都很简单而实用，主要是一些简单的骨制或木制饰品。《诗经》既有诸如“窈窕淑女”、“其静”、“其姝”这些笼统的、整体的描写，又有“清扬婉兮”、“舒窈纤兮”画龙点睛般的局部特写，也有“硕人其颀”、“硕大且卷”这样对形体的整体刻画，甚至有“其身如玉”、“肤如凝脂”等裸体艺术的反映。

（二）春秋重素朴之美，战国好修饰之美

春秋时期，儒家认为礼比色重，理想女性的标准是道德才干方面的“善”、“真”、仪容上的“美”三者的和谐统一，所谓“德、言、容、功”之“容”即仪容美，“柔弱顺从”的美女观念占了上风，主张素朴之美，反对过度修饰，就像孔子向学生子夏注解“巧笑倩兮，美目盼兮”。所谓“西施衣褐而天下称美”，这与当时社会的物质生活水平相一致，享乐的欲求还只是少数上层人的专利，社会还保有素朴淳厚之风，礼的节制也易实行，于是素朴的意识便贯穿于男女两性的审美观念之中。

战国时期“礼崩乐坏”，女性的特殊职业也应运而生，人们注重女性面部形象，“刺绣文不如倚市门，以歌舞声色取悦于人为业”，这种职业要求女子修饰仪容以招揽顾客。“长袖善舞”、“明眸善睐”，素朴的修饰美转化为重姿色的修饰美。屈原笔下《九歌》中的湘水之神与山鬼是那么袅娜多姿、美目含情；宋玉《神女赋》中描述“眉如翠羽，肌如白雪，腰如束素，齿如含贝”，可见当时已重脂粉搽面、描眉束腰。《后汉书》说：“楚王好细腰，宫中多饿死。”修饰已到了伤害身体，压倒自然之美的地步。当时以身体瘦削、细腰为美，宫女们为了求媚于楚王，减食忍饿，以求细腰，甚至有饿死也不悔者。在长沙陈家大山楚墓中发现的美女帛画中的妇女形象，即为细腰大袖长裙，与楚王好细腰的记载是相印证的。

（三）汉至唐——扬修饰、才情、仪容之美

中国汉代以前人们对女性只注重面部形象，到了魏晋才开始着重于装饰。两汉时期，秀外慧中的女性被人们所认可。虽然欣赏女性之美，但更强调道德，表现出了以德压美的倾向。到了后汉以及三国时期，人们对美貌的欣赏玄学化，审美达到了至今仍不可及的哲学高度，以《洛神赋》中的洛神可作为贵族美人的代表，“奇服旷世，骨相应图……缀明珠以耀躯”，《孔雀东南飞》中的刘兰芝作为小吏之妻也能“腰若流纨素，足下蹑丝履，头上玳瑁光，耳著明月当”，“纤纤作细步，精妙世无双”。同时，上行下效的修饰之风盛行，就像汉末童谣中所讲的：“城中好高髻，四方高一尺；城中好大眉，四方眉半额；城中好广袖，四方用布匹”。女人们的头饰都比较小，发型基本向下，自然朴实，没有唯美的感觉。服装设计也以功能性为主，奢华的服饰一般在宫廷中才能见到。

魏晋时期，士族阶层娱情山水、遁形声色、推崇唯美主义标准，对女性的审视表现为美色至上，客观上迫使女性以修饰为事，如魏文帝喜欢打扮华丽并将头发挽成蝉翼形的妃子。

唐朝是开放社会，更是装饰极盛的时代，华丽、唯美，女子以胖为美，宽额圆脸，丰腴肉感，加上高耸的发髻，飘扬的披帛，并且有了比较完整的美容化妆程序及用品。高雅的文士则赏识天然的美姿丽质，如白居易赞善歌的樊素和善舞的小蛮二妓道："樱桃樊素口，杨柳小蛮腰"，自此以后，樱桃小口、杨柳细腰变成了中国女性美的又一范式；盛唐气象在女性形体方面打下的重要印记是丰硕之美，丰满、雍容为当时最美。贵妃杨玉环是资质丰艳、体态丰满的典型美人，李白赞之："云想衣裳花想容，春风拂槛露华容，若非群玉山头见，会向瑶台月下逢"。

（四）宋至清——倡阴柔病态之美

宋朝以后大致是以观音菩萨的本貌作为女性美的高标准，女性要求亭亭玉立，身材合度。但宋代是中国封建社会由盛至衰的转折点，表现在社会风气上是一种委靡、哀怨、缠绵之气，在女性美的观念上，往往笼罩着病态、瘦削的气韵情态，健康自然顿失为阴柔，开阔的胸怀代之以哀婉幽怨的柔肠，女性体态丰满、仪容典雅的丰盈之美让位于孱弱纤细的清癯之美。这种社会风气和审美情趣甚至使身材高大、仪容典雅的丰盈之美成为遭讥讽的短处。宋代女性美的标准是：天生丽质（"花样腰身宫样立"）、神韵（"困倚栏杆一欠身"），也就是说杨柳细腰、亭亭玉立的美人，慵懒困倦是美的极致。至清代，又渐渐建立了蛋形脸、削肩膀、扁平胸、细腰身、尖足的美女模式。当时女性美的全部内涵：病、丑、瘦、羞的病态美，女性不仅要长得弱不禁风，做出病愁之态，而且要用毁坏身体的办法，令男性生怜爱之情，从而满足男人的优越感和享受欲，最摧残女性的首推缠足。

综观历代文献，中国传统人体美学思想历史悠久，内容丰富多彩，对美容中医思想的影响极大。中国传统人体美学思想的主流是强调外在形体美与文饰美的协调统一，崇尚自然健康的人体美，但是对于某些时期畸形的人体审美观我们应该坚决抛弃。

二 中国传统人体审美的标准

（一）阴阳法——人体体型分类及标准

中医特有的一种人体体型分类法。《黄帝内经》根据人体阴阳之气禀赋的不同，结合人的性格气质和体型特征，将人分为太阴、少阴、太阳、少阳、阴阳平和五种类型，很有特色，值得进一步研究。

1. 太阴人：禀赋多阴而无阳。身材长、身体大，面色阴沉黯黑，膝部弯曲很少能直立。

2. 少阴人：禀赋多阴而少阳。清高，行动轻盈无声息。站立时常躁动不安，行走时多俯着身体。

3. 太阳人：禀赋多阳而无阴。气度轩昂，常挺胸凸肚，多见躯干向后反张而两膝曲折。

4. 少阳人：禀赋多阳而少阴。站立时好头高仰，行步时好左摇右晃，两臂两肘常反挽在身后。

5. 阴阳平和人：禀赋阴阳之气和。从容稳重，随和，温顺，和颜悦色，目光灵活，举止有度，为人所尊敬。

（二）五行法——人体体型分类及标准

中医在五行理论指导下，认为人的形体及肤色变化与人的气质、年龄、健康状况及气血盛衰密切相关。将人体体型分为木型人、火型人、土型人、金型人和水型人 5 种类型。

1. 木型人：皮肤色青，头小，脸长，肩背宽大，身直，小手足。在我国常见于东部地区人。

2. 火型人：皮肤色红，背脊宽，颜面瘦小，头小，肩、背、腰、腹等处发育匀称，手足小，步履稳重，行走身体摇摆。在我国常见于南部地区人。

3. 土型人：皮肤呈黄色，面圆头大，肩背部丰满健美，腹部宽大，下肢股胫结实肥厚，手足不大，肌肉丰满，全身上下各部均匀对称。在我国常见于中原地区人。

4. 金型人：皮肤色白，方形脸，头小，肩背小，腹皮薄，手足小而坚实，足跟厚而坚，骨骼劲实，行动敏捷。在我国常见于西部地区人。

5. 水型人：皮肤色黑，面部凹陷多皱纹，头大，颈部呈梭形，两肩狭小，腹部宽大，臀大，手足好动。在我国常见于北部地区人。

（三）人体形式美的传统审美标准

《春秋左氏传·文元年》记载了中国最早的传统古相术，其认为人体颜面部以额、眉、眼、鼻、嘴、颧、颌、颊、耳、眉等器官组合而成。以“阴阳五行”为纲，以面部鼻额、眉眼、嘴、颧等基本组合结构的平衡与和谐为“五官端正”。容貌美的条件又以鼻中轴的左右五官、颧颊平衡对称，作为容貌美的基本图式；鼻上连眉、眼、额，下通嘴和颊，故称鼻是天柱，为通天、地、人三才之总路；所以鼻梁应该丰满挺直而隆起，方正无偏，鼻尖两边高低大小要一致；两眼及两眉毛的高低大小都要左右对称；嘴的位置要不偏不倚；两侧颧、颊部及耳朵也要对称均衡、牙齿也要直而坚牢密固。此外，长在人面部对称轴位置上的痣是秀美的表现，称为含珠；如生在两眼中间、中轴线上鼻梁与额之间的痣称“双龙戏珠”，认为此人具有中正的美质和博大的胸襟，为人们所器重。同时认为健康和美好的人体形式是旺盛生机的表现，也是事业成功的基础。吉人自有天相，贵相便是好命，即使是封建统治者，在选择官员时，也注重容貌；类似的人体容貌审美观历代相传，一直以来影响着古人审美观的形成和人的体形美的审美趣味，因而对中国传统美学思想的人体审美观产生广泛影响。

人体美的审美标准（上相）：如额较高者，相应地耳门也要宽大些；又如五大之人或五小（头、眼、腹、耳、口五个部位均大或小）之人，只要人体各部位都生得五大（或小）俱全，相互对应，端正而无缺陷者，都属“和为贵”的“贵相”，都被认为是和谐美观的容貌。

人生存于大自然之中，与自然界的变化相应，故人体美与自然美相辅相成，认为：“面为人之仪表，列百部之灵居。五岳朝拱有势，三才配合有情”；五岳即额（南岳）、左右颧（东岳、西岳）、鼻（中岳）和颊（北岳）；五岳之中，中岳的鼻相最为重要，从审美角度看，鼻要隆耸，还须与左右颧的互相呼应；鼻子不隆不峻便无气势，中岳陷薄无势谓四岳无主；而东西两岳要挺直，南岳要广平高阔，北岳要丰阔，才能称为五岳朝拱有势。

（四）中国传统人体各部位美

中国传统人体各部位美主要是历代人体审美思想的概括，并以此研究中国特色的哲学思维和审美习惯，指导我们认识和发展美容中医的精髓。其内容主要包括容貌各部位美及躯干四肢美两大方面。

1. 眉眼美 中国古代眉毛的形态变化很多，可以反映出当时妇女的审美观，如秦朝时流行“蛾眉”，《事物纪源》中有：“秦始皇宫中悉红妆翠眉”之事。秦时已有人修眉毛，脸上涂红来化妆与美容了。汉代崇尚“八字眉”，妇女很盛行剃去眉毛，代之以画眉的化妆方法，《盐铁论》中有“博的黛表者众”的记载，其中的黛是指眉是黑色的，“黛”也是代，即剃眉而以画眉代之。画黛眉是指古代妇女常将原来的眉毛剃去，然后用一种以烧焦的柳枝或矿石制成的青黑颜料画出各种形状。唐代以柳眉和月眉最受青睐，唐明皇有眉癖，吩咐宫庭画工画“十眉图”，给宫女做示范，所以唐朝时，以各种不同的眉型进行化妆。十眉图分别是：鸳鸯眉、小山眉、五岳眉、三峰眉、垂珠眉、月棱眉（又称却月眉）、分梢眉、涵烟眉、拂云眉（又名横烟眉）、倒晕眉。玄宗后期，杨贵妃改用墨烟画眉，“一旦新妆抛旧样，六宫争画墨烟眉”。明清则以纤细弯曲的眉为主，并一直延续到现在。

中国古代文人对美女眼睛的描写，虚写多于实写，或是注重眼睛的魅力，“一顾倾人城，再顾倾人国”（《汉书·孝武李夫人传》），“明眸善睐”（曹植《洛神赋》），“目流睇而横波”（傅毅《舞赋》）。《红楼梦》对美女眼睛的描写有“一双似喜非喜含情目”（林黛玉）、“眼如水杏”（薛宝钗）、“一双丹凤三角眼”（凤姐）。可见，中国传统标准以杏仁眼、丹凤眼，灵动有神韵的眼睛为美，美人的眼睛如秋水、秋波，灵灵有神、楚楚动人。

2. 鼻美 鼻圆肉肥柔无骨，鼻是天柱，为通天、地、人三才之总路；鼻梁应该丰满挺直而隆起，方正无偏，鼻尖两边高低大小要一致；鼻要隆耸，还须得左右颧的互相呼应；鼻子不隆不峻便无气势。

3. 唇齿美“皓齿”是古往今来的女性审美中不可回避和忽视的一个重要方面，要求牙齿洁白晶莹、“齿如含贝”。牙齿除了要白，还要有光泽，有光泽的牙齿才是健康的，曹植在《洛神赋》中说：“丹唇外朗，皓齿内鲜”这个“鲜”字，说的就是皓齿的光泽。皓齿之美早已深入民间，中国是世界上最早制作牙刷的国家，汉民族也是最早使用牙刷的民族。中国学者通过对敦煌壁画的考察，发现了刷牙的画面，牙刷是由杨柳枝制成的，这可能是中国最早的牙刷。而在未有牙刷之前，人们是用手指揩上盐末来拭刷牙齿的。

朱唇便是红唇，红唇能够显得牙齿洁白，雪白的牙齿又能衬托朱唇，两者缺一不可。下唇总比上唇宽、樱桃小口最可爱。

4. 躯干四肢美 古代中国人对女性的胸围要求不高，对拥有一双丰满隆起的乳房的女性也颇不以为然。其实，古代男性欣赏的女性乳房是恰堪一握的丁香乳。

古往今来一直以杨柳细腰作为腰部美的标准，但具体的标准，很少有人能说得清楚。从体型来说，虽然不同的时代有不同的标准，如偏肥或偏瘦。纤腰是自古迄今女性美的一个重要标准。自春秋时“楚王好细腰，宫中多饿死”的传说，直到今天的减肥热潮，无一不体现着这一点。公元前6世纪的楚灵王偏爱细腰女子；与楚襄王同时的楚人宋玉在其《登徒子好色赋》中，对那位漂亮的“东家之子”也有“腰如束素”的描写。之所以以细为美，原因在于纤细的腰身更能体现女性的曲线美，更有一种美妙、柔顺之美。古人对女性纤腰的喜爱，与中国艺术讲究曲线美的观念是一致的。诗文中，女子的纤腰常被称为“柳腰”、“蜂腰”，强调的便是纤腰使体态呈现出的曲线起伏。不过，腰无论粗细，一定要轻盈灵活，走动时才能摇曳生姿，具有“曲线玲珑”之美。

臀部的丰满与否，成为古代中国美女的重要条件之一。其原因，中国人认为臀部浑圆的女人会多生孩子。在“不孝有三，无后为大”的古代农业社会里，肥臀自有其重要性。

古人对女性的纤纤玉指非常重视，美女的手指必须纤细而柔软，手是体现女性美不可或缺的一部分。在古诗文中，“玉笋”、“春葱”是两个最常见的比喻女子纤手的意象。玉笋的特点是又白又尖，春葱指的是新长出的嫩葱，自然又白又细。这两个美好的意象极为传神地写出了美手纤细修长的特点。在我国最早的诗歌总集《诗经》中，美人形象是这样被描述的：“手如柔荑，肤如凝脂，领如蝤蛴，齿如瓠犀，螓首蛾眉，巧笑倩兮，美目盼兮。”这首诗从手、皮肤、颈、齿、眉、眼睛、额头等方面描写了女性的美，而手是被放在首位进行描述的，并且要有白皙的手臂，手臂不但要白，还要圆润及充满弹性，即“玉指素臂”。古人也非常看重对指甲的美化，它起于唐代,唐代妇女就开始用凤仙花染指甲,这一习俗一直持续至今。

中国古人对身体的暴露有着严格的忌讳,所谓“男不露脐,女不露皮”一直被奉为金科玉言,规范着人们的形体审美。相比之下,加在女性身上束缚更多也更为严重。女性的玉体被结结实实地裹进臃肿的衣服里,终年不见天日。关于肚脐古人有云:“相容李子,富贵可卜”即指深大而圆的肚脐是健康富贵的表现。

5. 头面轮廓美 我国古代以饱满的瓜子脸为美,认为前额天庭广而阔、颧骨微隆、面颊有酒窝的面部形象最美。

古代对毛发的审美基本不变,都要求毛发乌黑、亮泽,只是对发型和发式有不同的审美。传统发型追求稳重、含蓄的效果,发丝流畅而光滑,梳理后内外通顺,富有光泽,它以求实、整齐为特征,具有古朴、端庄、严谨、含蓄的特点。我国古代很重视发式的修饰,发式是妇女头部的重要装饰,能增加其仪容的俊美。古代妇女发式造型的变化,极为富丽而多姿,历代相承,不断变化,从简至繁,又从繁复简,往返交替,有关记载甚多,仅《髻鬟品》记载就不下百余种。

汉代有“城中兴高髻,髻高七寸”的记载。从长沙马王堆出土的女尸的发式上可以看到汉代女子已经会用假发来盘制发髻,当时的假髻用的是犯人的头发。汉代女子用于发式的装饰品也是种类繁多,有玉簪、白花、步摇、耳塞等。由此可见,早在汉代,女子发式的造型艺术和用于装饰发型的饰品艺术已经相当完善了。

唐代妇女发式多姿多态。《髻鬟品》中写道:“高祖宫中有半翻髻、反绾髻、乐游髻。明皇帝宫中,双环望仙髻、回鹘髻、贵妃作愁来髻。贞元中有归顺髻,又有闹扫妆髻。长安城中有盘桓髻、惊鹄髻,又抛家髻及倭堕髻”。另外在《妆台记》、《新唐书》、《中华古今注》等书中,也有对唐代妇女发髻式样的记述。

(五)中国传统体型健美的标准

由于生产力落后,在先秦时期的体型美标准是高大、壮实、健硕,且不分男女。这种人体美标准随着封建社会的建立很快动摇。春秋战国后期及秦,逐步强调男女差别。“楚灵王好细腰,宫中多饿死”,宋玉《神女赋》所描述的“眉如翠羽,肌如白雪,腰如束素,齿如含贝”。汉魏以后,人体美观念发展迅速,人体美已经不再是纯天然化,必须有“绮袖”、“丹裳”、“丝扉”服饰之美辅助,同时戴金翠、缀明珠以耀显女子体躯;“环姿艳逸,仪静体闲”、“肩若削成”的美人观成为时尚。唐代推崇肌体丰满、肥腴,与“长脸瘦身”的赵飞燕式审美观成鲜明对照,有“环肥燕瘦”之称。明代是美学观点变化纷繁时期,一方面人们不改变“丰肉微骨”,但另一方面又彰显平胸蜂腰;一部分人崇尚“胸乳菽发”,另一部分人又认为应含而不露。清代除兴起于南唐的缠足之风登峰造极之外,还建立起了“蛋形脸、细颈项、瘦削肩、扁平胸、细腰身、尖尖脚”的固定形体美模式。

男性的人体健美具有下列两个特征:其一,传统中国文化多以魁梧雄壮、伟岸有大丈夫气概为美,体现一种男性为社会中心的骄傲。《史记·孔子世家》中曰:“孔子长九尺有六寸,人皆谓之长人,而异之”。《三国志·先主传》记载:刘备“身长七尺五寸”,还“双手下膝,顾自见其耳”;其二,中国传统男性美,形神相比更注重形神兼备,气韵生动,以形貌为基础而超越于形貌之上。

对于人的体态美,历代有不同的追求,其中有健康的观点,也有不健康的观点。我国“站如松,坐如钟,卧如弓,行如风”的四态之说,是一种对健美的欣赏;而南唐以后的缠足之风,使女子走路扭扭摆摆,显得弱不禁风,实际上是一种病态美。

对于风度美的追求,即对精神风貌的重视和对内在品德美的追求,则是我国历代对人体美追求的传统审美要求。

第四节 中医药学文采美

中国传统医学美学思想与美容中医技术历史悠久，有关美容的记载已有数千年的历史，几乎与中医药学同时产生与发展。中国人民和历代医家积累了丰富的美容中医学经验，发明了许多具有美容作用的方药与医术，并在医学理论中蕴含了丰富的中国传统美学思想的光芒。

中国传统医学美学思想和美容中医技术结合较早，对促进美容中医技术的起步和发展发挥了较大作用，并且积累了丰富的理论与实践经验，然而因为长期封建文化的桎梏，未能得到充分地发展，但时至今日对美容中医的发展仍有积极意义。

中医理论中处处都体现出了中国传统美学思想的特征。“天人相应”观体现了整体和谐美。中医学认为，人体是一个以五脏为中心，通过经络将各脏腑、皮肉筋骨脉、五官九窍等形体组织，连接成一个有机的整体。在生理上有机联系，病理上相互影响。因此，很多影响容貌美的疾病，往往是机体脏腑功能病变反映于体表的结果，这就为美容中医临床诊断与治疗提供了可靠的辨证论治理论依据。同时，人体与自然环境也是一个有机的整体。《黄帝内经》云：“人与天地相参也，与日月相应也。”机体内部通过自我调节以适应自然环境中季节、昼夜、地理等的变化，保持正常生理活动，同时自然界中气候、地理及饮食起居等客观因素对机体生理活动亦产生重要影响。

“阴阳学说”体现整体平衡美及恒动美。阴阳学说是我国古代朴素的唯物主义哲学思想，它是古人认识事物变化和掌握事物发展规律的一种方法。《素问·宝命全形论》指出“人生有形，不离阴阳”，《素问·生气通天论》又言：“阴平阳秘，精神乃治；阴阳离决，精气乃绝”。概言之，人的正常生命活动，就是“阴阳离合”的有序的动态平衡的结果。

“五行学说”体现整体结构有序美。五行学说是古代劳动人民把生活中不可缺少的木、火、土、金、水五种物质的属性加以抽象推演，用来说明整个物质世界，并且认为这五种物质不仅具有相互资生、相互制约的关系，而且处于不断运行变化之中。中医理论应用的五行学说中把人体描述为各组成部分配合得当，井然有序，协调一致，均匀舒畅的一种状态，人体各组织结构与功能之间处于五行生克的有序协调状态。

“藏象学说”体现整体结构协调美。藏象学说认为人体以五脏为中心，六腑、五官九窍、筋骨气血脉、皮肉形体等均通过经络、气血津液的联系而自成一整体，使机体在正常情况下达到结构上严谨美、功能上和谐美、整体上协调美，这也是形体美与容貌美的重要保证。一旦脏腑、官窍、皮肉形体及经络气血之间的这种整体协调美遭到破坏而发生病变，人体的健美就会受损害，美容中医医疗临床就是根据藏象学说的整体观来确定诊断与治疗的原则。

“四诊合参”体现辨证美。辨证，就是运用整体恒动观，对四诊所收集的资料，进行分析，找出疾病的原因、性质、部位、邪正关系，为防治疾病提供依据，是中医诊病的基本方法。中医四诊内容无不包含着对色彩、形象、声音和气味等的考察。因此，就四诊方法、内容和目的而言，既是诊病，又是一种医学人体审美活动。四诊合参就是将四诊所得的各种临床资料，根据中医学理论，去伪存真，综合分析进行辨证，为正确制定治疗原则提供理论依据。

美容中医还充分运用“美学疗法”，如音乐、舞蹈、书画等方法来防病治病。如音乐疗法中的“五音导引”利用了“同声性相应”之理论，即以宫、商、角、徵、羽五音之调式，与五脏之脾、肺、肝、心、肾，与五行之土、金、木、火、水及人体其他部位的对应分属理论，利用音乐的不同调式、旋律，作用于人体听觉器官，进一步影响人的心神及脏腑组织，从而达到补偏救弊、平秘阴阳作用的一种疗法。

《黄帝内经》早就有“往古人居禽兽之间，动作以避寒，阴居以避暑”，“余闻古之治病，惟其移精变气，可祝由而已”的论述，指出在洞穴群居，钻木取火的远古时代，针药知识还很少，其主要治病方式是心理治疗，阐明当时已出现巫医用语言、歌唱行为等方式为患者治病，提出通过语言、行为、舞蹈等形式的“移精变气”法、暗示疗法、默坐澄心法、情志相胜法等美学疗法。以后历代医家都有运用中国传统美学思想治疗身心疾患，如《临证指南医案》说：“情志之郁，由于隐情曲意不伸……盖郁证全在病者能移情易性”，倡导琴、棋、书、画、曲艺、舞蹈在治疗身心疾患及养生美容保健中的作用。

美容中医师除了要具有精湛的美容中医技能外，还应加强美学修养和道德修养；中国传统美学思想的道德规范以唐代名医孙思邈《大医精诚》一文为代表。《大医精诚》通篇论述医术和医风医德修养，虽只字未提美字，但充满了中国传统美学思想的道德规范。孙思邈的医学美学思想同儒学美学思想是一脉相承的，如“以仁义为美”、“以充实善信为美”等。

复习思考题

1. 中国传统美学思想的主要范畴有哪些？请举例说明。
2. 中国传统美学思想的主要特征有哪些？
3. 中国传统美学思想中人体审美主要表现为哪几个方面？
4. 天人合一的美学意义是什么？

中　篇

第四章　美容中医学常用美容方法

美容中医学的美容方法可分为中药美容法、针灸美容法、推拿美容法、刮痧美容法、药膳美容法、心理调节美容法等。

第一节　中药美容法

中药美容法是通过中药的内服、外用来防病健身、延衰驻颜或治疗损美性疾病的一种美容方法。常用美容中药一般可分为保健型和治疗型两大类。保健型美容中药多具有滋润肌肤、防皱除纹、悦色增白、护发增辉、护肤防裂等作用。治疗型美容中药多具有乌毛发、除黑斑、去粉刺、灭瘢痕、蚀赘疣、消黑子、疗疮疡等功效。中药美容根据使用途径不同，分为内治法和外用法两大类。

一　内治法

内治法是通过内服中药，来达到调理脏腑、气血、经络的功能，起到美容的效果。它分为两大类：一类是美容保健方剂，主要通过滋养脏腑、补益气血、疏通经络等方法，来达到润肤增白、除皱驻颜的目的；另一类是美容治病方剂，主要通过活血祛斑、祛风散寒、清热解毒、消肿散结等方法，以治疗各种损美性疾病。

1. 祛风法　凡运用发散风邪或平肝息风作用的药物以驱散外风、平息内风的治法，称为祛风法。

风有外风、内风之别。外风侵袭人体，常见有表证，如恶寒、发热、头身痛、脉浮等，或皮肤出现丘疹、瘙痒、黑斑、白斑。内风常因肝阳上亢、热极生风、阴虚风动、血虚生风所致，临床常表现为头目眩晕、目赤耳鸣、筋肉抽搐。因风为“六淫”之首，其致病具有广泛性，故很多损美性疾病均与风邪侵袭有关，因此祛风药在临床使用频率很高。如荆芥、防风等。因“风为百病之长”，常兼夹寒、热等邪气侵袭人体，故临床选用祛风药时，须分清风寒、风热的不同而选用不同的药物，发散风热选辛凉药，如薄荷、菊花，代表方剂有银翘散；发散风寒选辛温药，如防风、白芷等，代表方剂有麻黄桂枝各半汤。平肝息风药或具潜镇之性，以平降肝阳；或具镇静止痉之功，以止筋惕肉瞤。由于导致肝阳上亢或肝风内动的原因不同，因此要配伍其他相关药，如“热极生风”者，要配清热泻火药；“水不涵木”者，要配伍滋补肝肾药；血虚生风者，则要配伍补血药。

2. 祛湿法　用芳香化湿或淡渗利湿的药物以祛除湿邪的治法，称为祛湿法。分化湿、燥湿、利湿等法。

湿邪为患，可导致多种损美性疾病，如湿疮、肥胖、粉刺、发蛀脱发等。祛湿药大多性味甘淡，能利小便，使体内蓄积的水湿从小便排出，代表方剂有五苓散；一部分祛湿药辛香温燥，能舒畅气机，宣化湿浊，健脾助运，代表方剂有藿香正气散。祛湿药易伤阴液，故阴虚者内服时应慎用。

3. 清热法 用寒凉的药物使内蕴之热毒得以清解的治法，称为清热法。

清热药性质寒凉，具有清热泻火、解毒、燥湿、清虚热等功效，在临床主要用于痈肿疮毒以及湿热内蕴、阴虚内热等各种里热证。清热药各有所长，有的以泻火为主，常用于气分实热证，代表方剂有白虎汤；有的以解毒为主，常用于痈肿疮毒，代表方有黄连解毒汤；有的以燥湿为主，常用于湿热内蕴之证，代表方有二妙散；有的以清虚热为主，常用于阴虚内热之证，代表方有青蒿鳖甲汤。清热药性多寒凉，易伤脾胃，对脾胃虚弱患者宜适当辅以健脾养胃的药物。此外，当遵循“中病即止”的原则，以免过量伤正。

4. 理气法 凡运用理气药物调理气机，使气机通畅的治法，称为理气法。

在美容中医学临床，气机不畅主要与肝、脾、胃、肺等脏腑功能失调有关。如肝失疏泄，导致气滞血瘀，发生黧黑斑、睑黡等病证；脾胃气机升降失司，水液失运，聚湿成痰为饮，导致浮肿虚胖、胞虚如球，或产生粉刺等；肺失宣降，病及大肠，发生便秘，可诱发或加重一系列损美性疾病。理气药大多气香性燥，其味辛、苦，具疏肝解郁、破气散结或理气健脾、行气止痛，顺气降逆等功效，代表方剂有柴胡疏肝散、逍遥丸。临床常根据病情，配用柔肝健脾、消食导滞、润肠通便等药物。

5. 理血法 凡运用调和营血的药物使经络疏通，血脉调和流畅的治法，称为理血法。

养血药以补血为主，常用于美容保健，如血虚引起的早衰、脱发、面色萎黄、苍白等；或用于血虚所致的损美性疾患，代表方有四物汤。由于血属阴，血虚与阴虚关系密切，故补血药常配补阴药同用；又因为“气能生血”，故又常配伍补气药。活血药以通利血脉，促进血循，消散瘀血为主，具行血、散瘀、通经、消肿、止痛之功效，治疗美容和美容保健均常用之，代表方有血府逐瘀汤。

6. 补益法 运用补益作用的方药，通过补养气血、阴阳、以扶助正气，消除虚弱的治法，称为补益法。

补益药一般用于虚证，根据其作用的不同分为补气药、补阳药、补血药、补阴药。气虚用补气药，阳虚用补阳药，血虚用补血药，阴虚用补阴药。但是由于人体的气、血、阴、阳是相互依存的，所以四者之虚常互相影响。又气属阳，血属阴，故补气药和补阳药，补血药和补阴药往往相须为用。此外，因气血互生，阴阳互补，故补气和补血、补阴和补阳也往往相兼而用，但要注意孰轻孰重，如以阴虚为主则补阴为主、补阳为辅；以阳虚为主则补阳为主、补阴为辅。补益药在美容中医学临床运用较多，其代表方有八珍汤、十全大补汤等，尤多用于美容保健，如驻颜、防皱、润面、明目、乌发、生发等。

补益药，尤其是补血、补阴药，多滋腻碍胃，易影响脾胃消化，故在服用时宜适当配伍健脾益胃的药物，以免发生消化吸收障碍，影响疗效。

7. 化痰法 运用具有祛痰或消痰作用的药物以祛除痰邪的治法，称为化痰法。分化痰、消痰、涤痰三类。

化痰药的临床运用，要注意病证的寒热性质，对于寒痰、湿痰，宜选用药性温燥的化痰药以温化之；对于热痰，则宜选用药性寒凉的化痰药以清化之。痰证往往与气滞、湿停、血瘀等病机相关，故临床须与行气、祛湿、活血药等相伍为用，代表方剂有二陈汤、温胆汤等。

由于瘿瘤、瘰疬、痰核及一些结节、囊肿性病证，在病机上均与痰密切相关，故可选用具有软坚散结功效的化痰药如贝母、半夏等治疗。

8. **收涩法** 运用具有收敛固涩作用的药物以制止气血精津滑脱的治法，称为收涩法。

本类药物大多性味酸涩，具有敛汗、止泻、固精、缩尿、止带、止血、止嗽等作用，适用于久病体虚、正气不固所致的自汗、盗汗、久泻、遗精、遗尿、尿频、久咳虚喘、崩带不止等滑脱不禁的证候及疮疡痈肿和一些水湿性皮肤病。由于酸味药多含有鞣质，能与铁等金属元素形成不溶性化合物，加强着色功效，故古代常将此类药配伍于染须发方剂中，如乌梅、五倍子等。此外，含有果酸等成分的酸涩药，外用对皮肤有轻微的剥脱作用，故临床可将之与其他药配伍制成面膜，治疗色素性皮肤病，改善皮肤粗糙。

二 外治法

外治法是用中药各种剂型如粉剂、溶液剂、软膏剂、糊剂、面膜剂等，通过熏洗、湿敷、扑撒、涂擦、浸浴、贴敷、喷雾熏蒸、电离子导入、超声波导入等方法，促进皮肤对药物的吸收，达到疏通经络、行气活血、软坚散结、逐步清污、除皱增白、滋润皮肤的目的，从而起到美容的效果。它利用药物的性能，直达病所，起效很快。

（一）外治法分类

1. **止痒法** 用具有祛风、燥湿、杀虫、止痒等作用的方药作用于体表局部，达到止痒目的的方法。适应证：用于漆疮、痱子、湿疮、顽癣等有局部瘙痒的病证。常用药物：防风、荆芥、薄荷、樟脑、冰片、威灵仙、地肤子、蛇床子、苍耳子、川椒、艾叶等。代表方剂：三妙散、三黄洗剂、土槿皮百部酊等。

2. **清热解毒法** 用寒凉的药物制成各种外用剂型用于局部，以清解体内和局部蕴结热毒的方法。适应证：用于红肿热痛的疮疡，伴有热毒症状的羊胡疮、日晒疮、漆疮、面游风、粉刺等病证。常用药物：黄连、黄芩、黄柏、虎杖、马齿苋、大黄、山栀、青黛、芙蓉花叶、紫花地丁、大青叶、寒水石、牛黄、儿茶等。代表方剂：金黄散、化毒散软膏。

3. **养血润肤法** 用养血滋润的药物制成软膏、油剂、面膜等外用剂型用于局部，以达到滋补阴血，濡养皮肤目的的方法。适应证：用于血虚风燥型面游风、摄领疮、鹅掌风、脚湿气、皲裂疮等病证。常用药物：地黄、当归、麻油、蓖麻油、核桃、猪脂、羊脂、蜂蜜、松子、杏仁、大枫子油。代表方剂：润肌膏、当归膏等。

4. **收湿法** 用化湿、淡渗、收敛作用的药物制成粉剂、散剂、洗剂、软膏等外用剂型用于局部，以达到祛湿除邪目的的方法。适应证：用于湿疮、日晒疮、漆疮、脚湿气等局部有渗液的病证。常用药物：熟石膏、五倍子、炉甘石、滑石、枯矾、海螵蛸、儿茶、苍术、赤石脂、煅龙骨、煅牡蛎、海蛤粉、花蕊石、钟乳石。代表方剂：祛湿散等。

5. **褪黑祛斑法** 用具有增白祛斑作用的药物，制成软膏、面膜等外用剂型用于局部，以褪黑祛斑的一种治疗方法。适应证：用于黧黑斑、雀斑、粉刺等损美性疾病或皮肤粗黑不润等美容缺陷。常用药物：当归、防风、牡丹皮、天花粉、白菊花、白僵蚕、白茯苓、白芷、白附子、白芍、白丁香、珍珠粉、丹参、川芎、大黄、冬瓜仁、桃仁。代表方剂：玉容散。

6. **腐肌蚀肤法** 用具有腐蚀作用的药物制成软膏或糊剂涂敷于体表患处，以腐蚀疣痣或剥蚀表皮以祛斑的治疗方法。注意过敏者禁用，涂敷使用要准确得法，保护周围健康皮肤。适应证：疣目、黑痣、雀斑、黧黑斑等病证。常用药物：鸦胆子、乌梅、硼砂、石灰、木鳖子、蟾蜍、密陀僧、白附子等。代表方剂:五妙水仙膏等。

(二) 操作方法

1. 熏洗 包括熏蒸和洗浴两个过程。将中药煎煮沸后,乘热熏蒸患处,熏蒸不适用于热证及皮肤敏感者。待药物温度略降后再用药物外洗,一般每日1~2次,每次30分钟。

2. 湿敷 分为冷湿敷和热湿敷。每种湿敷又可以分为开放性湿敷和闭合性湿敷两种。开放性湿敷多用于冷湿敷,闭合性湿敷多用于热湿敷。操作方法:用纱布6~8层或相当厚度的毛巾在药液中浸透,然后取出稍加拧挤至不滴水为度,覆盖于患处,开放性湿敷每隔数分钟更换1次,持续1小时,闭合性湿敷将药物垫敷于局部,可以用油纸或塑料薄膜(塑料过敏者禁用)扎上小孔,盖在敷料上进行包扎,每隔2~3小时更换1次。冷湿敷以10℃左右为宜,热敷可以达到40~50℃。

3. 扑撒 将药物均匀扑撒在患处或局部,多用粉剂。

4. 涂擦 将药物涂于或擦拭于肌肤患部以达到治疗作用。用于涂擦的剂型有粉剂、洗剂、酊剂、油剂、软膏剂等。

5. 浸浴 将中药药粉或煎剂加一定比例的水倾入浴盆,将身体需要浸浴的部位浸入药浴液中,每次浸浴20分钟,浸浴结束后,用清水稍加冲洗(也可以不用清洗,保留药物在皮肤上继续发挥作用),再用毛巾稍稍擦干。全身浸浴可每日或隔日1次,局部浸浴每日数次。全身浸浴适于全身皮肤保健或泛发性皮肤病的治疗。局部浸浴适于局部皮肤或毛发的保健,如手部、头发的润泽,或局部疾患的治疗,如手癣、足癣等。注意温度不宜过高。

6. 贴敷 将软膏、硬膏或药粉摊在消毒纱布上贴敷患处,每日换1~2次。或将软膏剂、糊剂、膜剂贴敷于面部,适时取掉。

7. 喷雾熏蒸 利用离子喷雾机,将水变成雾状蒸汽,蒸汽将药物的挥发性成分带出,与蒸汽一起喷到局部皮肤,被皮肤吸收,起养颜护肤或治疗作用。操作前先将皮肤洗净,开机后等蒸汽喷出很稳定且呈均匀的细雾时,再在距就医者皮肤40cm左右处,将喷雾口对准治疗局部熏蒸,每次时间不超过10分钟。

8. 电离子导入 凭借一种安全低电压的直流电,将可电离的药物导入皮肤,此疗法同时具有直流电和药物的作用。操作时将脱脂棉浸透药液,裹于电极棒上,带正电荷的药棉裹于阳极棒上,带负电荷的药棉裹于阴极棒上。然后置于面部皮肤缓慢移动。非作用极握于治疗者手中。每次治疗时间为15~25分钟,每日或隔日治疗1次。

9. 超声波导入 利用超声波的弥散和组织渗透作用,使药物经皮肤或黏膜渗入体内,而增强治疗或养护作用。操作时先要清洁皮肤,然后将含药物的耦合剂涂布于受治局部(可将中药制成浸液和煎剂作为耦合剂),然后将超声头置于受治部位,均匀移动,每次治疗5~10分钟,每日或隔日治疗1次。

三 美容中药方剂剂型

药物配伍组成方剂,还必须根据病情需要选择一种合适的剂型,以更好地发挥疗效。现将美容临床常用的剂型和用法简介如下。

(一) 汤(水)剂

汤(水)剂是将药物用水浸透,再煎煮一定时间,然后去渣取汁的一种液体剂型。汤剂是中医临床使用最广泛的一种剂型,它的特点是吸收快,易发挥疗效,且便于加减使用,可以全面、灵活地照顾到每个患者或各种病证的特殊性。汤剂一般作内服用，但在美容中医学临床亦常外用于熏洗、湿敷、浸浴体表病变部位，或洗擦、浸浴健康机体。

（二）丸剂

丸剂是指将药物研成细末，以蜜、水或米糊、面糊、酒、醋、药汁等为赋形剂制成的圆形固体剂型。丸剂内服吸收缓慢，药力持久，服用、携带、贮存都比较方便，一般适于慢性、虚弱性疾病。需长期服用的补益药亦常制成丸剂，如美容中医学保健方剂常为丸剂，长期服用以达到延缓衰老驻颜的目的。丸剂一般内服。临床常用的丸剂有以下几种。

1. **蜜丸**　系将药物细粉以炼制过的蜂蜜作赋形剂制成的丸剂。其特点是性质柔润，作用缓和，并能矫味，兼具补益作用，适用于慢性病。历代补益延年驻颜方多制成蜜丸。蜜丸有大小之分，大丸如龙眼，小丸如梧桐子。

2. **水丸**　系将药物细粉以凉开水或醋或方中部分药物的药汁作赋形剂制成的小丸剂。其特点是易于溶解，吸收快，适用于多种疾病。历代延缓衰老的水丸多用酒调和。

3. **糊丸**　系将药物细粉以米糊、面糊等为赋形剂制成的小丸剂。其特点是崩解速度比水丸、蜜丸缓慢，内服后在体内被徐徐吸收，既可延长药效，又可减少某些刺激性较强的药物对胃肠道的刺激。

4. **浓缩丸**　系将方中某些药材煎汁浓缩成膏，再与其他药物的细粉混合、干燥、粉碎，然后用水、酒或方中部分药物煎出液为赋形剂制成的小丸剂。其特点是含有效成分高、体积小、剂量小、易于服用等，适用于治疗各种疾病或保健补益。

（三）散（粉）剂

散（粉）剂是将药物碾研成均匀混合的干燥粉末剂型。有内服与外用两种。内服散剂末细量少者，可直接冲服；粗末者于临用时加水煮沸取汁服或冲泡代茶饮。外用散剂有多种用法，在美容保健中，常将粉剂用液体调成糊状作面膜；或撒入水中，用以洗浴手、面等部位，如古代的各种澡豆方；也有将粉剂直接扑于肌体以香身、爽身，如古代的香粉散。散（粉）剂制作简便，便于携带服用，节约药物，吸收亦较快。

（四）膏剂

膏剂是将药物用水或植物油煎熬浓缩而成的膏状剂型。有内服和外用两种。内服膏剂分流浸膏、浸膏、煎膏（亦称膏滋）三种，外用膏剂分软膏和硬膏两种。其中软膏为美容中医外用药中常用之剂型。

1. **软膏**　是用适宜的基质与药物均匀混合制成的一种容易涂于皮肤、黏膜的半固体外用制剂。软膏基质在常温下是半固体，具有一定的黏稠性，但涂于皮肤或黏膜后能渐渐软化或溶化，有效成分可被缓慢吸收。软膏作用于皮肤，可起到保护皮肤和润肤养颜，抗皱除皱，祛斑等作用。

2. **硬膏**　是用油类将药物煎熬到一定程度，去渣后再加黄丹、白蜡等收膏，待呈暗黑色的膏药后，涂于布或纸等裱褙材料上，供贴敷于皮肤的外用剂型，亦即黑膏药。常温时呈固体状态，36～37℃时则软化而释放药力起到局部或全身治疗作用，同时亦起机械性保护作用。硬膏用法简单，携带、贮藏方便。美容中医学中多用于牛皮癣、疣目、灰指（趾）甲、蟹足肿等肥厚性、角化性皮肤疾患。

（五）酒剂

酒剂是以酒（一般是白酒或黄酒）为溶媒浸制药物或加温同煮后去渣取液的一种液体剂型，可供内服或外用。在美容中医学临床多用于体虚补养和中老年人抗衰延年驻颜。

（六）药露

药露是将含有挥发性成分的新鲜药物放入水中加热蒸馏所收集的蒸馏液。其气味清淡，便于口服，一般作为饮料服用。夏天尤为常用。

（七）锭剂

锭剂是将药物研成细末，单独或加适当的糊粉、蜂蜜等赋形剂混合制成的不同形状的固体剂型。在美容中医学临床常供外用，临用时用水、乳汁、醋或酒磨汁，涂敷于体表局部。

（八）灸剂

灸剂是将艾叶捣碎如绒状后，捻成一定大小、形状的一种外用剂型。使用时将其置于体表的某些腧穴或患处，点燃熏灼，使之发生温热或灼痛感觉，以达到预防或治疗目的。

（九）片剂

片剂是将中药加工或提炼后与辅料混合压制成的一种圆片状剂型。片剂用量准确、体积小、多用机械生产、效率高、成本低、贮运方便，是现代常用的剂型之一。一般为内服用，有时用水或醋化开外用。

（十）冲剂

冲剂是指药材的浓缩浸膏与适量辅料混合制成的颗粒状散剂。它是近年来在糖浆和汤剂的基础上发展起来的一种新剂型。一般是将中药提炼成稠膏后，加入适量糖粉及其他辅料（淀粉、山药粉、糊精等），充分搅拌，揉捏成团状，通过10～12目筛制成颗粒，然后将颗粒经40～60℃温度干燥，干燥后经过8～14目筛，使所制颗粒均匀一致。冲服剂较丸剂、片剂作用迅速，比汤剂体积小，重量轻、易于运输携带，且服用方便。

（十一）针剂

针剂即注射剂，是将中药经过提取、精制、配制等步骤而制成的无菌溶液剂型，供皮下、肌内、静脉注射等使用的一种剂型。在美容中医学临床，常用某些针剂进行穴位注射，以治疗一些损美性疾病。

（十二）洗剂

洗剂是用水和不溶性粉剂混合而成的一种液体剂型，亦称混合振荡剂。用时须振荡均匀，为外用剂型。洗剂有干燥、凉爽、止痒、保护皮肤等作用。在美容中医学临床，常用于一些急性、亚急性表浅的损美性皮肤疾患，如粉刺、痱子。

（十三）酊剂

酊剂是将生药用白酒或75%乙醇浸泡，浸出其有效成分，滤过去渣而成的外用剂型。酊剂渗透性较水剂强，使用方便，有杀虫止痒、活血通络等作用。酊剂有一定刺激性，乙醇过敏者勿用，黏膜处慎用。

（十四）油剂

油剂是将植物油（如菜油、芝麻油等）与药粉混合调匀而成，或将药物浸在植物油中煎熬至干枯去渣，再加入适量黄蜡而成的一种外用剂型。油剂作用缓和，在美容中医学临床，常用于损美性皮肤病，有润肤，防皱，生肌，润发等作用。

（十五）糊剂

糊剂是将药物加工捣研成细末后，再用液体（油液除外）作赋形剂制成的泥糊状半固体剂型。在美容中医学临床，是一种常用的外用剂型，如做面膜等，常用水、酒、醋或人乳等或生药汁等，取一种或数种，将药粉调成泥糊状，或直接将鲜药或生药经加工捣碎捣烂研制成细腻之泥糊药剂。

（十六）涂膜剂

涂膜剂是用含高分子化合物的有机溶媒溶解药物而制成的外用液体涂剂。这是一种新剂型。使用时涂于患处，溶媒挥发后形成薄膜，对患处有保护作用，同时能通过皮肤的水合作用逐渐释放所含药物，起到治疗或营养作用。在美容中医学临床，面膜有时用涂膜剂型。

第二节　针灸美容法

针灸美容法就是从中国传统医学的整体观念出发，以针灸方法为手段，通过对局部皮肤及穴位的刺激，达到养护皮肤，美化容颜，延缓衰老，治疗面部皮肤病为目的的一种方法。具有整体治疗，美容持久；简便易行，安全可靠，疗效显著；多种作用，适应广泛等特点。

针灸美容法包括针法和灸法两种。其中针刺法采用毫针刺入穴位及患病处皮肤，再施以适当手法，使患者产生酸麻胀痛等感觉，达到美容保健、强身祛病的目的。灸法则是通过艾炷、艾条等药物在相应的穴位及部位上使之燃烧，通过药物的渗透及局部热效应，使机体产生各种生理反应，达到美容抗衰老以及治病的目的，亦从根本上保证了针灸美容效果的持久性和稳定性。

一　针灸美容法的作用

针灸美容法是通过选择一定的腧穴，运用针灸的各种方法来达到养生保健和治疗损美性疾病的目的的方法。其具有以下四个方面的作用。

1. 疏通经络　经络是运行全身气血，联络脏腑肢节，沟通内外上下，调节体内各部分的通路。通过经络的沟通联络作用，将人体的各脏腑、组织器官联结成一个完整的有机整体，在生理上相互联系，病理上则相互影响。针灸美容就是根据经络与各脏腑组织器官在生理、病理上相互联系和影响的机理，选择一定的腧穴，进行针刺或施灸，激发经气以疏通经络，使气血运行于全身，濡养脏腑肢节，从而使各脏腑组织功能正常，以达到治疗疾病、美化容颜的目的。

2. 调和气血　气血津液是构成和维持人体生命活动的基本物质，是各脏腑、经络等组织器官发挥生理功能的物质基础。而经络又是气血运行的通路。气血调和，则经脉通畅，百病不生，反之若气血失和，则经脉不畅，必将导致容颜不泽，或相关损美性疾病。运用针灸不仅可以疏通经络，而且还能使气血和畅，从而达到美容的目的。

3. 调整阴阳　疾病的发生，从根本上说是在致病因素的作用下，破坏了阴阳的相对平衡，出现阴阳偏胜偏衰的病理变化。《灵枢经·根结》说："用针之要，在于知调阴与阳，调阴与阳，精气乃光，合形与神，使神内藏。"这说明了调整阴阳是针灸治病、美容的根本原理。针灸美容是通过经络、腧穴的配伍和不同的刺灸方法以疏通经络、调和气血来完成的。

4. 扶正祛邪　疾病的过程，也就是邪正斗争的过程，它决定了疾病的发展和转归。因而治疗疾病就要扶助正气，祛除邪气，促使疾病向痊愈的方向转化。针灸治疗疾病、美容就是通过在一定穴位上刺激，发挥其扶助正气、祛除邪气的作用，其一般是通过针灸处方选穴和施术方法来实现的，一般来说，针刺用补法和艾灸有扶正的作用，针刺用泻法和放血有祛邪的作用，在具体运用时还应结合腧穴的特性来考虑。

二 针灸美容法的常用方法

针灸美容法主要包括针法和灸法两种。其中针法是采用各种针具刺激穴位及患病处，再施以适当手法，达到美容及健身祛病的目的。如常用的有毫针、三棱针、皮内针、皮肤针等。灸法是以艾绒为主要原料，在身体一定的穴位或部位上进行烧灼、熏熨、烘烤，给人体以温热刺激，通过经络、腧穴的作用，以达到治病防病、美容保健目的一种方法。针和灸在临床上常结合应用、相互补充以提高疗效。除此之外，针灸美容还有拔罐法、刺血法、耳针等常用方法。

（一）毫针刺法

毫针刺法是针灸美容的主要方法，凡是能刺灸的腧穴，均可用毫针进行针刺。

1. 常用毫针针具 临床采用的毫针，以不锈钢针为多，以 28～32 号、1～3 寸规格的毫针最为常用。针具的长短、粗细应根据患者形体的胖瘦、穴位的深浅选择，还要根据不同病情、体质及年龄加以调整。一般头面、胸背部应用较细的短毫针，四肢、腹部可用偏粗的较长毫针。

使用毫针还需经常检查针尖是否有钩，以及针身和针柄结合部是否有断裂，确保无误后方可使用。

2. 针刺体位 选择体位的原则是有利于正确地定位选穴和便于顺利进行操作，既要舒适又能持久。

常用美容针灸的体位有三种坐位和三种卧位：①头、颜面和颈前、肩臂部分腧穴可选择仰靠坐位；②后头、肩背部的腧穴可选择俯伏坐位；③面颊、耳前后等处的腧穴可选择侧伏坐位；④身体前面腧穴宜选择仰卧位；⑤身体后面腧穴宜选择俯卧位；⑥侧身部腧穴宜选择侧卧位。对于初诊、体虚及精神紧张的就诊者，应尽量采用卧位。

3. 进针方法 一般将持针的手称为“刺手”，按压所刺部位或辅助针身的手称为“押手”。押手的作用是固定腧穴位置，或使针身有所依附及减轻进针时的疼痛感，达到无痛进针。常用的进针方法有如下几种。

（1）单手进针法：用刺手拇、食指夹持针柄或针体，中指指腹抵住针身下段，指端紧靠穴位，当拇、食指向下用力进针时，中指随之屈曲，将针刺入，直刺入所需的深度。此法多用于较短的毫针。

（2）双手进针法：以双手配合，协同进针。常用的进针手法又分为以下几种。

夹持进针法：用押手拇、食两指捏住针身下段，露出针尖，刺手拇、食指夹持针柄，将针尖对准穴位，在接近穴位皮肤时，双手配合，迅速将针刺入皮肤并达到一定深度。此法多用于长针的进针。

指切进针法：用押手拇指或食指尖按压在腧穴旁，针尖靠近指甲刺入腧穴。此法多用于短针的进针。

舒张进针法：用押手拇、食两指将所刺腧穴的皮肤向两侧撑开，使皮肤绷紧，易于进针。此法适用于皮肤松弛的部位，特别是腹部腧穴的进针。

提捏进针法：用押手拇、食两指将针刺部位的皮肤捏起，刺手持针从提起部的上端进针。此法适用于皮肉浅薄的部位，特别是面部腧穴的进针。

管针进针法：将针预先插入用玻璃、塑料或金属制成的比针短 3 分左右的小针管内，置于穴位皮肤上，押手压紧针管，刺手食指或中指对准针柄一弹，使针尖迅速刺入皮肤，然后将针管退出，再将针刺入穴内。此法进针不痛，适用于儿童和惧针者。

4. **针刺角度、方向和深度**

(1)针刺角度:是指进针时针体与皮肤表面所构成的夹角,其大小应根据所刺部位和治疗要求的不同而分为直刺、斜刺和横刺三种(图4-1)。

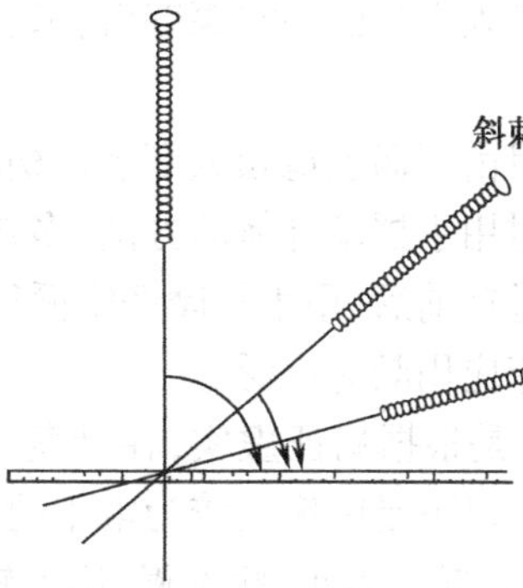

图4-1 针刺角度

直刺:将针体垂直,与腧穴的皮肤表面呈90°角垂直刺入。适用于全身多数腧穴,浅刺与深刺均可。

斜刺:将针体与腧穴的皮肤表面约呈45°角倾斜刺入。适用于骨骼边缘和不宜深刺的腧穴,如需避开血管、肌腱和脏器时也可用此法。

横刺:将针体与腧穴的皮肤表面约呈15°角沿皮刺入。适用于头面、胸背及皮肉浅薄处,施行透刺法(指一针两穴或两穴以上)时亦可用此法。

(2)针刺方向:主要根据经脉循行方向、腧穴分布部位和针刺所要达到的组织结构等情况而定。有时为了使针感到达病所,需将针尖朝向病变部位。因此针刺方向与针刺角度是密不可分的。一般头面部腧穴多采用横刺法;颈项,咽喉部腧穴多采用斜刺法;胸胁部腧穴多采用横刺法;腹部腧穴多采用直刺法;腰部腧穴多采用斜刺或直刺法;四肢部腧穴多采用直刺法。

(3)针刺深度:应根据腧穴部位特点和病情需要,在针刺得气取得疗效前提下,结合患者体质、针刺时令等因素,正确掌握针刺深浅度。一般肌肉浅薄、内有重要脏器处宜浅刺,肌肉丰厚之处宜深刺,即"穴浅则浅刺,穴深则深刺"。热证、虚证及病在表、在肌肤宜浅刺;寒证、实证及病在里、在筋骨及脏腑宜深刺;春夏宜浅刺,秋冬宜深刺。总之,针刺深度须确保安全,在各穴深浅分寸的标准范围内掌握,以免损伤重要脏器、血管、神经等组织。

5. **行针手法** 进针后实施一定的手法,促使针下得气,气至后为加强针感所进行的操作为行针,行针手法分为基本手法和辅助手法。

(1)基本手法:提插法:针尖刺入一定深度后,术者施行上下进退的行针手法,即是将针先由浅层插入深层,再由深层提至浅层,如此反复地上下提插。

捻转法:针刺达到一定深度后,术者将针旋转捻动,如此反复多次。捻转的幅度一般在180~360°之间。另外,需注意捻转时切忌单向转捻,否则肌纤维易缠绕针身,使患者产生疼痛,形成滞针。

提插和捻转两种手法,临床配合使用或单独使用,应视患者情况灵活掌握。

(2)辅助手法:爪切法:是揣穴定位后用指甲按掐穴位,以辅助进针的手法。爪法是以押手拇指指甲在穴位掐压成"十"字痕,以固定穴位,协助进针。切法是以押手拇指指甲在所针穴位周围掐切,如刀割之状,主要着力于穴位皮下,以促进经脉气血运行,进针后容易得气。

捣法:是进针后,在原来的深度不断提捣针体的一种快速提插法,用以加强针感,促使针感传导扩散。捣时以腕的震颤为主而行针。它与提插法不同,捣法是在原位上下行针,虽有提插但幅度小、频率快、深度不变,一般每分钟可捣150~300次。

颤法:是在进针后以小幅度、高频率捻转提插催气、行气的手法。颤法以手指的颤动为主,贵在"细细动摇"。

搓法：是将针刺入穴位的一定深度后，术者持针单向搓转针柄，令肌纤维适度缠绕针体，利用其牵拉作用以激发经气，加强针感与补泻作用。

弹法：是将针刺入穴位的一定深度后，术者以手指轻轻叩弹针柄，令针身产生轻微的震动而使经气运行。

刮法：是用指甲由下而上地频频刮动针柄的方法，用以激发经气。

摇法：是出针时用手摇动针体的方法，多自深而浅地随摇随提，用以泻实清热。

循法：是一种进针前后，用手按摩经络循行路线，或穴位上下左右，以使经络疏通，循经而至的辅助手法，临床应用颇为广泛。

6. 针刺补泻 是根据病证虚实，在针刺得气后，分别采用不同补泻手法，以达到扶正补虚，祛邪泻实目的。以下是临床上较为常用的补泻手法。

（1）捻转补泻：捻转角度小、频率慢、用力轻、时间短为补法；捻转角度大、频率快、用力重、时间长为泻法。

（2）提插补泻：重插轻提、幅度小、频率慢、时间短为补法；轻插重提、幅度大、频率快、时间长为泻法。

（3）徐疾补泻：徐徐进针、少捻转、疾出针为补法；疾进针、多捻转、徐徐出针为泻法。

（4）迎随补泻：针尖顺经而刺为补法；针尖逆经而刺为泻法。

（5）开阖补泻：出针时扪按其穴孔为补法；出针时摇大针孔而不立即揉按为泻法。

（6）呼吸补泻：呼气进针、吸气出针为补法；吸气进针、呼气出针为泻法。

另外还有一种：平补平泻：均匀的捻转提插法。

7. 留针与出针

（1）留针：将毫针刺入腧穴内，通过行针、补泻等手法，使针停留于穴内称为留针。留针的目的，一是为了“候气”，特别是不得气的患者，通过留针可以得气；二是为了保持针感，延长和加强针刺的治疗作用；三是为了便于再行针施术，催气加强针感。留针时间的长短，一般以留10～20分钟为好。对于针刺得气迅速、手法操作运用得当的也可以不留针。小儿则不宜留针。留针时间的长短还要根据病情确定，久病、疑难病证和顽固性疼痛病证留针时间应较长，新病、病程短留针时间应短。

（2）出针：针刺后已达到一定的治疗要求，便可出针。出针是毫针美容刺法操作规程中最后一道程序。出针时先用左手拇、食指将消毒干棉球按于针孔周围，右手持针作轻微捻转并慢慢提至皮下，然后退出。出针后是否按压针孔也是针刺补泻的一种辅助手法。用补法时，则用干棉球按压针孔；用泻法时，则不按针孔使邪气外泄。出针后要核对针数，以防遗漏。并嘱患者休息片刻，注意保持针孔部位的清洁。

8. 针刺注意事项 毫针法适应范围较为广泛，正确掌握操作技术，能适用于许多种病证的治疗及预防，但在临床应用过程中，应注意以下几点。

（1）对于每位前来接受毫针美容的患者，不直接立即进行针刺，应休息5～10分钟后再予治疗。对于饥饿、疲劳和精神过度紧张者，要首先消除上述因素再接受治疗。对于体弱多病者应选择卧位针刺，且手法宜轻，取穴宜少。

（2）怀孕妇女一般不宜针刺美容。如果患者要求治疗，应注意腰腹部腧穴不宜针刺，四肢部位的合谷、三阴交、昆仑、至阴等穴应禁刺，以防流产。

（3）在治疗过程中，应随时观察患者对针刺的反应，若见患者出现胸闷、面色苍白、汗出等晕针情况，应立即出针，并采取相应处理措施，如使患者头部放低平卧（除去枕头），休息片刻或饮适量温开水或糖水，一般可以较快恢复正常。

(4)针刺躯干部腧穴时，必须熟知相应脏器的解剖位置，避开脏器进针，并严格掌握针刺的深度、角度，避免造成创伤性气胸和内脏损伤。针刺眼区、颈部和脊椎部腧穴时，也应掌握一定的角度，不宜大幅度施以针刺手法，尽量少留针或不留，以免伤及组织器官。

(5)在施行手法或出针时出现针体涩滞或活动困难，称为“滞针”。滞针产生的主要原因是行针时用力过猛，捻转、提插时指力不均或向一个方向连续捻转，或患者体位改变。对于因体位改变而引起的滞针，应恢复原来体位。其他原因引起的滞针，应按摩放松滞针部位的肌肉，改变缠绕方向，或在附近再刺一针，再轻轻捻转使之松懈。

(二) 灸法

灸法是用艾绒或其他药物放置在体表的穴位或患病部位上烧灼、温熨，借灸火的热力以及药物的作用，通过经络的传导，以温通经脉、调和气血、扶正祛邪，达到美容治病、保健强身目的的一种外治法。常和毫针刺合并运用。

1. 灸用材料 艾绒的制作：干艾叶除去杂质捣碎成细软的艾绒，贮藏备用(以陈久者为良)。

艾绒的保藏：防潮湿霉变，防虫蛀。

艾叶的性能：“艾叶苦辛，生温，熟热，纯阳之情，能回垂危之阳，通十二经，走三阴，理血气，逐寒湿，暖子宫，止诸血，温中开郁，调经安胎……以之灸火，能透诸经而除百病”(《本草从新》)。

艾叶的作用：温经散寒，祛风解表，行气活血，回阳救逆等。

艾制品：①艾炷，一个艾炷称为一壮。②艾卷，即艾条。③有药艾条太乙针。④雷火针。

2. 主要作用

(1)温通经脉，驱散寒邪：具有祛风寒、化瘀滞、消炎止痛，促进细胞再生，从而达到保健、养生、美容之功效。

(2)行气活血，消瘀散结：具有芳香走窜的特性，燃烧时所散发出的温热与特殊气味，能够快速地开通人体的经络，加速人体的气血循环。

(3)温补益气，回阳固脱：补益强身，能激发人体免疫系统功能，促进新陈代谢，强内通外。

(4)预防疾病，保健强身：常灸足三里、关元、大椎等穴，能激发人体正气，提高抗病能力，起到保健强身作用。

3. 灸法的适用范围 见表4-1。

表4-1 灸法的美容主治作用与适用范围

主治作用	适用范围
疏风解表、温经散寒	外感风寒、痛经、腰痛、肩颈疼痛、皮肤病
温经通络、活血化瘀	黄褐斑、雀斑、肥胖、月经不调、风寒湿痹
升阳举陷、补阳益气	神疲、乏力、自汗、衰老、体弱、消瘦
清热解毒、消瘀散结	痤疮、瘰结、皮肤粗糙、皮肤病
防病保健、延年益寿	预防疾病、驻颜、健身、亚健康

4. 灸法的种类

(1)艾炷直接灸：即将艾炷直接放在穴位上灸。为防止倾斜，施灸前可先在穴位局部皮肤上涂以少量大蒜汁、凡士林或清水，以增加黏附性或刺激作用。艾炷是用艾绒捏成的圆锥形小体,每燃烧尽一个艾炷称为“一壮”。一般以艾炷的大小和壮数来掌握刺激程度,一般灸7~9壮为宜,直接灸临床又分瘢痕灸、无瘢痕灸和发泡灸三种。

瘢痕灸(又称化脓灸):用火点燃小艾炷,每壮艾炷必须燃尽,除去灰烬,再更换新炷。灸时可产生剧痛,术者可拍打施灸穴位四周,以缓解疼痛。待所需壮数灸完后,施灸局部皮肤往往被烧破,可予贴敷生肌玉红膏于创面,每日换1次,1周以后即可化脓,5~6周灸疮结痂脱落,局部留有瘢痕。临床常用于瘰疬,皮肤溃疡日久不愈,疣、痣、鸡眼及局部难治之皮肤病。

无瘢痕灸:施灸后局部皮肤红晕而不起泡,且灸后不留瘢痕。临床应用中、小艾炷,施灸时患者稍觉灼痛即去掉艾炷,另换一炷。以局部皮肤红晕、无烧伤、自觉舒适为度。临床适用于湿疹、痣、疣、疥癣及皮肤病溃疡不愈。

发泡灸:用小艾炷。艾炷点燃后患者自觉局部发烫时继续灸3~5秒钟。此时施灸部位皮肤可见一艾炷大小的红晕,1~2小时后局部发泡,一般无需挑破,外敷消毒纱布3~4日后可自然吸收。临床用于疮肿、瘰疬、白癜风、皮炎、疥癣等的治疗。

(2)艾炷间接灸:是用药物将艾炷与施灸腧穴部位的皮肤隔开而施灸的一种方法。此种灸法可产生艾灸与药物的双重作用,是临床广为应用的一种灸法(图4-2)。

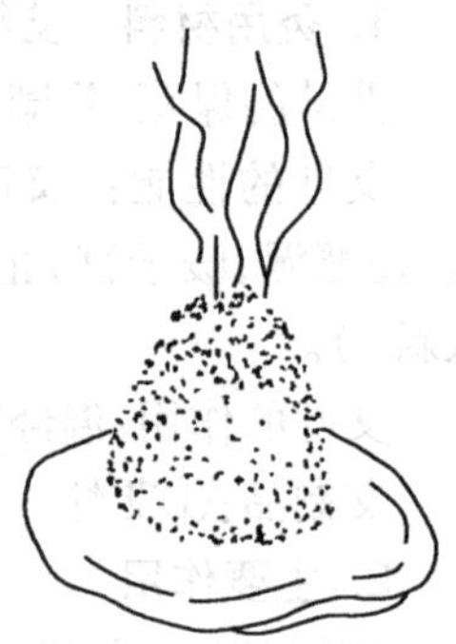
图4-2 艾炷间接灸

隔姜灸:将鲜生姜切成3~4mm厚的姜片,中间以针刺数孔,放置穴位处或患处,上置艾炷施灸。当患者感到局部灼热疼痛时,可将姜片稍提起,然后放下再灸,灸完所规定的壮数,至局部皮肤红晕为度。多用于皮肤冷痛、虚寒性慢性病、面瘫、冻疮、皮肤慢性溃疡、疮癣等的治疗。

隔蒜灸:将鲜蒜切成3~4mm厚的片,中间以针刺数孔。具体灸法同隔姜灸。隔蒜灸后多有水泡,注意皮肤护理,预防感染。多用于治疗瘰疬、疮毒、皮肤红肿、瘙痒、毒虫咬伤、肺结核等。

隔盐灸:用纯净的食盐填平脐中,或于盐上再置一薄姜片,上置大艾炷施灸。本法适用于阳痿不起、滑泄、不孕、荨麻疹、瘙痒症,以及美容、保健、抗衰老等。

隔附子饼灸:将附子研成粉末,加面、酒调和制成直径2~3cm、厚约0.8cm的附子饼,中间以针刺数孔。具体灸法同隔姜灸。多用于身肿、面黑如尘的皮肤色素沉着病和疮疡久溃不敛等。

(3)艾条灸:是用薄棉纸包裹艾绒卷成圆筒形的艾条,施灸时点燃一端,在穴位或患处施灸。艾条灸法又分为温和灸、雀啄灸和回旋灸三种。

温和灸:将艾条的一端点燃,对准施灸部位,距皮肤1~2cm进行熏灸,使患者局部有温热感而无灼痛,一般每穴施灸3~5分钟,以皮肤红晕为度。多用于面瘫、眼袋、皱纹、白癜风、皮肤瘙痒症、雷诺症、斑秃、荨麻疹、血管炎、风疹及皮肤疱疹久不收口等多种疾病。温和灸多用于灸治慢性病(图4-3)。

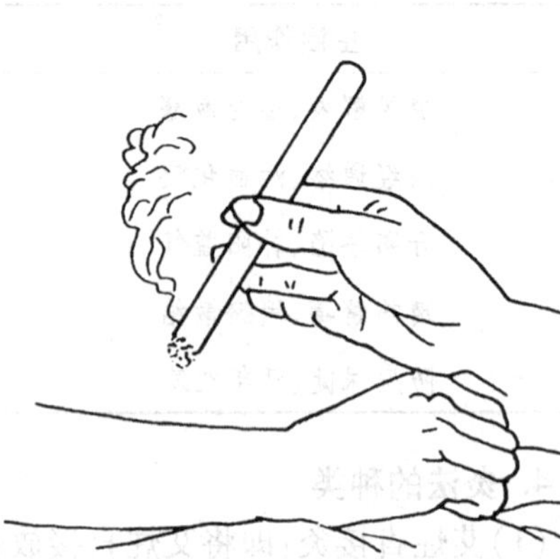
图4-3 温和灸

雀啄灸与回旋灸:点燃艾条一端后,与施灸部位并不固定在一定距离,而是像鸟雀啄食一样,一上一下地施灸称为雀啄灸。而将艾条反复地旋转施灸则称为回旋灸。本法适应证基本同温和灸,但雀啄灸多用于灸治急性病(图4-4)。

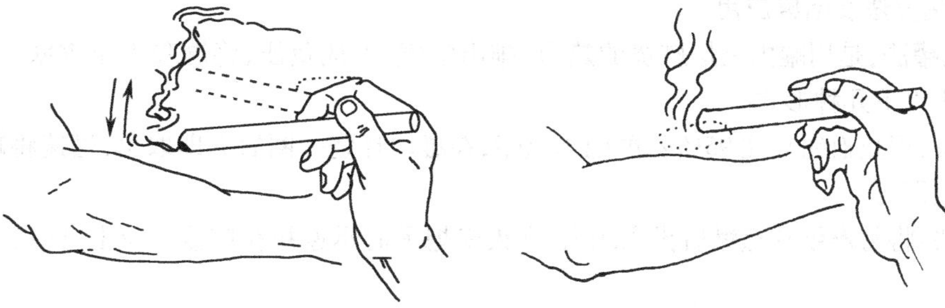

图4-4 雀啄灸与回旋灸

(4)温针灸:是针刺和艾条结合应用的一种方法,适用于既需要留针又需施灸的疾病。操作时,先将毫针刺入穴位内,得气后,将一段长1.5~2cm的艾条穿孔套在针柄上,点燃施灸直至熄灭为止,为防止烫伤,可于穴位上垫一纸片。临床多用于治疗面瘫、眼袋、皱纹、冻疮、雷诺氏病、血管炎。

(5)温灸器灸:是利用专门器具施灸的一种方法。一般美容常用的有温筒灸和电热仪灸两种。

温筒灸:是一种特制的金属筒状灸具,内装艾绒,点燃后将温灸器之盖扣好,置于应灸的部位来回灸,以局部红晕为度。一般灸15~30分钟。本法常用于小儿、妇女及畏惧灸治者,适应证同艾条灸。

电热仪灸:电热仪是利用一个可调稳压电源,根据治疗需要调节电压及电流大小,使电流通过特制的探头产生热量,达到施灸的目的。主要用于治疗眼袋、皱纹、面色萎黄等。

5. 灸法的注意事项

(1)施灸时宜先灸上部,后灸下部;先灸背部,后灸腹部;先灸头身,后灸四肢;先灸阳经,后灸阴经。

(2)使用艾炷或艾条治疗的时间长短,均应以美容者的病情、体质、年龄、施灸部位来决定。艾炷灸一般灸7~9壮,艾条灸一般灸10~15分钟。

(3)颜面五官、浅表大血管、孕妇腹部及腰骶部禁用直接灸。睛明、水沟等穴禁灸。

(4)施灸后如皮肤起泡,小者可不作任何处理,数日可自行吸收;大者可用消毒针刺破水泡,放出内液,外涂紫药水,再盖消毒敷料即可。

(5)用电热仪照颜面穴位时,应用棉垫保护双眼。

附:拔罐疗法

拔罐疗法是一种以罐为工具,利用燃烧法或其他方法排出罐内空气,形成负压吸附于身体某一部位或选定的穴位皮肤上,使局部产生充血、瘀血效应而达到治疗疾病、美容保健的一种方法。临床用于面瘫、带状疱疹、白癜风、神经性皮炎、痤疮、疥癣、疖肿、皮肤感觉丧失等。

1. 罐的种类 罐的种类很多,有玻璃罐、竹罐、抽气罐、橡皮罐等,常用于美容的有以下几种。

玻璃罐:由玻璃制成,质地透明,易于观察罐内皮肤瘀血程度,便于随时掌握治疗时间。缺点是导热快,易破碎。

抽气罐:常由小药瓶制成。将瓶底切去磨平,瓶口橡皮塞须保留完好,以便抽气时用。近年来,有用透明塑料制成,上面加置活塞,便于抽气。也有用特制的橡皮囊排气罐。新型的抽气罐具有使用方便,吸附力强,且较安全,又不易破碎等优点。

2. 拔罐方法及临床应用

(1)火罐法:是用罐内火焰燃烧的热力,排出空气,形成负压,将罐吸附于皮肤上的方法,临床常采用以下几种形式。

闪火法:用止血钳夹住95%乙醇棉球点燃,在罐内环绕一圈后立即取出,迅速将罐子扣在应拔部位上即可。

投火法:将易燃纸片点燃后投入罐内,在火未熄灭时迅速扣在应拔部位上,此法适用于侧面横拔。

(2)抽气法:先将备好的抽气罐瓶紧扣在应拔的部位上,用10ml注射器针头将橡皮塞穿透,抽出瓶内空气即可。

(3)闪罐法:将罐拔上后,立即取下,然后再拔上,反复多次,直至皮肤潮红。多用于虚证、皮肤麻木。

(4)走罐法:在应拔罐的区域涂上一些凡士林,用闪火法将罐吸附于患处,医者双手将罐子向上下或左右平推,至皮肤潮红为度。常用于肌肉丰厚处及病变范围大处。

(5)刺络拔罐法:先以三棱针、皮肤针等点刺或叩刺皮肤穴位,再用闪火法将罐子吸附于点刺部位或穴位处,以加强治疗效果。一般出血量掌握在1~5ml,超过10ml为出血过多。出血量可由针刺深度及拔罐时间加以控制。本法多用于治疗痤疮、皮肤瘙痒症等。

3. 拔罐法的注意事项

(1)应在肌肉丰厚、毛发少的部位拔罐,肌肉少、骨突不平及毛发多的部位不宜拔罐。

(2)用火罐法时,应注意防止烧伤,并且应将水甩干,以免烫伤皮肤。

(3)留罐时间以10~15分钟为宜,留罐时间太久,则皮肤易起泡。若皮肤上有小的水泡,无需处理,几天以后可自行吸收;水泡过大时,可用消毒注射器将泡刺破,放出水液,外涂甲紫或2%的碘酒,覆盖消毒敷料,以防感染。

(4)起罐后,局部皮肤呈青紫瘀血现象均属正常,可自行消退。如局部瘀血严重,则不宜在原位再拔罐。

(5)有出血倾向者、孕妇的腹部及腰骶部不宜拔罐。

(三)其他针法

1. 刺血疗法 刺血疗法是利用一定的针刺工具(三棱针)刺破患者身体的一定穴位或浅表血络,放出少量血液,以治病、美容的一种疗法。

(1)针具:三棱针为不锈钢制成,针柄较粗呈圆柱形,针身呈三棱形,针尖三面有刃,十分锋利。针长约6cm,有粗、细两种。必要时可用粗毫针代替(图4-5)。

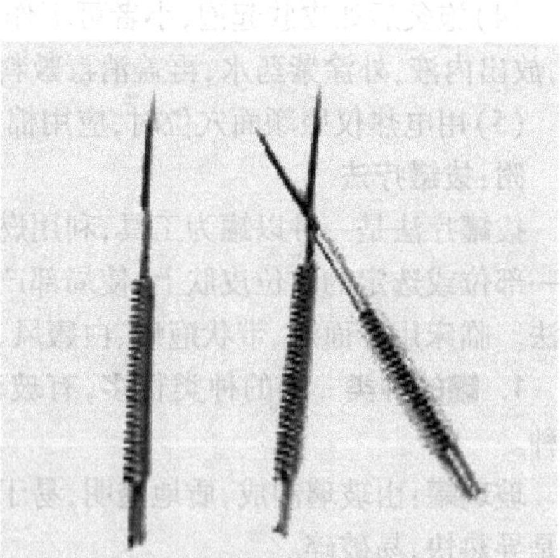
图4-5 三棱针

(2)操作方法及临床应用:三棱针的消毒与毫针相同。治疗前,穴位及术者手指须消毒。

点刺法:针刺前先在针刺部位上下推按,使血液聚集于针刺部位,术者左手固定应刺部位,右手持针迅速刺入0.5~1分深,随后立即出针,挤出少量血液后用消毒干棉球按压止血。此法多用于背部穴位、四肢末端的十宣、十二井、八邪、八风等穴及耳尖、鼻尖等处。

点刺耳尖可治疗睑腺炎、痤疮、结膜炎、黄褐斑、银屑病等;点刺耳后静脉可治疗扁平疣、牛皮癣、疥癣等;点刺十宣、八邪治疗冻疮;点刺三阴交、曲池、后溪可治疗荨麻疹、湿疹、瘙痒症等。

散刺法:用三棱针或数支毫针围绕病变局部进行点刺,或循经点刺放血再结合拔罐。用于治疗斑秃、急性腰扭伤、踝部扭伤、神经性皮炎、过敏性鼻炎、丹毒、顽癣、神经麻痹、带状疱疹等。

缓刺法:适应于静脉放血。先用带子或橡皮管结扎在针刺部位上端(近心端),用针缓慢地刺入静脉 0.5 ~1 分深,随即缓慢放血。常取尺泽、曲泽、委中等穴放血。用于治疗丹毒、血栓闭塞性脉管炎、疔疮、发际疮等病。

挑刺法:用三棱针、粗毫针等挑破腧穴或阳性反应点处的细小静脉。常用于胸背部和耳后等处,可治疗痤疮、睑腺炎、发际疮、痔疮、小儿疳积、急性腰扭伤等。

(3)注意事项

1)严格消毒,以防感染。

2)点刺、散刺和挑刺时,手法宜轻、浅、快;缓刺时泻血不宜太多,应避开动脉再刺血。

3)一般慢性病可 1 ~2 日刺血 1 次,3 ~5 次为 1 个疗程;急性病需连续治疗 1 ~2 次,出血量多者,可隔 1 ~2 周治疗 1 次。

4)有出血倾向或凝血机制障碍者禁刺,有传染病者及孕妇、产后及体质虚弱者不宜用此法。

2. 火针疗法 是用火烧红的针尖迅速刺入穴内或一定部位,以治疗疾病的一种方法(图 4-6)。

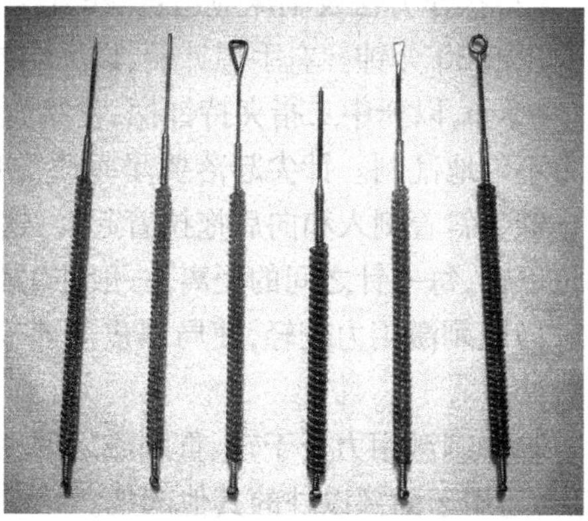

图 4-6 火针

(1)针具:火针是用不锈钢针或其他合金材料制成的。依据不同的用途可选用不同规格的火针。

1)平头针:祛除雀斑、老年斑、皮肤结石、扁平疣、治疗带状疱疹、点耳穴、点体穴(非刺入性)、毛细血管破裂后的止血等。

2)限位针:祛除各种痣、汗管瘤、毛细血管瘤、白癜风、治疗神经性皮炎等。

3)锯齿铲针:割除高出皮面的各类赘生物,如丝状疣及较大的痣,网状点触法祛除文坏的眉和唇线。

4)鼠尾尖针:适用于痤疮、无名肿毒、皮脂腺囊肿、鸡眼、面部毛细血管扩张、点体穴(刺入性)等。

5)三角针:小块的增生性瘢痕、较大的扁平状的各类疣、胎记、小片状色斑等。

6)环形针:睑黄疣、凹陷性瘢痕等。

注:可根据临床需要,一种皮肤疾患亦可用多种针型配合使用。

(2)操作方法及临床应用:火针治疗疾病应辨证取穴,选穴宜少,针具及穴位皮肤要进行常规消毒。施术前将针放置在酒精灯上,从针体向针尖烧红,然后迅速刺入选定穴位内,立即拔出。刺入深度,胸背部宜浅,1 ~2 分,腰腹、四肢等处可刺 2 ~5 分深,起针后用消毒干棉球按压针孔。具体刺法分为两种。

1)浅刺法:针烧红后,轻轻在皮肤表面叩刺、点刺或浮刺,刺破皮肤即可。临床多用于痣、疣、雀斑、痤疮、黄褐斑、顽癣、血管瘤的治疗。

2)深刺法:左手拇指指甲掐按在穴位一旁固定穴位,右手持针将针烧红后,准确、迅速制入穴位,稍停随即退出,并用消毒干棉球按压针孔。此法多用于治疗瘰疬、痈疽、鸡眼、冻疮等。

(3)注意事项

1)一般面部慎用火针,避免刺得过深,遗留疤痕,用火针时,还应避开大血管、神经等。

2)术前应向患者做解释,以消除恐惧心理,取得患者配合。

3)深刺4~5分时,针后须用消毒纱布敷贴,胶布固定1~2日,以防感染。

4)术后,局部有红晕或红肿属正常反应,2~3日内不宜沾水,以防感染。

5)火针进针宜速、准、深浅适中,出针宜快。

3. 皮肤针疗法 皮肤针为丛针浅刺法,是以多支短针浅刺人体一定部位(穴位)的一种针刺方法。它是我国古代"半刺"、"浮刺"、"毛刺"等针法的发展。

(1)针具:皮肤针是针头呈小锤形的一种针具,一般针柄长15~19cm,一端附有莲蓬状的针盘,下边散嵌着不锈钢短针。根据所用针具针支数目多少的不同,又分别称之为梅花针(5支针)、七星针(7支针)、罗汉针(18支针)等。针尖不宜太锐,应呈松针形。针柄要坚固具有弹性,全束针尖应平齐,防止偏斜、钩曲、锈蚀和缺损。针具的检查,可用干脱脂棉轻沾针尖,如果针尖有钩或有缺损时则棉絮易被带动。

金属美容滚针:一端为金属滚针,用于面部活血美容;另一端为耳穴探测器,利用压痛原理找相对应的耳穴。滚针长11.5cm,宽2.5cm。

(2)操作方法及临床应用:操作方法:术前准备针具在使用前应注意消毒,一般可用75%乙醇浸泡30分钟。右手握针柄,以无名指、小指将针柄末端固定于小鱼际,针柄末端露出手掌后2~5cm,以拇中二指夹持针柄,食指置于针柄中段上面。叩刺速度要均匀,防止快慢不一、用力不匀地乱刺。针尖起落要呈垂直方向,即将针垂直地刺下,垂直地提起,如此反复操作。防止针尖斜着刺入和向后拖拉着起针,这样会增加患者的疼痛。针刺部位须准确,按预定应刺部位下针,每一针之间的距离,一般在1.0~1.5cm之间。皮肤针分轻、中、重三种刺激强度。

1)轻刺激用力较轻,使局部皮肤略有潮红、充血即可,患者无疼痛感,适用于头面及肌肉浅薄处。

2)中刺激用力介于轻、重刺激之间,腕力稍大,使局部皮肤潮红,但无渗血,患者感觉轻度疼痛,适用于面部以外的其他部位。

3)重刺激用力较重,局部皮肤可见隐隐出血,患者感觉疼痛,适用于压痛点、肌肉丰厚处。

临床应用:

1)各部位叩刺顺序:头部、项部、颈部、肩胛部、脊背部、骶部、上肢、面部、眼部、鼻部和耳部。

2)主要的常见适应证有:头痛,偏头痛,胸痛,胁痛,失眠,上下肢痛及腰扭伤,口眼㖞斜,痹证,呃逆,痿证,胃脘痛,呕吐,腹痛,哮喘,咳嗽,遗尿,遗精,阳痿,心悸,眩晕,痛经,小儿惊风,目疾,鼻塞,鼻渊,瘰疬。

3)局部叩刺:常用于治疗斑秃、面瘫、近视、带状疱疹、疖肿、神经性皮炎、睑腺炎等多种疾病。

4)循经叩刺:常用于治疗全身病变,又可治疗局部病变,如痤疮、扁平疣、瘰疬、荨麻疹、瘙痒症等。

5)头部叩刺:可治疗脱发、斑秃及神经系统的疾病。

(3)注意事项

1)治疗前,应检查针尖是否有钩曲、偏斜,针柄是否松动,针面是否平齐。皮肤针使用前应以75%乙醇浸泡30分钟。

2)局部皮肤有创伤、溃疡者禁用本法。

3)叩刺顺序应由上到下、由内向外、先轻后重。

4)叩刺时应垂直上下,防止拖拉引起疼痛。一般每日或隔日治疗1次。

4. 皮内针疗法 是以特制的小针固定于穴位的皮内或皮下,进行较长时间埋藏的一种治疗方法。

(1)针具:皮内针是用不锈钢丝特制而成的小针,有颗粒型、揿针型两种。

颗粒型(麦粒型):针身长约1cm,针柄呈颗粒状,形似麦粒,或呈环形,针身与针柄成一直线。

揿针型(图针型):针身长0.2~0.3cm,针柄呈环形,针身与针柄呈垂直状。

(2)操作方法及临床应用:操作方法:针刺前,针具、镊子和皮肤穴位应进行常规消毒。

1)颗粒型针刺法:左手将针刺部位上下皮肤撑开固定,右手用小镊子夹住针柄,进针方向采取与经脉成“十”字形交叉式,沿皮刺入皮下0.5~1.0cm,再取一等腰三角形胶布,使其顶角与针尖的方向一致,将针固定。起针时先揭顶角,针即随胶布取出。为防针具移动,三角形胶布的外面再覆盖一块稍大胶布。一般用于背部和四肢部的埋针。

2)揿针型针刺法:用小镊子夹住针柄,将针尖对准选定的穴位,轻轻刺入,然后以小方形胶布固定。另外,也可用小镊子夹针,将针柄放在预先剪好的小方块胶布上粘住,再用镊子夹住胶布连针贴刺在穴位上。一般用于耳穴和面部穴位的埋针。

临床应用:一般应用于需较长时间留针的病证,如治疗近视、鼻炎、痤疮、肥胖、头痛、哮喘、神经衰弱等,还可用于戒烟。

(3)注意事项

1)针刺前,应对针体仔细检查,以防发生折针事故,并严格消毒针具和埋针部位的皮肤。

2)埋针应选择易于固定和不妨碍肢体活动的穴位。

3)每次埋针取1~2穴,一般取单侧,两侧交替,选穴不宜过多。

4)埋针时间不超过2日,高温天气埋针不超过1日,暑天最好不施以皮内针疗法,以防感染。

第三节 推拿美容法

推拿美容法是运用中医的基本理论,在相关经络和穴位上应用推拿施术内调外治方法,调节人体脏腑、经络、气血津液的阴阳平衡,以营养皮肤和调节内分泌,达到治疗损美性疾病以及延缓皮肤衰老的目的。它在美容保健、抗衰、治疗损美性疾病等方面具有较大优势。其操作简便、安全可靠、疗效确切、作用持久、适应广泛、无疼痛、无毒副作用。

一 推拿美容法的作用

1. 疏通经络 经络,内属脏腑,外络肢节,通达表里,贯穿上下,像网络一样,通布全身,将人体各部分联系成一个有机整体。它是人体气血运行的通路，具有“行血气而营阴阳，濡筋骨利关节”(《灵枢经·本藏》)的作用，以维持人的正常生理功能。当血气不和，外邪入侵，经络闭塞，不通则痛，就会产生疼痛麻木等一系列症状。如《素问·调经论》指出：“血气不和，百病乃变化而生”。推拿手法作用于经络腧穴，可以疏通经络，行气活血，散寒止痛。其中的疏通作用有两层含义。首先，通过手法对人体体表的直接刺激，促进气血运行。其次通过手法对机体体表作功，产生热效应，从而加速气血流动。《素问·举痛论》中说：“寒气客于背俞之脉则脉泣，脉泣则血虚，血虚则痛，其俞注于心，故相引而痛，按之则热气至，热气至则痛止矣。”

2. 调和气血 气血调和、阴阳平衡，才能确保机体筋骨强健、关节滑利，从而维持正常的生活起居和活动功能。正如《灵枢经·本藏》中所说：“是故血和则经脉流利，营复阴阳，筋骨劲强，关节清利也”。明代养生家罗洪在《万寿仙书》里说：“按摩法能疏通毛窍，能运旋荣卫”。这里的运旋荣卫，就是调和气血之意。因为按摩就是以柔软、轻和之力，循经络、按穴位，施术于人体，通过经络的传导来调节全身，调和营卫气血。

3. 调整脏腑功能 疾病的发生、发展及其转归的全过程，是正气和邪气相互斗争、盛衰消长的结果。“正气存内，邪不可干”，只要机体有充分的抗病能力，致病因素就不起作用：“邪之所凑，其气必虚”，说明疾病之所以发生和发展，是因为机体的抗病能力处于相对劣势，邪气乘虚而入。按摩能够疏通经络，使气血流畅，保持机体的阴阳平衡。推拿按摩还能起到活血化瘀、散结消肿的作用。

二 推拿常用手法

1. 点法 用拇指的指端或食、中指的第1指间关节着力(屈点法)向需要点的部位上、下、左、右及周围(图4-7)。

(1)功效：本法有开通闭塞、疏通经络、止痛散寒的功效。

(2)适用部位：适用于身体体表或穴位处，视其部位情况采取点法。

2. 摩法 用手掌掌面或食指、中指、无名指腹面附着于体表一定部位上，以腕关节连同前臂作盘旋活动，肘关节微屈，腕部放松，指掌自然伸直，着力部位要随腕关节连同前臂作有节律的抚摩，用力自然，每分钟120次左右(图4-8)。

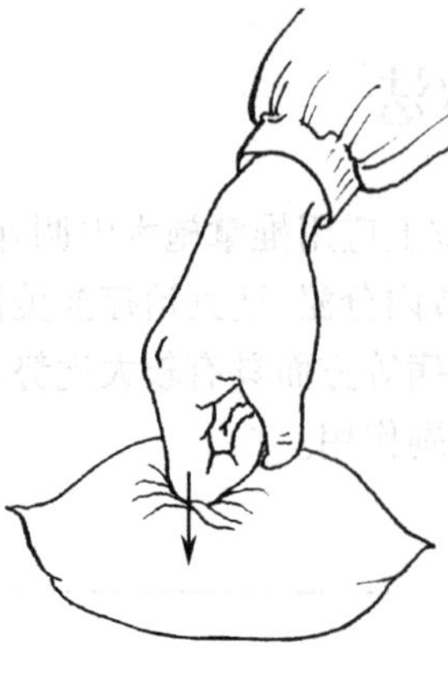

图4-7 点法

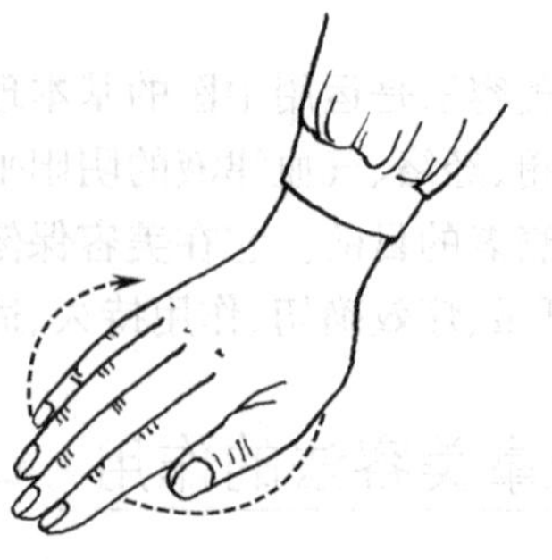

图4-8 摩法

(1)功效:本法有温中止泻、平肝潜阳、疏经活络、消积导滞、调节胃肠蠕动的功效。

(2)适用部位:适于胸腹、胁肋部。

3. 拿法 用大拇指与食指、中指或大拇指与其余四指相对地提拿一定部位和穴位,作一松一紧的拿捏。动作要有连续性,缓和,不可骤然用力,且要由轻到重(图4-9)。

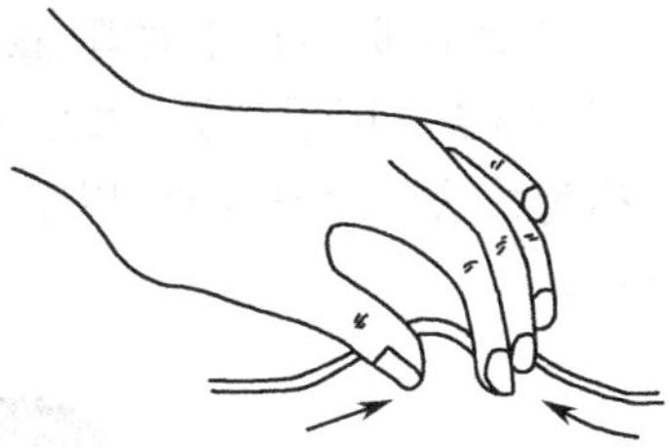

图4-9 拿法

(1)功效:本法具有疏散风寒、解表发汗、舒筋通络、提神开窍的功效。

(2)适用部位:常与其他手法相配合,用于颈部、肩部和四肢等穴。

4. 揉法 用手掌大鱼际、掌根或手指螺纹面,附着于穴位及体表部位上,作缓和轻柔的回旋揉动,称揉法。以掌根吸于一定部位上,腕部放松,以腕关节连同前臂作小幅度的回旋运动,称掌揉法(图4-10)。压力要轻柔,着力面积较大,每分钟120~160次,刺激舒适缓和,适于治疗腹部胃肠道疾患。以鱼际着力,肩臂部放松,以腕关节为主连同前臂作回旋运动,称大鱼际揉法。此法柔和、轻快。适于头面部及前额部位。治疗头痛、头晕、失眠、高血压等疾病。以手指根螺纹面轻按在身体一定部位或穴位,做小幅度的轻柔环旋揉动,称指根揉法。常和指按法结合运用。

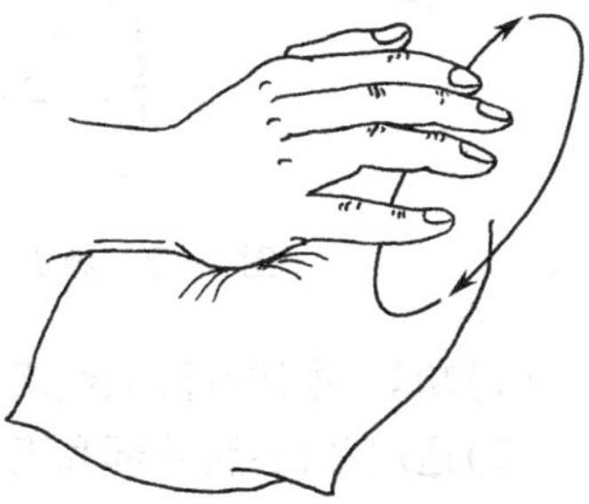

图4-10 揉法

(1)功效:本法具有调和经络气血、理气松肌、活血化瘀、消肿止痛的作用。

(2)适用部位:适于头面、腹部、四肢等部位。

5. 按法 用拇指或掌根等部位按压穴位或体表一定部位,深压捻动,逐渐用力,以拇指或中指的指端按压空位或体表,称指按法。多用于身体的各个穴位。用单掌或双掌交叉重叠按压体表,称掌按法(图4-11)。

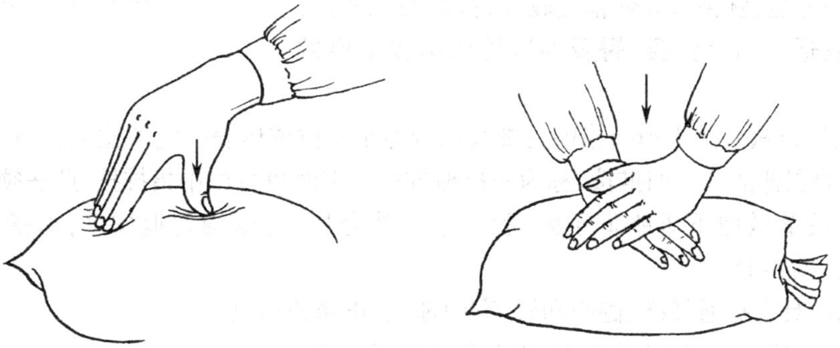

图4-11 按法

(1)功效:有温经、通络、调经行气、健脾和胃的功效。

(2)适用部位:多用于腰背部、腹部和下肢部位。

6. 拍法 手指自然并拢,掌指关节微屈,以此虚掌拍打体表,称为拍法,其特点为平稳而有节律地拍打患部(图4-12)。

(1)功效:具有舒筋通络、活血行气的功效。

(2)适用部位:适于肩背、腰臂及下肢部位。

7. 擦法 用手掌面、大鱼际或小鱼际紧贴皮肤,着力于一定部位上,进行直线来回摩擦,称为擦法。手掌伸直,以整个掌面紧贴皮肤,作上、下、左、右的往返摩擦,称掌擦法(图4-13)。

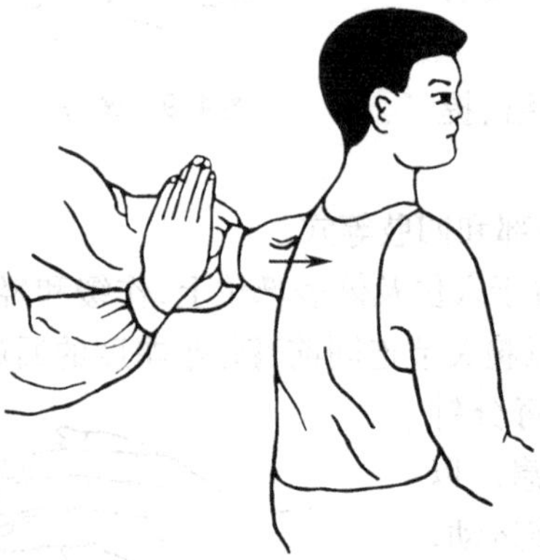

图4-12 拍法

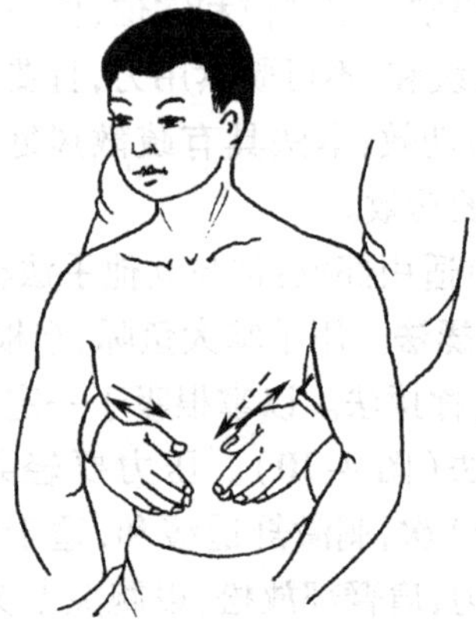

图4-13 擦法

(1)功效:本法有温通经络、健脾和胃、镇静安神、祛瘀消肿的功效。

(2)适用部位:胸背部和腹部等面积较大的部位。

8. 㨰法 用手背近小指侧部或小指、无名指、中指的掌指关节部分,附着于穴位或体表一定部位,通过腕关节的屈伸、外旋的连续活动,使产生的力持续作用于治疗部位上,称为㨰法(图4-14)。

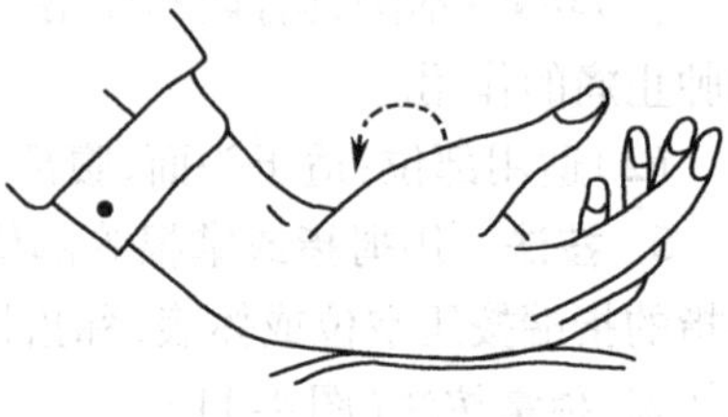

图4-14 㨰法

(1)功效:本法有通络活血、滑利关节、缓解肌肉痉挛的功效。

(2)适用部位:腕关节屈伸幅度较大,接触面积较广,压力较大,故适于肩、背、腰、臀及四肢等肌肉较丰厚的部位。

9. 一指禅推法 用大拇指指端的螺纹面着力于穴位或体表一定部位上,通过腕部的摆动和拇指关节的屈伸活动来回推按,称为一指禅推法。有时也可用中指推按,此法须上肢肌肉放松,沉肩,肘关节微屈下垂略低于腕,腕关节自然悬屈,往返均匀地摆动,拇指移动每分钟100~200次(图4-15)。

(1)功效:具有疏通经络、健脾和胃、宽中理气、止痛的功效。

(2)适用部位:此法刺激量中等,适于全身各部穴位。

10. 捋法 将手掌紧贴在上肢或下肢的近端,然后逐渐向远端推压,再迅速松手,反复进行,称为捋法(图4-16)。

(1)功效:有活血行气、舒筋通络、改善末梢循环的功效。

(2)适用部位:常用于四肢部位。

11. 抖法 患者坐位,术者双手握住患者上肢或下肢的远端,微微牵拉,用力作连续的小幅度的上下抖动,使关节有松动感(图4-17)。

(1)功效:此法有活血行气、滑利关节、松解粘连的功效。

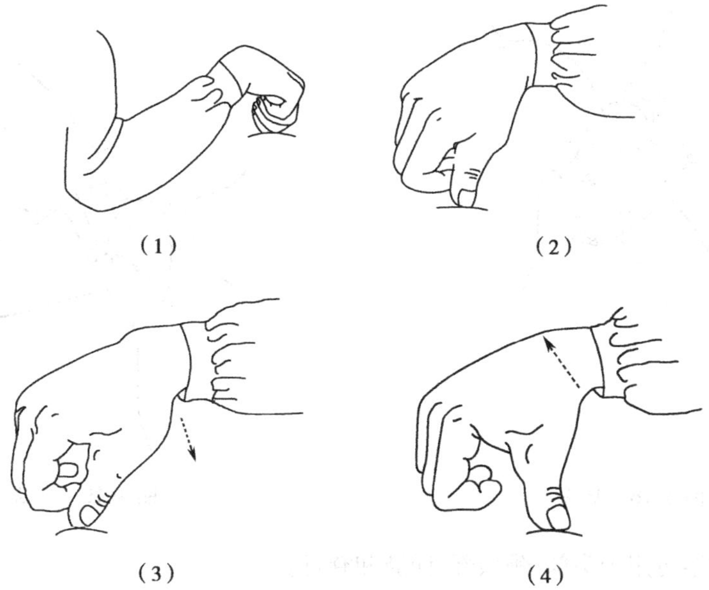

图 4-15　一指禅推法

(1)坐位姿势　(2)悬腕手屈空拳,指自然着力　(3)腕部向内摆动　(4)腕部向外摆动

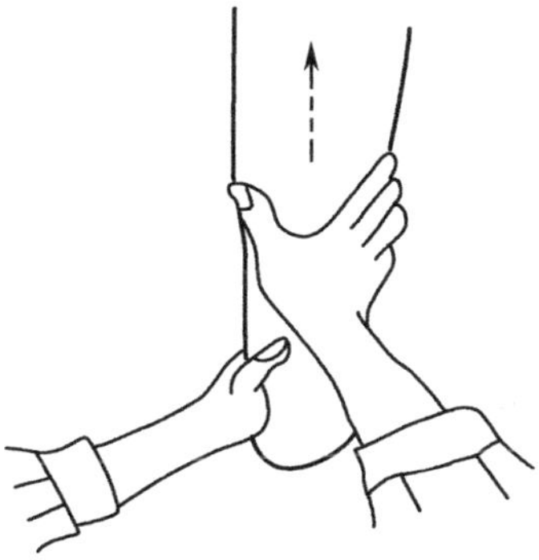

图 4-16　捋法

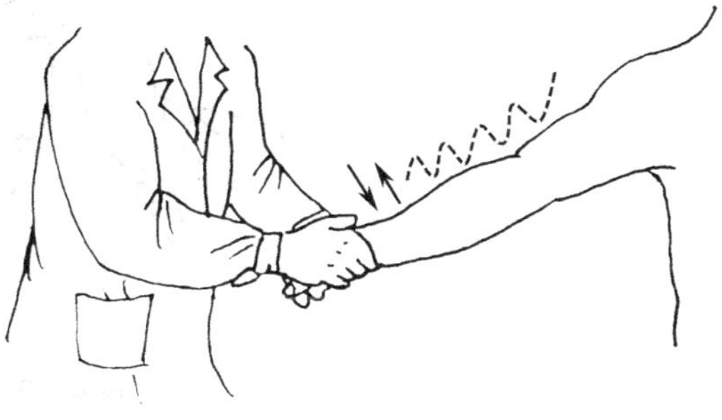

图 4-17　抖法

(2)适用部位:上肢或下肢。

12. 搓法　用双手的掌面夹住一定部位,用力做快速搓揉,并且上下往返移动。本法搓动要快、移动要慢(图 4-18)。

(1)功效:有整复理筋、止痛通痹、活络舒筋等功效。

(2)适用部位:以上、下肢为常用。

13. 捏法　拇指和食指、中指相对,提捏身体某一部位肌肉,用力相对挤压,用力较轻、动作小(图 4-19)。用于脊柱,则称捏脊。捏脊时患者俯卧,背部肌肉放松,医者立于侧面,以两手拇指侧面放于脊柱下端两侧的皮肤上,食指、中指与拇指相对,提捏皮肤,随提随捏,双手交替捻动,循序沿脊柱提捏至大椎,每次由下至上连续做 3 ~5 遍。

(1)功效:本法具有行气活血、疏通经络的作用。对消化系统疾病、神经衰弱、月经不调等有较好效果。

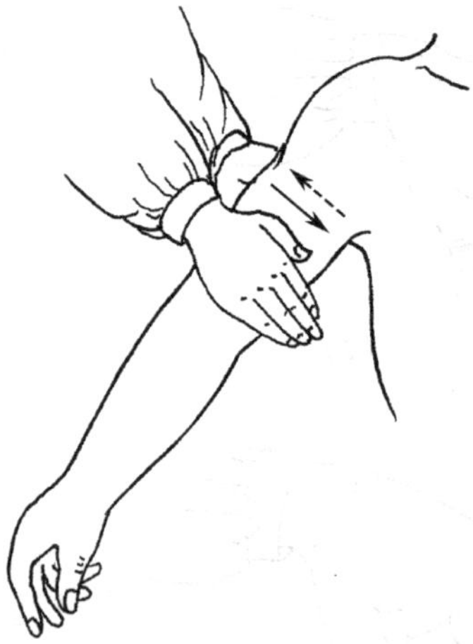

图 4-18　搓法

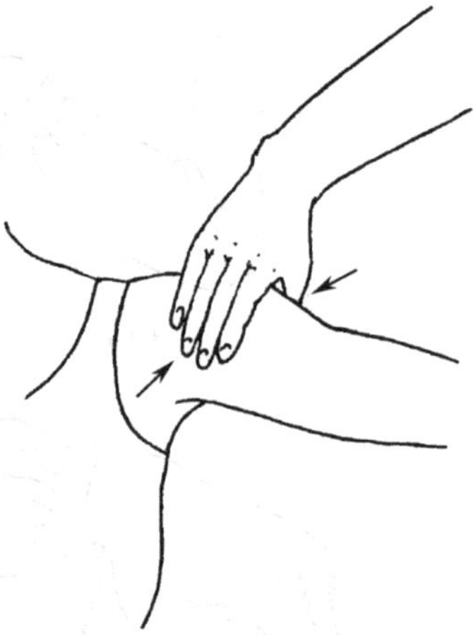

图 4-19　捏法

(2)适用部位:可用于头部、颈项部、四肢和脊背。

14. 抹法　用单手或双手拇指螺纹面紧贴皮肤,作左右上下移动,称为抹法。往返移动时,用力轻而不浮、重而不滞(图 4-20)。

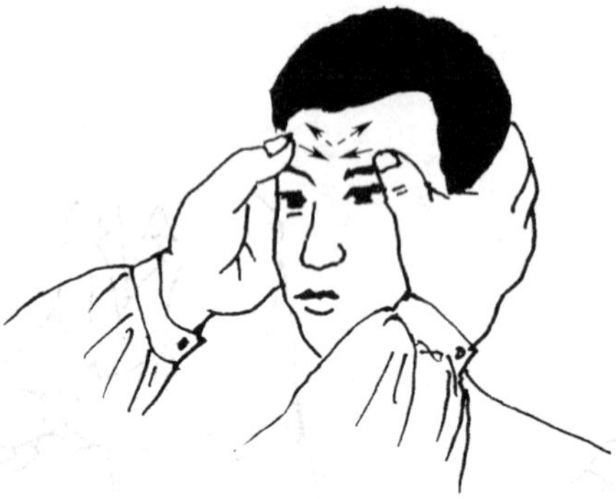

图 4-20　抹法

(1)功效:有益智健脑、开窍镇惊的功效。

(2)适用部位:常用于头、颈部。

三　推拿美容法的适用范围

1. 损美性疾病　黄褐斑、痤疮、脱发、眼袋下垂、肥胖症、慢性劳损、神经衰弱等疾病。

2. 内科疾病　落枕、肩周炎、软组织挫伤、口眼㖞斜、慢性胃炎、胃下垂、消化性溃疡、慢性腹泻、便秘、胃肠功能紊乱、过敏性结肠炎、慢性胆囊炎、早泄、月经不调、痛经、乳腺增生、近视等疾病。

3. 推拿美容法的适应证　皱纹、皮肤松弛、皮肤色泽晦黯、毛发枯黄、眼袋、乳房发育不良等疾病和亚健康保健。

四 治疗的注意事项

1. **选择手法**

（1）用于腧穴部位，选用点、按、揉、一指禅等作用面积小的手法。

（2）用于经脉循行部位，选用摩、擦、推、揉等作用面积大的手法。

（3）用于较表浅部位，选用摩、擦、抹等作用力表浅的手法。

（4）用于较深层部位，选用按、拍、拿、揉、振、抖等作用力深透、传导性强的手法，美容保健推拿一般30～45分钟，治疗美容推拿一般15～25分钟。

2. **推拿介质的作用** 借助药物作用，增强治疗效果，便于手法操作，增强手法的作用，保护就医者皮肤，防止手法操作造成皮肤破损。一般常用的推拿介质包括植物精油、葱/姜水、滑石粉、麻油、红花油、鸡蛋白、柳酸甲酯、中药膏霜等。

3. **晕厥处理** 立即停止推拿，让受术者平卧于空气流通处，饮少量温开水或糖水，稍事休息，即可缓解，严重者可掐水沟，拿肩井、拿合谷、掐十宣，促其苏醒，也可配合针刺法。

4. **禁忌证** 不宜于各种新发骨折、骨关节结核、骨髓炎、骨肿瘤、较严重的皮肤损伤或皮炎，如皮炎、疱疹、脓疱、炎性丘疹、糜烂、痂、妊娠3个月以上的孕妇腹部、腰部及合谷、至阴等穴，以及严重的骨质疏松症、体质过于虚弱者、不能与医者配合的精神病患者等。

五 推拿美容法举例

（一）面部按摩

1. **常用手法**

（1）双手中指与无名指并拢，同时由两侧迎香穴做螺旋形按摩，经面颊至太阳穴（图4-21Ⅰ）。

（2）双手中指与无名指并拢，同时由两侧地仓穴做螺旋形按摩，经面颊至耳门、听宫、听会。

（3）双手中指与无名指并拢，同时由两侧承浆穴做螺旋形按摩，经面颊至翳风穴。

（4）用双手大鱼际由下颏中间开始沿下颏向上做螺旋形按摩至太阳穴，并按压穴位（图4-21Ⅱ）。

（5）双手呈半握拳状，拇指与食指在下颏、嘴角、面颊、颞部将肌肉夹住，并对之做捏提动作（图4-21Ⅲ）。

（6）双手拇指、中指分别在下颏至耳中、嘴角到外眼角、鼻翼到太阳穴处，做瞬间捏提按摩，动作要快，力度适中，具有弹性（图4-21Ⅳ）。

（7）双手拇指贴在耳边，其余四指向上逐一扫过，动作要快，并且令面部肌肉有震动的感觉（图4-21Ⅴ）。

（8）用双手指部力量向上拍打面颊部，先做一侧再做另一侧（图4-21Ⅵ）。

（9）用双手中指指腹在口、鼻及面颊部做连贯的按摩动作（图4-21Ⅶ）。

（10）中指沿鼻梁溜下，再向外在面颊部位做螺旋形按摩直至太阳穴，轻轻打圈，手指再由眼眶下返回鼻梁上（图4-21Ⅷ）。

（11）中指、无名指并拢，以螺旋打圈动作由嘴角向上到鼻旁抹过眉部再向下抹至嘴角，点按地仓、迎香、睛明、太阳穴（图4-21Ⅸ）。

(12)两手中指、无名指并拢，快速地交替拍打下巴，动作应紧密连接、有节奏，先由下颏中部再右边点拍，再转向左拍(图4-21Ⅹ)。

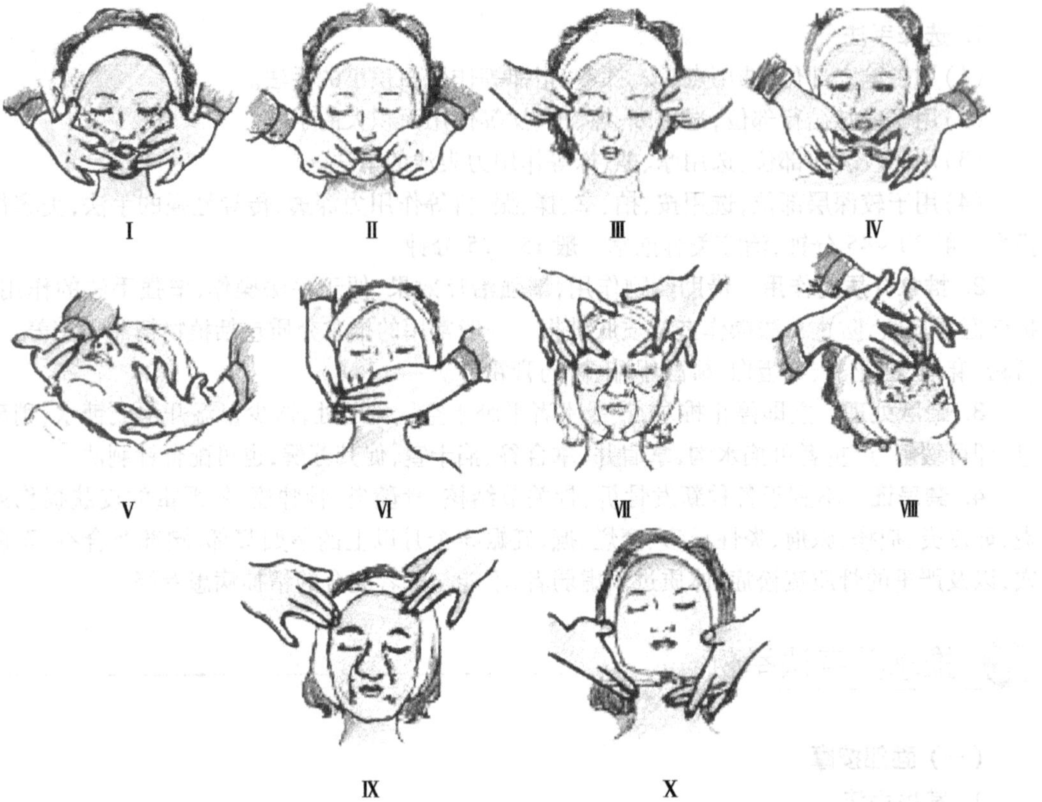

图4-21 面部按摩手法

2. 适应证 一般皮肤保养、黄褐斑、痤疮、皱纹、眼袋、黑眼圈。

（二）背腰部保健推拿

1. 常用手法

(1)㨰肩背法：术者双手略屈曲，用掌背侧及小鱼际着力于被操作者肩背部，从上到下往返以㨰法操作3分钟左右。

(2)指揉摩大椎：术者以一手的拇指螺纹面按揉大椎穴半分钟左右，然后再以掌心摩大椎穴半分钟左右。

(3)掌推肩胛内缘：术者一手固定被操作者的一侧肩部，另一手用掌根部自该侧肩中俞穴开始，沿该侧肩胛骨内侧缘，经膏肓穴向外下方斜推到腋中线为止，反复操作3遍，做完一侧再做另一侧。

(4)点按背部脊中：术者以一手的拇指指端点按背部脊柱正中，自上而下操作，每一棘突间隙均点按，从风府穴开始到胃俞穴高度为止，反复操作3遍。

(5)指按背部脊柱两侧：术者用双手拇指螺纹面同时按压被操作者脊柱两旁的足太阳膀胱经，从大杼穴的高度开始依次向下按压，到胃俞穴为止，反复按压3遍。

(6)背部分推：术者以两手拇指螺纹面分别放在被操作者脊柱两侧大杼穴处，其他四指分放在其两侧以帮助用力，然后两拇指自内向外下方沿背部肋间隙分推到腋中线为止，由上而下，分推到平胃俞穴高度为止，反复操作 3 ~5 遍。

(7)直推背法：术者以两手拇指螺纹面分别放在脊柱两侧大杼穴处，从上而下沿脊柱两侧膀胱经第一侧线一直推到胃俞穴处为止，反复操作 5 ~6 遍。

(8)背部直摩：术者以两手食指、中指、无名指、小指的掌侧并放在背部平大杼穴高度，然后自上向下沿脊柱两侧直摩，到膈俞穴高度为止，反复直摩 1 分钟左右。

(9)掌拍背部：术者双手五指自然并拢，食指、中指、无名指、小指的掌指关节微屈，使掌心空虚，用虚掌有节奏地交替拍击肩背部，从上到下依次拍打，反复拍打 5 ~6 遍。

(10)掌揉腰部：术者以一手的掌根部按揉被操作者的一侧腰肌，从上到下依次操作，做完一侧再做另一侧，反复操作 2 分钟左右。

(11)按揉命门肾俞：术者先以一手的拇指螺纹面按揉被操作者腰部的命门穴 1 分钟左右，再以双手拇指螺纹面分别放在被操作者腰部两侧的肾俞穴处，同时着力按揉 1 分钟左右。

(12)揉摩腰阳关：术者以一手的拇指螺纹面按揉腰阳关穴半分钟左右，然后再以掌心摩腰阳关穴半分钟左右。

(13)捏揉腰肌：术者以双手拇指与其他手指对合放在被操作者脊柱两侧腰肌部位，对合着力一紧一松进行捏揉，从上至下依次操作，反复操作 2 分钟左右。

(14)拢腿运腰：术者以一手手掌按在腰部脊柱正中，另一手从被操作者大腿下 1/3 处穿于对侧，将双腿拢锁，然后施以摇转，使双腿同时旋转(内旋及外旋)而腰部也随之摇转。当腰部充分摇转后，拢紧双腿，拔伸上提，同时以扶腰之手向下按腰。

(15)封腰法：术者用两手拇指指端和中指指端分别放在两侧腰三角处，缓缓用力按压半分钟左右。

(16)叠掌按腰空提：术者在腰部先施以按揉手法，然后双掌相重叠逐渐深沉下压，并迎随被操作者呼吸，在吸气时，突然施以寸劲，两手向上提。

(17)横摩腰骶：术者以一手的手掌掌面放在被操作者一侧的腰骶部，然后横摩至另一侧的腰骶部，反复操作 1 分钟左右。

(18)掌搓腰部：术者双手掌互相搓热，趁热放在被操作者两侧腰部上方，由上向下搓腰部半分钟左右，以透热为度。

(19)掌拍腰部：术者双手用虚掌拍法有节奏地交替拍击腰骶部，从上到下依次拍打，反复拍打 3 ~5 遍。

2. 适应证 落枕、肩周炎、软组织挫伤、慢性劳损、腰扭伤、腰痛、腰椎间盘突出、腰部减肥、肾虚腰痛、慢性腹泻、便秘、胃肠功能紊乱、月经不调、痛经、亚健康、劳累。

第四节 刮痧美容法

刮痧是指用边缘光滑的器物，如瓷器、玉器、牛角、硬币等钝缘光滑的硬质器物，蘸植物油、清水、酒、活血剂等反复刮动、摩擦患者某处皮肤，以防治疾病，美容保健的一种方法。

刮痧疗法作为一种简便易行的外治法，或说是物理疗法，以其有立竿见影的疗效，在民间流传不衰。刮痧疗法中的“痧”均为用器具在皮肤刮拭刺激后皮肤上出现的红点如粟的“痧象”。这些“痧象”有的为红色、紫红色，有的为黯红色或青黑色的斑点、斑片，这就是通常所说的“痧”。刮痧这个“痧”字也就是“痧症”。这种疗法起源于旧石器时代，人们患病时，出于本能地用手或者石片抚摩、捶击身体表面的某一部位，有时竟然能使疾病得到缓解。通过长期的实践与积累，逐步形成了砭石治病的方法，这也是“刮痧”疗法的雏形。

一 刮痧美容法的作用

1. 活血祛瘀 痧刮通过对施术处的反复抚摩，可以使局部温度升高，血液循环加快，从而达到活血化瘀，祛瘀生新的作用，这既可以治疗血瘀性损美性疾病，也可起到驻颜、泽面、润肤、固发的美容保健作用。

2. 调整脏腑 “有诸于内，必形之于外”。脏腑病变，必然会通过其所属的经络和部位显现于外。《素问·皮部论》说：“其色多青则痛，多黑则痹，黄赤则热，多白则寒，五色皆见，则寒热也”。指出观察皮部色泽变化可以诊断疾病。刮痧疗法通过对皮部的刺激，也可以达到疏通全身经络、调节脏腑功能、调节阴阳平衡，治疗损美性疾病的作用。

3. 舒筋通络 《灵枢经·海论》说：“凡十二经脉者，内属于脏腑，外络于肢节。”经络能够沟通脏腑与体表、肌肉、筋骨、四肢百骸等一切组织器官，形成一个互相关联的统一整体。脏腑病变可以通过经络反映于体表，如触摸皮肤有温凉、润滑、厚薄、粗细、坚柔、凹凸、如筋、如索、如结、如珠、如黍米、如小锤、如横木；患者自我感觉皮部的情况（可从问诊中获得），可有皮部酸、麻、胀、痛、木、沉、紧、坚、温、凉、冒凉气、有热流感、如有蚁行、如蠕动、气行如电流、如水流等感觉。因此根据刮痧后皮肤出现的痧痕，可以帮助诊断和判断疾病的轻重和预后；另一方面刮痧疗法疏通经气，宣行卫气，增强卫外功能，使卫气和，分肉解利，皮肤调柔，腠理致密，恢复调节人体脏腑气血功能，达到治病的目的。

4. 行气活血 气血通过经络系统的传输对人体起着濡养、温煦等作用。刮痧作用于肌表，使经络通畅，气血通达，则瘀血化散，凝滞固塞得以崩解消除，全身气血通达无碍，局部疼痛得以减轻或消失。刮痧出痧的过程是一种血管扩张渐至毛细血管破裂，血流外溢，皮肤局部形成瘀血斑的现象，此等血凝块（出痧）不久即能溃散，而起自体溶血作用，形成一种新的刺激能加强局部的新陈代谢，有消炎的作用。

二 刮痧美容工具

（一）材料

刮痧板有水牛角制品，也有玉制品。

水牛角味辛、咸、寒，辛可发散行气、活血润养，咸能软坚润下，寒能清热解毒，故水牛角具有发散行气，清热解毒，活血化瘀的作用。

玉制品性味甘平，入肺经，润心肺，清肺热。据《本草纲目》介绍，玉具有清音哑，止烦渴，定虚喘，安神明，滋养五脏六腑的作用。

（二）形状

1. 鱼形刮痧板 形状为鱼形。根据人体面部生理结构设计的面部专用刮痧板，符合人体面部的骨骼结构，便于刮拭及疏通经络。鱼形刮痧板常用两只，左右手各一只配合使用。面部刮痧是以鼻梁为中线，用刮痧板分别向左右两侧刮拭，从上到下，由内向外，先刮前额部，再刮两颧，最后刮下颌部。刮痧时用力要轻。

功效：具有排毒养颜、舒缓皱纹、行气消斑、保健养颜的功效。

适用部位：用于眼、鼻、口腔、面部。

2. 梳形头部刮痧板 梳形的一端可用于头部经络的疏通，另一端为波浪形。

功效：具有美发护发的功效。

适用部位：用于点按头部相应的穴位。

3. 三角形刮痧板 形状为三角形。

功效：可通利关节、疏通经络，使四肢活动自如，抗寒保暖，并可活跃颈部网络组织细胞，防止颈部皮肤下垂，延缓衰老。

适用部位：用于四肢及颈部。

4. 长方形刮痧板 形状为长方形。

功效：疏通经络，可滋润全身肌肤亮丽，祛病强身，延年益寿。

适用部位：用于背部刮痧，疏通背部经络。作用于全身肌肉厚实部位，刮痧板与皮肤倾斜45°，平面朝下，刮拭面尽量拉长，由内而外，由上而下，顺次刮拭，用力要适中、均匀，直接在人体皮肤经络上反复刮拭。

三 刮痧的操作步骤

1. 选择工具 准备齐全刮痧器具与用品，应仔细检查刮痧板边缘是否光滑，边角钝圆，厚薄适中，有无裂纹及粗糙，以免伤及皮肤。

2. 消除患者紧张心理 应向患者介绍刮痧的一般常识，以消除其紧张恐惧心理，以便取得患者的信任、合作与配合。

3. 选择体位 根据患者的病情，确定治疗部位，选择合适的体位。

4. 涂刮痧润滑剂 在刮拭部位上均匀涂布刮痧润滑剂，用量宜薄不宜厚。因为刮痧润滑剂过多，不利于刮拭，还会顺皮肤流下，弄脏衣服。保健刮痧和头部刮痧可不用介质，亦可隔物刮拭。

5. 刮痧的基本方法 拿刮板法：用手掌握着刮板，治疗时刮板厚的一面对手掌，保健时刮板薄的一面对手掌。

刮拭方向：颈、背、腹、上肢、下肢部从上向下刮拭，胸部从内向外刮拭。

补刮泻刮：一般来讲，顺着经络的走行进行刮拭，即为补刮；逆着经络的走行进行刮拭即为泻刮。

刮痧时间：用泻刮或平补平泻手法进行刮痧，每个部位一般要刮3～5分钟；用补刮手法每个部位刮拭时间为5～10分钟。对于保健刮痧无严格的时间限制，以自我感觉满意、舒服为原则。

6. 刮拭后 擦干皮肤，让患者穿好衣服，适当饮用一些姜汁、糖水或白开水，促进新陈代谢。

7. 刮拭后的反应 一般刮拭后半小时左右，皮肤表面的痧点会逐渐融合成片，刮痧后24～48小时出痧表面的皮肤触摸时有痛感或自觉局部皮肤有微微发热，这些都属于正常反应。几天后即可恢复正常。

8. 刮痧时限与疗程 一般每个部位刮20次左右，以患者能耐受或出痧为度，每次刮拭时间以20～25分钟为宜。初次刮痧时间不宜过长，手法不宜过重，不可一味片面求出痧。应间隔5～7日后或患处无痛感时再施行第2次刮痧，直到患处清平无斑块，病证自然痊愈。通常连续治疗7~10次为1个疗程,间隔10日再进行下1个疗程。

四 刮痧美容法的临床应用

1. 损美性疾病 黄褐斑、痤疮、斑秃、酒皶鼻、发际疮、干癣、银屑病、皲裂、牙痛、鼻炎、鼻窦炎、咽喉肿痛、视力减退、弱视、青少年假性近视等多种病证。

2. 损形性疾病 肥胖症、各种骨关节疾病、坐骨神经痛、肩周炎、落枕、慢性腰痛、骨质增生等。

3. 亚健康 失眠、多梦、神经性头痛、血管性头痛、三叉神经痛、疲劳、颈痛、肩痛、背腰痛、腿痛。

4. 妇科病证 痛经、闭经、月经不调、乳腺增生、产后病等。

5. 保健 预防疾病、病后恢复、强身健体、减肥、养颜美容、消斑除痘、延缓衰老等。

五 刮痧美容法举例

(一) 颈项部刮痧美容法

1. 循行路线

(1)刮督脉颈项部分,从哑门穴刮至大椎穴。

(2)刮拭颈部两侧到肩,从风池穴开始经肩井穴、巨骨穴至肩髃穴。人体颈部有六条阳经通过,其中精髓直接通过督脉灌输于脑,颈部是必经之路,所以经常刮拭颈部。

2. 注意事项 颈后高骨为大椎穴,用力要轻柔,用补法,不可用力过重,可用刮板棱角刮拭。以出痧为度。肩部肌肉丰富,用力宜重些,从风池穴一直到肩髃穴,应一次到位,中间不要停顿。一般用平补平泻手法。

3. 功效 具有育阴潜阳,补益人体正气,防治疾病的作用。

4. 适应证 可主治颈、项病变,如颈椎病、感冒、头痛、近视、咽炎等。同时消除疲劳,预防疾病。

(二) 背部刮痧美容法

1. 方法

(1)先刮督脉,用方形刮痧板的一角,板身与皮肤倾斜45°,由上至下(大椎至骶骨)刮拭督脉,每个动作重复5~8次,直至出痧。

(2)用方形刮痧板的一角横刮双侧的肩颈。

(3)用方形刮痧板的一角刮双侧肩胛缝。

(4)刮膀胱经,先刮外膀胱经,后刮内膀胱经(内膀胱经在脊椎两侧各旁开1.5寸的位置,外膀胱经在脊椎两侧各旁开3寸的位置)。

(5)向下斜刮肋骨缝,刮5~6条肋缝即可(不可刮在肋骨上),以督脉为刮拭起点,刮至肋骨下为止。

2. 功效 具有调和阴阳,扶正祛邪、补肾健脾、增强体质的作用。

3. 适应证 治疗全身五脏六腑的病证,如黄疸、胆囊炎、胆道蛔虫、急慢性肝炎、肠鸣、泄泻、便秘、脱肛、痢疾、肠痈、颈椎病、肩背疼痛、腰肌劳损等。同时消除疲劳,预防疾病。背部刮痧还有助于诊断疾病。

六 刮痧注意事项

1. 前1次刮痧部位的痧斑未退之前，不宜在原处进行再次刮拭出痧。再次刮痧时间需间隔3～6日，以皮肤上痧退为标准。

2. 刮痧过程中，若出现面色苍白、出冷汗、头晕目眩、心慌心悸、恶心呕吐、四肢发冷、神昏仆倒等症状，此为晕刮。应立即停止刮痧，让患者平卧，饮温开水或热茶，休息片刻，多能好转。晕刮严重者，可刮拭、针刺或点掐百会、水沟、内关、涌泉、足三里等穴位，必要时应送入医院进行急救。

3. 凡体表有疖肿、破溃、疮痈、斑疹和不明原因包块处禁止刮痧。过度饥饱、过度疲劳、醉酒者不可接受重力、大面积刮痧。孕妇的腹部、腰骶部，急性扭伤、创伤的疼痛部位或骨折部位禁止刮痧。有出血倾向者如糖尿病晚期、严重贫血、白血病、再生障碍性贫血和血小板减少患者禁止刮痧。

第五节 药膳美容法

一 概述

药膳美容法是指药膳美容，又称食疗美容。它是以中医药学基本理论为指导，采用食物或在食物中加入药食两用的中药，以达到治疗和预防损美性疾病以强身驻颜的一种美容中医方法。

早在《周礼·天官》中就有"食医"的记载，"食医"是当时宫廷的营养医生，主管王室的饮食，"掌和王之六食、六饮、六膳、百羞、百酱、八珍之齐"。认为饮食调剂得当，对增进身体健康有益，故有"食治则身治"之说。唐代孟诜《食疗本草》所载食药包括瓜果、蔬菜、米谷、鸟兽、虫鱼等，对每味食药详述药性、功效、产地、形态、修治、禁忌、单方等。唐代孙思邈注重养性和食治，《备急千金要方》设"食治门"，收载药用食物一百余种，提出"夫为医者，当须先洞晓病源，知其所犯，以食治之。食疗不愈，然后命药"，并提出"夫为医者，欲所习以成性……性既自善，内外百病皆悉不生。"《千金翼方》曰："常宜轻清甜淡之物，大小麦面、粳米等为佳"。认为这样"则可延年益寿矣"。唐代昝殷《食医心鉴》载食疗方剂一百余首，食疗方法有羹、煎、粥、馄饨、饼、茶、酒等。昝氏还重视脾胃功能的养护。金代张从正《儒门事亲》提出"养生当论食补"，认为各种药物无不具有毒性，久服之后，虽微毒亦能在体内蓄积而成"药邪"，进而损伤人体的正气，故主张"补之以食"。元代忽思慧《饮膳正要》载有24种使人延年益寿补养品的制法与功用，还记载了65种药膳食物的功用。明代李时珍《本草纲目》载食物药三百余种，占载药总数的15.8%。古代诸医药学家对药膳美容从理论到实践都颇有研究，为后世发展奠定了基础。

二 药膳美容法的特点

1. 注重整体，辨证施食 药膳美容之理根于"药食同源"。由于美容中医学以中医药学的基本理论为指导，中医学认为各种疾病的产生原因是外感六淫、内伤七情以及饮食劳倦所致脏腑气血阴阳失调。损美性疾病和人体早衰的原因亦如此。因此，美容中医学同样注重整体观念，运用阴阳五行学说，重视脏腑经络，强调辨证施治。美容和保健的基本原则是祛除病邪，协调脏腑，补偏救弊，恢复或保持脏腑气血阴阳的相对平衡。食物具有寒、热、温、凉“四气”。寒凉美容食物多有泻火解毒之功，常用于头面、肌肤出现疹、疮、疣、皮屑及发蛀脱发之属热者，如治粉刺的枇杷薏苡仁粥，治酒皶鼻的茭白饮（单味茭白）等。温热美容食物多有温经通络之功，常用于减轻或消除因寒凝、虚寒、瘀滞、痰湿所致之皮肤晦暗、萎黄、粗糙、弹性降低、肥胖、冻疮、皲裂疮之属寒者，如驻颜泽面的阳春酒（《外科正宗》），治皴裂以红枣、猪脂、黄酒等份煨至枣烂服之等。食物具有辛、甘、酸、苦、咸“五味”。以辛发散、行气、行血，用于气滞血瘀之斑秃、白发、黄褐斑、白癜风、痤疮、瘢痕疙瘩；以甘补益、和中，用于气血不足之皮肤粗糙、无光泽、皴裂、逆剥、皱纹；以酸收敛、固涩，用于多汗证、脚湿气；以苦泄和燥，用于火热蕴结之痤疮、酒皶鼻、唇风、口臭、针眼、体臭；以咸软坚、散结、泻下，用于肌肤表面的结节、囊肿、瘢痕等。

2. 防治兼宜，效果显著 辨证施膳是从辨证论治发展而来的。它是根据食性理论，以食物的四气、五味、归经、阴阳属性等与人体的生理密切相关的理论和经验作为指导，针对患者的证候，根据“五味相调，性味相连”的原则，以及“寒者热之，热者寒之，虚者补之，实者泻之”的法则，应用相关的食物和药膳达到美容保健。食物对机体具有选择性治疗或保健作用。如有学者认为，红色果蔬多入心经，可增进食欲、光洁皮肤，如西红柿、胡萝卜等；白色果蔬多入肺经，可益气补中、增白皮肤，如莲藕、白木耳等；青色果蔬多入肝经，可清热泻火、白嫩肌肤，如菠菜、猕猴桃等；黄色果蔬多入脾经，可健脾益气、延缓衰老，如黄豆、香蕉；黑色食物多入肾经，可乌发、美容养颜，如黑芝麻、黑豆等。

3. 良药可口，服食方便 药膳因存在味美、色美、形美、天然、无毒、无副作用、无药物偏胜之弊、易于接受又能保护胃气等诸多优势被广泛应用。美容药膳的配制和剂型形式多样，内容丰富。多以食物和药物共用，既能发挥药物的治疗作用，又具有食物性和味淡、可口宜人、兼补脾胃的特长。

三 常用药膳美容法

1. 祛风法 是以食疗的方法辛散疏风或息风止痉以疏散外风或平息内风。常用于肺风粉刺、油风、脱发、唇风等。

常用食物及配膳中药：疏散外风类如菊花、金银花、薄荷等；平肝息风类如天麻、钩藤、鸽肉等；养血息风类如猪肘、鸡肉、海参、鸽肉、木耳、胡桃肉、桑椹等；凉血息风类如莴苣、藕、荸荠、丝瓜、马齿苋、苦瓜、猕猴桃、牡蛎肉、油菜、黄花菜、蕹菜等。常用药膳如祛风开窍、通血脉、滋补的天麻炖猪脑；疏散外风的菊花甘草茶等。

2. 清热法 是运用食疗方法以清热、泻火、凉血、解毒。常用于肺风粉刺、粉花疮、酒皶鼻等。

常用食物及配膳中药：清热解毒泻火如蒲公英、黄豆芽、绿豆、菠菜、椿叶、莴苣、冬瓜、丝瓜、黄瓜、苦瓜、香蕉、绿茶、西瓜；凉血清热类如丝瓜、马齿苋、刺心菜、苦瓜、油菜、藕等；滋阴清热类如金针菜、枸杞菜、蟹等。常用药膳如清热除斑汤可清热和胃、除斑，常饮可增强皮肤抵抗力，不易生暗疮、雀斑，面洁白如玉。

3. 祛湿法 是运用食疗方法化湿或淡渗利湿以祛除湿邪。常用于面游风、脱发、肥胖、面色萎黄等。

常用食物及配膳中药：祛风胜湿如樱桃、木瓜、五加皮、鹌鹑、黄鳝、鸡血；清热利湿如马齿苋、香椿、荞麦、冬瓜、黄瓜、茄子、荸荠、紫菜、海带；健脾渗湿如茯苓、薏苡仁、蚕豆、香椿、大头菜、豌豆、扁豆、茄子、龙眼肉。常用药膳如百合枣苡羹健脾除湿，润肺止咳，利水消肿，用于各种疾病引起的水肿，小便短少等。

4. 化痰法 是运用食疗的方法祛痰软坚以化痰浊，舒气机。常用于肥胖、黧黑斑、酒皶鼻、皮肤粗糙、面色黑暗等。

常用食物及配膳中药：洋葱、杏仁、芥子、生姜、佛手、香橼、桂花、橘皮。常用药膳如海带排骨汤清热消痰，软坚散结，可镇咳平喘，降脂降压。

5. 化瘀法 是运用食疗的方法以活血祛瘀，使血液流畅。常用于黧黑斑、白驳风、酒皶鼻、皮肤晦黯等。

常用食物及配膳中药：桃仁、油菜、山慈菇、山楂、酒、醋、桃子、蟹、红糖、玫瑰花、桂花。常用药膳如红花炖牛肉，可活血，消除疲劳，强壮身体，适用于疲劳过度，产后血瘀血虚，以及跌打损伤等。

6. 补益法 是运用食疗的方法通过补养气血、阴阳，以达到扶助正气，消除虚弱目的。常用于白发、早衰、皮肤干燥或脱屑、毛发干枯等。

常用食物及配膳中药：补气类如粳米、糯米、小米、大麦、甘薯、山药、籼米、大枣、胡萝卜、香菇、豆腐、葡萄、龙眼肉、青鱼、鲢鱼、鸡肉、鹌鹑、牛肉、羊肉、兔肉、狗肉；补血类如黑木耳、菠菜、胡萝卜、猪肝、羊肉、牛肝、羊肝、猪肉、猪蹄、甲鱼、平鱼、海参、荔枝、乌贼鱼、带鱼、龟肉、牡蛎肉、鸡蛋黄、黑芝麻、桑椹、荔枝、松子；滋阴类如梨、葡萄、桑椹、银耳、黑木耳、大白菜、牛奶、鸭蛋、甲鱼、猪皮、鹌鹑、鸽肉、海蜇、蟹、龟肉、干贝、牡蛎肉；助阳类如羊乳、羊肉、狗肉、枸杞菜、枸杞子、核桃仁、韭菜、刀豆、鸽蛋、鳝鱼、虾、淡菜。常用药膳如当归生姜羊肉汤，可温中养血，祛寒止痛，适用于寒疝，虚劳，产后血虚有寒，腹痛，胁痛。

7. 理气法 是运用食疗的方法以调畅气机，疏通气血。常用于肥胖、黧黑斑等。

常用食物及配膳中药：菠菜、白萝卜、韭菜、茴香菜、大蒜、香橼、橙子、橘子、柑、荞麦、高粱米、刀豆、夏枯草、香附、茉莉花、玫瑰花。常用药膳如佛手露，可行气止痛，和胃化痰，适用于胁肋疼痛，心烦易怒，胸闷不舒，嗳气泛恶，纳谷不香，消化不良等。

四 药膳的品类

1. 鲜汁、饮、露 鲜汁多由汁液比较丰富的植物果实、叶、茎、根，经捣烂或压榨取得，一般单独饮用，也可调加适量的水和酒。饮，是在水中加入药物或果汁制成的饮料或药剂。露，同“饮”，但质地更稠。

2. 酒、醴、醪 酒，主要含普通药材成分。醴，除含普通药材成分外，尚有糖的成分。醪，除含糖外，尚有酿酒所产生的酒渣成分（即醪糟）。

3. 汤 在烹调上多称之为汤菜。在中医学上则称之为汤液，是用少量食物或加中药，再加入较多量的水或另外精制好的汤汁，烹制成以汤汁为主，汤多菜少，食用以喝汤为主的一种菜式。

4. 粥 是用较多量的水加入其他食物或中药，煮成汤汁稠浓，水米交融的一类半流质食品。其中以米为基础制成的粥又称稀饭，以面为基础制成的粥又称“糊”。

5. 蜜膏 是由鲜果汁、鲜药汁或药物的水煎液经过煎熬浓缩，再加蜂蜜调制而成的稠膏。因其具有滋补功效，亦俗称“膏滋”。

6. 羹 是以肉、蛋、奶等产品为主料，也有以植物性原料为主料，加水烹制成汤汁稠厚的一类菜式。羹的品种较多，凡是软、鲜嫩的原料都可以制成羹。如肉羹、蛋羹、菜羹、豆腐羹等。羹比汤浓稠，动物性汤羹在冷却凝结为胶体后，又称之为“冻”，如肉冻、鱼冻等。

7. 糖果、蜜饯、糖渍食品 糖果，是以白砂糖、冰糖、红糖和饴糖等为主要原料，经过加水熬炼而成的固态或半固态，供含化或嚼食的食品。蜜饯和糖渍小食品，是以新鲜果料经过蜜饯或糖渍处理而成。

8. 米面食品 是以米、面为原料制成的一类食品，又称面点、点心、糕点等，包括包子、面条、饼、馄饨、水饺、糕、汤圆等。

9. 菜肴 是指用肉类、蔬菜类、水产品、果品等原料，经过切配和烹调加工制作成的一类食品。一般可分为热菜和冷菜两大类。

第六节 心理调节美容法

心理调节美容法是指在中医基础理论和中医心理学说指导下，通过心理治疗或心理调养，调节情绪，改善心理状态，消除或减轻不良情志对人体的影响，以防治疾病，健美神形的一种美容方法。

中医心理学是用中医理论研究心理活动及其实际运用规律的学科，是中医学与心理学互相渗透、相互结合的产物。它历史悠久，源远流长。《黄帝内经》对阴阳五行、心主神明、五脏情志等的论述形成了中医心理学理论思想的雏形。心理治疗和心理调养是心理调节美容法的主要方法，它们都与中医心理学有着密切的联系。所谓心理治疗，是一种应用心理学的理论和技术治疗情绪、精神障碍以及某些损美性疾病的方法；而心理调养则是指修身养性，保养精神，保持心理健康，从而提高人体自身的抗病能力，达到防病益寿驻颜的目的。

情志致病，亦能治病。人体是形神统一的整体，情志与形体之间相互联系、相互影响，过极的情志能够损伤形体，但在一定的条件下，对内脏功能、气机升降、精血盛衰亦有积极的影响，故可以通过精神因素调动机体正气以达到扶正祛邪、延年益寿、美容驻颜的目的。心理调节美容的方法很多，按治疗美容和美容保健将其分为情志疗疾与情志延衰两部分。

（一）情志疗疾

情志疗疾是指通过对情志的调节治疗疾病，以保证身体的健美。情志疗疾可以由医者对患者实施，也可以由患者自施。主要有以下几种方法。

1. 移情顺性 即指排遣情思，改易心态。当某种情绪积累到难以控制之时，改换周围环境，使其不与恶性刺激因素继续接触，或改变思想焦点，转移到其他的人或物上，使其从某种情感纠葛中解脱出来，称之为“移情”。根据个人的爱好，通过各种方式来改变其不良情绪、不健康思想情操等，排除心中杂念，称之为“顺性”。吴师机在《理瀹骈文》中说：对于七情所致的疾病来说，看书舒解郁闷，听曲消除忧愁，其疗效更胜于服药治疗。因此，移情顺性对于人们陶冶性情，调心养神起着重要作用。在日常生活中，可根据个人的爱好参加许多文娱活动，诸如音乐舞蹈、习书绘画、填词赋诗、垂钓游乐等，都可以起到培养情趣，陶冶性情，寄托情思，调神祛病的治疗作用。《管子·内业》中的“止怒莫若诗，去忧莫若乐”的观点正是基于这一认识。

2. 理情从欲 指顺从其情绪意志，满足其心身需要。对于合理的欲望，我们要去努力创造条件以改变其所处环境，或对其表示同情、理解、支持等，以尽力满足所欲或所恶。人的一切活动均是围绕着自身生理、心理、社会属性进行的，都是为了满足自身的需求。目欲视物，耳欲闻声，饥而欲食，渴而欲饮，寒则欲衣，劳则欲息，病痛而欲医，恶于死而乐于生等，都是人类的生理需求；爱情婚姻、情趣爱好等均属心理需求；而亲朋好友亲密往来、求学就业、名誉地位则属社会需求。这一切都是人类社会生活的必然现象，它们的满足与否，直接影响人的情绪与行为。必要的生活要求不能得到满足，就会影响情志。久愿不遂，抑郁成疾，最终会导致形体的病变，且这种病证最难医治，常常要欲从愿遂，方可除病。因此张景岳认为，如果是思虑不解所致的疾病，非要情绪得以舒解，志愿得以实现，否则仅用针药治疗很难有效。若能顺其情，从其意，使其意志得以实现，情绪得以畅达，而心安意静，气定神敛，则有助于病愈，更有助于心身健康发展。

3. 畅情解郁 指开畅情怀，解除疑虑，通过劝说、开导、安慰或利用语言、手势、表情、药物等暗示来消除疑虑，调动人的情绪。每个人内心都具有其“痛苦”之处，它们常常是某些疾病的症结所在，如果能将这痛苦诉说出来，既有利于医生分析判断病情，又可使患者心情舒畅，是一种很好的“心理疏泄”方法。要想达到这一目的，医生就要以一种严肃、诚恳、热情的态度对待患者，对患者既要有耐心，又要充满同情，尽力创造各种条件，使用各种方法，帮助患者解除顾虑，以达到调治其神，促进康复的目的。

4. 以情胜情 情志分属五脏，各有其五行属性，情志之间具有相互制约的关系，可以利用这种关系克制有害情志活动。正如朱丹溪所言：“怒伤于肝者……以忧胜之，以恐解之；喜伤于心者……以恐胜之，以怒解之；忧伤于肺者……以喜胜之，以怒解之；思伤于脾者……以怒胜之，以喜解之；恐伤于肾者……以思胜之，以忧解之；惊伤于胆者……以忧胜之，以恐解之；悲伤于心包者……以恐胜之，以怒解之”；“悲可治怒，以怆恻苦楚之言感之；恐可治喜，以祸起仓卒之言饰之；怒可治思，以污辱欺罔之言触之；喜可治悲，以欢乐戏谑之言娱之；思可治恐，以虑此妄彼之言夺之”。通过以情胜情达到调理心神，平衡阴阳，和畅气机，协调五脏，最终达到“补偏救偏”的目的。

(1)以喜胜悲：即以各种方式，使患者产生喜乐情志，使其心中欢快，重振精神，消除悲伤情志而治病。临床上一般可利用妙趣横生的语言，滑稽可笑的表演，使患者从苦闷的困境中解脱出来，收到以喜制悲的效果。

(2)以悲胜怒：即以悲哀苦楚的言行对盛怒者进行感化，使其产生悲哀情绪、恻隐之心以收摄其因怒而逆乱之气，使气机降达于平衡，神明归于清灵，以利于身心康复。

(3)以怒胜思：即以侮辱欺罔的言行激怒因思虑过度，伤脾耗神，以致神情困顿的患者，以疏达气机，从而促进阴阳气血的平衡，恢复心脾神气的功能。

(4)以思胜恐：即以各种手段引导患者进行思考，用以治疗恐惧或惊骇伤肾导致精气内却，形神不安的病证，从而达到收敛涣散神气，调控情志平衡，促进心身康复的目的。

(5)以恐胜喜：即以适当的手段，使患者产生恐惧心理，收敛耗散的心神，镇摄浮越的阳气，以助恢复心神功能。用来治疗因过喜而致神气涣散，神明失其自主，恒笑不休的病证。

5. 调理达情 指通过精神护理调达情志。现代人生活节奏加快，工作劳累、竞争激烈、精神紧张。人们工作、学习、生活的艰辛，如得不到他人的认识和理解，则很容易陷入一种消极心理，这种心理对很多疾病的发生、发展起着推波助澜的作用。精神护理就是在理解患者心情的基础上，通过对患者的关护、体贴，解除患者的心理负担，消除疾病。一些较为轻浅的心理因素造成的疾病，有的仅仅通过良好的精神护理即可痊愈。病情较重者通过精神护理，也可以减轻喜怒不节对脏腑的损害，增强战胜疾病的信心，有利于疾病的好转。

各类患者的生活境遇不同，所受的教育、职业、性格、性别有别，故患病后心理变化不一。因此，医务人员在进行精神护理时要因人、因病施护，要开之以其所苦，导之以其所便，抵消消极心理所造成的不良刺激，争取最佳疗效。

6. 饮食怡情 药食同源，食物的寒热温凉平五性及酸苦甘辛咸五味，对人体的脏腑气机、情志变化也有着不同的影响，因此，可以利用食物性味偏性来调节因脏腑气机紊乱，情志变化过极而引起的损美反应，起到饮食怡情的作用。如佛手、香橼、玫瑰花、酸橙、乌梅、酸枣仁等多属于辛散酸收之品，辛散疏肝解郁以制怒，酸收涵心以安神，制恚怒，抑狂喜，平肝宁心。又如小麦、大枣、桂圆、莲子、胡桃、芝麻、百合、海参、枸杞子、牡蛎、龟甲等多属甘咸滋补之品，既可补血养心以宁神，又可填精补肾以镇惊，有调补心肾、平惊定恐止悸之效。茯苓、芡实、薏苡仁、蜂蜜、橘皮、生姜、萝卜等都属于甘补苦降之品，味甘补脾益气以升阳，味苦降气和胃以止呕，脾升胃降，中焦调和，排忧解思，心神自安。

7. 宁志守神 中医理论十分重视精神"内守"在防治疾病中的作用。正如《黄帝内经》强调的"恬淡虚无"，庄子亦提出："无视无听，抱神以静，形将自正；必静必清，无劳汝形，无摇汝精，乃可以长生；目无所见，耳无所闻，心无所知，汝神将守形，形乃生长。"宁志守神法，就是通过静坐或静卧，内忘思虑，外息境缘，不为烦恼所忧，使精神清静宁谧，真气自然从之，病气逐渐衰去的方法。古代医案中对思虑劳神过度所致的病变以及某些慢性疾病等，常用此法而使病愈。同时用此法也有保健防病的作用。如参禅、独室静坐、静卧的方法，让患者独处一室，要求其平心静气，排除一切思想杂念，抛弃一切恩怨慕恋，方能使烦恼的心绪得以平静，使心身失调得以改善和纠正。因此对由心绪烦恼、精神抑郁导致的不寐、心悸、食欲不振、面色萎黄、皮肤干枯、面生黑斑等均有较好的治疗作用。

（二）情志延衰

情志延衰，指通过个人的修养或他人的帮助，保持良好的精神状态，以预防疾病，延衰驻颜，达到精神美和外形美的统一。

愉快、乐观的情绪可以减轻疾病，促进身心健康，益寿驻颜；而忧愁、悲伤等消极情绪和过度的兴奋，则容易损害健康，催人衰老，使得周身皮肤干燥、粗糙、发皱、弹性减退，老年斑提早出现，面部皱纹增多、加深，出现眼袋，颈部皮肤皱褶松垂以及过早脱发等。要想避免这一切的发生，就要善于驾驭自己的情绪，自我调节，自我控制，通过各种途径为自己创造一个愉快的心理环境，如提高自身艺术修养，培养业余爱好，以及安排适当的娱乐活动等。

1. 修身养性 音乐、绘画、书法、文学作品等艺术形式可以调剂身心健康，增进生活乐趣，起到陶情怡性、稳定情绪、祛除烦恼的作用。

（1）琴：音乐，是由于人的内心受到外物激发感慨而形成的，人的内心世界可以通过音乐表达出来。音乐亦能作用于人体心理，进而影响人体内在器官的功能活动，以达到平衡阴阳，纠偏除弊，防病治病，益寿养颜的目的。不同的乐声能对不同的情志变化产生影响：①对于紧张、焦虑、易激动的人，可以选用旋律缓慢、轻悠，曲调低沉、柔绵婉转、清幽和谐的乐曲，以起到宁心安神，镇静的作用；②对于情志郁结，悲忧消沉的人，可以选用节奏明快、旋律流畅、雄壮高亢的乐曲，以达到开胸畅怀，解郁舒闷，振奋精神的作用；③对于情绪过于亢奋，难以控制的人，可以先用节奏欢乐的乐曲因势利导使其充分宣泄，其后再用情调低沉、节律缓慢、旋律深沉的音乐，使体内阴阳平衡、气机平降；④对于情绪抑郁、哀伤、悲观厌世的人，可以先用一些深沉悲凉的乐曲，令其忧伤之情尽放，再用节奏明快多变、旋律悠扬、充满希望的乐曲使之感到轻松欣快、喜悦。

（2）棋：棋的门类繁多，如中国象棋、国际象棋、围棋，以及军棋、跳棋、五子连珠等，它是一种锻炼思维、富有情趣的活动。下棋使人精神集中，意守棋局，排除杂念，精诚专一，忘忧戒怒，不乱不扰，常得心平气静，谈笑风生之际，才可谋定而动以决胜负。它可使紧张的情绪得以缓解，忧思烦恼得以消除，棋后余味更是无穷，实可谓益智健脑，内愉心志，外修形身的良药。

（3）书：书法，是我国传统文化艺术之一，具有很强的美的愉悦性，既能陶冶情操，又有强身健体的作用。书法强调心、手、笔的统一，将神气贯于笔端，注于字里行间，因此，人们常说："字如其人"。正如《唐太宗论笔法》中所载："欲书之时，当收视反听，绝虑凝神。心正气和，则契于妙；心神不正，字则欹斜，志气不和，字则颠仆。其道同鲁庙之器，虚则欹，满则覆，中则正。正者冲和之谓也。"若真能如此做到端坐静思，言不出口，气不盈息，以致随意所适，其字一定是至善至美的，而其性情亦当是至善至美的。即便不是书法家，也不习练书法的人，但若能常常欣赏一些上乘的书法作品，也会达到一种乐其心、和其神、融其气的境界。可见书法美，能够排遣郁闷，开畅胸襟，可正人心、陶人情、调人性。

书也代表了对文学作品欣赏。文学作品作为一门语言艺术，与人们密切相关，它能令人抒情言志，保持良好的精神状态。读书不仅能使人增长知识，而且能使人得到非同一般的幸福。人生一世，若不读书则极易导致目光短浅，遇事不明，心胸逐渐狭隘。文学作品内容丰富多彩，情调千差万别。人们以不同的心态读不同的书，所产生的效果也不同。如果以一种积极进取的人生态度，在文学作品中寻求乐趣，那么就会使人心胸开阔，生气勃勃。若能从文学作品中读出一种冲和恬淡之味，平正谐调之音，那真是天下之至乐，人间之奇福。

（4）画：绘画是用色彩、线条把实在的或想象中的物体形象描绘出来。不同的色彩对人有不同的作用。如红色使人情绪兴奋、激昂，使人受到鼓舞；黄色使人充满喜悦；绿色使人心绪安定沉静；蓝色使人心胸开阔；灰色使人沉闷、忧郁；黑色使人肃穆、烦闷。同时，绘画通过其不同的表现形式，又能使人产生不同的心理反应。正如《静庵文集续编》中所云："优美之形式使人心和平。古雅之形式使人心休息……宏壮之形式，常以不可抵抗之势力唤起人钦仰之情。古雅之形式则以不习于世俗之耳目"。总之，一幅色彩丰富、内涵深远、动静结合、协调和谐的绘画，正是美感的体现，欢乐的结晶。绘画创造美的生活，给人以美的感受，通过鉴赏、创作美的图画，能使人达到物我两忘的境界。此外，再反观外物，自然界中的山明水媚、鸟飞花落，无不使人如身处华胥之国、极乐之土，而感到无比的快乐。

2. 兴趣爱好 古人云："人生不能无所适以寄其意"。培养适当的业余爱好，可以使人有一种精神寄托，当人全神贯注于其中之时，就会忘记烦恼与忧愁，兴趣盎然，富于活力。

（1）爱交流：荀子曾说："人能群，彼不能群也。"其意即是人之所以为人，区别于万物，就在于他的社会性。而有些人孤芳自赏，很少与人交往，使自己陷入一种孤独苦闷的境地，成了地道的"孤家寡人"，长期处于如此消极恶劣的心理状态中，衰老的速度就会加快，还会引起心率加快、心律不齐、血压升高、食欲减退、乏力、失眠健忘等症状，并可导致神经性皮炎、黄褐斑、斑秃等，甚至诱发癌症。而广交良友，既可开阔眼界，广增智囊，练达人情，更可改善心境，焕发精神。在境遇不佳，情绪沮丧之际，可以在朋友那里得到鼓励和慰藉，消除积愤，从压抑和苦恼中解脱出来，实胜于求医服药。广泛交友，通过交友，汲取生命的活力，使生活过得充实而富有意义，充满欢乐和情趣，在精神和心理上得到最大的快慰和满足，否则一定会有损于身心健康。

（2）爱运动：运动：选择自己喜好和接受的一种或多种运动。中医学认为，人体是处于运动中的、平衡的有机体，体内气血的循环周流、脏腑气机的升降出入是生命存在的基本标志和前提条件，它又是脏腑和器官之间的物质交换、相互作用并达至平衡的机理。人的运动既是人体所具备的本能，又可以促进人体的气血流通和脏腑间的相互作用。因此，正确和有效的运动方法不仅是养身保健，还是保持健美身段、健康肌肤的重要手段。

旅游：有短途旅游、远程旅游、文化旅游、探险旅游等多种方式。无论哪一种形式都能锻炼躯体，使得五脏六腑精气条达，肌肤血脉濡润有泽。而当置身于种种美境之中时，如柔风和景，天色湖光，楼台烟雨，山石林泉，名花异草，芳树鸣禽，无不使你气舒郁散，情怀愉悦，性和志达，整个身心陶醉在一种妙不可言的佳境之中。

垂钓：是一种动静结合，情趣高雅的娱乐活动。垂钓之地，多山清水秀，鸟语蝉鸣，空气清新。此时，执竿把钓，心怡神爽，气静情愉，内无思虑之患，外无形疲之忧，精诚专一，最是调神爽身。同时，垂钓之际，更需凝神静气。《列子·汤问》中载："临河持竿，心无杂虑，惟鱼之念；投纶沉钓，手无轻重，物莫能乱。"一旦鱼儿上钩，挥竿而起，仰望鱼儿摆跳空中，心中更是快乐异常，万念暂休。如此美好心境，最能调畅五脏气血，以达益寿养颜之目的。

气功：能够通过排除杂念，意守丹田和调息入静的方法，用意念引导"内气"沿一定的路线循行，以达到调整阴阳，保全真气，更新气血的目的。因此，气功兼有养生与治疗双重作用。

(3)爱动手：园艺：适当从事园艺活动，如种植花草、蔬菜、瓜果等，既可以增加人体的活动量，又可以净化空气、杀灭细菌、防治疾病，更可丰富人的生活，从中寻求精神上的乐趣。那些婀娜多姿的花卉，有的素淡高雅，有的妖娆妩媚；有的洁白如玉，有的艳红似火，置身于如此五彩缤纷的世界里，可以陶冶情操，使人精神舒畅。再闻到那阵阵花香，沁人心脾，顿觉心旷神怡，精神振奋。清代名画家高桐轩认为："耕耘虽劳肢体，然颇健身心。伏案一日，把锄半天，既享田家之乐，又能健壮人身；既不忘耕耨之劳，又有秋收丰食之望，何乐不为？"

养鱼：明代郑瑄曾在《昨非庵日纂·颐真》中记载："客喜养鱼，或笑曰：若有童心乎？客曰：正以养吾童心也。每读倦凭栏静观，不觉尘火俱消。"所谓"童心"，即像儿童那样的天真纯朴。若人人怀此纯朴之心，互尊互敬，心无烦忧、妒忌之意，那将是何等快乐之事。每当闲暇之时，伫立于缸边，水清鱼欢，观鱼之乐，为鱼之乐而乐，不觉脱尘离俗，既可明目清脑，又可怡情快意。

集邮：邮票是国家的名片、历史的记录，虽为方寸之地，但却包容着大千世界。小小的邮票能够帮助我们融入历史的长河，打开记忆的闸门，从中领略世界风光，感悟人生哲理，对美好生活充满信心和希望。在以邮会友，互通有无，互相观摩之中，友好的人际关系又会给我们带来欢愉与快慰。当心情抑郁、消沉烦忧之时，打开精美的集邮册，会顿觉心旷神怡，精神振奋，生活充实。

以上，我们仅举几例，其他尚有养鸟、收藏、茶道、剪纸、编织等，它们都能使人从轻松自然中获得快乐，以达到修身养性、益寿驻颜之目的。

复习思考题

1. 中药美容法中的内治法主要有哪八种？
2. 毫针的进针方法及行针手法有哪些？
3. 推拿常用手法有哪些？
4. 刮痧的操作步骤是什么？

第五章 美容中医学常用中药

第一节 概 述

凡具有养颜悦色、祛斑洁面、增香润肤、乌发生发、固齿健身、延年抗衰等作用的中药叫做美容中药，是美容中医各种方法中内容最丰富的一部分，其历史悠久，应用广泛，对中华民族美容医学的发展，发挥了不可低估的作用。

一、美容中药的性能

药物治病的基本作用不外是：祛除病邪，消除病因，恢复或重建脏腑功能的协调，纠正阴阳偏胜偏衰的病理现象，使之在最大限度上恢复到正常状态。药物之所以能够针对病情，发挥上述基本治疗作用，是因为各种药物各自具有若干特性和作用，能以药物的偏性纠正疾病所表现的阴阳偏胜或偏衰。把药物治病的多种多样的性质和作用加以概括，主要有性味、归经、升降浮沉及有毒、无毒等方面，统称为药物的性能。

药物性能的认识和论定，是在长期实践中对为数众多的药物的各种性质及其医疗作用的了解的基础上总结出来的，并以阴阳、经络、治疗法则等医学理论为其理论基础。

（一）四气五味

药物都具有一定的性味。自古以来，各种中药书籍在论述时，首先标明其性，这对于认识各种药物的共性和个性，以及临床治疗、美容用药都具有实际意义。

1. 四气 主要是寒、热、温、凉四种不同的药性，是根据实际疗效反复验证然后归纳出来的。其中温热与寒凉属于两类不同的性质。而温与热、寒与凉则分别具有共性；温次于热，凉次于寒，即在共性的基础上又有程度上的差异。此外，还有些平性药，是指药物寒热之性不甚明显，作用未越出四气范围，所以平性是指相对属性，故只能称四气，而不能称五气。

药物的寒、热、温、凉是从药物作用于机体所产生的反应概括出来的，是同所治病证的寒、热性质相对而言。能够减轻或消除热证的药物，一般属于寒性或凉性。反之能够减轻或消除寒证的药物，一般属于热性或温性。寒凉性的美容中药，一般具有清热泻火、凉血解毒之效，多用于头面部粉刺、疮疡等热病证候，属于治疗性美容，代表药物有石膏、黄连等。温热性的美容药，一般具有祛风除湿、活血化瘀之功，多用于黧黑斑、瘾疹等风寒湿或瘀血之类的病证，代表药物有防风、白芷等。

2. 五味 就是辛、酸、甘、苦、咸五种。有些药物味淡或涩。五味是最基本的五种滋味，不同味的有不同的医疗和美容作用。相同的药物,其作用也有相近或相同之处。至于其阴阳属性,则辛、甘、淡属阳,酸、苦、咸属阴。综合历代用药经验,其作用如下所述。

辛:有发散、行气、行血,或润养作用。常用美容中药中约50%以上具有辛味,如防风、白芷、细辛、生姜等,主要适用于头面、五官、肌肤等上焦或体表之证,通过祛风解表、疏通气血而起到美容之功;另外,某些滋补药,如菟丝子等,都有辛味。芳香类药物,如藿香、丁香、麝香、零陵香等,因含有挥发油,也具有辛味。

甘:有补益、和中、缓急等作用。该类药物多质润,善于补益气血,滋阴润燥,不仅可使皮肤光滑鲜嫩,洁白细腻,而且可使人精力充沛,老而不衰。如人参、黄芪、麦门冬、何首乌等。

酸:有收敛、固涩作用,常用于皮肤湿疮、烧烫伤、疮疡溃后久不收口等证,实属治疗与美容兼顾之品,如赤石脂、五倍子、龙骨、牡蛎等。

苦:能燥能泄,具有清热泻火、燥湿解毒、活血化瘀等作用。这类药物在治疗美容中常用,多用于皮肤湿疹、头疮疥癣等疾病,如黄芩、黄连、黄柏、苦参等。

咸:有软坚散结、泻下的作用。多用于治疗瘰疬、痰核、痞块及热结便秘等证,如瓦楞子软坚散结,芒硝泻下通便等。

淡:有渗湿、利尿作用。多用于治疗皮肤湿疹等证,可配伍应用,促进吸收,使皮肤修复,如薏苡仁、车前草、滑石等。

(二)升降浮沉

由于各种疾病在病机和证候上,常常表现出向上(呕吐、喘咳)、向下(泄利、崩漏、脱肛),或向外(自汗、盗汗)、向内(麻疹内陷)等病势趋向,因此,能够针对病情,改善或消除这些病证的药物,相对说来也分别具有升降浮沉的作用趋向。这种性能,可以纠正机体功能的失调,使之恢复正常,或因势利导,有助于祛邪外出。

升和降、浮和沉都是相对的,升是上升,降是下降,浮表示发散,沉表示泄利等作用。凡是升浮的药物,都主上行向外,具有升阳发表、祛风散寒等作用;凡沉降的药物,都主下行向内,具有清热、渗利、安神、潜阳、降逆、收敛等作用。

中药美容,尤其治疗性美容,不能忽略药物升降浮沉的性能。如头面部美容,欲达悦色增白、乌发美容之目的,一般多选用具有轻扬上浮性能的中药,如防风、薄荷、升麻、藿香、麝香等;但欲治病求本,或标本兼顾时,又须应用具有清热泻火、滋阴补血、潜阳镇静作用的沉降药物,如知母、生地黄、黄连、朱砂、麦门冬、龙骨等。

药物升降浮沉的性能与本身的性味有不可分割的关系。能升浮的药物大多具有辛、甘之味和温、热之性;能沉降的药物大多具有酸、苦、咸、涩之味和寒、凉之性。此外,药物的炮制也会影响药物的升降浮沉之性,如经酒炒性升,姜炒则散,醋炒能收敛,盐水炒则下行。

(三)归经

归经是指药物对于机体某部分的选择性作用——主要对某经(脏腑及其经络)或某几经发生明显的作用,而且对其他经则作用较小,或没有作用。如同属寒性药物,虽然都具有清热作用,但其作用范围,或偏于清肺热,或偏于清肝热,各有所专。

归经是以脏腑、经络理论为基础,以所治具体病证为依据的。经络能沟通人体内外表里,在病变时,体表的疾病可以影响到内脏,内脏的病变也可以反映到体表。因此人体各部分发生病变时所出现的证候,可以通过经络而获得系统的认识。如肺主皮毛,若肺有热可致皮毛疾患,清肺热可使皮毛疾患痊愈,其他亦然,这对于指导中药美容有重要意义。经过长期医疗实践、归纳总结后,我们发现美容中药以归肝、肺、脾、胃、大肠经为多,心肾次之。常用入肝经药有当归、白芍、川芎、地黄、墨旱莲、菊花、柴胡、香附等。常用入肺经药有黄芪、五味子、沙参、麦门冬、百合、阿胶、玉竹等。常用入脾经药有人参、黄芪、白术、扁豆、苍术、薏苡仁、陈皮等。常用入胃经药有生石膏、黄连、大黄、黄芩、大青叶、山楂等。常用入大肠经药有黄连、黄芩、大黄等。常用入心经药有五味子、太子参、大枣、丹参、珍珠母、郁金、黄连、生地黄、栀子等。常用入肾经药有熟地黄、何首乌、墨旱莲、桑椹、牛膝、枸杞子、附子、肉桂、淫羊藿、菟丝子、芡实等。

(四) 毒性

大凡药物都有偏性,此即"毒性"。《神农本草经》将药物分为上、中、下三品,上品皆毒性较小或无毒的药物,大部分可久服,有轻身益气、不老延年之效,为美容保健的优选药;中品和下品或无毒,或有毒,一般用于祛邪、补虚愈疾,为美容的治疗用药。毒性即偏性,治疗上以毒攻毒,实际以偏纠偏,这是中医治病的基本原理。在中医书籍中,一些药物如标明"大毒"、"小毒"者,这类药不仅偏性大,而且是真正的具有毒性的药物,用之不当会导致人中毒,临床上应谨慎使用。在美容中药外用药中常选用这类药,以解疮毒、杀虫、祛腐生新等,如硫黄、雄黄、斑蝥等。

二 美容中药的研究概况及发展方向

美容中药的研究,概括起来,主要有文献研究、临床研究和实验研究三个方面。

(一) 美容中药的文献研究

文献研究主要指对古代文献的研究。在我国古代浩如烟海的中医药文献中,记载着大量的美容方药。这些仍然是我们今天研究美容中药的重要资料。整理、研究古代文献中的美容方药,发掘中医药学宝库,旨在为美化今天的生活服务。近年来中医药工作者通过对170余种中医药文献进行研究,共收集美容方剂1000余个,其中所涉及的中药达300余种。经过系统的整理和分析后发现:在美容中药中以理血药为最多,其次是理气药、燥湿药、祛风湿药、补气养血药、补阴补阳药、清热解毒药、温里药、泻下药、清热泻火药,说明美容方剂以理血、理气、燥湿、祛风为主。同时对300多种中药在处方中出现的几率进行系统分析,发现白芷、白附子、茯苓出现的几率最大。对某一古医籍单独进行美容中药的研究,如对《备急千金要方》中的85首美容方剂进行归纳整理,发现其中73首为外用方,且制备的方法各具特色。85首方剂中使用药物160种,其中频率最高的是白芷,其次是白附子、川芎、葳蕤。孙思邈的《千金翼方》中专有一章"妇人面药",共载女性美容方39首,其中外用方25首,有"面脂方"、"面膏方"、"面药方"、"悦泽方"、"涂面方"、"澡豆方"、"白膏"、"灭瘢方"、"令面生光方"等,在这些方中,使用药物125种,其中兼作赋形剂的药物25种,其他100种药物全是动物脂肪,个别者尚有乳汁、白蜜、蛋清及蜡等。其中使用频率较多的药物有白附子、白芷、麝香、川芎、细辛5种。现代研究表明,以上5种药物有其共同特点:均含有挥发油,气芳香,是很好的天然香料;均有抗菌或消炎作用,对皮肤真菌有强烈的抑制活性;有些药物尚有营养肌肤的成分,如维生素A、维生素E,故对美容消斑和消除皮肤炎症有较好的作用,加之配以猪脂来调制,就更增加了其悦泽、凝润的作用。李时珍的《本草纲目》将美容中药分为内服和外用两大类。内服可以从根本上解决诸如皶疱等的内在因素,口服药物又分清热凉血、养阴润燥、益气助阳等不同，共列举11种内服法，有酒服、香油服、蜜丸服、膏服、噙服、蒸汁服、蒸饼丸服、粥食、末服、炒食、黄蜡丸服。外用法主要将药物更直接、更快速的用于病灶，列举21法，如膏贴法、洗法、涂法、酒和、酒浸、醋调涂、点法、醋浸、蜜涂、鸡子白涂、嚼涂、唾调涂、酥和、磨汁涂、乳煎、水摩、梳发、熏洗、熨法、灸法、缠法等。将内服与外用并举，使美容中药的应用更丰富多彩。《本草纲目拾遗》对22种植物美容中药进行考证和研究，并就其作用进行分类和叙述，共分乌须发类，治斑秃生发类，去痣类，去粉刺类，祛雀斑、汗斑类，去黝、泽颜色、驻容类，治狐臭类。

目前，很多医药工作者、研究者，对历代文献中的美容方药进行了考证、收集、整理，精选成书，或撰文发表，为中药美容的临床应用及中药美容产品的研制开发提供了全面的文献资料。但此项研究在基础理论的系统整理和研究方面较欠缺。

（二）美容中药的临床研究

美容中药的临床研究是指以人为对象，研究损美性疾病或缺陷的药物预防和治疗方法，以提高临床防治水平为目的的科学研究，这是目前美容中医三类研究中开展得最广、最多的一项研究。从研究形式看，回顾性地研究了损美性疾病的辨证论治，不同证型采用不同的治则和方药，内容很丰富；其次是对给药途径和方法的研究，包括口服的，皮肤、黏膜给药的，局部擦洗、贴敷、气雾、导入、脐敷、足底敷、穴位敷或穴位注射等；然后是对剂型的研究，如内服的丸剂、冲泡剂、冲服剂、口服液，外用的乳剂、酊剂、水剂、洗剂、散（粉）剂、涂膜剂等。从研究的疾病对象看，以对粉刺（痤疮）、黧黑斑（黄褐斑）的研究最多，其次为扁瘊（扁平疣）、过敏性皮炎、脱发、肥胖症等。从美容保健的项目看，集中在对皮肤疾患的治疗与保健，研究论文和产品层出不穷。中医药工作者参加了美容保健化妆品和美容保健食品的研制，将中药制剂学与现代化妆品学的理论和方法结合起来，涌现出了一些较好的产品。中药美容临床研究虽取得了一些成绩，但尚待进一步改善和提高。

（三）美容中药的实验研究

实验研究是利用科学仪器设备，人为地控制和模拟人类的生理现象、疾病过程，在一定条件下排除干扰，突出主要实验因素，去研究和发现问题，进而解决问题的一种科学研究方法。实验研究方法包括定性实验、定量实验、临床试验、动物实验等。中药美容的实验研究近年来有所发展，主要有两大类：其一是美容中药的化学成分研究，美容中药的化学成分是现代实验研究的重要内容之一，也是筛选有效美容中药和研制新产品的基础和依据；其二是美容中药和方剂的药理作用的研究，此类研究进行较多的是在治疗方面的研究，很少有专门就美容方药的药效学与毒理学进行的研究，往往是在进行中药其他方面的研究时发现美容的作用。如在进行丹参对冠心病治疗的实验研究时，发现其对微循环有改善作用，从而为丹参用于美容也提供了现代药理依据。今后应更多地针对美容作用如驻颜、润肤、增白、防皱等进行实验设计，以加强美容中药的实验研究。

总之，中药美容研究有一个良好的开端，但各方面的研究均有待深入。专家们指出，我国在开发中药美容制剂和化妆品方面具有明显优势：第一，我国对中药的研究历史悠久，在现代研究方面亦积累了丰富资料和经验，为美容中药的研究奠定了基础；第二，我国对中药有效成分和药理机制进行了大量研究，为筛选具有美容活性的中药添加剂提供了有参考价值的依据；第三，我国对历代本草医籍已有很深入的研究，已经利用一些古方开发出新品种、新配方，生产出相当可观的中药美容制剂和化妆品，今后只有中药界研究人员共同努力并与有关方面通力协作，将传统的中医药理论与现代科学技术相结合，从配方、工艺、质量等方面推陈出新，开发新剂型、新产品，就能用更多低毒有效的天然药物美容制剂和以中药为原料或添加剂的化妆品替代化学制品，降低有害化学物质对人体的毒副作用和对环境的影响，使其在激烈的市场竞争中，立于不败之地。

第二节 补 益 类

凡能补益正气，扶持虚弱，治疗虚证的药物，称为补益(虚)药。

补益(虚)药的临床应用及其意义有二：一是用于病后正气虚弱，以之辅助正气，改善虚弱的症状，促进机体早日恢复健康；二是用于邪盛正虚或正气虚弱而病邪未尽的病证，促进疾病的治愈。补虚药常用于许多疾病过程中，尤其多用于美容保健，如驻颜、防皱、润面、明目、乌发、生发等。正气虚弱可分为气虚、阳虚、血虚、阴虚四种类型。补虚药根据它们的功效和应用范围，也分为补气药、补阳药、补血药、补阴药四类。

临床应用时，应根据虚证的不同类型，分别选用补益药。但是，人体气血阴阳有着相互依存、相互转化的关系，阳虚者多兼有气虚，而气虚者易导致阳虚，气虚和阳虚主要表现为机体功能活动的衰减；阴虚者又可兼血虚，而血虚者可导致阴虚，血虚和阴虚主要表现在体内精血津液的耗损。因此，补气药和补阳药，补血药和补阴药往往相须为用。更有气血两亏、阴阳两虚者，则须气血兼顾，或阴阳并补。补益药在使用时，应处理好扶正与驱邪的关系，分清主次，恰当和解表、清热、泻下等祛邪的药物配合。

黄 芪

【性味归经】 甘，微温。归肺、脾经。

【美容功效】 补中益气，托毒生肌，长肉补血，润泽肌肤，生发黑发。

【临床应用】 配人参、苍术、白术健脾益气，用于表虚自汗，气虚水肿，痈疽难溃，或久溃不敛，血虚面色萎黄，面上雀斑，头发枯黄，肥胖症。配首乌、姜黄、丹参、防风祛风散瘀，用于白癜风。用于补中消斑汤中可治黧黑斑；粉刺可用扶正消毒饮；白驳风、油风可用芪术苡仁汤治疗；用于黄芪桂枝汤可治银屑病。

【注意事项】 阴虚阳盛及实证忌服。

【用量用法】 10～15g，大剂量可用30～60g，煎汤内服，或入丸散或熬膏。补气升阳宜炙用，其他方面多生用。

古籍论述：《本草求真》："黄芪，入肺补气，入表实卫，为补气诸药之最，是以有芪之称"；《本草备要》："生血，生肌，排脓内托，疮痈圣药。"

现代研究：黄芪含数种氨基酸及微量元素，能显著增强人体免疫功能，具有强身、促进细胞生长旺盛、抗老延寿的作用。有抗菌、抗病毒作用。

人 参

【性味归经】 甘、微苦，平。归脾、肺、心经。

【美容功效】 大补元气，固脱生津，安神增智，润肤驻颜，生发黑发。

【临床应用】 面容憔悴、须发早白、头发干枯易脱落，可用八珍汤滋养肌肤、润泽毛发。

【用量用法】 5～10g，大剂量可用30g，煎汤内服，宜文火另煎，将参汁兑入其他药汤中饮用，亦可熬膏，或入丸、散。

【注意事项】 不宜与藜芦同用。

古籍论述:《神农本草经》:“主补五脏……明目,开心,益智。久服轻身延年。”

现代研究:人参含有皂苷、糖等,对皮肤和毛发具有保护功能;人参中的矿物质能调节真皮水分子平衡和防止皮肤脱水,活性物质还具有抑制黑色素的还原性,使皮肤保持光滑、柔软、白嫩。

党 参

【性味归经】 甘,平。归脾、肺经。

【美容功效】 补中益气,健脾益肺。

【临床应用】 配补血药如熟地黄、当归、白术等,治面容憔悴、须发早白、头发干枯易脱落。配养血祛风药,治黧黑斑、瘾疹、湿疮、皮炎等。

【注意事项】 有实证忌服。热证不宜单独应用。本品不宜与藜芦同用。

【用量用法】 9~30g,煎汤内服,或入丸散,或熬膏;或与鸡、鸭、鸽子、猪蹄等食物炖服。

古籍论述:《本草正义》:“力能补脾养胃,润肺生津,健运中气,本与人参不甚相远。尤其可贵者,则健脾运而不燥,滋胃阴而不湿,润肺而不犯寒凉,养血而不偏滋腻,鼓舞清阳,振动中气,而无刚燥之弊。”

现代研究:党参含有多糖、葡萄糖、果糖、菊糖、蔗糖、磷酸盐和17种氨基酸,其中包括赖氨酸等7种人体不能合成的必需氨基酸,此外还含皂苷、挥发油、脂肪和钾、钠、镁、锌、铜、铁等14种元素,这些都是党参作为补益药的物质基础。

白 术

【性味归经】 苦、甘,温。归脾、胃经。

【美容功效】 健脾益气,燥湿利水,止汗,安胎。驻颜去皯。

【临床应用】 用于脾胃气虚、水湿停滞之痰饮、水湿外溢之水肿、肥胖、面色萎黄等证。配白芷、白附子、白薇等,治疗黧黑斑、湿疮、面游风、疱疹样皮炎。

【注意事项】 阴虚内热或津液亏耗燥渴者,均不宜服用。

【用量用法】 3~15g,煎汤内服,或入丸散,或熬膏;燥湿利水宜生用,补气健脾宜炒用。

古籍论述:《本草汇言》:“面色萎黄,此胃虚不运,脾虚蕴湿之征也,以上诸疾,用白术总能治之……溃疡之证用白术,可以托脓。”《药性论》:“主面光悦,驻颜祛斑”。

现代研究:有抗菌作用。有强壮作用,能促进体重增长,增强体质,提高机体抗病能力,使肌肤致密、丰满无褶,因此可以健脾延寿,使白发返黑,齿落更生,面有光泽。

山 药

【性味归经】 甘,平。归脾、肺、肾经。

【美容功效】 健脾益胃,生津益肺,补肾涩精。润肤悦色,延年驻颜。

【临床应用】 用于脾胃虚弱引起的倦怠乏力、面色无华、肥胖等。单山药久服能令人身体轻捷,固齿黑发,驻颜防衰。山药还具有漂白作用,能使皮肤白皙。如面色萎黄、皮毛干燥可用薯蓣丸;肝肾阴虚之黧黑斑可用知柏地黄丸。

【注意事项】湿盛中满或食有积滞者忌服。有实邪者忌服。

【用量用法】 10~15g,煎汤内服,大剂量30~250g,研末吞服6~10g/次,或入丸散。外用，捣敷。补阴宜生用，健脾止泻宜炒黄用。

古籍论述：《神农本草经》："补中，益气力，长肌肉。久服耳目聪明，轻身，不饥，延年"。《医学入门·本草》："补肺津，润皮毛干燥。久服益颜色，长肌肉"。

现代研究：含有18种氨基酸和多种微量元素，是延年益寿的重要成分；山药还有诱生干扰素的作用。山药所含的黏蛋白质在体内水解为有滋养作用的蛋白质和碳水化合物，所含的淀粉酶有水解淀粉为葡萄糖的作用。

杜仲

【性味归经】 甘，温。归肝、肾经。

【美容功效】 补肝肾，强筋骨，安胎。乌须发，悦颜色，延年驻颜。

【临床应用】

1. 肾虚腰痛、筋骨无力、妊娠漏血，胎动不安。可与山茱萸、菟丝子、制首乌等合用。

2. 须发早白、颜面无华。可与补骨脂、胡桃肉合用，如青娥丸。

【注意事项】 阴虚火旺者慎用。

【用量用法】 10～15g，煎汤内服，浸酒或入丸散。炒用疗效较生用为佳。

古籍论述：《神农本草经》："补中益气，坚筋骨，强志……久服强身"。

现代研究：杜仲酸，可促进人体皮肤、骨骼、肌肉中蛋白质胶原的合成和分解，具有促进代谢和防止衰退的功能，可使红细胞超氧化物歧化酶活力增强，水提液有抗脂质过氧化作用。

补骨脂

【性味归经】 辛、苦，温。归肾、脾经。

【美容功效】 补肾助阳，温脾止泻。乌须发，延年驻颜。

【临床应用】 用于肾虚引起的须发早白、颜面无华。可与杜仲、胡桃肉合用，如青娥丸。早衰发白、白驳风亦可补骨脂外涂。本品研末制取醇浸液外擦，或制成注射剂供肌内注射，对皮癣、脚气、白癜风、斑秃等多种皮肤病有较好的疗效。

【注意事项】 阴虚火旺及大便秘结者忌服。

【用量用法】 5～15g，煎汤内服，或入丸散，或熬膏涂，或研末涂。

古籍论述：《本草纲目》："治肾泄，通命门，暖丹田，敛精神"。

现代研究：补骨脂香豆精衍生物有感光性，内服或外涂皮肤，经日光或紫外光照射，可使局部皮肤色素新生。

菟丝子

【性味归经】 辛、甘，平。归肝、肾、脾经。

【美容功效】 补肾益精，养肝明目。驻颜乌发，增白润肤悦色。

【临床应用】 用于肝肾不足、两目昏花，菟丝子煎汤外洗或内服，可治疗面容憔悴、皮肤不荣、黧黑斑、粉刺、白驳风、油风等。菟丝子浸酒外擦，又可治疗白癜风。

【注意事项】 阴虚火旺、大便秘结、小便短赤者不宜服用。

【用量用法】 10～20g，煎汤内服，或入丸散。外用，炒研调敷。

古籍论述：《神农本草经》："补不足，益气力，肥健……久服明目，轻身延年"。《名医别录》:“延年驻颜悦色”。

现代研究:菟丝子具有明显抑菌作用;有降压及抑制平滑肌的作用;可提高免疫能力;加强生殖能力;抗衰老。可防粉刺、皮肤粗糙、皮屑增多等。

山茱萸

【性味归经】 酸、涩,微温。归肝、肾经。

【美容功效】 补肝肾,涩精气,敛汗,乌发,祛斑。

【临床应用】 可用于阳气虚衰之遗精、须发早白、尿频、虚汗不止等。配菊花、荆芥、栀子等,可用于面色不华、粉刺、酒皶鼻、皮肤瘙痒、黄褐斑等。

【注意事项】 素有湿热而致小便淋涩者不宜服。

【用量用法】 5~10g,煎汤内服,大剂量可用30g,或入丸散。

古籍论述:《本草品汇精要》:“主添精髓,悦颜色”。《药性论》:“除面上疮”。《日华子本草》:“治酒皶”。

现代研究:果实能抑制金黄色葡萄球菌的生长。有抗氧化及提高免疫力作用,临床常用以消斑悦色,健身益神。

麦门冬

【性味归经】 甘、微苦,微寒。归心、肺、胃经。

【美容功效】 养阴生津,润肺清心。养肌肤,乌须黑发,令人肥健。

【临床应用】 适用于津液亏损之面色枯槁、毛发易折损、肌肤干燥、须发早白等。

【注意事项】 脾胃虚寒、大便泄泻者不宜服。

【用量用法】 10~15g,煎汤内服,或入丸散。清养肺胃之阴,多去心用;滋阴清心大多连心用。

古籍论述:《神农本草经》:“久服轻身,不饥不老”。《本草蒙筌》:“悦肌肤”。《名医别录》:“强阴益精……令人肥健,美颜色,有子”。

现代研究:能增强免疫功能;有明显提高耐缺氧能力;麦冬多糖有良好的持水性,为天然保湿成分之一,在润湿霜中含1%,对皮肤的黏着性强,伸展性强,可用于唇膏、口红和粉饼。

天门冬

【性味归经】 甘、苦,寒。归肺、肾经。

【美容功效】 养阴清热,润肺滋肾。泽肤驻颜,乌须黑发。

【临床应用】 用于阴虚所致的肌肤不泽、须发早白、牙齿松动等。常与熟地黄配用。

【注意事项】 虚寒泄泻及外感风寒致嗽者忌服。

【用量用法】 6~15g,煎汤内服,熬膏或入丸散。外用鲜品捣烂敷。

古籍论述:《药性论》:“煮食之令人肌体滑泽……令人白净,头不白”。《滇南本草》:“补肺,润皮毛,悦颜色……久服乌须黑发,面似童色”。

现代研究:天门冬提取物可制成营养性化妆品,如营养头油、营养面露。有天门冬提取物的粉刺露,对有感染的大疙瘩的粉刺疗效显著。

地　黄

【性味归经】 鲜地黄甘、苦,寒。归心、肝、肾经。生地黄甘,寒。归心、肝、肾经。熟地黄甘,温。归肝、肾经。

【美容功效】 鲜地黄清热生津,凉血,止血。生地黄清热凉血,养阴生津,驻颜润肤,乌须黑发,坚固牙齿。熟地黄补血滋阴,益精填髓。

【临床应用】 鲜地黄用于热病烦渴、斑疹;生地黄用于阴虚内热消渴、吐血、衄血、皮肤皴皱,配天门冬、麦门冬等,如润脾膏润唇防裂;熟地黄用于血虚面色萎黄、眩晕心悸、潮热盗汗、遗精阳痿、不孕不育、腰膝酸软、耳鸣耳聋、皮肤皴皱、须发早白、黧黑斑、皮肤瘙痒等。

【注意事项】 脾虚湿滞,腹满便溏者不宜服。

【用量用法】 鲜地黄12~30g。生地黄9~15g。熟地黄10~30g。

古籍论述:《药性论》:"久服变白延年"。《本经逢源》:"干地黄,内专凉血滋阴"。《本草纲目》:"填骨髓,长肌肉,生精血,补五脏内伤不足,通血脉,利耳目,黑须发,男子五劳七伤、女子伤中胞漏,经候不调,胎产百病"。

现代研究:具有一定的抗炎抗过敏作用;对某些致病性真菌有抑制作用。皮肤科常用其养血之功与润燥剂配伍以达润肤止痒之效,治疗血虚所致之瘙痒诸疾,如泛发性神经性皮炎、皮肤瘙痒症等。亦可与芦荟等配伍加入洗发水以防止毛发脱落。

女　贞　子

【性味归经】 甘、苦,凉。归肝、肾经。

【美容功效】 滋补肝肾,乌须明目。降脂轻身。

【临床应用】 本品能补养肝肾之阴,适用于肝肾阴虚所致之头昏目眩、视物不清、腰膝酸软、须发早白等。常与其他补养肝肾药配用,如与熟地黄、菟丝子等配用,治疗发蛀脱发、黧黑斑等,方如菟丝祛斑汤。

【注意事项】 脾胃虚寒泄泻及阳虚者不宜服用。

【用量用法】 6~15g,煎汤内服,或熬膏,或入丸散。清虚热时生用,补肝肾宜熟用。外用酌量。

古籍论述:《本草纲目》:"强阴,健腰膝,变白发,明目"。《神农本草经》:"主补中,安五脏,养精神,除百疾,久服肥健"。

现代研究:对某些细菌有抑制作用,并兼有强心,利尿,缓下作用,是由于齐墩果酸及甘露醇作用所致。另外还含有多量的葡萄糖,具强壮作用。

墨　旱　莲

【性味归经】 甘、酸,寒。归肾、肝经。

【美容功效】 养肝益肾,凉血止血。养发润发,坚固牙齿。

【临床应用】 主要用于肝肾阴虚所致的头昏目眩、牙齿松动、须发早白等。常与女贞子、桑椹等药配用。牙齿松动者可配以青盐擦牙治疗。

【注意事项】 脾胃虚寒,大便泄泻者慎服。

【用量用法】 10~15g,煎汤内服,鲜者加倍,熬膏或入丸散。外用,捣烂或晒干研末外敷，或煎水洗，或捣绒塞鼻。

古籍论述：《新修本草》："汁涂眉发，生速而荣"。《本草纲目》："乌须发，益肾阴"。

现代研究：能增强机体非特异性免疫功能；有良好的止血效果；镇静和镇痛效果非常显著；能增加冠状动脉血流量。

何首乌

【性味归经】 甘、苦、涩，微温。归肝、心、肾经。

【美容功效】 补肝肾，益精血，通便，解毒。驻颜悦色，乌须发，轻身减肥。

【临床应用】 适用于肝肾两虚、精血不足所致的头昏眼花、面色萎黄、须发早白、脱发等，常与枸杞、补骨脂、覆盆子、女贞子、杜仲等补益肝肾之品配伍。亦可用于瘰疬、疮痈、皮肤瘙痒等，常与消痈散结、解毒，祛风止痒药合用。

【注意事项】 大便溏泄及湿痰内生者不宜服用。

【用量用法】 10～30g，煎汤内服，或熬膏，或浸酒，或入丸散。外用，煎水洗，研末撒或调涂。补益精血用制首乌；解毒、润肠用生首乌；鲜首乌解毒润肠的功效较生首乌更佳。

古籍论述：《本草纲目》："养血益肝，固精益肾，健筋骨，乌髭发，为滋补良药"。《滇南本药》："涩精，坚肾气……治赤白癜风，疮疥顽癣，皮肤瘙痒"。

现代研究：何首乌能与胆固醇结合，所含卵磷脂能阻止胆固醇在肝内沉积，阻止类脂质在血清中滞留，又因能促进肠管蠕动而有缓泻作用，有利于体重减轻而达到减肥目的。何首乌所含卵磷脂是构成神经组织的主要成分，也是红细胞及其他细胞膜的重要原料，并能促进红细胞的生长发育，这就是中医所说的何首乌能驻颜色，乌须发的道理。

黑芝麻

【性味归经】 甘，平。归肝、肾经。

【美容功效】 补肝肾，润五脏。乌须发，驻颜色。

【临床应用】 本品具有补气养血、滋补肝肾作用，常用于须发早白、肌肤干燥、病后脱发，可配熟地黄、当归、何首乌、黄芪等药。配生地黄、玄参、牡丹皮、桑叶可治血虚血热之脱发。生黑芝麻油搽脱发处；或用黑芝麻油、桑叶煎过，去渣，用以洗发，主治发落不生、斑秃、秃顶。配生地黄、桃仁等药用于治疗白癜风。

【注意事项】 大便溏泄者不宜服用。本品若作食疗品使用时，以研细末为佳。

【用量用法】 9～15g，宜炒熟用，煎汤内服，或入丸散。外用酌量，煎水洗浴或捣敷。

古籍论述：《备急千金要方》："用胡麻九蒸九晒，研末，蒸膏为丸服；扶桑丸以配伍嫩桑叶捣末蜜丸服，均有助容颜，乌须发之功效"。《汤液本草》："长发，可为沐药，久服肥健不老"。

现代研究：本品所含脂肪油有滑肠作用；所含亚油酸可降低血中胆固醇含量，有防止动脉硬化作用；其提取物可降低血糖。此外，以新鲜灭菌的芝麻油涂布黏膜，有减轻刺激，促进炎症消除之效。

楮实子

【性味归经】 甘，平。归肝、肾经。

【美容功效】 补肝肾，润五脏。乌须发，润肤去皱，轻身益颜。

【临床应用】 用于肝肾虚损所致腰膝酸软、阳痿、头昏眼花等。常与其他补肝肾、益精血药配用,如枸杞子、杜仲、肉苁蓉等。长期服用楮实子,可轻身不老,益颜色,胖人服食减肥轻身;面色衰败服食益颜色,使面色红润;老年服食可耐老抗衰。又可配白及、升麻、甘松、白丁香等,治疗粉刺。

【注意事项】 脾胃虚寒者不宜服用。

【用量用法】 9~15g,宜炒熟用,煎汤内服,或入丸散。

古籍论述:《名医别录》:"益气充肌明目,久服不饥不老,轻身"。《药性通考》:"楮实子……充肌肤,助腰膝,益气力,补虚劳,悦颜色"。《抱朴子》:"楮实,赤者服之,老者成少,令人彻视见鬼神,道士染须年七十,服之更见少壮,到百四十岁,能行及走马。"

现代研究:楮实子浸出液对红色毛发癣菌、黄色毛发癣菌、铁锈色毛发癣菌有抑制作用。

甘　草

【性味归经】 甘,平。归心、肺、脾、胃经。

【美容功效】 和中缓急,润肺解毒,调和百药。除臭香身。

【临床应用】 治疗口臭腋臭、皮肤皲裂,痈疽疮疡等,可单用甘草,也可配细辛、白蒺藜、荆芥等药。生甘草配羊胰、白羊乳外用,可治疗面部黑斑,有白面润肤之效。

【注意事项】 本品甘,可以助湿满中,故湿盛中满腹胀及水肿者不宜用。

【用量用法】 2~10g,宜炒熟用,煎汤内服,或入丸散。外用,研末掺或煎水洗。清火解毒宜生用,补中缓急宜炙用。

古籍论述:《神农本草经》:"坚筋骨,长肌肉,倍力,金疮肿,解毒。久服轻身延年"。

现代研究:甘草具有抗炎及抗变态反应、抗氧化作用。甘草酸有广泛的配伍性,常与其他活性剂共用,可加速皮肤对药物的吸收而增效,可用于防晒、增白、调理、止痒和生发护发等。

第三节　祛风解表类

凡具有发散在表之风邪,解除表证作用的药物,称为祛风解表药。

祛除外风药多味辛,性能发散肌表之邪。风为阳邪,易袭阳位,致病具有广泛性,故很多损美性疾病均为与风邪侵袭有关,从而使祛风药在美容临床上使用频率相当高。风为百病之长,常兼夹寒、热、湿邪并袭,形成风寒表证、风热表证、风湿表证等,临床可见恶寒、发热、头身疼痛、脉浮等共症,用药时须依据病邪的不同属性选取寒热温凉不同性的药物,散风热选辛凉药,如薄荷、菊花等,散风寒选辛温药,如防风、白芷等,若风湿相兼,则选祛除风湿的药物,如桑寄生。皮肤亦属阳位,易受风邪侵袭,而出现皮肤瘙痒、丘疹、黑斑、白斑等,临床治疗可选祛风药。

使用发汗力较强的解表药,要注意不可使之出汗过多,以免耗散阳气,损伤津液。同时,对阳虚自汗、阴虚盗汗,及久患疮痈、淋病、失血等的患者,虽有外感表证,亦要慎重使用。

荆　芥

【性味归经】　辛，微温。归肺、肝经。

【美容功效】　解表散风，透疹，消疮止痒，止血，治瘰疬。

【临床应用】　外感表证。本品辛散气香，用于麻疹不透、风疹瘙痒。配红花、皂角、白矾等药外敷、外洗可治疗手足癣。配苍耳子、乌梢蛇、白鲜皮、苦参可用于体癣。

【注意事项】　表虚自汗、阴虚头痛忌服。

【用量用法】　6～10g，煎服，不宜久煎。发表透疹消疮宜生用；止血宜炒用。荆芥穗更长于祛风。亦可直接食用。

古籍论述：《神农本草经》："主寒热，鼠疫，瘰疬生疮，破结聚气，下瘀血，除湿痹"。

现代研究：有抗炎、止痒、止血作用。煎剂及乙醇浸剂有解热作用，及一定的镇痛作用。另外，荆芥穗有明显的抗补体作用。

防　风

【性味归经】　辛、甘，微温。归膀胱、肝、脾经。

【美容功效】　祛风解表，胜湿止痛，祛斑增白，止痉，止痒。

【临床应用】　常配伍荆芥，治风疹瘙痒。多配伍苦参、荆芥、当归等，用于风湿痹痛。用于黧黑斑、白驳风、黄褐斑等，常与祛风药、清热解毒药配用。治疗风疮疥癣、面上疮、皮肤瘙痒，可配防风、蝉壳、猪牙皂、天麻，如防风通圣散。

【注意事项】　血虚痉急或头痛不因风邪者忌服。

【用量用法】　5～15g，煎汤内服，或入丸散。外用，研末调敷。

古籍论述：《日华子本草》："治三十六般风……"

现代研究：有解热、抗菌消炎、止痒作用；对祛除皮肤瘢痕有辅助作用。

白　芷

【性味归经】　辛，温。归肺、胃经。

【美容功效】　祛风止痛。润肤除皱，去皯白面，乌须黑发，除臭香身，洁牙香口。

【临床应用】　用于疮疡肿痛。如乳痈初起可配蒲公英、瓜蒌同用；如脓出不畅则配金银花、天花粉同用。配白菊花、白果治黧黑斑、雀斑、面瘢、面黑、面容憔悴；配白附子、桃仁、杏仁，如永和公主澡豆方，洗浴可洁身润肤，祛体臭；配防风、菊花、丹参洗面治疗粉刺；齿黄口臭可配川芎漱口；斑秃可配厚朴水煎外洗；白芷乙醇回流提取液可治白癜风。

【注意事项】　阴虚血热者忌服。因含有光毒活性物质，外用宜慎重。

【用量用法】　3～10g，煎汤内服，或入丸散。外用，研末撒或调敷。

古籍论述：《日华子本草》："……疥癣，止痛生肌，去面皯疵瘢"。《神农本草经》："白芷长肌肤，润泽颜面，可作面脂"。《本草纲目》："去面皯疵瘢……头面皮肤风痹燥痒"。

现代研究：白芷对多种细菌和皮肤致病真菌有抑制作用；具有显著扩张血管作用，用治功能性头痛、白癜风、银屑病；可改善微循环，促进皮肤新陈代谢、延缓衰老，并可去除面部色斑，治疗皮肤疥癣、雀斑、面容憔悴。

藁　本

【性味归经】　辛，温。归膀胱经。

【美容功效】　祛风散寒，除湿止痛。润肤悦颜，除黑增白。

【临床应用】　配白瓜子、白芷等，可治黧黑斑，如白瓜丸；粉刺、酒皶鼻、疥癣，可配甘松、滑石等，如洗面玉容散；口臭、牙齿黄黑，配地骨皮、升麻等。藁本煎汤浴之，及用浣衣，可治疥癣；藁本、白芷等分为末，夜掺发内，明早梳之，头屑及垢自去；治鼻上面上赤，藁本研细末，先以皂角水擦动赤处，拭干，以冷水或蜜水调涂，干再用。

【注意事项】　阴血虚及热证头痛禁服，阴虚血亏、肝阳上亢头痛慎用。

【用量用法】　2～10g，煎汤内服。外用，酌量，煎水洗，或研末调涂。

古籍论述：《日华子本草》："治痫疾，并皮肤疵皯、酒皶、粉刺"。《药性论》："……去头风鼾疱"。

现代研究：对多种常见的致病性皮肤真菌有抑制作用；提取液已用于治疗神经性皮炎和皮疹，对皮肤疵皯、酒皶鼻、粉刺、瘙痒都有疗效。

升　麻

【性味归经】　辛、微甘，微寒。归肺、脾、胃、大肠经。

【美容功效】　发表透疹，清热解毒，升举阳气。除粉刺，灭瘢痕，洁牙白牙，润肤泽面。

【临床应用】　用于麻疹透发不畅，常与葛根配合应用。风疹瘙痒，可用消风散；漆疮、疥疮、瘾疹可用双灵油；黧黑斑、粉刺，配丹参、薄荷，如化斑止痒露；配白芷、藁本、沉香等药，可洁齿祛口气。

【注意事项】　上盛下虚，阴虚火旺，麻疹已透之证禁服。外用能使皮肤充血，乃至形成溃疡。

【用量用法】　用于升阳3～6g，宜蜜炙、酒炒；清热解毒，可用15g，宜生用；或入丸散。外用酌量，研末调敷，煎汤含漱或淋洗。

古籍论述：《本草纲目》："消斑疹，行瘀血，治阳陷眩晕，胸胁虚痛，久泄，下痢后重，遗浊"。

现代研究：有抗炎、抗菌作用，对常见皮肤真菌有抑制作用。

薄　荷

【性味归经】　辛，凉。归肺、肝经。

【美容功效】　疏风散热，清利头目，疏肝理气，利咽透疹。洁口益齿，芳香美容。

【临床应用】　治疗风疹瘙痒，可与苦参、白鲜皮、防风等同用，取其祛风透疹止痒之效；用治夏令感受暑湿秽浊之气，所致腹胀腹痛吐泻等症，常配藿香、佩兰、白扁豆等同用。漆疮、疥疮、瘾疹可用双灵油；黧黑斑、粉刺，配丹参、当归、红花、防风，如化斑汤；洁口益齿，配藿香、公丁香、龙脑等含漱。

【注意事项】　体虚多汗者不宜使用。阴虚血燥，肝阳偏亢者忌服。

【用量用法】　5～10g，煎汤内服，宜后下。其叶长于发汗，梗偏于理气。

古籍论述：《滇南本草》："治一切伤寒头疼，霍乱吐泻，痈、疽、疥、癞诸疮"。《本草纲目》："利咽喉、口齿诸病。治瘰疬，疮疥，风瘙瘾疹。"

现代研究：薄荷油内服通过兴奋中枢神经系统，使皮肤毛细血管扩张，促进汗腺分泌，增加散热，而起到发汗解热作用；薄荷油能抑制胃肠平滑肌收缩，能对抗乙酰胆碱而呈现解痉作用；有抑菌、抗病毒作用；薄荷油外用有消炎、止痛、止痒作用。

桑　叶

【性味归经】 甘、苦，寒。归肺，肝经。

【美容功效】 疏散风热，清肺润燥，清肝明目。生发润发。

【临床应用】 疏散风热用于瘾疹、疮疡、黧黑斑、粉刺、扁瘊，可用桑菊消疣汤；油风、发蛀脱发，可配用麻叶外洗；须发早白，可与何首乌、补骨脂、女贞子等药配用，如首乌丸。

【注意事项】 《得配本草》："肝燥者禁用"。

【用量用法】 5~10g，煎汤内服，或入丸散。外用适量煎水洗或捣敷。本品蜜制能增强润肺止咳的作用，故肺燥咳嗽多用蜜制桑叶。

古籍论述：《本草经疏》："是以能主阴虚发者，血之余地，益血故又能长发，凉血故又止吐血"。《本草纲目》："桑叶乃手、足阳明之药，治劳热咳嗽，明目长发，止消渴"。

现代研究：有促进细胞生长作用：桑叶蜕皮激素能促进细胞生长，刺激真皮细胞分裂，促进蛋白质合成，有利于毛发的再生长。有抗病原微生物、抗炎、解痉、降血糖、降压等作用。

菊　花

【性味归经】 辛、甘、苦，微寒。归肺、肝经。

【美容功效】 散风清热，平肝明目。驻颜悦色，长发乌发，化瘀消脂，清凉降压，减肥轻身。

【临床应用】 适用于肥胖症、高血脂症和高血压患者，如菊花山楂茶。容颜早衰、肌肤不泽，可配远志、菖蒲、巴戟天等；须发早白、头风白屑，可配桑白皮、藁本、蔓荆子；腋臭，可配辛夷花、苞谷粉、滑石粉、冰片等，研末外用。

【注意事项】 气虚胃寒、食少泄泻者慎服。

【用量用法】 10~15g，泡茶，煎汤，浸酒，或入丸散。外感风热多用黄菊花，清肝明目和平肝息风多用白菊花。

古籍论述：《本草拾遗》："益颜色，好颜色不老"。《神农本草经》："久服利血气，轻身耐老"。《本草品汇精要》："轻身润泽，明目黑髭"。

现代研究：有镇静、解热作用。对金黄色葡萄球菌、乙型链球菌、痢疾杆菌等多种细菌及流感病毒均有抑制作用。能明显扩张冠状动脉，并增加血流量。可增强毛细血管抵抗力。菊苷有降压作用。皮肤科常用治头面部由风热引起的发疹性皮肤病，又用作头面部的引经药。

刺 蒺 藜

【性味归经】 苦、辛，微温，有小毒。归肝、肺经。

【美容功效】 散风明目，下气行血。祛斑白面，固齿乌发。

【临床应用】 用于身体瘙痒，燥涩，配胡麻、葳蕤、金银花、柴胡、青皮等。灭瘢除痕，用于治疗酒皶鼻、黄褐斑、白驳风等，可配山栀子、木兰皮，捣烂和醋为泥外用。

【注意事项】 血虚气弱及孕妇慎服。

【用量用法】 6~10g,煎汤内服,或入丸散。外用,捣敷或研末调敷。

古籍论述:《本草纲目》:"洗面黑,去皯,治瘢痕。"《神农本草经》:"久服长肌肉,明目轻身。"《御药院方》:"治牙齿动摇疼痛。"

现代研究:有降压、利尿、抗乙酰胆碱作用。美容皮肤科常用于治疗较顽固的皮肤瘙痒性疾病,如神经性皮炎等。配白鲜皮止痒效果更强;配养血药可养血润肤;配活血行气药常用于由气血不和所致的色素脱失之疾病。

白 僵 蚕

【性味归经】 辛、咸,平。归肝、肺,胃经。

【美容功效】 祛风解痉,化痰散结。增白悦色,通窍润肤,灭瘢除痕。

【临床应用】 用于瘾疹、丹毒、乳腺炎。用治黄褐斑、面上瘢痕、面皯,可配白附子、白芷等;增白肌肤,润肤泽面,配白附子、白芷、白茯苓等研末调水洗面;配白矾治风虫牙痛;配乌梢蛇治白驳风、风疹瘙痒;配细辛、牵牛治雀斑。外用敷面有祛除黄褐斑,化老年斑、晒斑的功效。

【注意事项】 血虚无风者慎服。

【用量用法】 5~10g,煎汤内服,或入丸散。

古籍论述:《本草纲目》:"蜜和擦面,灭黑黯好颜色,或加白牵牛,白僵蚕末,水和掺之"。《神农本草经》:"灭黑斑,令人面色好"。

现代研究:白僵蚕含有氨基酸和活性丝光素,有营养皮肤和美容作用。僵蚕所含蛋白质有调节性激素分泌的作用,因而对女性性激素分泌失调引起的黄褐斑有一定疗效。僵蚕含维生素E9.89%,能清除自由基,抗脂质氧化形成的老年斑。其所含的活性丝光素能促使皮肤细胞新生,调节皮脂,改善皮肤微循环,可增白防晒,消除色素沉着,保持皮肤弹性。白僵蚕含有草酸胺,还有蛋白酶、壳质酶、脂酶等水解酶,可消化角质,分解色素,防瘢痕,去粉刺,治瘀斑。

第四节 清热与泻下类

凡以清里热为主要作用的药物,称为清热药。清热药性属寒凉,按"热者寒之"的治则,用于热证,通过清热泻火、解毒、凉血等功效,达到热清病愈的目的。在美容中医临床主要用于痈肿疮毒、湿热内蕴、阴虚内热等所呈现的各种里热证候。清热药大多具有广泛的作用,难于截然区分其特殊效能,但是,毕竟各有所长,有的以泻火为主,有的以解毒为主,有的以凉血为主等。

在应用清热药时,除了辨别里热证的不同表现之外,尚须审明有无兼证,以便配伍用药,兼顾主次。另外,清热药性多寒凉,易伤脾胃,对于脾胃虚弱者服用此类药物时,宜适当配伍健脾胃的药物,且中病即止,不宜长期服用,避免克伐太过而伤正气。

凡以泻下通便、攻积逐水为主要作用的药物,称为泻下药。泻下药用于里实证,分为攻下药、润下药、峻下逐水药三类。其主要功用大致可分为三点:一为通利大便,排除肠道内的宿食积滞或燥屎;二为清热泻火,使实热壅滞通过泻下而解除;三为逐水退肿,使水邪从大小便排出,以达到驱除停饮、消退水肿的目的。在美容中多运用于因大便秘结或不畅、水饮内停导致的损美性皮肤病，如粉刺、酒皶鼻等。

泻下药因其性能可分为攻下、润下、峻下逐水三类，在应用上各有一定的适应证，必须根据病情选用适当药物，否则病重药轻，不能奏效，病轻药重，又易伤正。泻下药每因兼夹病证而配合其他药物同用，如里实兼有表证者，可与解表药配合应用，采用表里双解的治法；里实而正虚者，采用攻补兼施之法，使泻下而不伤正。攻下药，药性较猛，峻下逐水药尤为峻烈，且多具毒性，此两类药物内服，易于耗伤正气，故必须注意用量用法，且中病即止，不可久服多服；体质虚弱及妇女胎前产后，均当慎用。部分攻下药和润下药，服后往往有腹痛等反应，可事前告知患者，以免疑惧。

金银花

【性味归经】 甘，寒。归肺、胃、大肠、心经。

【美容功效】 清热解毒，疏散风热。增白悦色，通窍润肤，灭瘢除痕。

【临床应用】 具有清热解毒之功效，可以治疗热毒肿疡、痈疽疔疮等。外用敷面治粉刺，配黄连、黄芩、黄柏、三七等药研末或制成面膜。配马尾莲、茯苓、白术、大腹皮、生大黄等，有祛湿热，泄热通腑之功效，可达减肥之目的；白驳风可用银花虎杖汤加减。

【注意事项】 脾胃虚寒及气虚疮疡脓清者忌用。

【用量用法】 6～15g，热毒重者，可用至60g，煎汤内服。外用，研末调敷。

古籍论述：《本草纲目》："一切风湿气，及诸肿毒、痈疽、疥癣、杨梅诸恶疮，散热解毒"。《本草逢源》："解毒去脓，泻中有补，痈疽溃后之圣药"。

现代研究：有抗菌、抗流感病毒的作用。能提高机体免疫力。能促进肾上腺皮质激素的释放，对急性炎症有明显的抑制作用。能抑制和消除皮肤色斑的形成，尤其是老年斑。

连翘

【性味归经】 苦，微寒。归心、肺、小肠经。

【美容功效】 清热解毒，消肿散结，疏散风热。

【临床应用】 本品既可清心泻火，又可解毒以消痈散结，故为疮家圣药。宜用于多种化脓性感染，如粉刺、疮痈肿毒等，可与野菊花、天花粉等解毒消肿之品同用；治瘰疬结核，多和夏枯草、贝母等配用。单用可治疗赤游瘢毒，如赤游瘢毒方。配白芷、白蒺藜、白及、白丁香、白牵牛等药，研为细末，外用洗之，主治面有䵟黯、粉刺等。

【注意事项】 脾胃虚弱，气虚发热，痈疽已溃、脓稀色淡者忌服。

【用量用法】 10～15g，煎汤内服或入丸散。外用，煎水洗。

古籍论述：《神农本草经》："主寒热，鼠瘘，瘰疬，痈肿，恶疮，瘿瘤，结热，蛊毒"。《医学衷中参西录》："具升浮宣散之力，流通气血，治十二经血凝气聚，为疮家要药。且性能托毒外出，又为发表疹瘾要药。为其性凉而升浮，故又善治头目之疾"。

现代研究：有抗炎、抗菌、抗病毒、解热、镇痛、强心、利尿、抑制磷酸二酯酶、降血压、抑制弹性蛋白酶活力、抗内毒素等作用。

蒲公英

【性味归经】 甘、苦，寒。归肝、胃经。

【美容功效】 清热解毒，利湿消肿，强壮筋骨。乌须黑发。

【临床应用】 常用于疔毒及乳痈，单用有效，鲜品尤良；此外单用还可治目赤肿痛。近代临床，随证配伍，广泛用于热毒证，如与板蓝根、玄参同用，治咽喉肿痛。粉刺、疣可用鲜叶外敷，也可和冬瓜仁、赤芍、大黄等配用煎汤内服。乌须黑发，可配血余、青盐等药内服，如乌须生发良方。蒲公英捣烂，敷贴，可治多年恶疮及蛇螫肿毒。

【注意事项】 阳虚外寒、脾胃虚弱者忌用；用量过大，可致缓泻。

【用量用法】 10～50g（大剂量100g），煎汤内服，捣汁或入丸散。外用，捣敷。

古籍论述：《滇南本草》："敷诸疮毒，疥癞癣疮，祛风，消诸疮毒，散瘰疬，结核，止便血，治五淋癃闭"。《本草纲目》："乌须发，壮筋骨"。

现代研究：有激发、提高机体免疫力作用；对多种细菌和致病性皮肤真菌有抑制作用，多用于化脓性皮肤病，如脓疱性痤疮。另外，本品还有抗肿瘤、抗胃溃疡、利胆、保肝等作用。

白　蔹

【性味归经】 苦，微寒。归心、胃经。

【美容功效】 清热解毒，消痈散结。祛斑润肤白面。

【临床应用】 主要用于疮痈，汤火灼伤，以之为末外敷。治白癜风，遍身斑点瘙痒，配天雄、商陆、黄芩、干姜等。配黄芪、白术、葳蕤、商陆、白附子等药，用于治疗粉刺。配白芷、白附子、白及、白僵蚕、白术等药外用，可令人面色光润不皱，退皯黯。治面上黡色并雀斑，配干桑椹、栀子花、石榴花、零陵香等。可润发、乌发、香发，如长发润泽方。

【注意事项】 脾胃虚寒及无实火者忌服；不宜与乌头类药材同用。

【用量用法】 5～10g，煎汤内服，外用适量，煎汤洗或研成极细粉敷患处。

古籍论述：《药性论》："治面上疱疮"。《本草经疏》："白蔹，苦则泄，辛则散，甘则缓，寒则除热，故主痈肿疳疮，散结止痛，盖以痈疽皆由荣气不从，逆于肉里所致……总之，为疗疔肿痈疽家要药，乃确论也。"

现代研究：水煎剂对多种致病性皮肤真菌有不同程度的抑制作用。如腹股沟表皮癣菌、红表皮癣菌等。现代应用白蔹作美容化妆品，常为漂白剂、止痒滋润剂。

白 丁 香

【性味归经】 苦，温。归肝、肾经。

【美容功效】 化积，消翳。清热祛风，除斑护肤。

【临床应用】 本品有润泽肌肤，去垢腻之功效，可配白僵蚕、白牵牛、白蒺藜、白及、白芷、白附子、白茯苓、皂角等药，共为细末和匀，洗面，常用于治疗面有皯黯，或生痤癣及粉刺之类，如金国宫女八白散。

【注意事项】 肾虚有火及孕妇忌服。

【用量用法】 内服，研末为丸散，1.5～2.4g。外用，研细末调敷或和乳汁点眼。

古籍论述：《日用本草》："去面上雀子斑、酒刺"。

现代研究：富含挥发油，可刺激局部血管扩张，改善血液循环，促进色素吸收。

马 齿 苋

【性味归经】 酸,寒。归肝、大肠经。

【美容功效】 清热解毒,凉血止血。坚齿黑发,灭瘢除疣。

【临床应用】 用于瘢痕疣目、腋下狐臭、白癜风、青年痤疮。可单内服,也可捣敷患处或煎汤外洗。可与芳香化湿、燥湿杀虫之药配用,如马齿苋洗剂;须发早白,煎汤内服可配干地黄、人参、卷柏等药,如马齿苋还黑散。

【注意事项】 脾胃素虚,腹泻便溏之人忌食;怀孕妇女,尤其是有习惯性流产的孕妇忌食。

【用量用法】 9~15g;鲜品30~60g。外用适量捣敷患处。可做蔬菜食用,即使大量应用也很安全。

古籍论述:《开宝重定新本草》:“马齿苋,服之长年不白”。《食疗本草》:“患湿癣白秃,取马齿膏涂之”。《滇南本草》:“益气,清暑热,宽中下气,润肠,消积滞,杀虫,疗疮红肿疼痛”。

现代研究:对大肠杆菌、伤寒杆菌、痢疾杆菌等均有抑制作用,特别对痢疾杆菌的作用很强,有抗组胺和收缩血管作用。常用于血瘀热毒之湿疹、荨麻疹及瘙痒性、真菌性、维生素缺乏性皮肤病。外用治疗急性皮肤病。对子宫有双向调节作用。

石 膏

【性味归经】 辛、甘,寒。归肺、胃经。

【美容功效】 生用:清热泻火,除烦止渴。煅用:敛疮生肌,收湿,止血。洁齿祛斑。

【临床应用】 常内服外敷,生熟并用,用治肺胃实热所致之损美性疾病。如粉刺可用凉血清肺饮;酒皶鼻、瘾疹、面游风、湿疹,可配赤石脂、炉甘石,如三石外用散;亦可配防风、黄连等清热祛风、燥湿杀虫药,如防风散。

【注意事项】 脾胃虚寒及血虚、阴虚发热者忌服。

【用量用法】 15~60g,煎汤内服,或入丸散。外用适量,煅研撒或调敷。入汤剂宜打碎先煎。

古籍论述:《日华子本草》:“治天行热狂,下乳,头风旋,心烦躁,揩齿益齿”。《名医别录》:“益气,除……皮肤热”。

现代研究:具有抗过敏、抗炎作用,外用有收敛、止血作用。现用于治疗痤疮、湿疹、急性荨麻疹、过敏性皮炎等。

栀 子

【性味归经】 苦,寒。归心、肺、三焦经。

【美容功效】 泻火除烦,清热利尿,解毒凉血。

【临床应用】 治疗因心、肝、肺、胃热引起的皮肤疾病,使气血大和,容颜姣美。配川芎、大黄、木兰皮等治疗酒皶鼻,如栀子仁丸。配红花、川芎、赤芍等治疗白癜风,如治白癜风汤。栀子研细末调,外用治疗烫伤及疮疡肿毒。

【注意事项】 脾虚便溏,有虚火者忌服。

【用量用法】 3~10g,煎汤内服。外用生品适量,研末调敷。

古籍论述:《神农本草经》:“苦,寒。主治五内邪气,胃中热气,面赤酒皶鼻,白癞,赤癞,疮疡”。《本草图经》:“仲景及古今名医治发黄,皆用栀子,茵陈,甘草,香豉四物作汤饮。”

现代研究:含有栀子素、栀子苷、去羟栀子苷和藏红花素、藏红花酸、熊果酸等。有利尿、镇静、解热镇痛、降压作用。对多种真菌有抑制作用。在氨基酸存在下可与之反应生成黑色物质,用于乌发,并对头发有修补作用。

大　黄

【性味归经】 苦,寒。归脾、胃、大肠、肝、心包经。

【美容功效】 泻热通腑,凉血解毒,逐瘀通经,利胆退黄。

【临床应用】 借苦寒降泻之力,治疗因火热亢盛引起的毛发枯萎不泽、酒皶鼻、粉刺等。配硫黄外用治疗粉刺、酒皶鼻,如颠倒散。大黄水浸剂可使毛发润泽、发亮,用治毛发枯萎不泽。大黄还有降脂减肥之功效。又能活血,适用于瘀血阻滞的黄褐斑、雀斑等。常配活血化瘀之品,如通窍活血汤。

【注意事项】 脾胃虚弱者慎用;妇女怀孕、月经期、哺乳期应忌用。生大黄长于泻下,熟大黄则长于泻火解毒,清利湿热;酒大黄功擅活血,且擅清上焦血分之热;炒炭常用于凉血止血。

【用量用法】 3~12g,煎汤内服。泻下通便,后下;或用开水泡服;研末,0.5~2g;或入丸散。外用,适量,研末调敷或煎水洗、涂。煎液亦可作灌肠用。

古籍论述:《日华子本草》:“……并敷一切疮疖痈毒”。《普济方》:“川大黄末,水涂之,治面上黑子。”

现代研究:大黄含有大黄酚和大黄素,有很好的抗菌、抗病毒、抗真菌作用。是很好的防腐抗氧化剂。添加化妆品中有防病治病作用。对银屑病、脚气病、头癣、毛囊炎、痤疮均有疗效。还有延缓衰老,增强氧化物歧化酶活力,润泽毛发。

芒　硝

【性味归经】 咸、苦,寒。归胃、心、肺、大肠经。

【美容功效】 泻热通便,软坚散结。

【临床应用】 用于实热积滞、大便不通、目赤肿痛、咽肿口疮、痈疽肿毒。

【注意事项】 脾胃虚寒及孕妇忌服。

【用量用法】 内服,溶入汤剂,10~15g。外用,化水涂洗,或研细吹喉。

古籍论述:《本草蒙筌》:“风化消轻而不降,乃膏粱家易化顽痰捷方。”《日华子本草》:“明目,退膈上虚热,消肿毒”。

现代研究:芒硝作用是通过神经反射引起的,由于肠蠕动增强、血流供应丰富、网状内皮系统吞噬功能加强,从而调动机体内在的抗病能力,有消肿止痛作用。

黄　芩

【性味归经】 苦,寒。归肺、胆、脾、大肠、小肠经。

【美容功效】 清热燥湿,泻火解毒,止血,安胎。

【临床应用】 用于内有实热,毒气熏蒸所致的痈肿疮疖、口舌生疮、湿疹瘙痒、头疮头癣等，本品在治疗热性美容方中常用，并常与柴胡、黄连、栀子合用。善于清上焦湿热，尤长于清泄肺热。常配黄连、黄柏、苦参、大黄、栀子等药，用治肺热上攻引起的粉刺、酒皶鼻等。

【注意事项】 脾胃虚寒者少食，便溏者忌用。

【用量用法】 3～10g，或入丸散。清热多用生黄芩，清上焦热可用酒黄芩，止血则多炒成炭用。外用，煎水洗或研末撒。

古籍论述：《药品化义》："主治……发斑发黄，痘疹疮毒，以其大能凉膈也"。《日华子本草》："疗疔，排脓。治乳痈发背"。

现代研究：抗炎抗变态反应，抑制过氧化脂质生成，抑制黑色素生成，可用于增白霜。酊剂用于治疗男性脱发。

黄　连

【性味归经】 苦，寒。归心、脾、胃、肝、胆、大肠经。

【美容功效】 清热燥湿，泻火解毒。

【临床应用】 本品以清泻心胃之火见长，美容临床主要用于治疗痈疽疱疮、急性湿疹、口舌生疮以及额面部炎症、皮肤感染等治疗性美容中。口舌生疮牙痛可配生地黄、牡丹皮，如清胃散；粉刺可配金银花、连翘，如黄连解毒汤；酒皶鼻可配黄芩、黄柏、栀子等药，如金花丸。

【注意事项】 本品大苦大寒，过服久服易伤脾胃，脾胃虚寒者忌用。苦燥伤津，阴虚津伤者慎用。

【用量用法】 2～5g，煎服。外用适量，研末调敷，煎水洗或浸汁点眼。

古籍论述：《本草拾遗》："治痈疽疮疥"。李杲："诸痛痒疮疡，皆属心火，凡诸疮宜以黄连为君。"

现代研究：有抗微生物及抗原虫作用；有降低血压，扩张血管等作用。可用之治疗预防皮肤之毒热炎症，达到美容之功效。

苦　参

【性味归经】 苦，寒。心、肝、胃、大肠、膀胱。

【美容功效】 清热燥湿，祛风杀虫，利尿，止痒。

【临床应用】 用于治疗急性或亚急性湿疹、脂溢性湿疹皮炎、阴部湿疹，亦用于治疗疥癣、脓疱、旋耳疮、烫伤等皮肤疾病，以达到健肤美容之功。与菖蒲、乌蛇合用治一切癣、皮肤瘙痒。

【注意事项】 脾胃虚寒者忌服；胃弱者慎用；久服能损肾气，肝、肾虚而无大热者勿服。反藜芦

【用量用法】 3～10g，煎汤内服，或入丸散。外用，适量，煎水熏洗，或研末敷，或浸酒搽。

古籍论述：陶弘景："恶病人酒渍饮之，患疥者服亦除，盖能杀虫"。《滇南本草》："凉血，解热毒，疥癞，脓窠疮毒。疗皮肤瘙痒，血风癣疮，顽皮白屑……"

现代研究：含多种生物碱、氨基酸。有利尿，抗真菌，平喘，抗过敏作用。取其苦寒、清热、燥湿、祛风杀虫的作用，用于制成润肤品、护肤品、止痒膏、漱口剂等。

芦　荟

【性味归经】 苦，寒。归肝、胃、大肠经。

【美容功效】 清肝热，通便，杀虫疗疳，解毒润肤。

【临床应用】 用于六郁化火而致的焦躁失眠、口舌糜烂、面疳、瘢痕、毛发干枯等。可配胡黄连、薄荷、栀子、玄参等内服；也可用芦荟叶液制成的凝胶治疗皮肤及其他组织创伤、烧伤。或芦荟煎汁，加入湿润剂、清洁剂、除臭剂、洗发剂等中使用。可滋润清洁皮肤，消除瘢痕、斑点，减少皱纹。

【注意事项】 脾胃虚寒腹泻及不思食者、孕妇禁用。少数人外用有过敏现象，尤其是鲜汁易致敏。

【用量用法】 内服，入丸散，或研末入胶囊，2～5g，不入汤剂。外用，适量，研末敷。

古籍论述：《本草图经》："治湿痒，搔之有黄汁者"。《本草经疏》："芦荟，寒能除热，苦能泄热燥湿，苦能杀虫，至苦至寒，故为除热杀虫之要药。"

现代研究：库拉索芦荟含芦荟大黄素苷、对香豆酸、少量α-葡萄糖、一种戊醛糖、蛋白质及多数草酸钙结晶。具有使皮肤收敛、柔软化、保湿、消炎、漂白的性能。有解除硬化、角化、改善伤痕的作用，能防止小皱纹、眼袋、皮肤松弛，保持皮肤湿润、娇嫩，同时，还可以治疗皮肤炎症，对粉刺、雀斑、痤疮以及烫伤、刀伤、虫咬等亦有很好的疗效。对头发也同样有效，能使头发保持湿润光滑，预防脱发。

白 鲜 皮

【性味归经】 苦，寒。脾、胃、膀胱经。

【美容功效】 清热解毒，祛风燥湿，润肤白面。

【临床应用】 用治湿热疮毒、风疹、疥癣及皮肤瘙痒等，有清热解毒、除湿祛风止痒的作用，多与生地黄、苦参、防风等凉血、散风、除湿药同用，以增强解毒、止痒之效。外用可治面黑不净、扁平疣、斑秃等。配白僵蚕、白芷、白附子等药同捣匀，每洗面常用之，可令面色白如雪，如澡豆方。白鲜皮、白胡椒同用，煎汤温后外搽或搽洗病处，可治扁平疣。斑秃则可用白鲜皮配养血祛风、燥湿杀虫之品，如复方黑豆汤。现代应用白鲜皮作美容化妆品，常为漂白剂、除痒润肤剂。配入膏、霜可治由脾、胃、肺失调所引起的皮肤疾病，且其苦、寒性可用作治疗由热毒风邪等所引起的瘙痒不舒。

【注意事项】 虚寒证忌服。

【用量用法】 内服，煎汤，6～15g，或入丸散。外用，适量，煎水洗或研末敷。药浴方法，取白鲜皮50g，加水煎煮30分钟，趁热熏洗皮肤患处，待水温适宜后泡浴，时间为30分钟左右。

古籍论述：《药性论》："治一切热毒风，恶风，风疮，疥癣赤烂，眉发脱脆，皮肌急，壮热恶寒；主解热黄、酒黄、急黄、谷黄、劳黄等"。《本草经疏》："主头风有火证，性寒而燥，能除湿热"。

现代研究：水浸剂对多种致病真菌，如毛癣菌、黄癣菌、许兰氏菌、铁锈色小孢子菌等均有不同程度的抑制作用。

枇 杷 叶

【性味归经】 苦，微寒。归肺、胃经。

【美容功效】 清肺止咳,降逆止呕,解毒。

【临床应用】 本品清肺化痰,可治痰热互结所引起的肺风疮、胸面上疮、酒皶鼻等。单煮汁饮,或配栀子,可治肺风酒皶鼻,如枇杷栀子方。配青黛、黄柏、滑石粉、煅石膏等研末外用,用治湿疹、牙龈腐烂、乳头糜烂。本品还可用于制成增肥剂、开声剂、浴剂及面膜等。

【注意事项】 胃寒呕吐及风寒咳嗽禁服。

【用量用法】 煎汤内服,9~15g,大剂量可至30g,鲜品15~30g。纱布包煎,或入丸散,或熬膏。润肺气止咳逆,宜蜜汁炒用;和胃下气止呕哕,宜姜汁炒用。

古籍论述:《食疗本草》:“煮汁饮,主渴疾,治肺气热嗽,及肺风疮,胸、面上疮”。《类证普济本事方》:“治肺风鼻赤酒齇”。

现代研究:本品水煎剂液及乙酸乙酯提取物对白色葡萄球菌、金黄色葡萄球菌等有明显抑制作用,且有明显的止咳、平喘祛痰作用。临床用于治疗肺风酒皶鼻、痤疮溃烂等。

桑白皮

【性味归经】 甘,寒。归肺经。

【美容功效】 泻肺平喘,利水消肿。润肤泽毛,减肥。

【临床应用】 本品为泄肺热之主药,用以治皮里膜外水气浮肿及肌肤邪热,浮风燥痒,毛发干枯。肥胖症、头内白屑等。粉刺用清肺消痤汤;瘾疹、酒皶鼻可配西河柳、麻黄、桔梗;毛发干枯、脱发可配地骨皮、地黄、何首乌等,如清肺生发汤。牙齿黄黑可用醋浸揩齿。单桑白皮,或配侧柏叶、甘菊花、桑寄生等,以水浸渍,煮五六沸,去渣淋头,治脱发,并润发黑发。

【注意事项】 肺寒无火及风寒咳嗽禁服。

【用量用法】 煎服,5~15g。泻肺利水,平肝清火宜生用;肺虚咳嗽宜蜜炙用。

古籍论述:《滇南本草》:“益肾脏而固精,久服黑发明目”。《玉楸药解》:“灭黑痣恶肉,敷金疮,化积块”。《药性论》:“治肺气喘满,水气浮肿”。

现代研究:对发癣菌及多种细菌有抑制作用,有降压作用。对大鼠角叉菜胶所致的脚肿有抑制作用。在狗身上,初步证明用桑白皮线缝合之伤口无需拆线。

第五节 祛湿与化痰类

凡有通利水道,渗泄水湿或化湿运脾作用的药物,称为祛湿药。

湿邪为患,可导致许多损美性疾病,如粉刺、湿疮、肥胖症、发蛀脱发等。祛湿药大多淡,能利小便,服后增加尿量,使体内蓄积的水湿从小便而出;一部分祛湿药辛温香燥,能舒畅气机,宣化湿浊。无论利湿或化湿,均易损伤阴液,故内服时阴虚者应慎用。

具有祛痰或消痰作用的药物,称为化痰药。

痰是体内水液代谢障碍所形成的一种病理产物。痰的内停,可致许多损美性疾病,如粉刺、肥胖症、瘰疬、瘿瘤、痰核等。故临床上可用软坚散结功效的化痰药治疗。对于寒痰、湿痰所引起的病证,宜选用药性温燥的化痰药;对于热痰引起的病证,宜选用药性寒凉的化痰药。痰证多与气滞、湿停、血瘀等病机有关,故临床治疗须与行气、祛湿、活血药相伍为用。

茯　苓

【性味归经】 甘、淡，平。归心、肺、脾、肾经。

【美容功效】 渗湿利水，健脾和胃，宁心安神。生发润肤，驻颜泽面。

【临床应用】 本品有生发润肤，驻颜泽面之功效，故常用于治疗发蛀脱发、油风、瘾疹、摄领疮、肥胖症、粉刺、黧黑斑等。与菊花、苍术等同用，有健脾和胃、养血润容之功，如延年悦泽方。单茯苓研成细末，用白蜜调成膏状外用，有祛斑增白的作用，主治面色黯黑、色素沉着斑、色斑。配半夏、陈皮、甘草，有燥湿化痰，理气和中之功，治痰湿内盛的肥胖症、水气脱发等。

【注意事项】 阴虚而无湿热、虚寒滑精、气虚下陷者慎服。

【用量用法】 煎服，5～15g。泻肺利水，平肝清火宜生用；肺虚咳嗽宜蜜炙用。

古籍论述：《本草纲目》："日食一块，至百日肌体润泽……延年耐老，面若童颜"。《本草品汇精要》："白茯苓为末，合蜜和，敷面上，疗面疮及产妇黑疱如雀卵。"

现代研究：对正常人体有显著利尿作用，茯苓多糖有明显的增强免疫功能作用，能显著降低谷丙转氨酶的活性，防止肝细胞坏死，并有镇静、降血糖及抗肿瘤作用，对毛细血管通透性有抑制作用。

薏 苡 仁

【性味归经】 甘、淡，微寒。归脾、胃、肺经。

【美容功效】 健脾渗湿，除痹止泻。治疣平痘，淡斑美白，润肤除皱。

【临床应用】 本品有美白滋润，消斑除疣，防止脱发，瘦身减肥之功效。单味煎服即可，也与其他药配伍应用。如配紫背天葵草鲜品可用于粉刺；配大青叶、板蓝根、升麻等，对传染性软疣、寻常疣、扁平疣等疗效显著。配荷叶、生山楂、橘皮等，沸水冲泡后代茶饮，有瘦身减肥之功效。配甘草外洗可治疗鹅掌风。薏苡仁是常用中药，又是普遍常吃的食物，性味甘淡微寒，有健脾胃，清热利湿的功能，且营养丰富，可作为食品长期服用，有益寿养颜，轻身不老，美白除斑，润肤减肥，除疣消肿，以达肤健而人美之目的。

【注意事项】 本品力缓，宜多服久服。脾虚无湿，大便燥结及孕妇慎服。

【用量用法】 10～30g，内服煎汤。健脾益胃，宜炒用；利水渗湿，清热排脓，舒筋除痹，宜生用。外用适量。

古籍论述：《本草纲目》："健脾益胃，补肺清热，祛风胜湿，养颜驻容，轻身延年"。《神农本草经》："久服轻身益气"。

现代研究：所含的蛋白质分解酵素能使皮肤角质软化。有使皮肤光滑，减少皱纹，消除色素斑点的功效，长期饮用，美白的同时能治疗黄褐斑、雀斑、面疱，使斑点消失。其提炼物加入化妆品中还可达到防晒和防紫外线的效果。应用于皮肤上具有自然美白效果，能提高肌肤新陈代谢与保湿的功能，可以有效阻止肌肤干燥又可使身体轻捷。

苍　术

【性味归经】 辛、苦，温。归脾、胃、肝经。

【美容功效】 燥湿健脾，祛风散寒，明目。驻颜润肤，乌发。

【临床应用】 用于白癜风，可与蚤休、桑螵蛸、女贞子等药配伍，如2号白癜风方。与炒黄柏同用,可起到清热燥湿之功,用治脂溢性皮炎、手足疱疹、急慢性湿疹等,如二妙散。配茯苓、甘草等可治须发早白。与木瓜同用,有却老驻颜之功。

【注意事项】 阴虚内热,气虚多汗者忌服。

【用量用法】 5～15g,内服煎汤,熬膏或入丸散。

古籍论述:《神农本草经》:“作煎饵。久服,轻身,延年,不饥”。《抱朴子》云:“南阳文氏,值乱逃于壶山,饥困,有人教之食术,遂不饥。数年乃还乡里,颜色更少,气力转胜。”

现代研究:与苍术燥湿健脾功效相关的药理作用为调整胃肠运动功能、抗溃疡、保肝、抑菌等。苍术主要有效成分是以β-桉叶醇及茅术醇为代表的挥发油。研究表明,苍术还具有抗缺氧、中枢抑制、抗肿瘤、促进骨骼钙化及对心血管系统的影响等作用。

泽　泻

【性味归经】 甘、淡,寒。归肾、膀胱经。

【美容功效】 利水渗湿,泄热通淋。驻颜泽面。

【临床应用】 与茯苓、白术、白鲜皮同用,有利水止痒之功效,常用于治疗湿疮、疱疹样皮炎、皮肤瘙痒。配牡丹皮、附子、茯苓、山茱萸等,有壮筋骨、益颜容、固精髓的作用。

【注意事项】 肾虚精滑无湿热者禁服。

【用量用法】 6～12g,内服煎汤,或入丸散。

古籍论述:《神农本草经》:“主风寒湿痹,乳难,消水,养五脏,益气力,肥健”。《本草纲目》:“久服轻身,面上光”。

现代研究:对某些细菌有抑制作用;有明显的利尿作用,能增加尿量、尿素与氯化物的排泄,而起到减肥、健美之作用。可使血清总胆固醇及甘油三酯含量降低,具有减缓动脉粥样硬化形成及保肝作用,另外还有降血压、降血糖作用。

藿　香

【性味归经】 辛,微温。归脾、胃、肺经。

【美容功效】 芳香化湿,和中止呕,发表解暑。香口防臭,乌发香体,泽面悦色。

【临床应用】 与檀香、木香、零陵香、甘松香等同用,有芳香辟秽,令人体香的作用。配甘松香、鸡舌香、续断、佩兰、白术等药,煎汤外用沐头,可疗头风,去白屑,长发,令发乌光滋润。

【注意事项】 阴虚者禁服。

【用量用法】 5～10g,内服煎汤,或入丸散。外用,煎水含漱,或烧存性研末调敷。

古籍论述:《名医别录》:“去恶气,止霍乱、心痛”。《珍珠囊》:“补卫气,益胃气,进饮食……”

现代研究:对许兰氏毛癣菌等多种常见致病性真菌有抑制作用。其中所含挥发油能促进胃液分泌,增强消化力,对胃肠有解痉作用。并可扩张微血管而略有发汗作用,由此促进新陈代谢,调节肌腠,滋养肌肉,使容颜红润光泽。

白 附 子

【性味归经】 辛、甘,温,有毒。归肺、脾、胃、肝经。

【美容功效】 祛风化痰。润肤白面,灭瘢除皯。

【临床应用】 白附子辛甘性热，主升，为阳明经要药，故荣于面，能治面上诸疾，且其含毒性，有杀虫疗疮的作用。白附子、冬瓜子、白及、石榴皮同用，等分为末，酒浸3日，洗面后敷之，久则面莹如玉，主治面黑不白或面部黑褐斑。配杏仁、香附子、白檀香、紫檀香等，捣筛为末，以白蜜和匀，外用，光润洁白面部肌肤，并去面皱。与玉屑、珊瑚、密陀僧同用，可治面上风，亦可灭瘢痕。

【注意事项】 孕妇慎用。生品内服宜慎。

【用量用法】 一般炮制后用，3～6g。外用生品适量捣烂，熬膏或研末以酒调敷患处。

古籍论述：《名医别录》："主面上百病"。《本草从新》："阳明经药，能引药上行，治面上百病。阳明之脉荣于面，白附子荣于面，白附子能去头面游风，可做面脂，消瘢疵，祛风痰"。

现代研究：有强心作用，有较强的镇静作用、抗炎作用。现代应用白附子作美容化妆品，常用于美容添加剂、防腐剂及护肤剂。

石菖蒲

【性味归经】 辛、苦，温。归心、胃经。

【美容功效】 化湿开胃，开窍豁痰，醒神益智。延年悦色。

【临床应用】 石菖蒲与大胡麻、苍术、牛膝、苦参、何首乌等同用，多用于治疗白癜风，如祛风换肌丸。和滋阴补肾之品合用，有润泽肌肤，轻身延年之功，如石菖蒲丸。单味研末，油调涂之，治疥瘙痒，如石菖蒲散。配甘草、白茯苓、淡豆豉、皂角，研末，用鸡子清调涂面上，或制成澡豆用之，可治面上黯、风刺。

【注意事项】 阴虚阳亢，汗多、精滑者慎服。

【用量用法】 3～6g（鲜品3～24g），煎汤内服，或入丸散。外用煎水洗或研末调敷。

古籍论述：《神农本草经》："主风寒湿痹，咳逆上气，开心孔，补五脏，通九窍，明耳目，出音声。久服轻身，不忘，不迷惑，延年"。

现代研究：挥发油对小白鼠有较强的降温作用。对某些真菌有抑制作用。有弛缓肠管平滑肌痉挛的作用。

第六节 行气与理血类

具有舒畅气机，消除气滞功效的药物，称为行气药。在中医美容临床中，气机不畅主要与肝、脾、胃、肺等脏腑有关。如气滞血瘀所致的黧黑斑、睑黡等。脾虚失运，水湿内停所致的浮肿虚胖、粉刺、眼袋等。肺失宣降，影响大肠，发生便秘，进而诱发或加重一系列的损美性疾病或美容缺陷。行气药大多辛温芳香，具有行气理脾，疏肝解郁，降气平喘等作用。临床应据病情需要，配用养肝柔肝、健脾祛湿、消食导滞、润肠通便之药物。

具有养血、凉血、活血作用的药物，称为理血药。养血药以补血为主，常用于美容保健，如血虚引起的早衰、脱发、面色淡白、萎黄等。根据"阴血同源"，"气为血帅，血为气母"的中医基础理论，理血药常与滋阴、行气之药同用。活血药以通利血脉，行血消瘀为主，善于走散，具有行血、散瘀、通经、消肿、止痛之功效。引起血瘀的原因很多，临床使用时应视病情而定，与温里祛寒药配伍治寒凝血瘀者；配清热凉血药治血热致瘀；配补气药治气虚血瘀者；配行气药治气滞血瘀者；配祛湿化痰者治痰湿致瘀者。

柴　胡

【性味归经】 苦，微寒。归肝、胆经。

【美容功效】 疏散风热，疏肝，升阳。

【临床应用】 配牡丹皮、当归活血祛斑；或配枳壳、赤芍、川芎化瘀消斑治黧黑斑。本品味苦，性微寒，入肝肾二经，具疏肝利胆、疏气解郁、散火之功效。可治肥胖症，同时还可用于胸闷，腹胀，情志起伏，经期乳房胀痛，烦躁等。

【注意事项】 肝阳上亢，肝风内动，阴虚火旺及气机上逆者忌用或慎用。

【用量用法】 3～10g，煎汤服，或入丸散。外用适量，煎水洗或研末调敷。解热宜生用，量宜大；疏肝醋炒，宜中量；升阳生用，量小。

古籍论述：《本草纲目》："治阳气下陷，平肝、胆、三焦、包络相火"。

现代研究：柴胡中独特的皂苷成分具有降脂作用，对人体细胞的免疫功能有增强作用，能改善皮肤新陈代谢，增加毛细血管通透性，使皮肤层细胞增殖。柴胡皂苷草酸协同有愈伤、柔滑粗糙皮肤、防止皮肤老化等作用。皮肤科常用其与其他理气活血药配伍治疗内分泌障碍引起的皮肤病。

香　附

【性味归经】 辛、微苦、微甘，平。归肝、脾、三焦经。

【美容功效】 疏肝理气，调经止痛。祛斑白面，洁牙固齿，香口除臭。

【临床应用】 胁肋脘腹胀痛、月经不调、痛经闭经、乳房胀痛，可配苍术川芎等行气解郁。与青木香、白附子、零陵香、白芷等配成外用膏，敷面，可治肌肤皱、面黑皯，如祛老去皱方。配熟地黄、茴香、川椒等可治肾气虚乏、面无颜色、眼目昏暗等，如小安肾丸。寻常疣、扁平疣可配乌梅、木贼草，水煎外用。

【注意事项】 气虚无滞阴虚内热者忌服。

【用量用法】 6～10g，煎汤内服或入丸散。外用研末撒或作饼调敷、热敷。

古籍论述：《名医别录》："充皮毛，久服利人益气，长须眉"。

现代研究：有轻度雌激素样活性，抗炎、抗过敏、抑制真菌作用。治疗各种疣，具有湿润干性皮肤和防止日晒功效。

玫　瑰　花

【性味归经】 甘、微苦，温。归肝、脾经。

【美容功效】 行气解郁，和血散瘀止痛。

【临床应用】 用治黄褐斑、黧黑斑。与合欢花、金银花、红花、菊花等配用，有消斑祛皯之功效，如五花化斑汤。多用于香体美容方面，如肥皂、沐浴露、洗发剂、香粉等外用品。玫瑰花茶，可缓和情绪、平衡内分泌、补血气、美颜护肤、对肝及胃有调理的作用、并可消除疲劳、改善体质，还有消脂肪之功效，适合因内分泌紊乱而肥胖的女性。最重要的是它的养颜美容功效，常饮可去除皮肤上的黑斑，令皮肤嫩白自然，对防止皱纹产生也有帮助。肝郁气滞型肥胖者可多喝，有助于减肥。亦有丰胸调经之效，还可润肠通便。是美容养颜瘦身的佳品。

【注意事项】 阴虚有火者勿用。

【用量用法】 3～10g,煎汤内服、浸酒、泡茶饮服或熬膏。

古籍论述:《本草纲目拾遗》:“和血行血理气”。《本草正义》:“玫瑰花香气最浓,清而不浊,和而不猛,柔肝醒胃,流气活血,宣通窒滞而绝无产温刚燥之弊……芳香诸品殆无甚匹。”《食物本草》:“主利肺脾,益肝胆,辟邪恶之气,食之芳香甘美,令人神爽”。

现代研究:活血化瘀的活性成分挥发油,有镇痛,改善微循环,增加血流量,同时能增加结缔组织的代谢。还有促进胆汁分泌作用。

当　归

【性味归经】 甘、辛,温。归肝、心、脾经。

【美容功效】 补血活血,调经止痛,润肠通便。祛皯增白,润泽皮肤,排脓生肌。

【临床应用】 用于血虚萎黄、须发早白、牙齿松动、痈肿、疮疡、黧黑斑、粉刺、面色萎黄、肌肤皴皱。可配伍熟地黄、何首乌、桃仁,如养血润肤饮。可与多种面膜粉调配敷面,可起到去皱活肤、润泽肤色的作用。与白芷、茯苓、当归、白及、杏仁及紫河车等量磨成粉,制成面膜外用,可除皱。将当归、白芷、甘草研磨成粉,与蛋黄、蒸馏水搅拌均匀可制成“当归润肤面膜”。

【注意事项】 湿盛中满、大便泄泻者及孕妇忌服。

【用量用法】 5～15g,煎汤内服,或浸酒、熬膏,或入丸散。酒制能加强活血的功效。外用,研末敷涂。

古籍论述:《本草纲目》:“润肠胃、筋骨、皮肤。治痈疽,排脓止痛,和血止血”。“泽皮肤,去瘀生新,温中养血,活血舒筋”。

现代研究:能促进代谢;抗维生素 E 缺乏;有抗炎镇痛及抗损伤的作用;并有抗氧化及清除自由基作用,提示可能有延缓衰老作用;有抑制酪氨酸酶的作用。

赤　芍

【性味归经】 苦,微寒。归肝经。

【美容功效】 清热凉血,祛瘀止痛,清肝泻火,利水通淋。

【临床应用】 用于酒皶鼻、湿疮、白疕、皮肤瘙痒症,常与川芎、防风、白芷等药配用,如治酒皶鼻的酒皶鼻方;治粉刺的三皮四物汤;治扁瘊的活血平疣汤。与防风、辛夷、藁本等药配合制成膏剂外用,有祛斑润肤之功效,如救急面皯方。

【注意事项】 虚寒性的经闭等忌用。血虚者慎服。

【用量用法】 10～15g,煎汤内服,或入丸散。反藜芦。

古籍论述:《日华子本草》:“主……疮疥,头痛,明目,目赤”。

现代研究:有解热、解痉、镇痛、抗炎、抗溃疡作用;对某些致病性真菌及病毒有抑制作用。

白　芍

【性味归经】 苦、酸,微寒。归肝、脾经。

【美容功效】 平肝止痛,养血调经,敛阴止汗。

【临床应用】 与滋补肝肾的生地黄、熟地黄、首乌相配,有乌发生发的作用,可用于斑秃、须发早白。与当归等相配可治粉刺,如当归芍药散;与疏肝解郁的柴胡、郁金等相配可用于黧黑斑。白芍单味研粉外用，或配方外用，有养血去黄，调经止痛之功效，可治面色黯黄、面部色斑、面部无光泽，如三白汤。

【注意事项】 阳衰虚寒之证不宜单独使用。大量服用增加肝脏的解毒负担，故肝功能不良者不宜长期大量服用。反藜芦。

【用量用法】 10～15g，煎汤内服，大剂量15～30g，或入丸散。

古籍论述：《滇南本草》："泻脾热，止腹痛，止水泄，收肝气逆疼，调养心肝脾经血，舒肝降气，止肝气痛"。

现代研究：有镇静解痉，镇痛、抗炎、抗过敏作用，有抗氧性。现代应用白芍作美容化妆品，常为漂白润肤剂或护发生发剂。配成膏、霜可治面部皮肤由肝脾不调所引起的一些疾患。

丹　参

【性味归经】 苦，微寒。归肝经。

【美容功效】 活血祛瘀，止痛调经，清心除烦，活血消痈。

【临床应用】 配人参、苦参、沙参、玄参等药研末内服，可治酒刺、面疮，如五参丸。配连翘、大黄、薏苡仁等清湿利热药，可用于粉刺，如丹参茯苓汤。配燥湿杀虫之苦参、蛇床子外用，可治风癣瘙痒，如丹参汤。以丹参和羊脂为原料制成外用膏剂，有灭瘢、润肤、红颜作用，如灭瘢方。

【注意事项】 无瘀血者、月经过多者慎服或减量；孕妇、过敏体质者、严重贫血者、有出血倾向者禁用。反藜芦。

【用量用法】 9～15g，煎汤内服，或入丸散。酒炒可增强活血之功。外用，熬膏涂，或煎水熏洗。

古籍论述：《日华子本草》："排脓止痛，生肌长肉，破宿血，补新生血"。

现代研究：有镇静、催眠和止痛作用；对某些真菌有抑制作用；对皮肤过敏和肥大细胞脱颗粒有较显著的抑制作用；丹参酮有抗雄性激素及温和的雌激素活性；现代用以治免疫性疾病、痛经、银屑病、痤疮、神经性皮炎、鼻炎。

牡丹皮

【性味归经】 苦，微寒。归心、肝、肾、肺经。

【美容功效】 清热凉血，活血散瘀，增白悦色。

【临床应用】 用于温毒发斑、痈肿疮毒、跌仆伤痛，多与生地黄、鳖甲、知母、当归，桃仁等配用。用于酒皶鼻、瘾疹、湿疮、面游风、皮肤瘙痒、痈肿、疮毒，多与疏风清热、燥湿杀虫药配用。黧黑斑可用丹栀逍遥散，摄领疮可配蒲公英、紫花地丁、生地黄。

【注意事项】 血虚有寒者，孕妇及月经过多者不宜用。

【用量用法】 6～12g，煎汤内服，或入丸散。

古籍论述：《日华子本草》："除邪气，悦色，通血脉，排脓，通月经，消扑损瘀血"。

现代研究：对很多细菌及某些皮肤真菌有抑制作用，有一定抗菌、抗病毒作用；能抗炎和抗变态反应；丹皮酚可以透过皮肤，其透过量随透皮时间延长而增加，故可经皮给药。丹皮酚还有显著的吸收紫外线性能。

川　　芎

【性味归经】 辛，温。归肝、胆、心包经。

【美容功效】 活血行气，祛风止痛。香口除臭。

【临床应用】 配连翘、白芷等，可治粉刺、酒皶鼻，如清肺汤。口臭齿痛可配白芷、橘皮、桂心，如川芎散。以川芎为主要原料制成面膜膏、粉，能防止粉刺和各种斑疾，并能使面部皮肤增白而润滑光泽。

【注意事项】 本品辛温升散，凡阴虚火旺，舌红口干者不宜应用；对妇女月经过多及出血性疾病不宜应用。上盛下虚及气弱之人忌服。反藜芦。

【用量用法】 3～10g，煎汤内服，研末吞服每次1～1.5g，或入丸散。外用，研末撒或调敷。

古籍论述：《日华子本草》："治一切风，一切气，一切劳损，一切血，补五劳，壮筋骨……"

现代研究：抗维生素E缺乏症；还可明显地抑制成纤维细胞的生长和增殖，对结缔组织增生性疾病的治疗有积极意义。川芎制成外用洗发品能防止脱发、白发，并有治疗头痛的作用。

桃　　仁

【性味归经】 苦、甘，平。有小毒。归心、肝、大肠经。

【美容功效】 活血祛瘀，润肠通便。润肤去皱，悦泽人面。

【临床应用】 糖水煮桃仁长期服用，有活血养血的作用，用于少年白发、脱发等。配贝母、荷叶等，可用于痰瘀凝结所致的痤疮。桃仁酒有益血长肌肉，除瘦弱，悦颜色之功。桃仁、粳米制成外用洗剂，有去风、令面光润、去皱皱之功效，如桃仁洗面方、桃仁澡豆方。配白芷、白蔹、辛夷等药制成的外用"七白膏"，有令人面光润不皱，退鼾黯的作用。

【注意事项】 孕妇忌服。血燥虚者慎之。

【用量用法】 4.5～9g，煎汤内服，或入丸散。外用捣敷。

古籍论述：《名医别录》："悦泽人面"。《食疗本草》："每夜嚼一颗和蜜涂于面良"。《御药院方》："去皱悦皮肤"。

现代研究：有抗炎抗过敏作用，对荨麻疹和过敏性皮炎均有较好疗效；其含有45%的脂肪油，可提高肠内容物对黏膜的润滑性，易于排便。能改善血液流动的性质，解除血液浓黏凝聚的状态。桃仁的醇提取物有抗凝血作用。

红　　花

【性味归经】 辛，温。归心、肝经。

【美容功效】 活血通经，散瘀止痛。消斑悦面。

【临床应用】 用于黧黑斑、粉刺、酒皶鼻、女子颜面黑皮，可配伍熟地黄、当归、川芎以活血祛瘀，如化瘀丸、酒皶鼻方、化瘀祛斑汤等。外用可增面色之红艳。以红花为主做的面膜膏、粉，有祛斑润肤泽面的作用。还可做保健品服用，如与当归、丹参、糯米煮粥，对血虚、血瘀、颜面枯燥少泽者有明显的疗效。

【注意事项】 孕妇慎用。

【用量用法】 3～10g，煎汤内服，养血和血宜少用；活血祛瘀宜多用。入散剂或浸酒，鲜者捣汁。外用研末敷。

古籍论述:《本草纲目》:“活血润燥,止痛散肿,通经”。

现代研究:有类性激素样的作用;有镇痛、镇静作用;现代用治局部硬结肿块,神经性皮炎,扁平疣等。红花甘油苷作为化妆品添加剂外用可有效促进血液流通,消除肿胀,调理肌肤,防止阳光灼射对皮肤的损害;在洗发水中用防止脱发和刺激毛发生长。

紫　草

【性味归经】　甘、咸,寒。归心、肝经。

【美容功效】　凉血活血,解毒透疹。

【临床应用】　可治疗斑疹紫黑、疮疡、白疕、粉刺、黧黑斑、湿疮、面游风、唇风、银屑病、玫瑰糠疹。扁瘊可配马齿苋、板蓝根,如紫蓝方。

【注意事项】　脾虚便溏者忌服。

【用量用法】　3~10g,煎汤可作内服,或作散剂。外用,油浸用,或熬膏。

古籍论述:《名医别录》:“以合膏,疗小儿疮及面皶”。《药性论》:“治恶疮,涡癣”。

现代研究:有抗炎作用,对多种真菌有抑制作用。近年来有用于治疗玫瑰糠疹、扁平疣、银屑病。紫草素对肉芽组织的增殖有促进作用,可明显加速疮口愈合;少量使用可减缓皮肤的角质化,改善角质层状态。

侧柏叶

【性味归经】苦、涩,寒。归肺、肝、脾经。

【美容功效】凉血止血,生发乌发。

【临床应用】血热脱发、须发早白,可配桑白皮、木瓜沐发。侧柏叶可治面游风。还可用于风湿痹痛、细菌性痢疾、头晕、咳嗽、丹毒、痄腮、烫伤。

【注意事项】　脾胃虚寒者慎服。

【用量用法】　3~10g,煎汤内服,或作散剂。外用,煎水洗,捣敷或研末调敷。

古籍论述:《名医别录》:“轻身益气,令人耐寒暑,去湿痹,生肌”。

现代研究:含挥发油,油中含侧柏烯、侧柏酮、香橙素、鞣质、维生素C、微量元素等,有镇咳、祛痰、抗菌、抗病毒作用。近来用于治疗脂溢性皮炎、带状疱疹、烧伤、鹅掌风等。用白酒浸泡7天,取药液擦头皮,有止痒防脱发之功。

益母草

【性味归经】　辛、苦,微寒。归肝、心包经。

【美容功效】　活血调经,利尿消肿,清热解毒。润肤祛皱增白。

【临床应用】　用于皮肤痒疹、面上皯黯(黄褐斑)、面风粉刺、紫癜风、黧黑斑。醋调涂可治粉刺,皮肤皴皱可用消风散。

【注意事项】　阴虚血少者忌服。

【用量用法】　9~30g,煎汤内服,熬膏或入丸散。外用,煎水洗或捣敷。

古籍论述:《神农本草经》:“主瘾疹痒”,“久服轻身”。《开宝本草》:“入面药,令人光泽”。

现代研究:对血小板聚集、血小板血栓形成、纤维蛋白血栓形成均有抑制作用,有显著降低红细胞聚集性的作用。益母草水煎剂有抑制皮肤真菌作用。能活血祛瘀,调经消水,对祛除妊娠斑等验效，是美容方中的常用品。

牛　膝

【性味归经】 苦、甘、酸，平。归肝、肾经。

【美容功效】 补肝肾，强筋骨，活血祛瘀，通经止痛，引血下行。驻颜润肤，乌须固发。

【临床应用】 常和红花、桃仁、当归、延胡索等药同用，既可活血调经，又能祛瘀疗伤。与肉苁蓉、杜仲、菟丝子、鹿茸等同用，可补肾益精，明目驻颜，常用于肾虚引起的早衰面黯、须发早白、头发脱落。

【注意事项】 孕妇及月经过多者忌用。

【用量用法】 6～15g，煎汤内服，或浸酒，或熬膏，或入丸散。外用，捣敷。生用活血，酒制补肝肾。

古籍论述《神农本草经》："逐血气……久服轻身耐老"。《滇南本草》："退痈疽，疥癞，血风，牛皮癣，脓窠"。《名医别录》："填骨髓……益精，利阴气，止发白"。

现代研究：牛膝水煎剂灌服，对家兔全血比重无明显影响，但可使其血液黏度下降，血凝加快。

三　棱

【性味归经】 辛、苦，平。归肝、脾经。

【美容功效】 破血行气，消积止痛。

【临床功效】 治癥瘕积聚，气血凝滞，心腹疼痛，胁下胀疼，经闭，产后瘀血腹痛，跌打损伤，疮肿坚硬，蟹足肿。常与桃仁、红花等活血化瘀药同用。

【注意事项】 孕妇禁用。月经过多者忌用。气虚体弱、血枯经闭者忌用。

【用量有法】 4.5～9g，煎汤内服，或入丸散。外用酌量。醋炒能加强止痛之功。

古籍论述：《本草纲目》："三棱能破气散结，故能治诸病。其功可近于香附，而力峻，故难久服。"

现代研究：三棱对癌细胞有抑制作用。

莪　术

【性味归经】 辛、苦，温。归肝、脾经。

【美容功效】 行气破血，消积止痛。祛斑灭瘢。

【临床功效】 血气心痛，饮食积滞，脘腹胀痛，血滞经闭，痛经，癥瘕痞块，跌打损伤。

【注意事项】 月经过多及孕妇禁服。

【用量有法】 3～10g，煎汤内服，或入丸散。外用，适量，煎汤洗，或研末调敷。行气止痛多生用，破血祛瘀宜醋炒。

古籍论述：《神农本草经疏》："蓬莪术行气破血散结，是其功能之所长，若夫妇人、小儿气血两虚，脾胃素弱而无积滞者，用之反能损真气，使食愈不消而脾胃益弱。即有血气凝结、饮食积滞，亦当与健脾开胃、补益元气药同用，乃无损耳。"

现代研究：抗菌作用：莪术挥发油试管内能抑制金黄色葡萄球菌、β-溶血性链球菌、大肠埃希菌、伤寒杆菌、霍乱弧菌等的生长。抗肿瘤作用：莪术油制剂在体外对小鼠艾氏腹水癌细胞、615纯系小鼠的L615白血病及腹水型肝癌细胞等多种瘤株的生长有明显抑制和破坏作用。

第七节　开窍与安神类

凡具辛香走窜之性，以开窍、醒神为主要功效的药物，称开窍药。凡具有安神志功效的药物，称为安神药。开窍药和安神药均多归于心。开窍药主要用于热陷心包或痰浊闭阻所致的神识昏蒙，昏厥，中风等证。因其性以辛香为主，易于挥发，故内服多只入丸散。安神药多是矿物药与种子类植物药，其质重性降，故多具重镇安神之功；种子类药质润性补，故多具养心安神的作用。

珍 珠 母

【性味归经】 咸，寒。归肝、心经。

【美容功效】 平肝潜阳，安神定惊，清肝明目。

【临床应用】 用于头痛眩晕，心悸失眠，癫狂惊痫，肝热目赤，翳膜遮睛。

【注意事项】 脾胃虚寒者慎服。

【用量用法】 10～15g，煎汤内服，大剂量30～250g，研末吞服6～10g/次，或入丸散。外用，捣敷。补阴宜生用，健脾止泻宜炒黄用。

古籍论述：《中国医学大辞典》："滋肝阴，清肝火。治癫狂惊痫，头眩，耳鸣，心跳，胸腹膜胀，妇女血热，血崩，小儿惊搐发痉"。

现代研究：以马氏珍珠贝的珍珠层粉末给家兔后，血中钙离子浓度，与给碳酸钙后无差别。其30%硫酸水解产物，含有白氨酸、蛋氨酸、丙氨酸、甘氨酸、谷氨酸、天门冬氨酸等氨基酸，对兔的耳廓血管及血压无作用，但能增大离体蟾蜍心跳振幅，降低离体兔肠张力，对兔有短暂的利尿作用。

夜 交 藤

【性味归经】 甘、平。归心、肝经。

【美容功效】 养血安神，祛风通络止痒。

【临床应用】 用于阴虚血少所致的虚烦不眠、多梦。常与何首乌、沙参、当归等配用，煎水洗可治疥癣、皮肤瘙痒。

【注意事项】 躁狂属实火者慎服。

【用量用法】 9～30g，煎汤内服。外用，煎汤外洗。

古籍论述：《本草纲目》："风疮疥癣作痒，煎汤洗浴，甚效"。

现代研究：藤茎中含大黄素、大黄素甲醚，还含夜交藤乙酰苯苷，有镇静和泻下作用。

远　　志

【性味归经】 辛、苦，温。归肺、心、肾经。

【美容功效】 宁心安神，祛痰开窍，消散痈肿。

【临床应用】 主治心肾不交之心神不宁，常与茯神、龙齿、朱砂等镇静安神药同用，如远志丸；治健忘证，常与人参、茯苓、菖蒲同用，如开心散，若方中再加茯神，即不忘散；配伍白茯苓、熟地黄、地骨皮、麦门冬，可黑发驻颜，轻身明目。

【注意事项】 有溃疡病及胃炎者慎用。

【用量用法】 3~9g,煎汤内服,或单用为末酒送服。外用,调敷患处。

古籍论述:《药性论》:“治心神健忘,坚壮阳道,主梦邪”。

现代研究:有较强的祛痰作用;其乙醇浸剂对多数细菌有抑制作用。

五味子

【性味归经】 酸、甘,温。归肺、心、肾经。

【美容功效】 收敛固涩,益气生津,补肾宁心。润肤泽毛,驻颜色。

【临床应用】 用于气虚津伤,肺气不足所致的皮肤粗糙,毛发枯槁,或肺肾两虚所引起的少气懒言、身体羸弱或肥胖症等。常与其他补气滋阴配用。

【注意事项】 外有表邪,内有实热,或咳嗽初起者忌服。

【用法用量】 1.5~6g,煎汤内服,浸酒,或入丸散。

古籍论述:《神农本草经》:“主益气,咳逆上气,劳伤羸瘦,补不足,强阴,益男子精”。《本草经疏》:“五味子主益气者,肺主诸气,酸能收,正入肺补肺,故益气也。”

现代研究:药理试验证明能调节中枢神经系统的兴奋和抑制过程,促进机体代谢,调节胃液和胆液分泌,对肝炎恢复期转氨酶升高者有降低作用。茎叶及种子均可提取芳香油。

酸枣仁

【性味归经】 甘,酸,平。归心、脾、肝、胆经。

【美容功效】 补心安神,滋阴养肝。润肤泽面,祛瘢灭痕。

【临床应用】 用于血虚所致的形体消瘦、皮肤粗糙,毛发枯槁。常与补气、行气药配伍治疗睑黡、黄褐斑等。

【注意事项】 凡有实邪郁火及病滑泄者慎服。

【用法用量】 6~15g,煎汤内服,或入丸散。

古籍论述:《名医别录》:“主烦心不得眠,脐上下痛,血转久泄,虚汗烦渴,补中,益肝气,坚筋骨,助阴气,令人肥健”。《本草再新》:“平肝理气,润肺养阴,温中利湿,敛气止汗,益志定呵,聪耳明目”。

现代研究:酸枣仁对失眠的疗效显著,被医生、患者称为“东方睡果”。对烧伤的影响,酸枣仁单用或与五味子合用,均能提高烫伤小白鼠的存活率,延长存活时间,还能推迟大白鼠烧伤性休克的发生和延长存活时间,并能减轻小白鼠烧伤局部的水肿。

第八节 温里类

凡能温散里寒,治疗里寒证的药物,称为温里药。温里药性味辛热,能温暖中焦,健运脾胃,散寒止痛,可治疗因脾阳虚所致的水肿、肥胖症、眼袋、睑黡等损美性疾病。本类药辛热而燥,应用不当易耗伤津液,凡属热证、阴虚证及孕妇忌或慎用。

附子

【性味归经】 辛、甘,大热,有毒。归心、肾、脾经。

【美容功效】 回阳救逆,补火助阳,逐风寒湿邪。泽发生发。

【临床应用】 用于阳气虚脱、肢冷脉微、阳痿、宫冷、虚寒吐泻、阴寒水肿、寒湿痹痛。多配伍肉桂、熟地黄、菟丝子、山萸肉等同用；如脾阳不振、脘腹冷痛、大便溏泄，配合党参、白术、干姜、炙甘草等药同用。颜面枯槁、早衰、脱发，常与蔓荆子、细辛、白术等配用。

【注意事项】 孕妇忌用。阴虚阳盛，真热假寒者禁服。反半夏、瓜蒌、贝母、白蔹、白及。

【用量用法】 3～15g，煎汤内服，或入丸散。入汤剂应先煎30～60分钟以减弱其毒性。

古籍论述：《名医别录》："坚筋骨，强阴，又堕胎"。

现代研究：有抗炎、抗寒冷作用；能增加动脉血流量；可提高体液免疫。有强心作用，能明显降低肾血流量。在美容中多用于化妆品，如润肤剂、润发剂、面膜等。

肉　桂

【性味归经】 辛、甘，大热。归肾、脾、心、肝经。

【美容功效】 补火助阳，引火归原，散寒止痛，活血通经。驻颜悦色。

【临床应用】 用于面色不华、干涩晦黯，可配白附子、杏仁、香附子、白檀香等。肉桂精油可用于减肥瘦身，及清除疣类皮肤问题。

【注意事项】 阴虚火旺，里有实热，血热妄行者及孕妇忌用。

【用量用法】 2～5g煎汤内服，须后下；研末冲服每次1～2g，或入丸散。外用，研末调敷或浸酒涂擦。

古籍论籍：《本草乘雅半偈》："主百病，养精神，和颜色……久服轻身不老，面生光华，媚好尝如童子"。

现代研究：对某些真菌有抑制作用；可增强消化能力，消除消化道内积气，缓解胃肠痉挛性疼痛。

细　辛

【性味归经】 辛，温。有小毒。入肺、肾经。

【美容功效】 祛风散寒，通窍止痛，温肺化饮。除臭香口。

【临床应用】 口舌生疮、口臭牙痛，配豆蔻，如细辛散；牙齿动摇，可用宣风牢牙散；面黑皴皱，可配黄芪、白附子、山药。

【注意事项】 散剂用量不宜过大；气虚多汗，阴虚阳亢头痛、阴虚肺热咳嗽等忌用。对肾脏有一定毒性，故肾功能不全者慎用。不宜与藜芦同用。

【用量用法】 散剂1～3g，煎汤6～10g，内服。外用，酌量，研末吹鼻，或外敷，或煎水含漱。

古籍论述：《本草经集注》："患口臭者，含之多效"。《神农本草经》："久服明目利九窍，轻身长年"。

现代研究：有解热、镇痛、镇静作用；局部麻醉作用；抗炎及免疫抑制作用；抗组胺和抗变态反应；扩张血管、松弛平滑肌、增强脂代谢及升高血糖等提高机体新陈代谢功能的作用。所含挥发油有毒性，可引起不良反应。现代临床用于头痛、慢性支气管炎、阳痿、口腔炎、口腔溃疡、局部麻醉、缓解心绞痛。

花　椒

【性味归经】 辛，温。归脾、胃、肾经。

【美容功效】 温中止痛，杀虫止痒。驻颜，乌发，除臭。

【临床应用】 用于脘腹冷痛、湿疮顽癣、皲裂疮、鸡眼、口臭、齿痛、齿动摇。须发早白、脱发，配赤石脂、茯神，如五神还童丹。

【注意事项】 阴虚火旺者忌服。孕妇慎用。

【用量用法】 3～6g，煎汤内服，或入丸散。外用酌量，煎汤熏洗，或含漱，或研末调敷。

古籍论述：《本草纲目》："散寒湿，解郁结，消宿食，通三焦，温脾胃，补右肾命门，杀蛔虫，止泄泻"。

现代研究：对炭疽杆菌、溶血性链球菌、白喉杆菌、枯草杆菌等10种革兰阳性菌，以及大肠杆菌、宋内痢疾杆菌、变形杆菌、伤寒及副伤寒杆菌、绿脓杆菌等肠内致病菌均有明显的抑制作用。据动物试验，少量持续服用可促进新陈代谢有关的腺体发育，量多则可促进生殖有关的腺体发育。这证明了中医学"温阳补肾"的理论。

生　姜

【性味归经】 辛，温。归肺、胃、脾经。

【美容功效】 发表散寒，温中止呕，温肺止咳。活血生发。

【临床应用】 用于头发、眉毛脱落、须发早白或黄赤、发落不生。

【注意事项】 阴虚内热者忌服。炎热天气慎用。

【用量用法】 3～10g，煎汤内服。或捣汁研末外用。

古籍论述：《神农本草经》："久服去臭气，通神明"。《本草纲目》："生姜，擦，治狐臭，频擦，姜皮，拔白易黑。"

现代研究：有抗菌及抗原虫作用。体外实验，水浸剂对黄色癣菌有抑制作用，对阴道滴虫有杀灭作用。

第九节　外　用　类

外用药是指常以外用为主的一部分药物。具有解毒消肿、化腐排脓、生肌敛疮、杀虫止痒等功效，适用于斑疹、痈疽疮疖、疥癣及五官疾患。用药的形式和方法多种多样，如膏贴、涂擦、熏洗等。本类药大都具有不同程度的毒性，使用时应慎重。

鸦胆子

【性味归经】 苦，寒，有小毒。归大肠、肝经。

【美容功效】 清热解毒，截疟，止痢，腐蚀赘疣。

【临床应用】 用于热毒血痢、疟疾、鸡眼、疣目、灰指甲。扁瘊可用鸦胆子油外点。

【注意事项】 本品对胃肠道及肝肾均有损害，不宜多用久服。孕妇忌服。

【用量用法】 每次10～15粒（治疟疾），或10～30粒（治痢），味极苦，不宜入汤剂，可装胶囊或桂圆肉包裹吞服。外用，捣烂涂敷。

古籍论述：《医学衷中参西录》："捣烂醋调敷疔毒。善治疣"。

现代研究：有抗肿瘤、抗病毒作用，可治疣。

硫　黄

【性味归经】 酸，温，有毒。归肾、大肠经。

【美容功效】 外用解毒杀虫疗疮，内服补火壮阳通便。

【临床应用】 用于腰膝酸冷、虚冷便秘、阳痿、疥癣、湿疮、酒皶鼻。皮肤瘙痒用枯椒散外擦；粉刺可用痤疮散。

【注意事项】 阴虚火旺者及孕妇忌服。

【用量用法】 1.5～3g，研末服，或入丸散。外用，研末撒，或油调涂，或烧烟熏，或磨汁涂。

古籍论述：《太平圣惠方》："以醋调涂疣目上，六七度即瘥"。

现代研究：局部应用有溶解角质，软化皮肤，及杀死寄生虫的作用。

皂　荚

【性味归经】 辛，温，有小毒。归肺、大肠经。

【美容功效】 祛风痰，除湿毒，通便；散结消肿，杀虫止痒；去垢洁肤，洁齿。

【临床应用】 疮肿未溃、风癣疥癞、粉刺、酒皶鼻、黧黑斑。

【注意事项】 内服剂量过大可以引起恶心呕吐及泄泻。孕妇，气虚阴亏及有咯血倾向者均不宜服。

【用量用法】 1.5～5g，或研末吞服，0.6～1.5g/次。外用，煎汤洗，捣烂或烧焦存性研末敷，或吹鼻取嚏，或制成栓剂纳入肛门，或烧烟熏之，或熬膏涂。

古籍论述：《名医别录》："可为沐药，不入汤"。

现代研究：对某些皮肤真菌有抑制作用。煎剂有祛痰作用。

白　矾

【性味归经】 酸、涩，寒，有小毒。归肺、脾、肝、大肠、膀胱经。

【美容功效】 外用：解毒杀虫，燥湿止痒。内服：止血止泻，清热消痰。

【临床应用】 用于疥癣湿疮、痈疽肿毒、水火烫伤、口舌生疮、聤耳流脓、鼻中息肉、痔疮疼痛。

【注意事项】 阴虚胃弱，无湿热者忌服，且不宜久服和多服。泻痢日久，由于脾胃气虚；妇人白沃，由于中气下陷；营血不足以致寒热者，不宜用。

【用量用法】 内服，入丸散，0.6～3g。外用，研末撒或调敷。

古籍论述：《医林纂要》："生用解毒，煅用生肌却水"。《医学入门》："治耳卒肿出脓，目赤，目翳，胬肉，口舌生疮……"

现代研究：抗菌作用：对金黄色葡萄球菌和变形杆菌有抑制作用（试管法）。对大肠杆菌、铜绿假单胞菌、炭疽杆菌、痢疾杆菌（弗氏、志贺）、伤寒杆菌、甲型副伤寒杆菌、变形杆菌，以及葡萄球菌、白色念珠菌等亦有明显的抑制效力（平板法）；对草绿色链球菌、溶血性链球菌、肺炎球菌、白喉杆菌作用最强；对牛型布氏杆菌、百日咳杆菌、脑膜炎球菌作用次之；对流感杆菌无作用（纸片法）。高浓度明矾液对人型（H37RV）及牛型结核杆菌也有抑制作用。

樟　脑

【性味归经】 辛，热，有小毒。归心、脾经。

【美容功效】 通关窍，利滞气，辟秽浊，杀虫止痒，消肿止痛。

【临床应用】 用于寒湿脚气、疥疮顽癣、秃疮、冻疮、臁疮、水火烫伤、跌打伤痛、牙痛、风火赤眼。

【注意事项】 内服不宜过量，气虚及孕妇禁服。皮肤过敏者慎用。

【用量用法】 内服，入丸散，0.06～0.15g，不入煎剂。外用，适量，研末，或溶于酒中，或入软膏敷搽。

古籍论述：《普济方》："作膏治诸恶疮及打扑损伤，风湿脚气等疾"。《本草品汇精要》："主杀虫，除疥癣，疗汤火疮，敌秽气"。《本草纲目》："通关窍，利滞气，治邪气，霍乱，心腹痛，寒湿脚气，疥癣，风瘙，龋齿，杀虫，着鞋中去脚气"。

现代研究：樟脑涂于皮肤有温和的刺激及防腐作用。用力涂擦有发赤作用；轻涂则类似薄荷，有清凉感，此乃由于刺激冷觉感受器的作用。它还有轻度的局部麻醉作用。对于胃肠道黏膜，樟脑有刺激作用，使胃部感到温暖及舒适，大量则能引起恶心及呕吐。临床上用樟脑搽剂有镇痛、止痒作用。口服有驱风作用以及轻微的祛痰作用。

雄　黄

【性味归经】 辛、苦，温，有毒。归肝、胃、大肠经。

【美容功效】 燥湿，祛痰，杀虫，解毒。

【临床应用】 用于痈疽疔疮、走马牙疳、喉风喉痹、疥癣、缠腰火丹、湿毒疮、痔疮、蛇虫咬伤、虫积、惊痫、疟疾、哮喘。

【注意事项】 阴亏血虚及孕妇忌服。

【用量用法】 内服，0.05～0.1g，入丸、散用。外用，煎汤洗，捣烂或烧焦存性研末敷，或吹鼻取嚏，或制成栓剂纳入肛门，或烧烟熏之，或熬膏涂。

古籍论述：《本草纲目》："雄黄，乃治疮杀毒要药也……"《神农本草经》："主寒热，鼠瘘，恶疮，疽痔，死肌，杀百虫毒"。

现代研究：抗菌作用：雄黄水浸剂（1:2）在试管内对多种皮肤真菌有不同程度的抑制作用，其1/100的浓度于黄豆固体培养基上实验，对人型、牛型结核杆菌及耻垢分枝杆菌有抑制生长的作用。雄黄有杀菌作用。

麝　香

【性味归经】 辛，温。归心、脾经。

【美容功效】 开窍醒神，活血通经，止痛，催产。

【临床应用】 用于疮疡肿毒，咽喉肿痛，本品辛香行散，有良好的活血散结，消肿止痛作用，内服、外用均有良效。用治疮疡肿毒，常与雄黄、乳香、没药同用，即醒消丸，或与牛黄、乳香、没药同用；用治咽喉肿痛，可与牛黄、蟾蜍、珍珠等配伍，如六神丸。

【注意事项】 阴亏血虚及孕妇忌服。

【用量用法】 入丸散，每次0.06～0.1g。外用适量。不宜入煎剂。

古籍论述：《名医别录》："疗中恶，心腹暴痛，胀急痞满，风毒，妇人破产，堕胎，去面黔，目中肤翳”。

现代研究：麝香水溶性蛋白对体液免疫和细胞免疫有增强作用。实验观察到麝香对腹腔注射绵羊红细胞免疫小鼠产生抗体 IgM 无抑制作用，似有增强作用。麝香无免疫诱导作用，但在抗原绵羊红细胞存在下，麝香能使实验小鼠脾脏明显增大。

密 陀 僧

【性味归经】 咸、辛，平，有毒。归肝、脾经。

【美容功效】 燥湿、杀虫、收敛、防腐、解毒。

【临床应用】 用于疮疡溃烂久不收敛、口疮、疥癣、狐臭、汗斑、酒皶鼻、烧烫伤、湿疹。

【注意事项】 体虚者忌服。

【用量用法】 外用，研末撒或调涂。内服，研末，0.3～0.9g，或入丸散。

古籍论述：《新修本草》：“主久利，五痔，金创……”《本草纲目》：“疗反胃，消渴，疟疾，下痢。止血，杀虫，消积。治诸疮，消肿毒，除胡臭”。

现代研究：密陀僧膏2%浓度时在试管中对堇色毛癣菌、红色毛癣菌及铁锈色小芽孢癣菌呈抑制作用；在4%浓度时，对絮状表皮癣菌、石膏样毛癣菌、足跖毛癣菌、趾间毛癣菌、许兰黄癣菌及其蒙古变种等均呈抑制作用。水浸剂(1∶3)在试管内对多种皮肤真菌也有不同程度的抑制作用。作为外用药可减轻炎症。

冰 片

【性味归经】 辛、苦，凉。归心、肺经。

【美容功效】 开窍醒神，散热止痛，明目去翳。

【临床应用】 用于中风口噤、热病神昏、惊痫痰迷、气闭耳聋、目赤翳膜、喉痹、口疮、痈肿、痔疮、蛲虫病。

【注意事项】孕妇及气血虚者均应慎服。

【用量用法】 内服，入丸散，0.15～0.3g，不入煎剂。外用，适量，研末撒，或吹、搽，或点，或调敷。

古籍论述：《医林纂要》：“冰片主散郁火，能透骨除热，治惊痫，痰迷，喉痹，舌胀，牙痛，耳聋，鼻瘜，目赤浮翳，痘毒内陷，杀虫，疮痔，催生，性走而不守，亦能生肌止痛。然散而易竭，是终归阴寒也。”

现代研究：抗炎作用：5%龙脑或异龙脑乳剂涂耳对2%巴豆油合剂涂耳所致的小鼠炎症反应有抑制作用，其中异龙脑作用显著。抗菌作用：龙脑、异龙脑和人工合成冰片对金黄色葡萄球菌、乙型溶血性链球菌、草绿色链球菌、肺炎链球菌和大肠杆菌等，在试管内均有明显作用，三者的抗菌作用相似，低浓度抑菌，高浓度杀菌。冰片对猪霍乱弧菌也有抑制作用。

珍 珠 粉

【性味归经】 甘、咸，寒。归心、肝经。

【美容功效】 安神定惊，明目消翳，解毒生肌。润肤白面。

【临床应用】 惊悸失眠，目赤肿痛或生翳障，疮疡不敛，久不愈合，可用珍珠散。外用珍珠粉可以做面膜、洁面、润肤、定妆等，对于美白、去黑头、控油、去痘等均有良好的效果。珍珠、茶叶各等份，用沸水冲泡茶叶，以茶汁送服珍珠粉，有润肤、葆青春、美容颜功效，适用于开始老化的皮肤。

【注意事项】 疮疡内毒不尽者不宜用，无实火郁热者慎服。

【用量用法】 内服，研末，0.3～1g/次，多入丸散，不入汤剂。外用，适量，研末撒、点眼或吹喉。

古籍论述：《名医别录》："敷面令人润泽好颜色"。《海药本草》："主明目，除面皯"。《本草纲目》："珍珠涂面，令人润泽好颜色。涂手足，去皮肤逆胪……除面斑，止泻……令光泽洁白"。

现代研究：含20多种氨基酸、大量碳酸钙、微量元素。珍珠有抗衰老的作用。

复习思考题

1. 哪些中药具有美白的功效？
2. 头面部的引经药有哪些？
3. 具有润肤作用的中药有哪些？

第六章 美容中医学常用方剂

第一节 方剂基本知识

方剂是中医学中理、法、方、药的重要组成部分，理、法、方、药是辨证论治的全过程。方剂组成后，它的功用、主治必须且一定与治法相一致。概括来说，治法是组方的依据，方剂是治法的体现，即“方从法出”，“法随证立”，“方即是法”。从这个意义上讲，方剂的功用与该病的治法应统一。

一 方剂的组方原则

方剂是由药物组成的，是在辨证立法的基础上选择合适的药物组合成方。方剂不是单纯药物的堆积，而是有一定的原则和规律。古人用“君、臣、佐、使”4 个部分加以概括，用以说明药物配伍的主从关系。现将“君、臣、佐、使”的含义分述如下。

1. 君药 是针对主病或主证起主要治疗作用的药物。其药力居方中之首，药量较作为臣药、佐药应用时要大。在一个方剂中，君药是首要的，是不可缺少的药物。

2. 臣药 有两种意义，一是辅助君药加强治疗主病或主证的药物；二是针对兼病或兼证起主要治疗作用的药物。

3. 佐药 有三种意义：一是佐助药，即协助君、臣药以加强治疗作用，或直接治疗次要症状的药物；二是佐制药，即用以消除或减缓君、臣药的毒性或烈性；三是反佐药，即病重邪甚，可能拒药时，选用与君药性味相反而又能在治疗中起相成作用的药物。

4. 使药 有两种意义：一是引经药，即能引方中诸药到达病所的药物；二是调和药，即具有调和方中诸药作用的药物。

二 方剂的运用(变化)

方剂的组成既有严格的原则性，又有极大的灵活性。

1. 药味加减的变化 方剂是由药物组成的，药物是决定方剂功用的主要因素。方剂的药味加减形式与其功用主治变化的关系有以下两种情况。

(1)佐使药的加减：是针对主病或主证不变，而兼证改变时采用的方法。因为佐使药不是针对主病或主证的，所以佐使药的变化只是为了使方剂更适合治疗一些变化了的兼证，而方剂本身的功效和主治基本不变。例如桂枝汤是由桂枝、芍药、甘草、生姜、大枣 5 味组成，主治外感风寒,头痛身热,汗出恶风等症。若因外感风寒又引起旧病咳喘胸闷,即可加厚朴、杏仁,以助下气降逆,止咳平喘。

(2)臣药的加减:这种加减改变了方剂的配伍关系,会使方剂的功效、主治发生根本变化。例如麻黄汤的功用为发汗解表,宣肺平喘。主治外感风寒之恶寒发热,头痛身疼,无汗而喘,舌苔薄白,脉浮紧。若麻黄汤去桂枝则变为三拗汤,方中仍以麻黄为君,无桂枝的配伍,则发汗力减弱;臣药变为杏仁,其功专主宣肺散寒、止咳平喘,成为一首治疗风寒犯肺咳喘的基础方。

2. 药量加减变化 是指组成之方剂的药物不变,但药量有了改变,因而改变了该方功用和主治。例如四逆汤和通脉四逆汤,二方都由附子、干姜、炙甘草 3 味组成,但前方中姜、附用量较小,主治阴盛阳微而致四肢厥逆,恶寒倦卧,下利,脉微细的证候,有回阳救逆的功用。后方中姜、附用量较大,主治阴盛格阳于外而致四肢厥逆,身反不恶寒,下利清谷,脉微欲绝之证候,有回阳逐阴,通脉救逆的功用。

3. 剂型更换的变化 方剂的剂型种类较多,各有特点。同一方剂,由于剂型不同,其治疗作用也不相同。但这种差异只表现在药力的大小与峻缓、主治的轻重缓急方面。例如理中丸由干姜、白术、人参、甘草等量组成丸剂,治中焦虚寒,自下利,呕吐腹痛,舌淡苔白,脉沉迟之证。若治上焦阳虚而致胸痹,证见心中痞闷,胸满,胁下有气上逆冲心,四肢不温,脉沉细等,即用上四味药煎成汤剂分三次服(即人参汤)。这是根据病势有轻重之异,所以一取丸剂缓治,一取汤剂急治,临床上经常将汤剂改成丸、散、膏剂,或将丸、散方药改为汤剂,主要是取缓急不同之意。

三 煎服法

中药煎服恰当与否,直接影响其疗效,因此,必须了解中药的煎服方法。

1. 煎药方法

(1)煎药器具:以沙锅、搪瓷皿为好,忌用铁器,以免发生化学反应。

(2)煎药用水量:根据药物体积而定,一般以水浸过药面 3~5cm 为度。

(3)注意事项

1)煎药之前,将药用冷水浸泡一段时间,使药物充分湿润,以便有效成分易于煎出。

2)一般药物均可同煎,且先用武火(即急火),煮沸后改为文火(即慢火)。同时根据药物的性味,酌定火候和时间。解表与泻下之剂,煎煮时间宜短,其火宜急,水量宜少;补益之剂,煎煮时间宜长,其火宜慢,水量宜略多。煎药时应防止药汁外溢及过快熬干。煎药时不宜频频打开锅盖,以尽量减少易挥发成分的丢失。如为味厚的滋补药品,如熟地黄、首乌等,煎煮时间宜稍长,使有效成分更多地被煎出;而清热、解表、芳香类药物煎煮时间宜稍短,以免有效成分损失或药性改变。

3)有些药物煎法特殊(处方必须注明),现介绍如下。

先煎:贝壳类、矿石类药物,因质坚而难煎出味,应打碎先煎,煮沸 20 分钟左右,再下其他药,如龟甲、鳖甲、代赭石、石决明、生牡蛎、生龙骨、生石膏等。芦根、茅根、夏枯草、竹茹等,宜先煎取汁,用其汁代水煎其他药。

后下:气味芳香的药,借其挥发油取效,宜在一般药物即将煎好时下,煎 4~5 分钟即可,以防其有效成分走散。如薄荷、砂仁等。

包煎:为防止煎后药混浊或减少对消化道、咽喉的不良刺激,要用薄布将药包好,再放入锅内煎煮。如赤石脂、滑石、旋覆花等。

另炖或另煎;某些贵重药,为保存其有效成分,可另炖或另煎。如人参,隔水炖3小时;羚羊角切成薄片另煎2小时取汁服,或制成水磨汁或研成细末调服。

溶化(烊化):胶质、黏性大的药物,如阿胶、鹿角胶、蜂蜜、饴糖等,应先单独加温融化,再加入去渣之药液中微煮或趁热搅拌,使之溶化,以免同煎时粘锅煮焦,影响药效。

冲服:散剂、丹剂、小丸、自然药汁、芳香或贵重药物,以冲服为宜。如麝香、沉香末、肉桂末、紫雪丹、六神丸等。

2. 服药方法

(1)服药次数:汤剂,一般每日1剂,煎两次取汁,分2~3次服。病情重或老年、儿童酌情增减。

(2)服药时间:一般为饭前约1小时服为宜;对胃肠有刺激的药物宜饭后服;滋补与泻下剂宜空腹服;安神药宜睡前服;急性病不拘时间服;慢性病应定时服。

(3)服药温度:以温服为宜。但热证者可冷服;寒证者可热服;发汗药宜趁热顿服,服后加盖衣被,以利发汗;服药易吐者,可先服姜汁,再服药。不能口服者,可鼻饲或灌肠。

第二节 常用美容方剂

一 解表剂

以汗法为组方依据,用解表药为主组成,具有发汗、解肌、透疹等作用,用以治疗表证的方剂,统称为解表剂。其多用于治疗六淫邪气侵袭肌表、肺卫的表证。凡外感风寒、温病初起,以及麻疹、疮疡等损美性疾病初起之时,见有恶寒、发热、头痛、身疼、苔白或黄、脉浮之表证者,均可用解表剂治疗。

银翘散

组成:连翘(30g) 金银花(30g) 苦桔梗(18g) 薄荷(18g) 竹叶(12g) 生甘草(15g) 荆芥穗(12g) 淡豆豉(15g) 牛蒡子(18g)

用法:上杵为散,每服18g,鲜苇根汤煎,香气大出,即取服,勿过煮。

功用:辛凉透表,清热解毒。

主治:可用于瘾疹、荨麻疹、麻疹初起。

桑菊饮

组成:桑叶(7.5g) 菊花(3g) 杏仁(6g) 连翘(5g) 薄荷(2.5g) 桔梗(6g) 甘草(2.5g) 芦根(6g)

用法:水煎温服。

功用:疏风清热,宣肺止咳。

主治:风热型的瘾疹。

败毒散

组成:柴胡、前胡、川芎、枳壳、羌活、独活、茯苓、桔梗、人参(各9g) 甘草(5g)

用法：上药为末，每服6g，入生姜、薄荷煎。

功用：散寒祛湿，益气解表。

主治：荨麻疹、湿疹、皮肤瘙痒症等属风寒夹湿者。若用于疮疡初起，可去人参，加金银花、连翘以清热解毒，散结消肿。若用于风毒瘾疹，可加蝉蜕、苦参以疏风止痒，清热除湿。

二 泻下剂

以下法为指导，用泻下药为主组成，具有通导大便，排除胃肠积滞、荡涤实热，或攻逐水饮、寒积等作用，用以治疗里实证的方剂，统称为泻下剂。本类方剂适用于热实里急、腹痛、大便不通、寒实积聚、腹痛、大便秘结、肠道宿食积滞、腹胀疼痛等。泻下剂分为寒下、温下、润下、逐水和扶正泻下等5大类，分别用于热结、寒积、燥结、水结等导致的损美性疾病。

大承气汤

组成：酒大黄（12g） 厚朴（15g） 枳实（12g） 芒硝（9g）

用法：水煎服。

功用：峻下热结。

主治：阳明腑实之肥胖症。

附方：调胃承气汤

组成：酒大黄（12g） 芒硝（15g） 炙甘草（6g）

用法：水煎服。

功用：缓下热结。

主治：胃肠积热引起的发斑。

麻子仁丸（脾约丸）

组成：麻子仁（20g） 芍药（9g） 枳实（9g） 大黄（12g） 厚朴（9g） 杏仁（10g）

用法：上药为末，炼蜜为丸，如梧桐子大，饮服10丸，日3服。

功用：润肠泄热，行气通便。

主治：脾约证。

三 和解剂

凡以和法为指导，选择适宜的药物组成，具有和解、调和作用，用以治疗脏腑、表里、营卫等失于调和之证的方剂，统称为和解剂。本类方剂适用于肝脾不和、脾胃不和、营卫不和、表里不和等证。和解剂分为和解少阳、调和肝脾、调和脾胃等3大类，分别用于少阳不和、肝脾不和及脾胃不和等导致的损美性疾病。

小柴胡汤

组成：柴胡（24g） 黄芩（9g） 人参（9g） 炙甘草（6g） 半夏（9g） 生姜（9g） 大枣

(4 枚)

用法:水煎服。

功用:和解少阳。

主治:急性乳腺炎属少阳证者。

逍 遥 散

组成:柴胡、当归、芍药、白术、茯苓(各 15g)　炙甘草(6g)

用法:上为粗末,每服 6g,水一大盏,烧生姜一块切破,薄荷 6g,同煎至七分,去渣热服,不拘时候。

功用:疏肝解郁,养血健脾。

主治:乳癖、失荣、粉刺、黧黑斑、油风等属肝气郁结者。

加味逍遥散

组成:柴胡、当归、芍药、白术、茯苓(各 6g)　牡丹皮、山栀、炙甘草(各 3g)　薄荷(6g)

用法:水煎服。

功用:养血健脾,疏肝清热。

主治:粉刺、黧黑斑、油风等属肝郁血虚生热证。

防风通圣散

组成:防风、川芎、当归、芍药、大黄、薄荷叶、麻黄、连翘、芒硝(各 6g)　石膏、黄芩、桔梗(各 12g)　滑石(20g)　生甘草(10g)　荆芥、白术、栀子(各 3g)

用法:上为末,每服 6g,水一大盏,生姜 3 片,煎至六分,温服。

功效:疏风解表,清热通便。

主治:肥胖症、头面部疖肿等属风热壅盛,表里俱实者。

四 清热剂

凡以清法为依据,选择清热药为主要组成,具有清热、泻火、凉血、解毒等作用,用以治疗里热证的方剂,谓之清热剂。清热剂分为清气分热、清营凉血、清热解毒、清脏腑热、清虚热等 5 大类。清气分热法适用于气分热盛之证,如气分热盛引起的高热、汗出、烦渴等。清营凉血法适用于邪由气分传入营分的病证,如发斑等损美性疾病。清热解毒法适用于实热火毒壅盛于里之证,如热盛三焦引起的疮疡、过敏等损美性疾病。清虚热适用于阴虚火旺之证导致的颧红颊赤等。

白 虎 汤

组成:石膏(50g)　知母(18g)　炙甘草(6g)　粳米(9g)

用法:水煎服。

功用:清热生津。

主治:疮疡属气分热盛者。

竹叶石膏汤

组成:竹叶(6g)　石膏(50g)　半夏(9g)　麦门冬(20g)　人参(6g)　炙甘草(6g)　粳米(10g)

用法:水煎服。

功用:清热生津,益气和胃。

主治:余热未清,气津两伤证。

清　营　汤

组成:犀角(用水牛角30g代之)　生地黄(15g)　玄参(9g)　竹叶心(3g)　麦门冬(9g)　丹参(6g)　黄连(5g)　金银花(9g)　连翘(6g)

用法:作汤剂,水牛角切片先煎,后下余药。

功用:清营解毒,透热养阴。

主治:热入营分证。用于有头疽、发颐、丹毒、药疹、红斑狼疮等热入营分,邪毒内陷者。

犀角地黄汤

组成:犀角(用水牛角30g代之)　生地黄(24g)　芍药(12g)　牡丹皮(9g)

用法:作汤剂,水牛角切片先煎,后下余药。

功用:清热解毒,凉血散瘀。

主治:用于疮疡、药疹、红斑狼疮、紫癜、烧伤、败血症等热入营血,热毒炽盛者。

黄连解毒汤

组成:黄连(9g)　黄芩、黄柏(各6g)　栀子(9g)

用法:水煎服。

功用:泻火解毒。

主治:三焦火毒热盛证。酒皶鼻、痈疽疔毒及一切火毒热毒,发热、汗出、口渴等实证。

龙胆泻肝汤

组成:龙胆(6g)　黄芩(9g)　栀子(9g)　泽泻(12g)　木通(6g)　当归(3g)　生地黄(9g)　柴胡(6g)　生甘草(6g)　车前子(9g)

用法:水煎服,亦可制成丸剂,每服6~9g,日2次,温开水送下。

功用:清肝胆实火,泻下焦湿热。

主治:用于湿疹、丹毒、足癣继发感染、接触性皮炎、蛇丹等。

枇杷清肺饮

组成:枇杷叶(去毛蜜炙)、桑白皮(各6g)　黄连、黄柏(各3g)　人参、生甘草(各1g)

用法:水煎服。

功用:清宣肺热。

主治:粉刺、酒皶鼻等。

青蒿鳖甲汤

组成:青蒿(6g)　鳖甲(15g)　细生地黄(12g)　知母(6g)　牡丹皮(9g)

用法:水煎服。

功用:养阴透热。

主治:用于疮疡等属于阴虚内热者。

五　温里剂

凡以温法为依据,选用温热药为主组成,具有振奋阳气、温散寒邪作用,治疗里寒证的方剂,谓之为温里剂。温里剂分为温中祛寒、回阳救逆、温经散寒3大类。主要治疗脾胃虚寒、肾衰寒盛和经脉凝滞之证导致的损美性疾病。本类方剂多偏辛温燥热,临床用时,禁用于热证和真热假寒证。

理　中　丸

组成:人参、干姜、炙甘草、白术(各9g)

用法:上4味,捣筛,蜜和为丸,如鸡子黄许大,以沸汤数合和一丸,研碎,温服之。

功用:温中祛寒,补气健脾。

主治:肥胖症属中焦虚寒所致者。

小建中汤

组成:芍药(18g)　桂枝(9g)　炙甘草(6g)　生姜(9g)　大枣(4枚)　饴糖(30g)

用法:上六味,以水七升,先煮五味,取三升,去滓,内饴糖,更上微火消解,温服一升,日3服。

功用:温中补虚,和里缓急。

主治:中焦虚寒,阴阳失调者。

当归四逆汤

组成:当归(12g)　桂枝(9g)　芍药(9g)　细辛(3g)　炙甘草(6g)　通草(6g)　大枣(8枚)

用法:水煎服。

功用:温经散寒,养血通脉。

主治:血虚寒凝、手足寒冷或青紫,受寒后更甚;或冻疮初起未溃者。

阳　和　汤

组成:熟地黄(30g)　肉桂(3g)　麻黄(2g)　鹿角胶(9g)　白芥子(6g)　炮姜炭(2g)　生甘草(3g)

用法：水煎服。

功用：温阳补血，散寒通滞。

主治：脱疽、跗骨疽和流痰的虚寒型。

六 补益剂

凡以补法为依据，用补益药为主组成，具有补益人体气血阴阳不足的作用，用以治疗虚证为主的方剂，统称为补益剂。气虚尤其是脾肺气虚，多见疲倦乏力、食少便溏等。血虚尤其是营血亏虚，症见面色萎黄、唇淡甲枯等。阴虚者多见形体消瘦、口燥咽干、颧红颊赤等。阳虚者多见腰膝酸软、形胖体虚。气血同源，阴阳互根，因此补气、补血、补阴、补阳虽各有所主，但不能分开，而是相互联系。

虚证有真假之分，大实有羸象，至虚有盛势，真实假虚之证切不可用补益剂。

四君子汤

组成：人参、白术、茯苓（各9g） 炙甘草（6g）

用法：水煎服。

功用：益气健脾。

主治：疮疡属中气虚弱、脾失运化者。

附方：

1. 六君子汤

组成：四君子汤加陈皮（3g） 半夏（4.5g） 大枣（2枚） 生姜（3片）

功用：益气健脾，燥湿化痰。

主治：脾胃气虚兼痰湿证。

2. 香砂六君子汤

组成：人参（3g） 白术、茯苓（各6g） 炙甘草（2g） 陈皮（2.5g） 半夏（3g） 砂仁（2.5g） 木香（2g） 生姜（6g）

功用：益气化痰，行气温中。

主治：脾胃气虚，痰阻气滞证。

参苓白术散

组成：莲子肉（9g） 薏苡仁（9g） 缩砂仁（6g） 桔梗（6g） 白扁豆（12g） 白茯苓（15g） 人参（15g） 甘草（9g） 白术（15g） 山药（15g）

用法：上为细末。每服6g，大枣汤调下。

功用：益气健脾，渗湿止泻。

主治：脾虚型湿疹、脓疱疮、形体羸瘦等。

补中益气汤

组成：黄芪（18g） 炙甘草（9g） 人参（6g） 当归（3g） 橘皮（6g） 升麻（6g） 柴胡（6g） 白术（9g）

用法：水煎服。

功用:补中益气,升阳举陷。
主治:用于疮疡属元气亏损者。

玉屏风散

组成:防风(6g)　黄芪、白术(各12g)
用法:水煎服。
功用:益气固表止汗。
主治:表虚自汗,慢性荨麻疹。

生　脉　散

组成:人参(9g)　麦门冬(9g)　五味子(6g)
用法:水煎服。
功用:益气生津,敛阴止汗。
主治:疮疡、烧伤等属气阴两虚者。

四　物　汤

组成:熟地黄(12g)　当归(9g)　川芎(6g)　白芍(9g)
用法:水煎服。
功用:补血和血。
主治:雀斑、目胞黑、油风、疮疡血虚之证。
附方:
1. 桃红四物汤
组成:四物汤加桃仁(9g)　红花(6g)
用法:水煎服。
功用:养血活血。
主治:炎症后色素沉着、粉刺、瘢痕、疮疡、脱疽之属于血瘀者。
2. 八珍汤
组成:人参、白术、白茯苓、当归、川芎、白芍药、熟地黄(各9g)　炙甘草(5g)
用法:加生姜3片　大枣5枚,水煎服。
功用:益气补血。
主治:用于油风、疮疡、羸瘦属气血两虚者。
3. 十全大补汤
组成:人参(6g)　肉桂(3g)　川芎(6g)　地黄(12g)　茯苓(9g)　白术(9g)　炙甘草(3g)　黄芪(12g)　川当归(9g)　白芍药(9g)
用法:加生姜3片,大枣2枚,水煎服。
功用:温补气血。
主治:用于疮疡气血虚弱,溃疡脓液清稀者。

当归补血汤

组成:黄芪(30g)　当归(6g)

用法:水煎服。

功用:补气生血。

主治:过敏性紫癜、疮疡等属血虚气弱者。

归 脾 汤

组成:白术(9g) 茯神(9g) 黄芪(12g) 龙眼肉(12g) 酸枣仁(12g) 人参(6g) 木香(6g) 炙甘草(3g) 当归(9g) 远志(6g) 生姜(5片) 大枣(1枚)

用法:水煎服。

功用:益气补血,健脾养心。

主治:黧黑斑、面黑、目胞黑、葡萄疫、白发以及乳疾等。

神应养真丹

组成:当归、川芎、白芍、天麻、羌活、熟地黄、木瓜、菟丝子(各等份为末)

用法:上药研末,炼蜜为丸,如鸡子黄大,每服一丸。

功用:养血生发,祛风活络。

主治:油风。

养血润肤饮

组成:当归(9g) 熟地黄、生地黄、黄芪(各12g) 天门冬、麦门冬(各6g) 升麻、黄芩(各3g) 桃仁、红花(各2g) 天花粉(4.5g)

用法:水煎服。

功用:养血润肤止痒。

主治:面游风、皮肤瘙痒症、牛皮癣静止期(血虚风燥型)、红皮病等属病久血虚风燥而见皮肤干燥、脱屑、瘙痒,舌质红者。

六味地黄丸

组成:熟地黄(24g) 山萸肉、干山药(各12g) 泽泻、牡丹皮、茯苓(各9g)

用法:上为末,炼蜜为丸,如梧桐子大。温水化下三丸。

功用:滋补肝肾。

主治:黧黑斑、雀斑、面黑、炎症后色素沉着等。

附方:

1. 知柏地黄丸

组成:六味地黄丸加知母、黄柏(各6g)

用法:上为末,炼蜜为丸,每服6g,温开水送下。

功用:滋阴降火。

主治:阴虚火旺证。

2. 杞菊地黄丸

组成:六味地黄丸加枸杞子、菊花(各9g)

用法:上为细末,炼蜜为丸,每服6g,每日3次。

功用:滋肾养肝明目。

主治:肝肾阴虚证。

3. 肾气丸

组成:干地黄(24g)　山药、山茱萸(各12g)　泽泻、茯苓、牡丹皮(各9g)　桂枝、附子(各3g)

用法:上为细末,炼蜜和丸,每服6g,每日3次。

功用:补肾助阳。

主治:肾阳不足证。

大补阴丸

组成:熟地黄、龟甲(各18g)　黄柏、知母(各12g)

用法:上为细末,猪脊髓蒸熟,炼蜜为丸。每服6~9g,空心盐白汤送下。

功用:滋阴降火。

主治:阴虚火旺证。用于红斑狼疮属肝肾阴虚者。

一贯煎

组成:北沙参、麦门冬、当归身(各9g)　生地黄(18g)　枸杞子(9g)　川楝子(4.5g)

用法:水煎服。

功用:滋阴疏肝。

主治:肝肾阴虚,肝气不舒证。

右归丸

组成:熟地黄(24g)　山药(12g)　山萸肉(9g)　枸杞子(9g)　菟丝子(12g)　鹿角胶(12g)　杜仲(12g)　肉桂(6g)　当归(9g)　制附子(6g)

用法:上将熟地黄蒸烂杵膏,余为细末,炼蜜为丸,每服6~9g,以滚白汤送下。

功用:温补肾阳,填精益髓。

主治:肾阳不足,命门火衰证。用于疮疡、皮肤病属肾阴不足者。

二至丸

组成:女贞子(500g)　墨旱莲(500g)

用法:将女贞子粉碎成细粉,过筛;墨旱莲加水煎煮2次,每次1小时,合并煎液,滤过,滤液浓缩至适量,加炼蜜60g及水适量,与上述粉末泛丸,干燥即得。每服6g,每日3次。

功用:补益肝肾,滋阴止血。

主治:白疕、红斑狼疮、油风证属冲任不调者。

七宝美髯丹

组成:赤、白何首乌(各18g)　赤、白茯苓(各18g)　牛膝(9g)　当归(9g)　枸杞子(9g)　菟丝子(9g)　补骨脂(6g)

用法:上药为末,炼蜜为丸,每次服6g,每日3次,清晨温酒下,午时姜汤下,卧时盐汤下。

功用:补益肝肾,乌发壮骨。

主治:肝肾不足证。须发早白、脱发、齿牙动摇。

七 安神剂

凡以安神药为主组成，具有安神定志的作用，治疗心神不安病证的方剂，称为安神剂。主要治疗因气血不足、痰热内扰等引起的心神不安，虚烦失眠，心悸怔忡，健忘，或惊狂癫痫、躁扰不宁等证。

朱砂安神丸

组成：朱砂（15g） 黄连（18g） 炙甘草（16.5g） 生地黄（4.5g） 当归（7.5g）

用法：上4味为细末，汤浸蒸饼为丸，朱砂为衣。每服2g，食后服。

功用：镇心安神，清热养血。

主治：心火亢盛，阴血不足证。

天王补心丹

组成：酸枣仁、柏子仁、当归身、天门冬、麦门冬（各9g） 生地黄（12g） 人参、丹参、玄参、白茯苓、五味子、远志、桔梗（各5g）

用法：上为末，炼蜜丸如梧子大。朱砂用9～15g为衣，空心白滚汤下9g。

功用：滋阴养血，补心安神。

主治：阴虚血少，心神智不安证。

附方：柏子养心丸

组成：柏子仁（12g） 枸杞子（9g） 麦门冬、当归、石菖蒲、茯神（各5g） 玄参（6g） 熟地黄（各6g） 甘草（5g）

用法：炼蜜丸如梧桐子大，每服9g。

功用：养心安神，滋阴补肾。

主治：阴血亏虚，心肾失调，惊悸怔忡，夜寐多梦，健忘盗汗，舌红少苔，脉细而数。

酸 枣 仁 汤

组成：酸枣仁（15g） 茯苓（6g） 知母（6g） 川芎（6g） 甘草（3g）

用法：水煎服。

功用：养血安神，清热除烦。

主治：虚烦不眠证。

八 理气剂

凡以理气药为主要组成，具有调理气机和调整脏腑的功能，用于治疗气滞、气逆病证的方剂，统称为理气剂。气为人身之根本，贵在冲和流畅而恶抑郁、逆乱和不足。气机瘀滞或逆乱、不足、下陷即可产生各种损美性疾病。

越 鞠 丸

组成：香附、川芎、苍术、栀子、神曲（各6g）

用法：为末，水丸如绿豆大，每服6～9g。

功用：行气解郁。

主治：气、血、痰、火、湿、食等郁，胸膈痞闷，脘腹胀痛，吞酸呕吐，饮食不化。

柴胡疏肝散

组成：柴胡、陈皮（各6g）　川芎、香附、枳壳、白芍（各5g）　炙甘草（3g）

用法：水煎服。

功用：疏肝解郁，行气止痛。

主治：黧黑斑、面黑等属肝气郁滞之证。

半夏厚朴汤

组成：半夏（12g）　厚朴（9g）　茯苓（12g）　生姜（15g）　苏叶（6g）

用法：水煎服。

功用：行气散结，降逆化痰。

主治：梅核气。

九　理血剂

在理血法的指导下，以理血药为主组成，功能调理血分，治疗血证的方剂，谓之理血剂。血是营养人体的重要物质，正常时，血行脉中，周流不息，灌溉五脏六腑，营养四肢百骸。一旦因某种原因造成血行不畅，瘀结内停，或离经妄走均可导致血证。血分病变多为血瘀和血溢两方面。血瘀会导致妇女经闭、痛经等；血溢多表现为离经叛道之血。故治疗方法主要是用活血祛瘀及止血的方法治疗损美性疾病。

血府逐瘀汤

组成：桃仁（12g）　红花（9g）　当归（9g）　生地黄（9g）　川芎（5g）　赤芍（6g）　牛膝（9g）　桔梗（5g）　柴胡（3g）　枳壳（6g）　甘草（6g）

用法：水煎服。

功用：活血化瘀，行气止痛。

主治：白疕、脱疽血瘀者。

附方：

1. 通窍活血汤

组成：赤芍（3g）　川芎（3g）　桃仁（6g）　红花（9g）　老葱（6g）　生姜（9g）　大枣（5枚）　麝香（0.15g）　黄酒（250g）

用法：前7味水煎，将麝香入酒内再煎两沸，两煎汁合一，临卧服。

功用：活血通窍。

主治：酒皶鼻、白癜风、脱发、久聋、牙疳、妇女干血痨、小儿疳证等。

2. 少腹逐瘀汤

组成：小茴香（1.5g）　干姜（3g）　延胡索（3g）　没药（3g）　当归（9g）　川芎（3g）　官桂（3g）　赤芍（6g）　蒲黄（9g）　五灵脂（6g）

用法:水煎服。

功用:活血祛瘀,温经止痛。

主治:血瘀少腹,月经不调,痛经者。

补阳还五汤

组成:生黄芪(120g) 当归尾(3g) 赤芍(5g) 地龙(3g) 川芎(3g) 红花(3g) 桃仁(3g)

用法:水煎服。

功用:补气,活血,通络。

主治:中风,下肢痿废,静脉炎等。

温 经 汤

组成:吴茱萸(9g) 当归(6g) 芍药(6g) 川芎(6g) 人参(6g) 桂枝(6g) 阿胶(6g) 牡丹皮(6g) 生姜(6g) 甘草(6g) 半夏(6g) 麦门冬(9g)

用法:水煎服。

功用:温经散寒,祛瘀养血。

主治:冲任虚寒,瘀血阻滞证。

桂枝茯苓丸

组成:桂枝、茯苓、牡丹皮、桃仁、芍药(各6g)

用法:炼蜜和丸,每服3~6g。

功用:活血化瘀,缓消癥块。

主治:瘀阻胞宫证。

十 治风剂

凡用辛散祛风或息风止痉的药物为主组成,具有疏散外风或平息内风的作用,治疗风病的方剂,统称为治风剂。在美容领域,外风侵袭肌肤多导致瘙痒、脱屑、丘疹等症状。内外风侵袭经络导致口眼㖞斜,角弓反张等,严重影响美观。故治疗方法以疏散外风和平息内风为主。治疗一切内外风邪导致的损美性疾病。

消 风 散

组成:荆芥、防风、牛蒡子、蝉蜕、苍术、苦参、石膏、知母、当归、胡麻仁、生地黄(各6g) 木通、甘草(各3g)

用法:水煎服。

功用:疏风养血,清热除湿。

主治:白屑风、风疹、湿疹、荨麻疹、药物性皮炎、神经性皮炎、接触性皮炎、颜面再发性皮炎、桃花癣等。

当 归 饮 子

组成:当归、白芍药、川芎、生地黄、白蒺藜、防风、荆芥穗(各9g) 何首乌、黄芪(各6g)

甘草(3g)

用法:水煎服。

功用:养血活血,祛风止痒。

主治:血虚风燥型的瘾疹、湿疹、牛皮癣、白屑风、手足皲裂等。

十一 治燥剂

凡以燥者润之的治则为依据,以甘凉滋润的药物为主组成,具有轻宣外燥、滋养润燥等作用,以治疗燥病的一类方剂,统称为治燥剂。在美容领域,燥邪作用于人体,导致身热、干咳少痰、舌红咽干、面赤烦躁、皮肤干燥、脱屑等症状,故治疗方法以轻宣外燥、滋阴润燥为主。

麦门冬汤

组成:麦门冬(15g) 半夏(10g) 人参(9g) 甘草(6g) 粳米(5g) 大枣(4枚)

用法:水煎服。

功用:润肺益胃,降逆下气。

主治:肺痿。

养阴清肺汤

组成:大生地(12g) 麦门冬(9g) 生甘草(3g) 玄参(9g) 贝母(5g) 牡丹皮(5g) 薄荷(3g) 炒白芍(5g)

用法:水煎服。

功用:养阴清肺,解毒利咽。

主治:石瘿。

增液汤

组成:玄参(30g) 麦门冬(24g) 细生地黄(24g)

用法:水煎服。

功用:增液润燥。

主治:疮疡、皮肤病阴液受损者。

百合固金汤

组成:熟地黄、生地黄(各9g) 归身(9g) 白芍(3g) 甘草(3g) 桔梗(2.4g) 玄参(2.4g) 贝母(1.5g) 麦门冬(1.5g) 百合(1.5g)

用法:水煎服。

功用:滋肾养肺,止咳化痰。

主治:肾水不足,虚火上炎证。

十二 祛湿剂

凡以祛湿法为指导,选用祛湿药为主组成,具有化湿利水、通淋泄浊等作用,治疗水湿病证的一类方剂，统称为祛湿剂。在美容领域，湿邪分为内湿和外湿。内湿为患，导致黄疸、水肿；外湿为患，导致恶寒发热、头胀身痛，均能影响人体的和谐美。治疗以燥湿和胃、清热祛湿、利水渗湿、温化寒湿为主。

藿香正气散

组成：大腹皮、白芷、紫苏、茯苓（各5g） 半夏曲、白术、陈皮、厚朴、苦桔梗（各10g） 藿香（15g） 炙甘草（12g） 生姜（3片） 大枣（1枚）

用法：水煎服。

功用：解表化湿，理气和中。

主治：外感风寒，内伤湿滞证。

茵陈蒿汤

组成：茵陈（18g） 栀子（12g） 大黄（6g）

用法：水煎服。

功用：清热利湿退黄。

主治：风疹因胃肠湿热所致者。

二妙散

组成：黄柏、苍术（各15g）

用法：水煎服。

功用：清热燥湿。

主治：湿疮、臁疮，属湿热内盛者。

附方：

1. 三妙丸

组成：黄柏（12g） 苍术（18g） 川牛膝（6g）

用法：上为细末，面糊为丸，每服9g，空心，姜、盐汤下，忌鱼腥、荞麦、热面、煎炒等物。

功用：清热燥湿。

主治：湿热下注，两脚麻木，或如火烙之热。

2. 四妙散

组成：黄柏、苍术、牛膝、薏苡仁（各12g）

用法：上为细末，面糊为丸，每服9g。

功用：清热利湿，舒筋壮骨。

主治：湿热痿证。

五苓散

组成：猪苓（9g） 泽泻（15g） 白术（9g） 茯苓（9g） 桂枝（6g）

用法：水煎服。

功用：利水渗湿，温阳化气。

主治：水湿内停、痰饮。

祛湿健发汤

组成:炒白术(15g) 猪苓(15g) 萆薢(15g) 首乌藤(15g) 白鲜皮(15g) 车前子(包)(9g) 川芎(9g) 泽泻(9g) 桑椹(9g) 赤石脂(12g) 生地黄(12g) 熟地黄(12g)

用法:水煎服。

功用:健脾祛湿,滋阴固肾,乌须健发。

主治:脂溢性脱发。

十三 祛痰剂

凡以祛痰法为指导,以祛痰、止咳平喘药为主组成,具有消除痰涎,制止喘咳作用,治疗各种痰证的方剂,统称为祛痰剂。在美容领域,痰邪为病多发为咳喘、水肿。治疗以燥湿化痰、清热化痰、润燥化痰为主。痰是病理产物,但为疾病之标,而非疾病之本,故治疗痰证,不宜单独攻痰。

二 陈 汤

组成:半夏(15g) 橘红(15g) 白茯苓(9g) 炙甘草(4.5g)

用法:每服加生姜7片,乌梅1个,水煎服。

功用:燥湿化痰,理气和中。

主治:疮疡痰浊凝结之证。

温 胆 汤

组成:半夏(6g) 竹茹(6g) 枳实(6g) 陈皮(9g) 炙甘草(3g) 茯苓(4.5g)

用法:每服加姜5片,枣1个,水煎服。

功用:理气化痰,和胃利胆。

主治:胆胃不和,痰热内扰证。

十四 消导剂

凡以消法为指导,以消导药为主组成,具有消食导滞,轻身减脂作用,用于治疗饮食积滞的方剂,统称为消导剂。饮食积滞日久,易使气机阻滞,聚湿生痰;脾虚食积,运化失司化痰而致肥胖。故消导剂以消食化滞、健脾消食为主。

保 和 丸

组成:山楂(18g) 神曲(6g) 半夏(9g) 茯苓(9g) 陈皮(6g) 连翘(6g) 莱菔子(6g)

用法:水煎服,或面糊为丸,每服9g,每日3次。

功用:消食和胃。

主治:食积。

健 脾 丸

组成:白术(15g)　木香、黄连、甘草(各6g)　白茯苓(10g)　人参(9g)　神曲、陈皮、砂仁、麦芽、山楂、山药、肉豆蔻(各6g)

用法:共为细末,蒸饼为丸,每服6~9g,每日2次,或水煎服。

功用:健脾和胃,消食止泻。

主治:脾虚停食证。

十五 外用剂

以外用药物为主,以局部涂擦、敷贴、熏洗、点眼、吹喉、滴鼻为主要应用形式的一类方剂。其中有些药物也可内服。外用药具有解毒消肿、化腐排脓、生肌敛疮、杀虫止痒、止血止痛、美容养颜等功效,主要用于雀斑、黧黑斑、粉刺、酒皶鼻、痈疽疮疖等各种损美性疾病。

痤 疮 洗 剂

组成:沉降硫黄(6g)　樟脑酯(10g)　西黄芪胶(1g)　石灰水(加至100ml)

用法:外擦。擦药前先用热水洗涤患部。

功用:减少皮脂溢出,消炎。

主治:粉刺。

五妙水仙膏

组成:五倍子(6g)　石碱(15g)　生石灰(50g)

用法:上药制成软膏剂。外用。有特发性瘢痕疙瘩史者慎用或忌用。

功用:消炎解毒,祛腐生新,收敛杀菌。

主治:雀斑、黧黑斑、色素痣、炎症后色素沉着等。

硫 黄 软 膏

组成:硫黄(5~10g)　凡士林(90~95g)

用法:将硫黄研细,与凡士林调匀即成。涂擦患处。

功用:杀虫止痒。

主治:疥疮、玫瑰糠疹、白秃疮、肥疮等。

颠 倒 散

组成:硫黄、生大黄(各7.5g)　石灰水(100ml)

用法:将硫黄、大黄研极细末后,加入石灰水(将石灰与水搅浑,待澄清后,取中间清水)100ml混和即成。在应用时,先将药水充分振荡,再涂擦患处。

功用:清热散瘀。

主治:酒皶鼻、粉刺。

疯 油 膏

组成:轻粉(4.5g)　铅丹(3g)　飞朱砂(3g)

用法：上药研细末，先以麻油120g煎微滚，入黄蜡30g再煎，以无黄沫为度，取起离火，再将药末渐渐投入，调匀成膏。涂擦患处，或加热烘疗法疗效更好。

功用：润燥、杀虫、止痒。

主治：鹅掌风、牛皮癣、慢性湿疹等皮肤皲裂、干燥作痒者。

复方土槿皮酊

组成：10%土槿皮酊(40ml)　苯甲酸(12g)　水杨酸(6g)　75%乙醇(加至100ml)

用法：将苯甲酸、水杨酸加适量乙醇溶解，再加入10%土槿皮酊混匀，最后将乙醇加至尽量。涂擦患处，每日3~4次。手足部糜烂或皲裂者禁用。

功用：杀虫止痒。

主治：鹅掌风、脚湿气。

青黛膏

组成：青黛散(75g)　凡士林(300g)

用法：先将凡士林烊化冷却，再将药粉徐徐调入即成。将药膏涂于纱布上贴之，或蘸药涂擦患处，或再加热烘疗法。

功用：收湿止痒，清热解毒。

主治：皮肤焮肿痒痛出水者。

金黄散

组成：大黄、黄柏、姜黄、白芷(各2500g)　天南星、陈皮、苍术、厚朴、甘草(各1000g)　天花粉(5000g)

用法：上药共研细末，可用葱捣汁、酒、油、蜜、菊花露、金银花露、丝瓜叶捣汁等调敷。

功用：清热除湿，散瘀化痰，止痛消肿。

主治：一切疮疡阳证。

生肌散

组成：制炉甘石(15g)　滴乳石(9g)　滑石(30g)　血珀(9g)　朱砂(3g)　冰片(0.3g)

用法：上药研极细末，掺疮面上，外盖膏药或药膏。

功用：生肌收口。

主治：痈疽溃后，脓水将尽者。

白屑风酊

组成：蛇床子(40g)　苦参片(40g)　土槿皮(20g)　薄荷脑(10g)

用法：将蛇床子、苦参片、土槿皮共研成粗粉，先用75%乙醇80ml将药粉浸透，放置6小时后，加入75%乙醇920ml，依照渗漉分次加入法，取得酊剂约1000ml(不足之数可加入75%乙醇补足)，最后加入薄荷脑即成。涂擦患处，每日3~5次；有糜烂者禁用。

功用：祛风止痒。

主治：白屑风。

玉 容 粉

组成:白僵蚕、白附子、白芷、山柰、硼砂(各9g) 石膏、滑石(各15g) 白丁香(1g) 冰片(1g)

用法:上为细末,搽面,人乳调搽更妙。

功用:消斑润肤。

主治:雀斑、黧黑斑、炎症后色素沉着等。

四 黄 散

组成:黄连、黄柏、黄芩、大黄、乳香、没药(各等量)

用法:上药研细末,水或金银花露调敷患处。

功用:清热解毒,活血消肿。

主治:阳证疮疡。

七 白 散

组成:白蔹、白术、白牵牛、白芍药、白僵蚕、白芷、白附子(各适量)

用法:上药共研末,以蛋清调敷面上。

功用:消斑润肤。

主治:雀斑、黧黑斑、炎症后色素沉着等。

复习思考题

1. 清热剂主要用于哪些损美性疾病?
2. 试述补益剂在美容中的应用。
3. 具有美白作用的外用方剂有哪些?它们有什么区别?

第七章 美容中医学常用经络与腧穴

第一节 经络学说概述

经络是人体运行气血的通道，包括经脉和络脉。经，有路径的含义，为直行的主干。络，有网络的含义，为侧行分支。经脉以上下纵行为主，是经络的主体部分；络脉从经中分出侧行，系经络的细小部分。《灵枢经·脉度》指出："经脉为里，支而横者为络，络之别出为孙"。经络纵横交错，遍布全身，是人体的重要组成部分。

经络系统是由经脉与络脉相互联系、彼此衔接而构成的体系。经络系统中有经气的活动。所谓经气，即经络之气，概指经络运行之气及其功能活动。经络系统将人体的组织器官、四肢百骸联络成一个有机整体，并通过经气的活动，调节全身各部的功能，运行气血、协调阴阳，从而使整个机体保持协调和相对平衡。

经络学说是阐述人体经络系统的循行分布、生理功能、病理变化及其与脏腑功能相互关系的理论体系，是中医理论的重要组成部分，对临床中医各科尤其是针灸临床实践具有重要的指导作用。

人体的经络系统由经脉和络脉组成。经脉包括十二经脉和奇经八脉，以及附属于十二经脉的十二经别、十二经筋、十二皮部。络脉包括十五别络、浮络、孙络等。其基本内容见表7-1。

一 十二经脉

十二经脉的流注，始于手太阴肺经，终于足厥阴肝经。根据《灵枢经·经脉》的记载，十二经脉的循行是：

（一）手太阴肺经

手太阴肺经起始于胃的中焦中脘部，向下联络大肠，返回来沿胃的上口上行，穿过横膈，属于肺脏。从肺系（气管、喉咙部）横行出走腋下（中府），沿上臂内侧，行于手少阴经、手厥阴经的前面，下至肘窝中，然后沿前臂内侧桡骨的边缘，进入寸口动脉搏动处，向前行至鱼际部，沿鱼际的边缘直出拇指尖端（少商）。

它的支脉，从腕后（列缺）分出，沿食指桡侧，一直走向末端，连接手阳明大肠经（图7-1）。

（二）手阳明大肠经

手阳明大肠经起始于食指末端（商阳），沿食指桡侧缘上行，经过第1、2掌骨之间，向上进入两筋（拇长伸肌腱和拇短伸肌腱）中间的凹陷处，沿前臂外侧前缘，行至肘部外侧，再沿上臂外侧前缘，上走肩端，出肩峰前缘，向上交会于颈部的大椎穴，然后向下注入缺盆（锁骨上窝），联络肺脏，穿过横膈，属于大肠。

表7-1　经络系统简表

- 经络系统
  - 经脉
    - 十二经脉
      - 手三阴经
        - 手太阴肺经：起于中府，止于少商
        - 手厥阴心包经：起于天池，止于中冲
        - 手少阴心经：起于极泉，止于少冲
      - 手三阳经
        - 手阳明大肠经：起于商阳，止于迎香
        - 手少阳三焦经：起于关冲，止于丝竹空
        - 手太阳小肠经：起于少泽，止于听宫
      - 足三阴经
        - 足太阳脾经：起于隐白，止于大包
        - 足厥阴肝经：起于大敦，止于期门
        - 足少阴肾经：起于涌泉，止于俞府
      - 足三阳经
        - 足阳明胃经：起于承泣，止于厉兑
        - 足少阳胆经：起于瞳子髎，止于足窍阴
        - 足太阳膀胱经：起于睛明，止于至阴
    - 奇经八脉
      - 任脉：任脉起于会阴，止于承浆
      - 督脉：督脉起于长强，止于龈交
      - 冲脉
      - 带脉
      - 阴跷脉
      - 阳跷脉
      - 阴维脉
      - 阳维脉
    - 十二经脉附属部分
      - 十二经别
      - 十二经筋
      - 十二皮部
  - 络脉
    - 十五别络：从十二经脉及任脉、督脉各分出一支别络，再加上脾之大络
    - 孙络：细小的脉络
    - 浮络：浮现于体表的络脉

它的支脉，从缺盆上走颈旁，经过面颊，进入下齿龈中，出来挟口旁，左右两脉在水沟穴交叉，然后左脉向右，右脉向左，向上挟行鼻孔两旁（迎香），连接足阳明胃经（图7-2）。

（三）足阳明胃经

足阳明胃经起始于鼻旁，上行交于鼻根部，并与旁侧足太阳经脉相会，沿鼻外侧（承泣）下行，进入上齿龈，又回出来挟口旁，环绕口唇，向下交于颏唇沟，退回来沿腮下方出大迎穴。再沿下颌角，上走耳前，经颧弓上缘，沿发际，到额颅中部。

面部支脉，从大迎前下走人迎，沿喉咙进入缺盆，向下通过横膈，入属胃腑，联络脾脏。其直行的支脉，从缺盆部下行，经乳中，向下挟脐两旁，进入气街中。

胃下口的支脉，从胃下口（幽门）起始，沿腹腔之内下行，至气冲穴处与前直行的经脉会合，由此向下，经大腿前，直抵伏兔部，再下至膝盖，沿胫骨前外侧，下向足背，进入中趾内侧趾

缝,出次趾末端(厉兑)。

胫部支脉,从膝下3三寸处(足三里)分出,向下进入中趾外侧趾缝,出中趾末端。

足背部支脉,从足背(冲阳)分出,进入足大趾,出其末端,连接足太阴脾经(图7-3)。

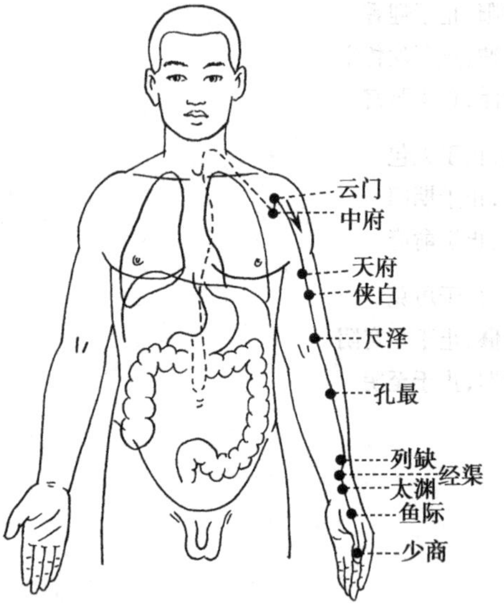

图7-1 手太阴肺经

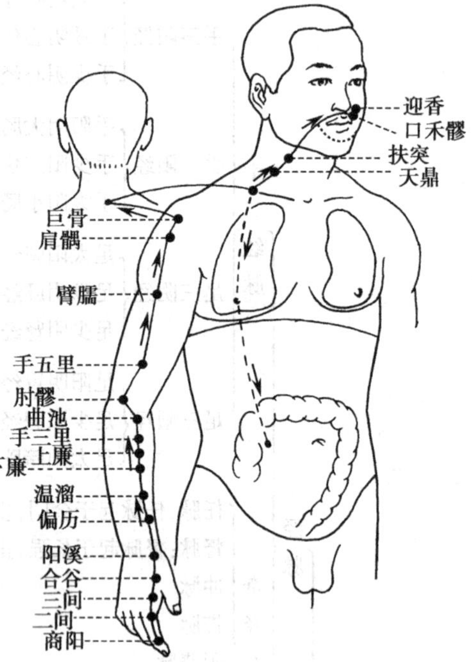

图7-2 手阳明大肠经

(四)足太阴脾经

足太阴脾经起始于足大趾末端(隐白),沿大趾内侧赤白肉际,上行于内踝前面,再向上沿小腿内侧胫骨的后面,在内踝上8寸处,交出足厥阴肝经之前,继续上行,经过膝部,沿大腿内侧的前缘,进入腹内,属于脾,络于胃,向上通过膈肌,挟行食管两旁,连系舌根,散布于舌下。

它的支脉,从胃分出,上行通过横膈,流注于心中,连接手少阴心经(图7-4)。

(五)手少阴心经

手少阴心经起始于心中,出来连属心系,向下穿过横膈,联络小肠。它的支脉,从心系分出,向上挟咽喉两侧,联系目系。

它的直行脉,从心系上行至肺,向下出于腋下(极泉),沿上臂内侧后缘,走手太阴经、手厥阴经之后,下至肘关节内侧,沿前臂内侧后缘,至掌后腕豆骨处,进入掌内后廉,沿小指的内(桡)侧出其末端(少冲),连接手太阳小肠经(图7-5)。

(六)手太阳小肠经

手太阳小肠经起始于手小指外侧末端(少泽),沿手掌尺侧,上向至手腕部,出尺骨小头部,直上沿尺骨外侧后缘,出于肘内侧当肱骨内上髁与尺骨鹰嘴之间,向上沿上臂外后侧,出肩关节处,绕行肩胛部,交会于肩上,进入缺盆部,联络心脏,沿着食管,通过横膈,到胃脘部,连属于小肠。

它的支脉,从锁骨上行,沿颈旁,上行面颊,到外眼角,退向后方,进入耳中(听宫)。它的另一支脉,从面颊部分出,上向颧骨部,靠鼻旁到内眼角,接足太阳膀胱经(图7-6)。

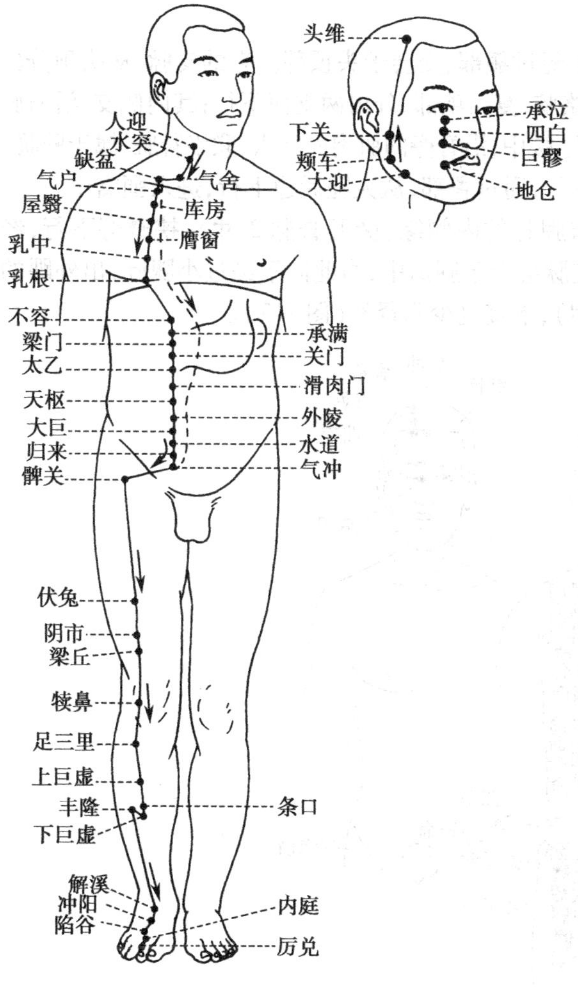

图7-3 足阳明胃经

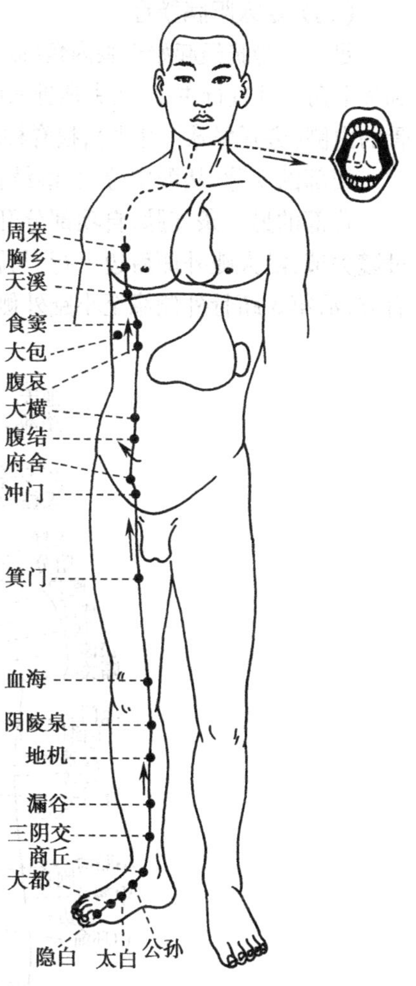

图7-4 足太阴脾经

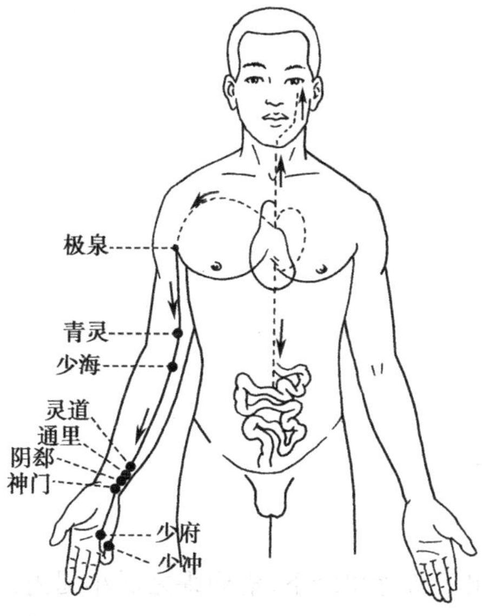

图7-5 手少阴心经

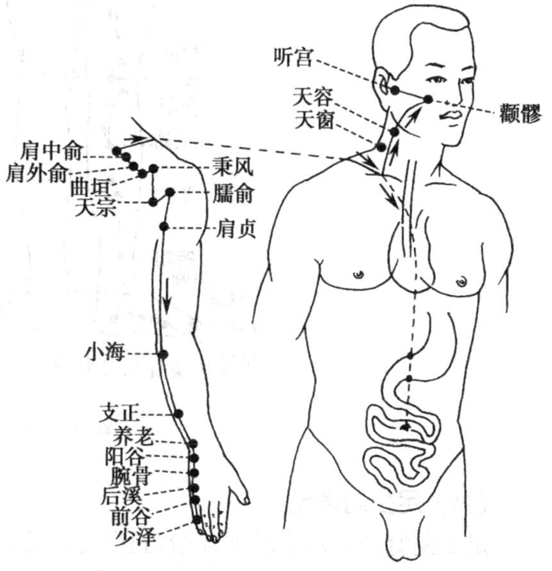

图7-6 手太阳小肠经

（七）足太阳膀胱经

足太阳膀胱经起始于眼内角（睛明），向上经过额部、交会于头顶部。它的支脉，从头顶分出到耳上角。其直行主干，从头顶进入颅内，联络脑，复出项部，分出两支而下行；其内侧支，沿肩胛骨的内侧（旁开督脉 1 寸半），挟脊柱两侧，抵达腰中，沿脊旁的肌肉而深入，联络肾脏，属于膀胱。

腰部的支脉，从腰中分出，继续挟脊旁下行，通过臀部，从大腿后边下行，进入腘窝中。

背部的另一条支脉，自项部分开后，沿肩胛骨的内侧缘（旁开督脉 3 寸），挟脊旁下行，经过髋关节，沿大腿外侧后边下行，与腰部的支脉会合于腘窝中，由此向下经过小腿肚，出外踝的后方，沿第 5 跖骨外侧缘至小趾外侧端（至阴），下接足少阴肾经（图 7-7）。

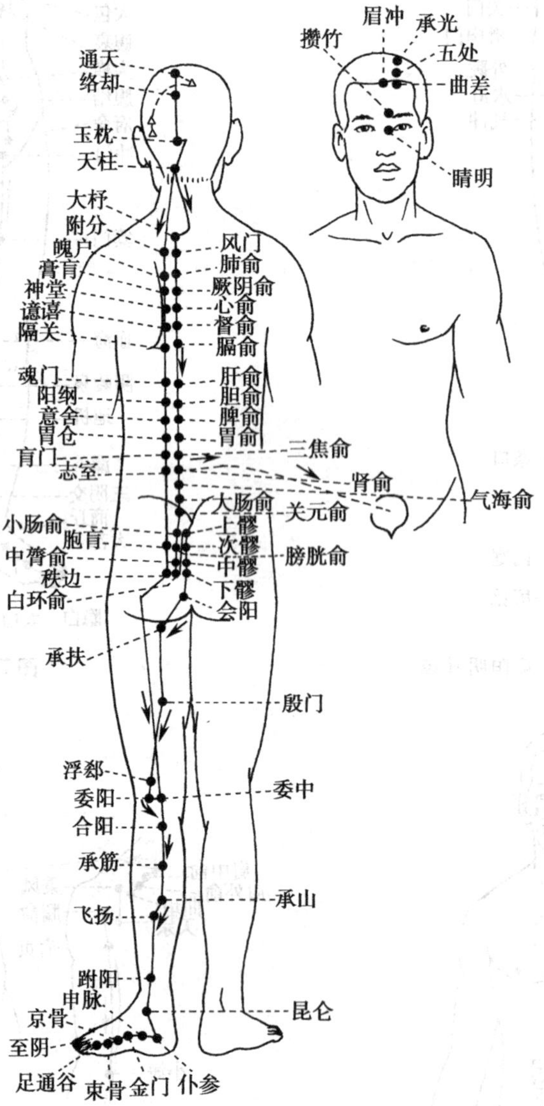

图 7-7　足太阳膀胱经

（八）足少阴肾经

足少阴肾经从足小趾下开始，斜向足底心（涌泉），出于舟骨粗隆下，沿内踝之后小腿内，出腘窝内侧，上大腿内后侧，通过脊柱，属于肾，下络于膀胱。它直行的脉，从肾向上，通过肝脏、横膈，进入肺中，沿着喉咙，挟舌根部。它的支脉，从肺出来，联络心脏，流注于胸中，接手厥阴心包经（图7-8）。

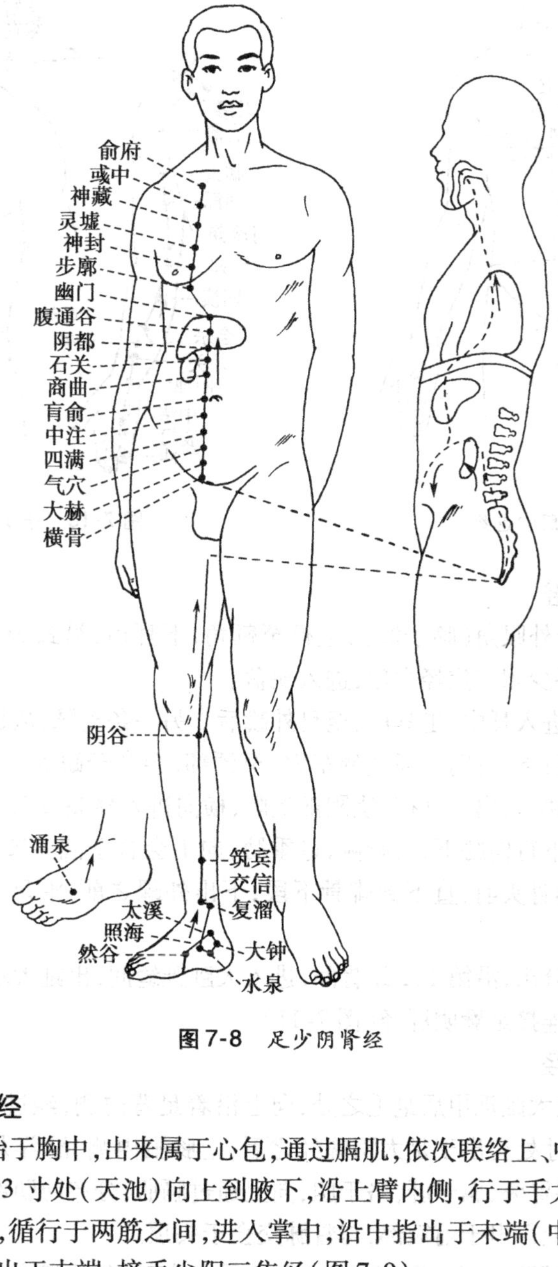

图7-8 足少阴肾经

（九）手厥阴心包经

手厥阴心包经起始于胸中，出来属于心包，通过膈肌，依次联络上、中、下三焦。它的支脉，沿胸内出胁部，当腋下3寸处（天池）向上到腋下，沿上臂内侧，行于手太阴经、手少阴经之间，进入肘中，下行向前臂，循行于两筋之间，进入掌中，沿中指出于末端（中冲）。它的另一支脉，从掌中分出，沿无名指出于末端，接手少阳三焦经（图7-9）。

（十）手少阳三焦经

手少阳三焦经起于无名指末端（关冲），上行于小指与无名指之间，沿着手背，出于前臂伸（外）侧两骨（尺骨、桡骨）之间，向上通过肘尖，沿上臂外侧，向上通过肩部，交出于足少阳经的后面，进入缺盆，分布于膻中，散络于心包，通过横膈，依次属于上、中、下三焦。

它的支脉，从腹中上行，出缺盆部，上向颈旁，连系耳后，直上出耳上方，弯下向面颊，再上行抵达目下。另一支脉，从耳后，进入耳中，出走耳前，经过上关穴，交前支于面颊部，经眉外梢（丝竹空），到目外眦（瞳子髎），连接足少阳胆经（图7-10）。

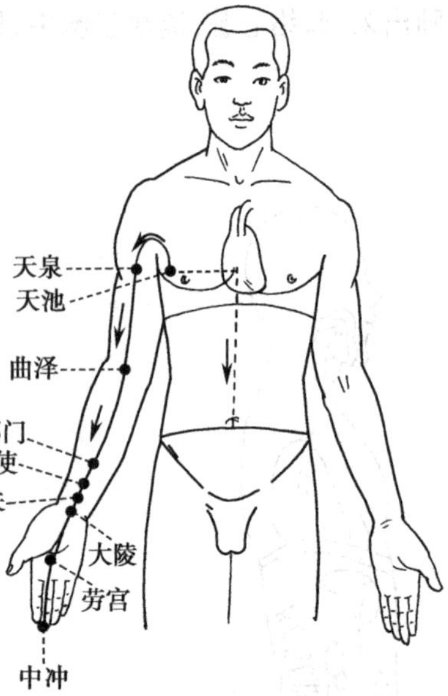

图7-9 手厥阴心包经

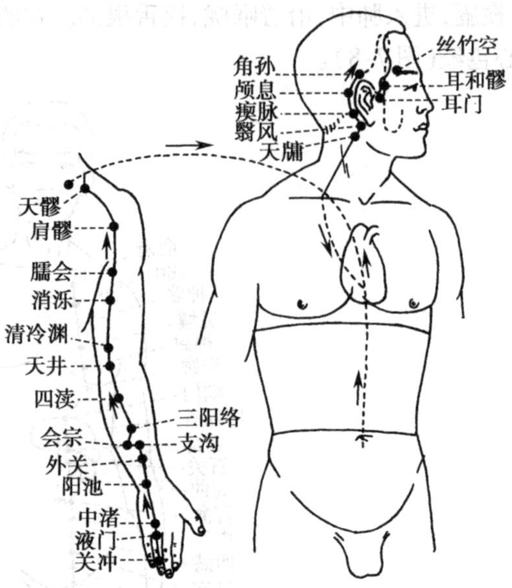

图7-10 手少阳三焦经

(十一) 足少阳胆经

足少阳胆经起始于外眼角(瞳子髎),上行至额角,下耳后,沿颈旁,行于手少阳三焦经之前,至肩上退后,交出手少阳三焦经之后,进入缺盆。

它的支脉,从耳后进入耳中,走耳前,至目外眦后。另一条支脉,从目外眦分出,下行大迎,会合手少阳三焦经,至目下方;向下通过颊车穴,至颈部,会合于缺盆。由此下入胸中,通过膈肌,络于肝,属于胆;沿胁里,出于气街,绕阴部毛际,横向进入髋关节部。

它的主干,从缺盆下行向胁下,沿胸侧,过季胁,向下会合于髋关节部。由此向下,沿大腿外侧,出膝外侧,下向腓骨头前,直下到腓骨下段,下出外踝之前,沿足背进入第 4 趾外侧(足窍阴)。

它的支脉,从足背分出,沿第 1、2 跖骨间,进入大趾趾缝间,出趾大端,回转来通过爪甲,出于大趾背部的毫毛处,连接足厥阴肝经(图 7-11)。

(十二) 足厥阴肝经

足厥阴肝经起于足大趾爪甲后毫毛之处,向上沿着足背内侧,经过距内踝前 1 寸处,上行小腿内侧,在内踝上 8 寸处交出于足太阴脾经之后,上膝腘内侧,沿着大腿内侧,进入阴毛中,环绕外阴部,至小腹,挟胃旁,属于肝,络于胆,向上通过膈肌,分布胁肋部,沿气管之后,向上进入鼻咽部,连接目系。上行出于前额部,与督脉交会于头顶。

它的支脉,从"目系"下颊里,环绕唇内。它的另一支脉,从肝脏分出,通过横膈向上注于肺内(接手太阴肺经)(图 7-12)。

二 十二经脉的一般规律

(一) 走向和交接规律

十二经脉的走向和交接有一定的规律,正如《灵枢经·逆顺肥瘦》所说:"手之三阴,从胸

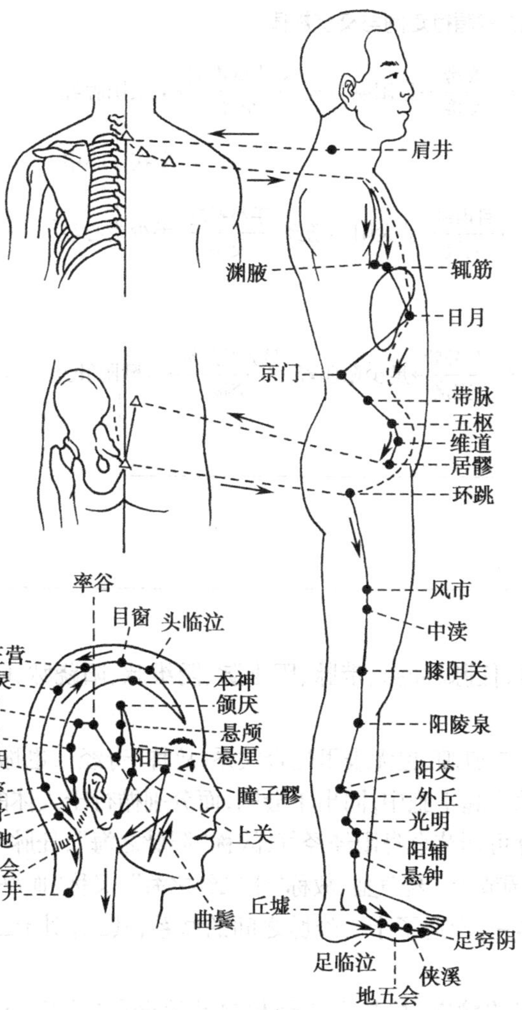

图7-11　足少阳胆经

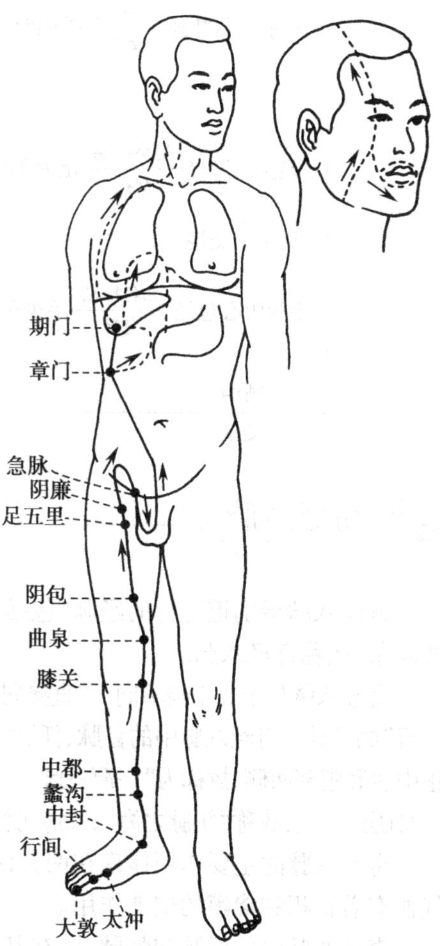

图7-12　足厥阴肝经

走手；手之三阳，从手走头；足之三阳，从头走足；足之三阴，从足走腹。”即手三阴经，起于胸，从胸走手，交于手三阳经；手三阳经，起于手，从手走头，交于足三阳经；足三阳经，起于头，从头走足，交于足三阴经；足三阴经，起于足，从足走腹（至胸），交于手三阴经。这样就构成一个“阴阳相贯，如环无端”（《灵枢经·营卫生会》）的循环径路。

（二）分布规律

1. 头部　头为诸阳之会，手足六阳经脉皆会于头。阳明经行于面部、额部；太阳经行于面颊、头顶及后项部；少阳经行于头部两侧。

2. 躯干部　手三阳经行于肩颈部；足三阳经中阳明经行于胸腹部，太阳经行于背部，少阳经行于身侧面。手三阴经均从腋下走出，足三阴经均行于胸腹部。循行于胸腹部的经脉，自内向外的顺序为足少阴、足阳明、足太阴、足厥阴。

3. 四肢部　阴经行于四肢的内侧，阳经行于四肢的外侧。内侧三阴经，太阴在前，厥阴在中，少阴在后。但下肢内踝上8寸以下，厥阴在前，太阴在中，少阴仍在后。外侧三阳经，阳明在前，少阳在中，太阳在后。

表 7-2 十二经脉的循行走向与交接规律

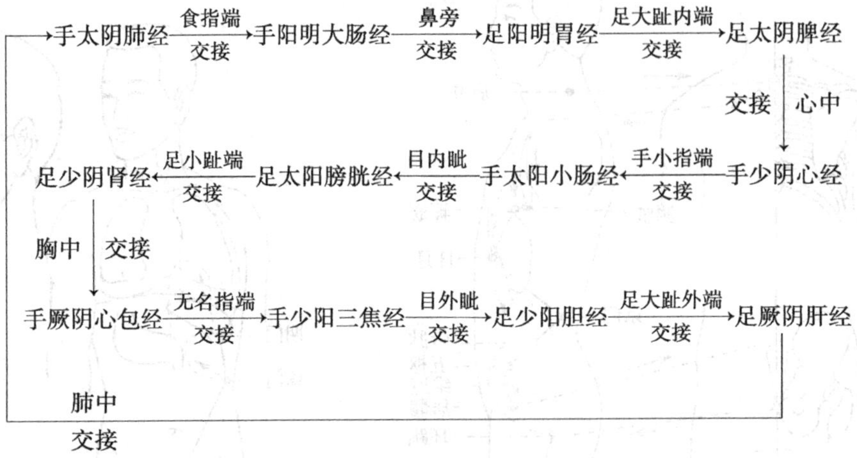

三 奇经八脉

奇经八脉指别道奇行的经脉，包括督脉、任脉、冲脉、带脉、阳维脉、阴维脉、阳跷脉、阴跷脉共 8 条，故称奇经八脉。

奇经八脉与十二正经不同，不直接属于十二脏腑，也无表里配合关系，故称“奇经”，也称“别道奇行”的经脉。奇经八脉中的督脉、任脉、冲脉皆起于胞中，同出于会阴，而分别循行于人体的前后正中线和腹部两侧，故称为“一源三歧”。督脉可调节全身阳经经气，故称“阳脉之海”；任脉可调节全身阴经经气，故称“阴脉之海”；冲脉可涵蓄调节十二经气血，故称“十二经之海”，又称“血海”。

奇经八脉的主要作用体现在两方面：其一，沟通了十二经脉之间的联系；其二，对十二经脉气血有着蓄积和渗灌的调节作用。

奇经八脉中的任脉和督脉，各有其所属的腧穴，故与十二经相提并论合称“十四经”。十四经均具有一定的循行路线、病候和所属腧穴，是经络系统的主要部分。

表 7-3 奇经八脉循行和功能表

脉名	循行分布概况	功能
任脉	腹、胸、颏下正中	总任六阴经，调节全身阴经经气，故称“阴脉之海”
督脉	腰、背、头面正中	总督六阳经，调节全身阳经经气，故称“阳脉之海”
带脉	起于胁下，环腰一周，状如束带	约束纵行躯干的诸条经脉
冲脉	与足少阴经相并上行，环绕口周，且与任、督、足阳明经等有联系	涵蓄十二经气血，故称“十二经之海”或“血海”
阴维脉	小腿内侧，并足太阴、厥阴经上行至咽喉合于任脉	调节六阴经经气
阳维脉	足跗外侧，并足少阳经上行，至项后会合于督脉	调节六阳经经气
阴跷脉	足跟内侧，伴足少阴等经上行，至目内眦与阳跷脉会合	调节肢体运动，司眼睑开合
阳跷脉	足跟外侧，伴足太阳等经上行，至目内眦与阴跷脉会合	

(一) 督脉

督脉起于小腹内，下出于会阴部，向后行于脊柱内，上达项部，进入脑内上行巅顶，沿前额下行鼻柱，至上唇唇系带处(图7-13)。

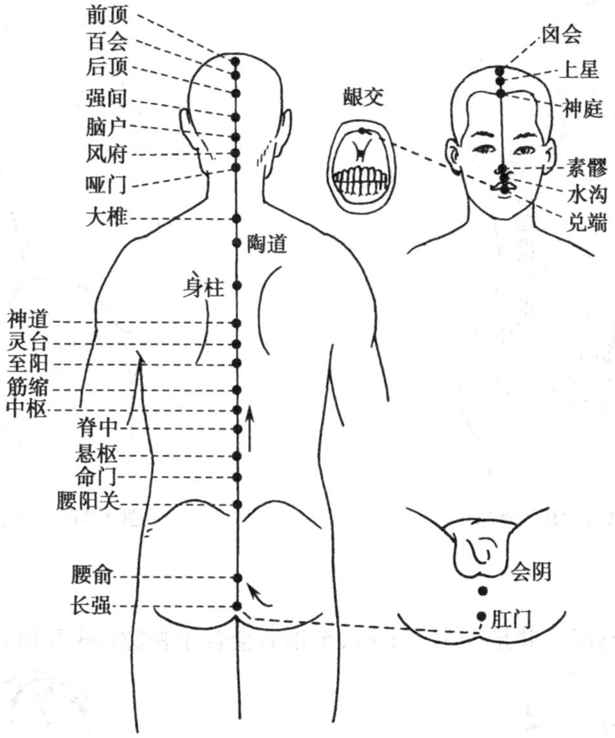

图7-13 督脉

(二) 任脉

任脉起于中极之下，出于会阴，向前进入阴毛处，沿腹里上行，经过关元等穴，到达咽喉部，然后上行至下颌，环绕口唇，沿面部进入两目下(图7-14)。

(三) 冲脉

冲脉起于小腹内，下出于会阴部，向上行于脊柱之内，其外行者经气冲部与足少阴经交会，沿着腹部两侧，上达咽喉，环绕口唇(图7-15)。

(四) 带脉

带脉起于季肋部的下面，斜向下行到带脉、五枢、维道，横行绕身一周(图7-16)。

(五) 阴维脉

阴维脉起于小腿内侧，并足太阴、厥阴经上行，至咽喉合于任脉(图7-17)。

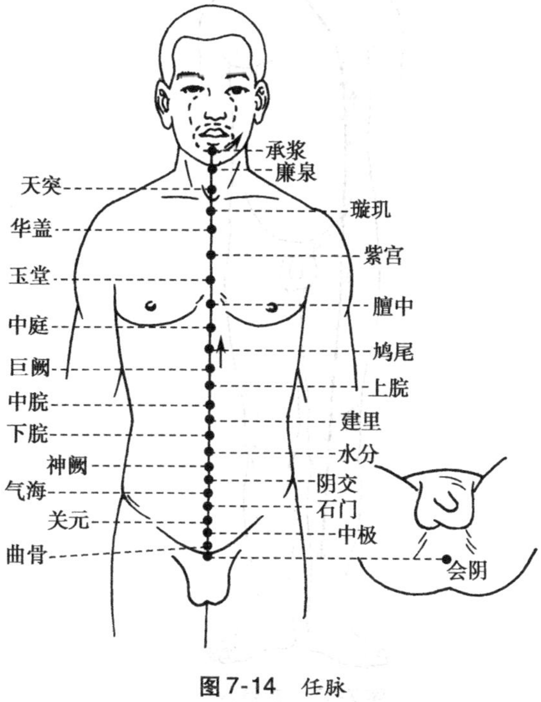

图7-14 任脉

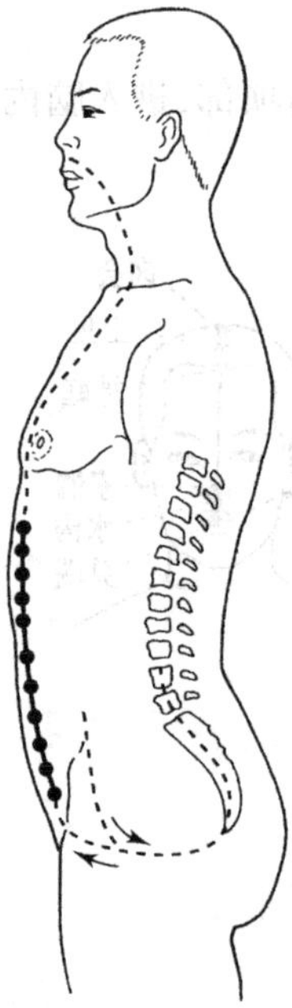

图 7-15　冲脉

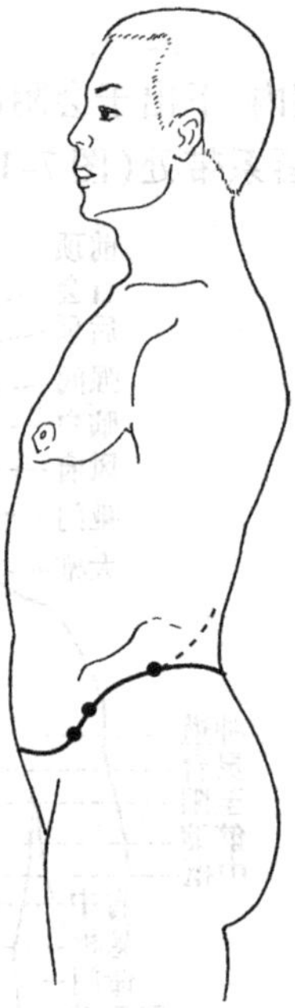

图 7-16　带脉

（六）阳维脉

阳维脉起于足跗外侧，并足少阳经上行，至项后会合于督脉（图 7-18）。

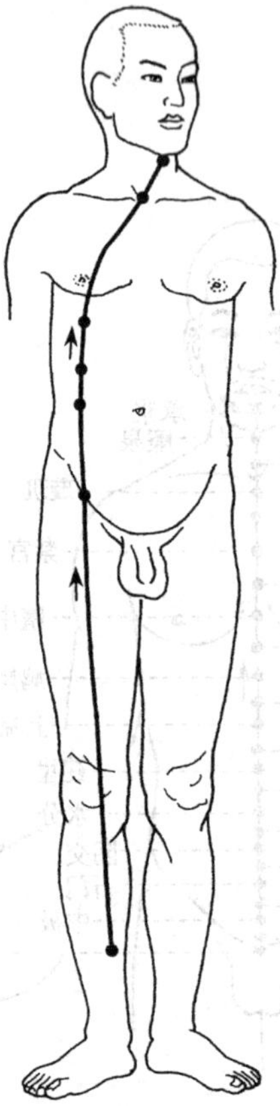

图 7-17　阴维脉

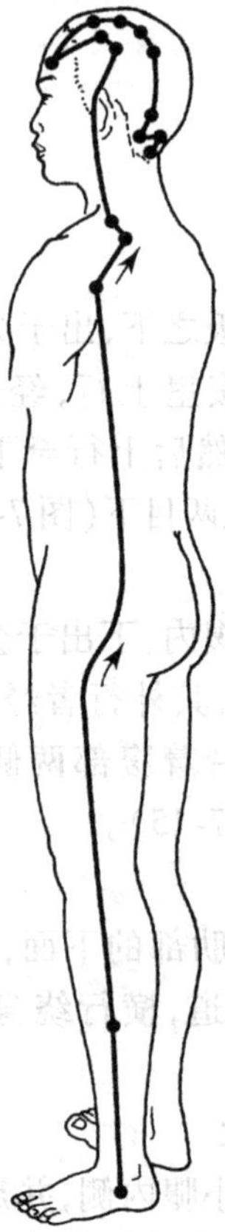

图 7-18　阳维脉

（七）阴跷脉

阴跷脉起于足跟内侧，伴足少阴等经上行，至目内眦与阳跷脉会合（图7-19）。

（八）阳跷脉

阳跷脉起于足跟外侧，伴足太阳等经上行，至目内眦与阴跷脉会合（图7-20）。

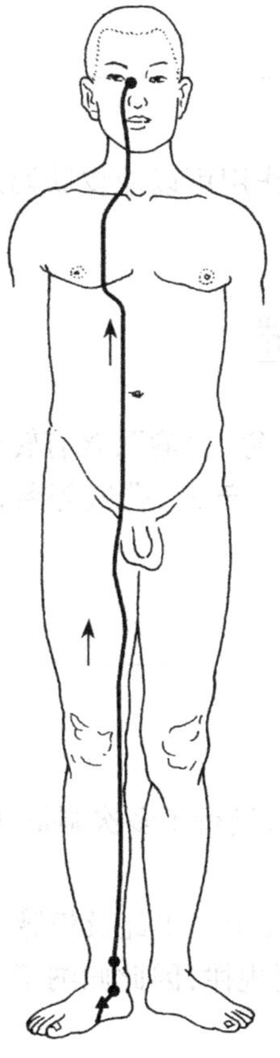

图7-19　阴跷脉

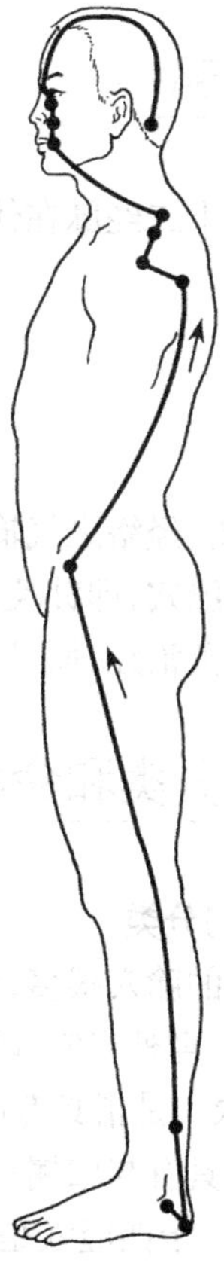

图7-20　阳跷脉

四　十五络脉

十二经脉和任、督二脉各自别出一络，加上脾之大络，总计15条，称为十五络脉。四肢部的十二经别络，加强了十二经中表里两经的联系，沟通了表里两经的经气，补充了十二经脉循行的不足。躯干部的任脉别络、督脉别络和脾之大络，分别沟通了腹、背和全身经气。

五　十二经别

十二经别是十二正经离、入、出、合的别行部分，是正经别行深入体腔的支脉。阳经经别合于本经的经脉，阴经经别合于其相表里的阳经经脉。十二经别按阴阳表里关系汇合成六组，故有“六合”之称。十二经别不仅加强了十二经脉的内外联系，更加强了经脉所属络的脏腑在体腔深部的联系，补充了十二经脉在体内外循行的不足，扩大了经穴的主治范围。

六 十二经筋

十二经筋是十二经脉循行部位上分布的筋肉系统的总称。其是气结、聚、散、络于筋肉关节的体系。有联络四肢百骸,主司关节运动的作用。

七 十二皮部

十二皮部是十二经脉在体表一定皮肤部位的反应区,其作用可以使皮肤调柔,腠理致密,抗御病邪。

第二节 腧穴的概述

腧穴,是脏腑、经络之气输注于体表的部位。腧,又写作“俞”、“输”,含有转输的意义;穴,有空隙的意义。腧穴,即针灸施术的部位,在历代文献中,还有气穴、孔穴等名,通称为穴位。腧穴不仅用于针灸治疗,而且还可用于疾病的诊断。

一 腧穴的分类和命名

(一) 腧穴的分类

分布在人体的腧穴很多,经过历代医家分经、分部等方法,进行了多次调整、归纳。通常可分为十四经腧穴、经外奇穴、阿是穴 3 大类。

1. 十四经穴 是指具有固定的名称,且归属于十四经脉(十二正经及任脉、督脉)系统的腧穴。这类腧穴具有与归属经脉密切相关的某些主治或作用规律,因此归纳于十四经脉系统中,简称“经穴”。十四经穴是腧穴的主要部分。

2. 奇穴 是指既有一定的名称,又有明确的位置,但尚未归入或不便归入于十四经系统的腧穴。这类腧穴主治作用比较单纯,多数对某些病证有特殊疗效,因而未归入十四经脉系统,故又称“经外奇穴”。历代对奇穴记载不一,也有一些奇穴在发展过程中被归入经穴。

3. 阿是穴 是指既无固定名称,亦无固定位置,而是以压痛点或病变局部或其他反应点等作为针灸施术部位的一类腧穴,又称“天应穴”、“不定穴”、“压痛点”等。阿是穴无一定数目。

(二) 腧穴的命名

腧穴的名称均有一定的含义,《千金翼方》指出:“凡诸孔穴,名不徒设,皆有深意。”历代医家以腧穴所居部位和作用为基础,结合自然界现象和医学理论等,采用取类比象的方法对腧穴命名。了解腧穴命名的含义,有助于熟悉、记忆腧穴的部位和治疗作用。兹将穴位名称择要分类说明如下。

1. 根据所在部位命名 即根据腧穴所在人体解剖部位而命名,如乳下的乳根,第 7 颈椎棘突下的大椎等。

2. 根据治疗作用命名 即根据腧穴对某种病证的特殊治疗作用命名,如治目疾的睛明、光明,治水肿的水道,治面瘫的牵正等。

3. 利用天体地貌命名 即根据自然界的天体名称如日、月、星、辰等，和地貌名称如山、陵、丘、墟、溪、谷、海等，结合腧穴所在部位的形态或气血流注的情况而命名，如上星、承山、大陵、日月、商丘、太乙、丘墟、小海等。

4. 参照动植物命名 即根据动植物的名称，以形容腧穴所在部位的形象而命名，如伏兔、鱼际、犊鼻、鹤顶等。

5. 借助建筑物命名 即根据建筑物来形容某些腧穴所在部位的形态或作用特点而命名，如天井、印堂、巨阙、屋翳、膺窗、库房等。

6. 结合中医学理论命名 即根据腧穴部位或治疗作用，结合阴阳、脏腑、经络、气血等中医学理论命名，如阴陵泉、心俞、三阴交、三阳络、百会、气海等。

二 腧穴的作用和主治规律

每一个腧穴均有其主治特点，但从总体上分析，腧穴的治疗作用具有一定的共同的特点和一定的规律性。

（一）腧穴的作用

十四经的腧穴主治要领，是根据“经脉所过，主治所及”的原则总结而成的。每个腧穴因其所处的部位和分经的不同，起作用范围也各有特点。总结来说，所有穴位都具有治疗局部病证的作用，有的还兼有治疗邻近部位病证或远隔部位病证的作用。

1. 近治作用 全身所有腧穴都具有就近主治作用，这是一切腧穴所具有的共同特点，即均能治疗该穴所在部位及邻近组织、器官的局部病证。例如眼区的睛明、承泣、四白、球后诸穴，均能治疗眼病；耳区的听宫、听会、翳风、耳门诸穴，均能治疗耳病；胃部的中脘、建里、梁门诸穴，均能治疗胃病等。

2. 远治作用 这是十四经腧穴主治作用的基本规律，即十四经腧穴，不仅能治局部病证，还可治疗本经循行所及的远隔部位的组织、器官、脏腑的病证，有的还具有全身性作用。例如合谷穴，不仅能治疗上肢病证，还能治疗颈部和头面部病证，同时，还能治疗外感病的发热；足三里穴不但能治疗下肢病证，而且对调整消化系统的功能，甚至对提高人体免疫功能都具有很大的作用。

3. 特殊作用 是指有些腧穴具有双向的良性调整作用和相对的特异治疗作用。所谓双向良性调整作用，是指同一腧穴对机体不同的病理状态，可以起到两种相反而有效的治疗作用。如腹泻时针天枢穴可止泻，便秘时针天枢穴可以通便；内关可治心动过缓，又可治疗心动过速；针刺足三里穴既可使原来处于弛缓状态或处于较低兴奋状态的胃运动加强，又可使原来处于紧张或收缩亢进的胃运动减弱。此外，腧穴的治疗作用还具有相对的特异性，如大椎穴退热，至阴穴矫正胎位，阑尾穴治疗阑尾炎等。

总之，十四经穴的主旨作用，归纳起来大体是：本经腧穴主治本经病，表里经腧穴能配合治疗表里两经病；邻近的经穴，其治疗作用多相近，四肢部穴，以分经掌握主治为主，头面躯干穴，以分部掌握主治为主。

（二）腧穴的主治规律

每个腧穴都有较广泛的主治范围，这与腧穴所属经脉和所在部位的不同有直接的关系。不同经的腧穴其主治作用就有明显的差异，同一条经上腧穴由于部位不同，也同样是同中有异。如何掌握腧穴的主治规律，我们从腧穴的分经、分部两方面来归纳。

1. 分经主治规律 十四经穴均可治疗本经病证,同时又可治疗二经或三经相同的病证。这说明腧穴的分经主治既有特殊性,又有共性。现将十四经腧穴主治异同归纳于表7-4。

表7-4 十四经腧穴主治异同表

<table>
<tr><th>经名</th><th>本经病</th><th>二经病</th><th>三经病</th></tr>
<tr><td>手太阴肺经</td><td>肺、喉病</td><td></td><td rowspan="3">胸部病</td></tr>
<tr><td>手厥阴心包经</td><td>心、胃病</td><td rowspan="2">神志病</td></tr>
<tr><td>手少阴心经</td><td>心病</td></tr>
<tr><td>手阳明大肠经</td><td>前头、鼻、口齿病</td><td></td><td rowspan="3">眼、咽喉、热病</td></tr>
<tr><td>手少阳三焦经</td><td>侧头、胁肋病</td><td rowspan="2">耳病</td></tr>
<tr><td>手太阳小肠经</td><td>后头、肩胛、神志病</td></tr>
<tr><td>足阳明胃经</td><td>前头、口齿、咽喉、胃肠病</td><td></td><td rowspan="3">神志、热病</td></tr>
<tr><td>足少阳胆经</td><td>侧头、耳、胁肋病</td><td rowspan="2">眼病</td></tr>
<tr><td>足太阳膀胱经</td><td>后头、背腰、脏腑病</td></tr>
<tr><td>足太阴脾经</td><td>脾胃病</td><td></td><td rowspan="3">前阴、妇科病</td></tr>
<tr><td>足厥阴肝经</td><td>肝病</td><td></td></tr>
<tr><td>足少阴肾经</td><td>肾、肺、咽喉病</td><td></td></tr>
<tr><td>任脉</td><td>有回阳、固脱、强壮作用</td><td rowspan="2">神志、脏腑、妇科病</td><td></td></tr>
<tr><td>督脉</td><td>中风、昏迷、热病、头面病</td><td></td></tr>
</table>

2. 分部主治规律 腧穴的主治作用与腧穴的部位密切相关,一般来说,同一部位或区域的腧穴,其主治作用多相同或相近,反之则主治作用不同或差异较大。

十四经腧穴的主治作用从部位上来看,大多体现了"越近越小,越远越大"的规律,即越是靠近躯干部位的腧穴,其主治范围越小,而越是远离躯干部的腧穴,其主治范围越大。如头、面、颈项部的腧穴,除个别能治全身性疾患或四肢疾患外,绝大多数以近治作用为主;胸腹部腧穴,大多可治体内相应脏腑的病证;背腰部腧穴,除少数能治下肢病外,大多可治局部病证、脏腑疾患;四肢部肘膝以上的腧穴,以治局部病证为主;肘膝以下的腧穴,除能治局部病证外,多数还能治头面五官病证、体内脏腑病证,以及发热、神志病等全身性疾患。兹将各部腧穴的主治范围归纳列表如下。

表7-5 头面颈项部

分部	主治
前头区	前头、头面五官病
侧头区	侧头、耳、眼、齿病
后头区	后头、神志、鼻、眼病
项区	神志、咽喉、眼、头项病
颈区	舌、咽喉、气管、食管、颈部病

表7-6　胸腹部

分部	主治
胸膺部	胸、肺、心病
上腹部	肝、胆、脾、胃病
下腹部	前阴、妇科、肾、膀胱病

表7-7　肩背腰尻部

分部	主治
肩背部	局部、头项、肺、心病
背腰部	肝、胆、脾、胃病
腰尻部	肾、膀胱、肠、后阴、经带病

表7-8　侧胸腹部

分部	主治
胸胁部	肝、胆病，局部病
侧腹部	脾、胃病，经带病

表7-9　上肢内侧部

分部	主治
上臂内侧部	肘臂内侧病
前臂内侧部	胸、肺、心、咽喉、胃、神志病
手掌面	神志病、热病、昏迷、急救

表7-10　上肢外侧部

分部	主治
上臂外侧部	肩、臂、肘外侧病
前臂外侧部	头、眼、鼻、口齿、咽喉、胁肋、肩胛、神志、热病
手背面	咽喉、热病、急救

表7-11　下肢内侧部

分部	主治
大腿内侧	经带、小溲、前阴病
小腿内侧	经带、脾胃、前阴、小溲病
足内侧	经带、脾胃、肝、前阴、肾、肺、咽喉病

表 7-12 下肢外侧部

分部	主治
大腿外侧	腰尻、膝股关节病
小腿外侧	胸胁、颈项、眼、侧头部病
足外侧	侧头、眼、耳、胁肋、发热病

表 7-13 下肢后面部

分部	主治
大腿后面	臀股部病
小腿后面	腰背、后阴病
跟后、足外侧	头、项、背腰、眼、神志、发热病

表 7-14 下肢前面部

分部	主治
大腿前面	腿膝部病
小腿前面	胃肠病
足跗前面	前头、口齿、咽喉、胃肠、神志、发热病

三 特定穴

（一）五输穴

十二经脉中的每一经脉分布在肘、膝关节以下的五个特定腧穴，即“井、荥、输、经、合”穴，称“五输穴”，简称“五输”。古人把十二经脉气血在经脉中的运行比作自然界之水流，认为具有由小到大、由浅入深的特点，并将“井、荥、输、经、合”五个名称分别冠之于五个特定穴，即组成了五输穴。五输穴从四肢末端向肘膝方向依次排列。“井”，意为谷井，喻山谷之泉，是水之源头；井穴分布在指或趾末端，其经气初出。“荥”，意为小水，喻刚出的泉水微流；荥穴分布于掌指或跖趾关节之前，为经气开始流动。“输”，有输注之意，喻水流由小到大，由浅渐深；输穴分布于掌指或跖趾关节之后，其经气渐盛。“经”，意为水流宽大通畅；经穴多位于腕、踝关节以上之前臂、胫部，其经气盛大流行。“合”，有汇合之意，喻江河之水汇合入海；合穴位于肘膝关节附近，其经气充盛且入合于脏腑。《灵枢经·九针十二原》所指的：“所出为井，所溜为荥，所注为输，所行为经，所入为合”，是对五输穴经气流注特点的概括。五输穴与五行相配，故又有“五行输”之称。

表 7-15 阴经五输穴表

经脉名称	井(木)	荥(火)	输(土)	经(金)	合(水)
手太阴肺经	少商	鱼际	太渊	经渠	尺泽
手厥阴心包经	中冲	劳宫	大陵	间使	曲泽

续表

经脉名称	井(木)	荥(火)	输(土)	经(金)	合(水)
手少阴心经	少　冲	少　府	神　门	灵　道	少　海
足太阴脾经	隐　白	大　都	太　白	商　丘	阴陵泉
足少阴肾经	涌　泉	然　谷	太　溪	复　溜	阴　谷
足厥阴肝经	大　敦	行　间	太　冲	中　封	曲　泉

表7-16　阳经五输穴表

经脉名称	井(金)	荥(木)	输(水)	经(火)	合(土)
手阳明大肠经	商　阳	二　间	三　间	阳　溪	曲　池
手少阳三焦经	关　冲	液　门	中　渚	支　沟	天　井
手太阳小肠经	少　泽	前　谷	后　溪	阳　谷	小　海
足阳明胃经	厉　兑	内　庭	陷　谷	解　溪	足三里
足少阳胆经	足窍阴	侠　溪	足临泣	阳　辅	阳陵泉
足太阳膀胱经	至　阴	足通谷	束　骨	昆　仑	委　中

(二) 原穴

十二脏腑原气输注、经过和留止于十二经脉的部位,称为原穴,又称“十二原”。“原”含本原、原气之意,是人体生命活动的原动力,为十二经之根本。十二原穴多分布于腕踝关节附近。阴经之原穴与五输穴中的输穴同穴名,同部位,实为一穴,即所谓“阴经以输为原”,“阴经之输并于原”。阳经之原穴为输穴之外的他穴。

(三) 络穴

十二经脉在四肢部各有一个络穴,以沟通表里两经之间的联系;在躯干部还有任脉络穴鸠尾位于上腹部;督脉络穴长强位于尾骶部;脾之大络大包穴位于胸胁部,合称“十五络穴”。络穴可以治疗表里两经和络脉分布部位的病证。

表7-17　十二原穴与络穴表

经脉	原穴	络穴	经脉	原穴	络穴
手太阴肺经	太渊	列缺	手阳明大肠经	合谷	偏历
手厥阴心包经	大陵	内关	手少阳三焦经	阳池	外关
手少阴心经	神门	通里	手太阳小肠经	腕骨	支正
足太阴脾经	太白	公孙	足阳明胃经	冲阳	丰隆
足厥阴肝经	太冲	蠡沟	足少阳胆经	丘墟	光明
足少阴肾经	太溪	大钟	足太阳膀胱经	京骨	飞扬

(四) 郄穴

郄,有空隙之意,意指气血深聚的空隙处。十二经脉在四肢部各有一郄穴,阴阳跷脉、阴阳维脉在下肢也各有一郄穴,合称十六郄穴。郄穴能治疗本经循行部位及其所属脏腑的急性病证。

表7-18　十六经郄穴表

经脉	郄穴	经脉	郄穴
手太阴肺经	孔最	手阳明大肠经	温溜
手厥阴心包经	郄门	手少阳三焦经	会宗
手少阴心经	阴郄	手太阳小肠经	养老
足太阴脾经	地机	足阳明胃经	梁丘
足厥阴肝经	中都	足少阳胆经	外丘
足少阴肾经	水泉	足太阳膀胱经	金门
阴维脉	筑宾	阳维脉	阳交
阴跷脉	交信	阳跷脉	跗阳

（五）背俞穴

脏腑之气输注于背腰部的一些特定腧穴，称"背俞穴"，意指其作用与脏腑相通。五脏六腑各有一背俞穴，共12个。背为阳，胸腹为阴，故《难经·六十七难》说："五脏募皆在阴，俞皆在阳"。滑伯仁注："阴阳经络，气相互贯，脏腑腹背，气相通应。"背俞穴其位置都与本脏腑相近，故能反映各脏腑的病证，治疗内脏病也最为常用。

（六）募穴

脏腑之气输布、汇聚于胸腹部的一些特定腧穴，称为募穴。"募"读作幕，通膜的意思，胸腹为阴，故《难经·六十七难》说："五脏募皆在阴"。募穴的位置多与相应的脏腑相近，募穴常用于脏腑病证的诊察和治疗。

表7-19　六脏六腑背俞穴与募穴表

六脏	背俞穴	募穴	六腑	背俞穴	募穴
肺	肺俞	中府	大肠	大肠俞	天枢
心包	厥阴俞	膻中	三焦	三焦俞	石门
心	心俞	巨阙	小肠	小肠俞	关元
脾	脾俞	章门	胃	胃俞	中脘
肝	肝俞	期门	胆	胆俞	日月
肾	肾俞	京门	膀胱	膀胱俞	中极

（七）八会穴

八会穴是指脏、腑、气、血、筋、脉、骨、髓等精气会聚的8个腧穴。最早由《难经·四十五难》提出："府会太仓，藏会季胁，筋会阳陵泉，髓会绝骨，血会膈俞，骨会大杼，脉会太渊，气会三焦……热病在内者，取其会之气穴也。"即脏会章门，腑会中脘，气会膻中，血会膈俞，筋会阳陵泉，脉会太渊，骨会大杼，髓会绝骨。

章门是脾的募穴，中脘是胃的募穴，脾胃为脏腑的要本，所以称作脏会和腑会。膻中正当胸中，为气之海；膈俞当胸腹之间，主化生气血，所以称作气会和血会。阳陵泉为胆之合穴，位于膝旁，“膝者筋之府”，故称筋会。太渊为肺经原穴，当寸口动脉，故称脉会。大杼当脊柱大椎之旁（椎骨又称杼骨），是背俞之首，故称骨会。绝骨即悬钟穴，“诸髓皆属于骨”，故称髓会。

（八）八脉交会穴

八脉交会穴是指十二经脉与奇经八脉相通的8个腧穴。四肢部列缺、后溪、内关、外关、照海、申脉、公孙、足临泣八穴分别通向任、督、阴维、阳维、阴跷、阳跷、冲、带八脉。意指这些穴位分别能主治头面躯干部有关奇经八脉的病证。其相通的意义，应当理解作是通过各穴本身所属经脉而通向奇经八脉。这种相通关系即“交会”，所以称作“八脉交会穴”。八穴始载于《针经指南》，《标幽赋》说的“阳跷、阳维并督、带，主肩背腰腿在表之病；阳跷、阳维、任、冲脉，去心腹胁肋在里之疑”，即指此八穴的治疗作用而言。

表7-20　八脉交会穴及主治表

穴名	主治	相配合主治
公孙	冲脉病证	心、胸、胃疾病
内关	阴维脉病证	
后溪	督脉病证	目内眦、颈项、耳、肩部疾病
申脉	阳跷脉病证	
足临泣	带脉病证	目外眦、耳后、颊、颈、肩部疾病
外关	阳维脉病证	
列缺	任脉	肺系、咽喉、胸膈疾病
照海	阴跷脉	

（九）下合穴

六腑之气下合于足三阳经的腧穴，称“下合穴”。《灵枢经·邪气藏府病形》说：“荥，输治外经，合治内府”。这是指六腑下合穴而言。足三阳经上的六腑合穴，总称“六腑之合”，即“胃合于（足）三里，大肠合入于巨虚上廉（上巨虚），小肠合入于巨虚下廉（下巨虚），三焦合入于委阳，膀胱合入于委中央，胆合入于阳陵泉。”这是因为“大肠、小肠皆属于胃”，故其合穴同在足阳明胃经上；三焦水道，出于膀胱，故其合穴在足太阳膀胱经上；六腑下合穴是“阳脉之别入于内，属于府者”，其中足三里、委中、阳陵泉与五输穴的合穴相同。临床上多用于治疗六腑的病证。

（十）交会穴

交会穴是指位于两条或两条以上经脉经气相交会合之处的腧穴，简称“会”。早在《黄帝内经》中已有不少这方面的记述，如《灵枢经·寒热病》：“三结交者，阳明、太阴也，脐下三寸关元也。”《针灸甲乙经》较为全面地记载了全身交会穴，以后《铜人腧穴针灸图经》、《针灸聚英》、《类经图翼》、《奇经八脉考》等书又有所补充。其中认识比较一致的是，头部交会穴39穴，胸腹部交会穴33穴，背部交会穴17穴，四肢部交会穴9穴，计有98穴。交会穴是主治该部有关经脉病证的要穴。

第三节　腧穴定位法

腧穴的定位又叫取穴，在针灸治疗过程中，治疗效果的好坏与选穴是否准确有直接关系，因此，准确地选取也就是腧穴的定位，一直为历代医家所重视。临床常用的腧穴定位法有体表标志法、骨度分寸法、手指比量法、解剖标志法等。

一 体表标志法

体表有各种解剖标志，这是腧穴定位的主要依据。体表标志可分两类。

1. 固定标志法 即以人体表面固定不移，又有明显特征的部位作为取穴标志的方法。如人的五官、爪甲、乳头、肚脐等作为取穴的标志。

2. 活动标志法 是依据人体某局部活动后出现的隆起、凹陷、孔隙、皱纹等作为取穴标志的方法。如曲池屈肘取之。

二 骨度分寸法

骨度分寸法，是以骨节为主要标志测量周身各部的大小、长短，并依其比例折算尺寸作为定穴标准的方法（图7-21）。常用的骨度分寸见表7-21。

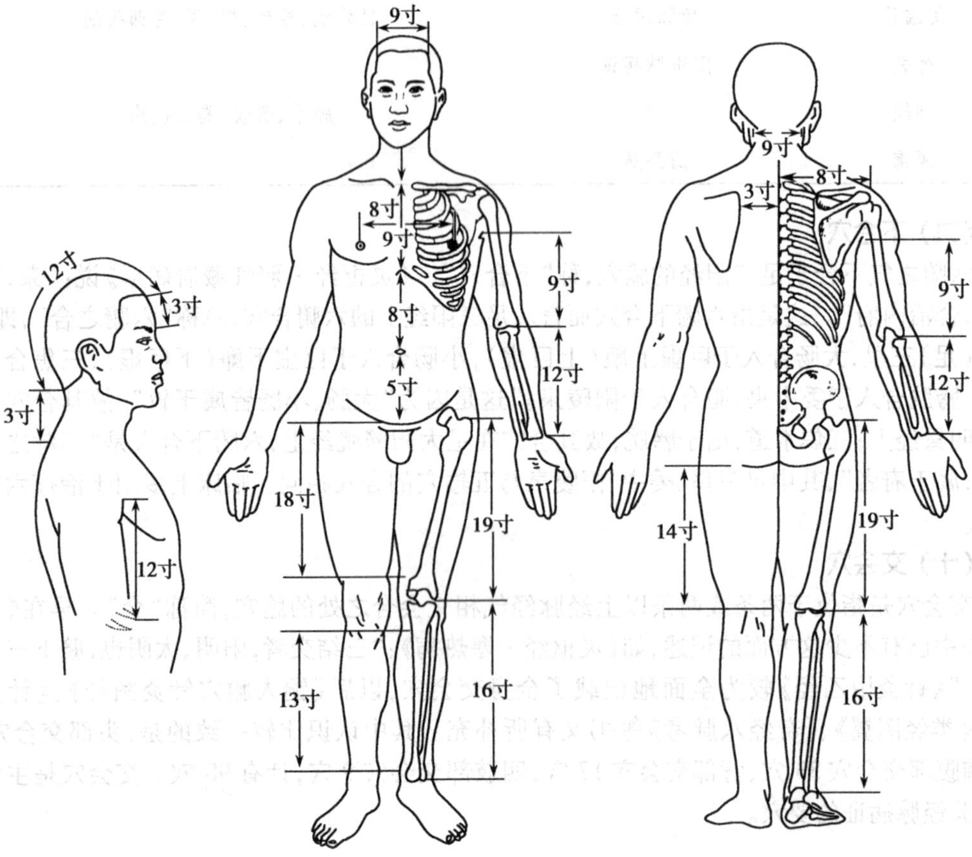

图7-21 骨度分寸图

表7-21 常用骨度分寸折量表

分部	起止点	常用骨度	度量法	说明
头部	前发际正中至后发际正中	12寸	直寸	如前后发际不明，从眉心量至大椎穴作18寸，眉心至前发际3寸，大椎穴至后发际3寸
	耳后两完骨(乳突)之间	9寸	横寸	用于量头后部穴位的横向距离
胸腹部	天突至歧骨(胸剑联合)	9寸	直寸	1. 胸部与肋部取穴直寸，一般根据肋骨计算，每一肋骨折作1寸6分 2. "天突"指穴名的部位
	歧骨至脐中	8寸		
	脐中至横骨上廉(耻骨联合上缘)	5寸		
	两乳头之间	8寸	横寸	胸腹部取穴的横寸，可根据两乳头之间的距离折量。女性可用左右缺盆穴之间的宽度来代替两乳头之间的横寸
背腰部	大椎以下至尾骶	21椎	直寸	背部腧穴根据脊椎定穴。一般临床取穴，肩胛骨下角相当第7(胸)椎，髂嵴相当第16椎(第4腰椎棘突)
	肩胛骨内侧缘至后正中线	3寸	横寸	
上肢部	腋前纹头(腋前皱襞)至肘横纹	9寸	直寸	用于手三阴、手三阳经的骨度分寸
	肘横纹至腕横纹	12寸		
侧胸部	腋以下至季胁	12寸	直寸	"季胁"指第11肋端
侧腹部	季胁以下至髀枢	9寸	直寸	"髀枢"指股骨大转子
下肢部	耻骨联合上缘至股骨内髁上缘	18寸	直寸	用于足三阴经的骨度分寸
	胫骨内侧髁下缘至内踝尖	13寸		
	股骨大转子至腘横纹	19寸	直寸	用于足三阳经的骨度分寸 用于确定下肢外侧足三阳经穴的纵向距离
	臀横纹至膝中	14寸		
	腘横纹至外踝尖	16寸		
	外踝尖至足底	3寸		

三 手指比量法

手指比量法也叫手指同身寸法，以患者手指为标准，进行测量定穴的方法。临床常用的有以下三种（图7-22）。

1. 拇指同身寸法　是以患者拇指指关节的横度作为一寸，亦适用于四肢部的直寸取穴。

2. 横指同身寸法　又名“一夫法”，是令患者将食指、中指、无名指和小指并拢，以中指中节横纹处为准，四指横量作为3寸，用于四肢及腹部取穴。

3. 中指同身寸法　是以患者的中指中节屈曲时内侧两端纹头之间作为1寸，可用于四肢部取穴的直寸和背部取穴的横寸。

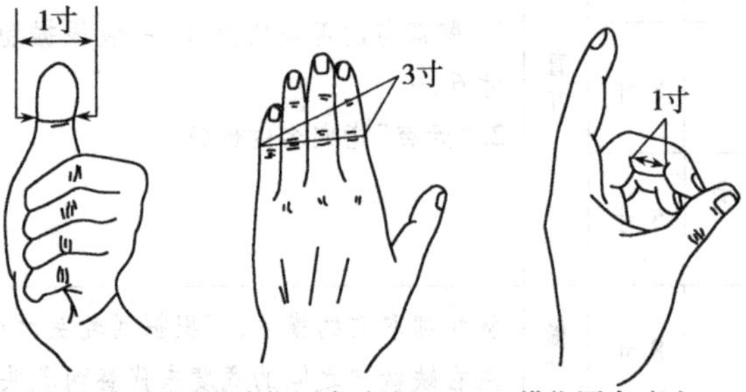

图7-22　手指比量法

第四节　经络与常用腧穴

一 手太阴肺经

（一）本经美容特点

肺经在美容中有举足轻重的作用。针灸美容中，肺经对于所有的皮肤病都有治疗作用，比如色素沉着、各种皮疹、脱屑等病证都可以取肺经的穴位来治疗。肺开窍于鼻，鼻在面部居中，它在人的容貌中占有相当重要的地位，譬如酒皶鼻可以取肺经的穴位来治疗。肺主气，肺与大自然之气相通，自然界的大气养育了世间的万物。肺气既有大自然之气又有脏腑之气，如果肺有病变，轻则咳喘不得息，重则身亡。如肺气不足时，在人体面部必有所表现，出现各种损容性疾病。肺气的充盈与否与全身的状态有直接关系。因此治疗皮肤病时在肺经上取几个穴位，可加强治疗作用。另外在肺经的循行部位出现病变时可取相应的穴位来治疗。

肺与大肠相表里，大肠以通为用，如果腑气不通，糟粕毒物不能正常排出体外，必然影响到人体的正常代谢。内部有病变，必然反映到体表皮肤，会有损容表现。如果大肠有疾患可取相表里的肺经上的穴位来治疗。

（二）本经常用的美容腧穴

1. 尺泽

［定位］　在肘横纹中，肱二头肌腱桡侧凹陷处。

［功用］　清泄肺热，和胃理气，舒筋止痛。

［主治］ 皮肤色素沉着、老年斑、痤疮、皮肤瘙痒、肘关节痛。

［操作］ 直刺0.8～1.2寸，或点刺出血。可灸。

2. 孔最

［定位］ 尺泽穴与太渊穴连线上，腕横纹上7寸处。

［功用］ 清泄肺、胃、大肠热，凉血止血，舒筋止痛。

［主治］ 痤疮、玫瑰痤疮、便秘、脂溢性皮炎、皮肤瘙痒、脱发、咯血、咽喉肿痛、肘臂挛痛。

［操作］ 直刺0.5～1寸。可灸。

3. 列缺

［定位］ 在前臂桡侧缘，桡骨茎突上方，腕横纹上1.5寸，当肱桡肌与拇长展肌腱之间。

［功用］ 宣肺理气，通经活络，利水通淋。

［主治］ 口眼㖞斜、面肌痉挛、口臭、便秘、喘咳、颈椎病。

［操作］ 斜刺0.3～0.5寸。可灸。

4. 太渊

［定位］ 掌后腕横纹桡侧端，桡动脉的桡侧凹陷中。

［功用］ 补肺气，祛痰止咳。

［主治］ 皱纹、肥胖、咳嗽、无脉症。

［操作］ 避开桡动脉，直刺0.3～0.5寸。可灸。

5. 鱼际

［定位］ 约在第1掌骨中点桡侧赤白肉际处。

［功用］ 清肺热。

［主治］ 酒皶鼻、痤疮、乳痈、鼻渊、咳血、咽喉肿痛。

［操作］ 直刺0.5～0.8寸。可灸。

二 手阳明大肠经

（一）本经美容特点

大肠与肺相表里，大肠主津，传导糟粕，以通为用。针灸美容中，大肠与肺的治疗作用是相辅相成的，可起到治疗皮肤病的作用。大肠主津，津液运行正常，皮肤才能滑润光泽。如果津液不足，皮肤则会出现皱纹，同时也会产生各种疾病。例如一个人长期便秘，他的皮肤一定比正常人衰老得早。此时应取大肠经的腧穴以疏通糟粕之去路，保持正常的体液代谢，让津液濡养皮肤。

（二）本经常用的美容腧穴

1. 商阳

［定位］ 食指本节桡侧，指甲角旁约0.1寸。

［功用］ 开窍泄热，镇静止痛，通经活络。

［主治］ 便秘、酒皶鼻、痤疮、瘾疹、口臭、脂溢性皮炎、颔肿、齿痛。

［操作］ 浅刺0.1寸，或点刺出血。

2. 合谷

［定位］ 在手背第1、2掌骨间，当第2掌骨桡侧中点处。

［功用］ 通经活络，清热解表，镇静止痛。

［主治］ 面部皱纹、口眼㖞斜、酒皶鼻、痤疮、眼睑下垂、目赤肿痛、近视、斜视、面肌痉挛、

颞下颌关节功能紊乱综合征、面部色素沉着、手癣、口臭、扁平疣、神经性皮炎。

［操作］ 直刺0.5～0.8寸,也可透劳宫,透后溪穴。孕妇禁针。可灸。

3. 手三里

［定位］ 在阳溪与曲池的连线上,肘横纹下2寸处。

［功用］ 清热消肿,强身健体。

［主治］ 齿痛、面肿、上半身肿、过敏性鼻炎、体虚、手臂不仁。

［操作］ 直刺0.8～1.2寸。可灸。

4. 曲池

［定位］ 屈肘,在肘横纹外侧端。

［功用］ 调和气血,祛风解表,清热利湿。

［主治］ 面部色素沉着、痤疮、酒皶鼻、口眼㖞斜、目赤肿痛、头癣、手足癣、神经性皮炎、脱发、扁平疣、肥胖、瘾疹、湿疹。

［操作］ 直刺0.8～1.2寸。可灸。

5. 臂臑

［定位］ 在臂外侧,曲池与肩髃的连线上,曲池上7寸处,三角肌止点处。

［功用］ 理气消痰,清热明目。

［主治］ 上臂肥胖、疼痛、颈项拘急、目赤、畏光、瘰疬。

［操作］ 直刺或向上斜刺0.8～1.5寸。可灸。

6. 肩髃

［定位］ 肩峰前下方,三角肌的上部,上臂外展平举时,肩前呈现凹陷处。

［功用］ 通经活络,祛风清热。

［主治］ 肩部肥胖、风热瘾疹、偏瘫、肩凝证。

［操作］ 直刺或斜刺0.8～1.5寸。可灸。

7. 迎香

［定位］ 在鼻翼外缘中点旁,当鼻唇沟中。

［功用］ 祛风通络,宣通鼻窍。

［主治］ 面瘫、酒皶鼻、面肌痉挛、面肿、面部松弛。

［操作］ 略向内上方斜刺或平刺0.3～0.5寸,也可透向四白穴。不宜灸。

三 足阳明胃经

(一) 本经美容特点

胃为后天之本,居于中焦,气血津液全赖后天之本脾胃的消化水谷而生成,气血津液充盈则皮肤毛发濡润光泽。足阳明胃经的经脉循行既经过面部又经过胸部乳房部位,所以此经在美容中占有非常重要的地位。调节本经可促进消化吸收,因为经脉本身有双向良性调整作用,因此有减肥的效果。胃经可调整内分泌,可治疗面部痤疮,改善面部皮肤颜色,治疗口眼㖞斜,还有隆胸丰乳,促进乳腺发育的功能,亦可治疗不思饮食、失眠和消化不良等病证。

(二) 本经常用的美容腧穴

1. 承泣

［定位］ 在面部,瞳孔直下,眼球与眶下缘之间。

［功用］ 疏经活络，美目养颜。

［主治］ 面瘫、眼纹、眼睑浮肿、眼袋、斜视、眼睑跳动、目赤肿痛、近视、迎风流泪。

［操作］ 患者闭眼，用拇指轻轻向上推眼球，沿眼眶下壁缓慢直刺 0.5~0.8 寸，不宜提插，防止出现血肿。或沿皮横刺透向内眦角处。此穴不宜灸。

2. 四白

［定位］ 在面部，瞳孔直下，在眶下孔凹陷处。

［功用］ 疏经活络，养颜明目。

［主治］ 目赤肿痛、眼睑跳动、面瘫、面部色素沉着、面黄无光泽、眼袋、目翳。

［操作］ 直刺 0.2~0.3 寸。禁灸。

3. 巨髎

［定位］ 目正视，瞳孔直下，平鼻翼下缘处。

［功用］ 疏经活络止痛，养颜。

［主治］ 口眼㖞斜、眼睑跳动、面瘫、面部色素沉着、面黄无光泽、面部松弛、皱纹、鼻衄、齿痛、唇颊肿。

［操作］ 直刺 0.3~0.5 寸。可灸。

4. 颊车

［定位］ 在面颊部，下颌角前上方约 1 横指（中指），咀嚼时咬肌隆起，按之凹陷处。

［功用］ 除皱，活络，止痛。

［主治］ 面颊部皱纹、面部皮肤松弛、面部色素沉着、瘦脸、面瘫、咬肌痉挛、颊肿、下颌关节功能紊乱、齿痛。

［操作］ 直刺或平刺 0.5~1.2 寸。可灸。

5. 下关

［定位］ 在面颊部，颧弓下缘与下颌骨切迹之间凹陷中。合口有孔，张口即闭。

［功用］ 除皱，活络，止痛。

［主治］ 面颊部皱纹、面部皮肤松弛、面部色素沉着、面瘫、下颌关节功能紊乱、牙痛。

［操作］ 直刺、斜刺、平刺 0.5~1.2 寸。可灸。

6. 头维

［定位］ 额角发际直上 0.5 寸，头正中线旁开 4.5 寸。

［功用］ 止痛祛风，明目安神。

［主治］ 脱发、斑秃、头部银屑病、头部脂溢性皮炎、头痛、目眩、目痛、失眠、眼睑瞤动。

［操作］ 平刺 0.5~1 寸。

7. 梁门

［定位］ 在上腹部，脐上 4 寸，前正中线旁开 2 寸处。

［功用］ 健脾和胃，瘦身美颜。

［主治］ 肥胖、面色晦黯、食欲不振、腹胀、腹泻。

［操作］ 直刺 0.8~1.2 寸。可灸。

8. 天枢

［定位］ 在腹中部，距脐中旁开 2 寸。

［功用］ 理肠瘦身。

［主治］ 腹部脂肪沉积、肥胖、便秘、泄泻、腹痛。

［操作］ 直刺1～1.5寸。可灸。

9. 水道

［定位］ 脐下3寸，前正中线旁开2寸。

［功用］ 利水消肿，理气补气。

［主治］ 眼袋、肥胖、小腹胀满、小便不利、痛经、不孕。

［操作］ 直刺1～1.5寸。可灸。

10. 归来

［定位］ 脐下4寸，前正中线旁开2寸。

［功用］ 调经，瘦身。

［主治］ 面部色素沉着、小腹肥胖、月经不调、更年期综合征。

［操作］ 直刺1～1.5寸。可灸。

11. 气冲

［定位］ 脐下5寸，前正中线旁开2寸。

［功用］ 理气补气。

［主治］ 小腹肥胖、肠鸣腹痛、月经不调不孕、阳痿。

［操作］ 直刺0.5～1寸。可灸。

12. 髀关

［定位］ 髂前上棘与髌骨外缘连线上，平臀沟处。

［功用］ 疏经活络，瘦腿。

［主治］ 大腿肥胖、腰痛膝冷。

［操作］ 直刺1～2寸。

13. 伏兔

［定位］ 在髂前上棘与髌底外侧端连线上，髌底外上缘上6寸。

［功用］ 疏经活络，利湿止痒，瘦腿。

［主治］ 大腿肥胖、皮肤瘙痒、湿疹、脚气、腰痛膝冷。

［操作］ 直刺0.8～1.2寸。可灸。

14. 梁丘

［定位］ 屈膝，在大腿前面，髂前上棘与髌底外侧端连线上，髌底上2寸。

［功用］ 理气和胃，通乳解毒。

［主治］ 肥胖症、乳腺炎、胃痛。

［操作］ 直刺0.5～1寸。可灸。

15. 足三里

［定位］ 在小腿前外侧，犊鼻下3寸，距胫骨前缘1横指（中指）。

［功用］ 健脾和胃，瘦身美颜。

［主治］ 胃肠疾患、消瘦症、肥胖症、面部色素沉着、面黄无光泽、面肌痉挛、浮肿、早衰、皮肤过敏、脱发。还可用于面部除皱。

［操作］ 直刺1～2寸。可灸。

16. 上巨虚

［定位］ 足三里穴下3寸。

［功用］ 调和肠胃，利气。

［主治］ 肥胖、痤疮、肠鸣、腹痛、泄泻、便秘。

［操作］ 直刺1～2寸。可灸。

17. 下巨虚

［定位］ 上巨虚穴下3寸。

［功用］ 调肠理气。

［主治］ 肥胖、便秘、小腹痛、泄泻、乳痈。

［操作］ 直刺0.5～1寸。可灸。

18. 丰隆

［定位］ 在小腿前外侧，外踝尖上8寸，条口穴外，距胫骨前缘两横指（中指）。

［功用］ 瘦身美颜。

［主治］ 眼袋、肥胖症、面部肿胀、便秘。

［操作］ 直刺1～1.5寸。可灸。

19. 内庭

［定位］ 在足背，第2、3趾间，趾间缝纹端赤白肉际处。

［功用］ 通经活络，泄热凉血。

［主治］ 齿痛、口眼㖞斜、瘾疹、口臭。

［操作］ 直刺或斜刺0.5～0.8寸。可灸。

四 足太阴脾经

（一）本经美容特点

针灸美容中，脾的作用非常重要。因为一切营养物质都依赖于脾的运化传输，人体的肌肉丰满与否和脾的关系密切相关。脾既运化水谷精微又运化水湿，所以一切浮肿可取脾经的腧穴来治疗。口唇的色泽可显示一个人的身体状况，脾虚则口唇发白，针灸美容时可取脾经的腧穴来治疗。本经既可用于肥胖者减肥，也可用于形体瘦削者肥健，还可以治疗面色萎黄、皮肤粗糙、神疲乏力、面色无华、毛发稀疏脱落等症。脾与胃互为表里，消化系统的一切疾患都可取本经腧穴来调理。

（二）本经常用的美容腧穴

1. 太白

［定位］ 足内侧缘第1跖骨关节后下方，赤白肉际凹陷处。

［功用］ 健脾利湿。

［主治］ 肥胖症、便秘、胃痛、腹胀、泄泻。

［操作］ 直刺0.5～0.8寸。可灸。

2. 公孙

［定位］ 在足内侧缘，第1跖骨基底的前下方。

［功用］ 理脾和胃。

［主治］ 肥胖症、胃热善饥、黄褐斑、痤疮、胃痛、呕吐、腹泻。

［操作］ 直刺0.5～0.8寸。可灸。

3. 三阴交

［定位］ 内踝高点上3寸，胫骨内侧缘后方。

［功用］ 活血化瘀，美颜。

［主治］ 面部色素沉着、面部皱纹、面黄无光泽、眼睑下垂、面肌痉挛、目赤肿痛、浮肿、脱发、荨麻疹、神经性皮炎、白癜风、肥胖、体瘦乏力。

［操作］ 直刺或斜刺1～1.5寸。孕妇禁针。可灸。

4. 地机

［定位］ 在小腿内侧，内踝尖与阴陵泉的连线上，阴陵泉下3寸。

［功用］ 健脾胃，调经带。

［主治］ 肥胖、面色无华、面部色素沉着、腹胀、食欲不振、月经不调、闭经。

［操作］ 直刺1～1.5寸。可灸。

5. 阴陵泉

［定位］ 胫骨内侧髁后下方凹陷中。

［功用］ 健脾利湿。

［主治］ 肥胖、面色晦黯、眼袋、面目浮肿、湿疹、脂溢性皮炎、皮肤瘙痒、神经性皮炎。

［操作］ 直刺1～2寸。可灸。

6. 血海

［定位］ 屈膝，在大腿内侧，髌底内侧端上2寸，股四头肌内侧头的隆起处。

［功用］ 活血化瘀，润肤养发。

［主治］ 面部色素沉着、面黄无光泽、痤疮、神经性皮炎、瘾疹、皮肤瘙痒症、脱发、多毛症、扁平疣、斑秃、肥胖、月经不调。

［操作］ 直刺1～1.5寸。可灸。

7. 大横

［定位］ 在腹中部，脐中旁开4寸。

［功用］ 调理肠腑，减肥瘦身。

［主治］ 腹部脂肪沉积、肥胖症、便秘、腹泻。

［操作］ 直刺1～2寸。可灸。

五 手少阴心经

（一）本经美容特点

心经在美容中占有相当的位置。神清目明，精神焕发，容貌则有光泽。如果血脉不通或血虚，则面部晦黯或苍白。针灸调节心经可治疗神经衰弱、失眠、情绪不稳定，也可消除疲劳，治疗烦躁、面色无华、口唇苍白或黯紫等。

（二）本经常用的美容腧穴

1. 少海

［定位］ 屈肘，当肘横纹内侧端与肱骨内上髁连线之中点。

［功用］ 安神，止痛。

［主治］ 心痛、面色晦黯、失眠。

［操作］ 直刺0.5～1寸。可灸。

2. 神门

［定位］ 在腕部，腕掌横纹尺侧端，尺侧腕屈肌腱的桡侧凹陷处。

［功用］ 安神安眠。

［主治］ 眼袋、痤疮、黄褐斑、心烦、失眠。

［操作］ 直刺0.3~0.5寸。可灸。

六 手太阳小肠经

（一）本经美容特点

小肠经对于神志和精神方面有调节作用，对津液也有调整作用。同时小肠经又经过面部，在面部针灸美容中占有很重要的地位。小肠对于营养物质的吸收起关键作用，所以通过调节小肠的功能来减肥瘦身有一定的疗效。对于消化系统的疾病也有治疗作用。

（二）本经常用的美容腧穴

1. 后溪

［定位］ 在手掌尺侧，微握拳，小指末节（第5掌指关节）后的远侧掌横纹头赤白肉际。

［功用］ 镇静安神，清热解毒。

［主治］ 面肌痉挛、头项强痛、咽喉肿痛、急性腰扭伤。

［操作］ 直刺0.5~1寸，可透刺劳宫穴。可灸。

2. 腕骨

［定位］ 在手掌尺侧，第5掌骨基底与钩骨之间的赤白肉际凹陷处。

［功用］ 养阴，清热，明目。

［主治］ 目翳、面黄、身黄、耳鸣。

［操作］ 直刺0.3~0.5寸。可灸。

3. 支正

［定位］ 在阳谷穴与小海穴的连线上，阳谷穴上5寸。

［功用］ 清热安神，通络止痛。

［主治］ 热病、失眠、癫狂、项强、肘臂手指挛痛。

［操作］ 直刺或斜刺0.5~0.8寸。可灸。

4. 天宗

［定位］ 肩胛骨冈下窝的中央凹陷处，与第4胸椎相平。

［功用］ 通经活络，丰胸。

［主治］ 平胸、乳腺增生、肩胛疼痛、气喘、乳痈。

［操作］ 直刺或斜刺0.5~1寸。可灸。

5. 颧髎

［定位］ 在面部，目外眦直下，颧骨下缘凹陷处。

［功用］ 疏经活络，美颜除皱。

［主治］ 黄褐斑、面部除皱、口眼㖞斜、眼睑跳动、颊肿、酒皶鼻。

［操作］ 直刺0.3~0.5寸，斜刺或平刺0.5~1寸。可灸。

6. 听宫

［定位］ 在面部，耳屏前，下颌骨髁状突的后方，张口时呈凹陷处。

［功用］ 益聪除皱。

［主治］ 面部除皱、面部色素沉着、耳鸣、耳聋、下颌关节炎。

［操作］ 张口直刺1～1.5寸。可灸。

七 足太阳膀胱

（一）本经美容特点

膀胱与肾互为表里关系，膀胱有气化水液的功能；同时膀胱经上有各脏腑的背俞穴，可调节全身各脏腑的功能，可以治疗各种损容性疾患，如可以减肥瘦身；可促进消化、增强体质；可调节内分泌，治疗月经不调、经前期综合征，治疗雀斑、蝴蝶斑、皮肤过敏等。

（二）本经常用的美容腧穴

1. 睛明

［定位］ 在面部，目内眦角稍上方凹陷处。

［功用］ 明目除皱。

［主治］ 眼部除皱、各种目疾、眼睑跳动、口眼㖞斜。

［操作］ 直刺，医者左手轻推眼球向外侧固定，右手缓慢进针，紧靠眶缘直刺0.5～1寸。不提插、捻转，出针后按压针孔一段时间以防出血。本穴可灸。

2. 攒竹

［定位］ 在面部，眉头陷中，眶上切迹处。

［功用］ 疏经活络明目。

［主治］ 口眼㖞斜、眼部除皱、头痛、眉棱骨痛、眼睑下垂、久视疲劳、呃逆。

［操作］ 斜刺或平刺0.5～0.8寸，或三棱针点刺出血。禁灸。

3. 风门

［定位］ 在背部，当第2胸椎棘突下，旁开1.5寸。

［功用］ 通经活络，疏风解表。

［主治］ 痤疮、咳嗽、发热头痛等外感病证、瘾疹、皮肤瘙痒、颈疼痛。

［操作］ 斜刺0.5～0.8寸。可灸。

4. 肺俞

［定位］ 在背部，第3胸椎棘突下，旁开1.5寸。

［功用］ 润肤美颜，止咳平喘。

［主治］ 皮肤干燥、粗糙、皮肤皲裂、痤疮、酒皶鼻、颜面色素沉着、瘾疹、湿疹等皮肤瘙痒性疾病、咳嗽、气喘。

［操作］ 斜刺0.5～0.8寸。可灸（此穴及背部俞穴均不宜深刺，以免伤及内部重要脏器）。

5. 心俞

［定位］ 在背部，第5胸椎棘突下，旁开1.5寸。

［功用］ 活血润肤。

［主治］ 面色晦黯、面部黑变病、失眠、心痛。

［操作］ 斜刺0.5～0.8寸，不宜深刺。可灸。

6. 膈俞

［定位］ 在背部，第7胸椎棘突下，旁开1.5寸。

［功用］ 活血养血润肤。

［主治］ 皮肤粗糙、黄褐斑、毛发枯黄、面色不华、神经性皮炎、痤疮、酒皶鼻、皮肤瘙痒症、脱发。

［操作］ 斜刺 0.5～0.8 寸，不宜深刺。可灸。

7. 肝俞

［定位］ 在背部，第 9 胸椎棘突下，旁开 1.5 寸。

［功用］ 养血荣颜，明目美甲。

［主治］ 面部色素沉着、黄褐斑、面部黑气、眼睑下垂、近视、斜视、视物不清、爪甲软、爪甲无华、脱发及多毛症、斑秃。

［操作］ 斜刺 0.5～0.8 寸，不宜深刺。可灸。

8. 胆俞

［定位］ 在背部，当第 10 胸椎棘突下，旁开 1.5 寸。

［功用］ 疏利肝胆，养血明目。

［主治］ 眼疾、面部色素沉着、面目黄染、爪甲无华、脱发。

［操作］ 斜刺 0.5～0.8 寸。可灸。

9. 脾俞

［定位］ 在背部，第 11 胸椎棘突下，旁开 1.5 寸。

［功用］ 美容瘦身。

［主治］ 颜面浮肿、面色无华、黄褐斑、眼睑下垂、肥胖、消瘦、面部除皱、肌肉松弛、脱发。

［操作］ 斜刺 0.5～0.8 寸，不宜深刺。可灸。

10. 胃俞

［定位］ 在背部，第 12 胸椎棘突下，旁开 1.5 寸。

［功用］ 健胃美形。

［主治］ 肥胖、消瘦、消化不良、胃热善饥、面色不华。

［操作］ 斜刺 0.5～0.8 寸，不宜深刺。可灸。

11. 肾俞

［定位］ 在腰部，第 2 腰椎棘突下，旁开 1.5 寸。

［功用］ 补肾美发。

［主治］ 脱发、少白头、头发稀少、斑秃、浮肿、面部色素沉着、失眠、眼袋、黑眼圈、面颈部松弛、皱纹、牙齿松动、不孕不育。

［操作］ 直刺 0.5～1 寸。可灸。

12. 大肠俞

［定位］ 在腰部，当第 4 腰椎棘突下，旁开 1.5 寸。

［功用］ 调理肠道，减肥。

［主治］ 肥胖、腹胀、泄泻、便秘、腰痛。

［操作］ 直刺 0.8～1.2 寸。可灸。

13. 次髎

［定位］ 在骶部，当髂后上棘内下方，适对第 2 骶后孔处。

［功用］ 调经止带。

［主治］ 臀部下垂、松弛、月经不调、痛经、遗精。

［操作］ 直刺 1～1.5 寸。可灸。

14. **承扶**

［定位］ 在大腿后面，臀横纹的中点。

［功用］ 疏经通络。

［主治］ 臀部肥胖、下垂、大腿肥胖、腰骶臀股部疼痛。

［操作］ 直刺1～2寸。可灸。

15. **殷门**

［定位］ 在大腿后面，当承扶穴与委中穴的连线上，承扶穴下6寸。

［功用］ 疏经通络。

［主治］ 大腿肥胖，下肢痿痹。

［操作］ 直刺1.5～2.5寸。可灸。

16. **委阳**

［定位］ 在腘横纹外侧端，股二头肌腱的内侧。

［功用］ 利水除湿。

［主治］ 肥胖、腹满。

［操作］ 直刺1～1.5寸。可灸。

17. **委中**

［定位］ 在腘横纹中点，当股二头肌腱与半腱肌肌腱的中间。

［功用］ 祛风湿，利腰膝。

［主治］ 疔疮、痤疮、酒皶鼻、丹毒、湿疹、瘾疹等皮肤瘙痒症、腰膝疼痛、小便不利、后项部皮肤病。

［操作］ 直刺1～1.5寸，或用三棱针点刺腘静脉出血。可灸。

18. **膏肓**

［定位］ 在背部，第4胸椎棘突下，旁开3寸。

［功用］ 保健强身。

［主治］ 长寿保健穴、身体虚弱、消瘦、神疲乏力、梦遗失精、月经不调、久咳。

［操作］ 斜刺0.5～0.8寸，不宜深刺。可灸。

19. **志室**

［定位］ 在腰部，第2腰椎棘突下，旁开3寸。

［功用］ 补肾健腰明目。

［主治］ 腰痛、近视、遗精、水肿。

［操作］ 直刺0.5～1寸。可灸。

20. **秩边**

［定位］ 在臀部，第4骶椎棘突下，旁开3寸。

［功用］ 理肠，利尿，通经止痛，美臀。

［主治］ 臀部下垂、松弛、小便不利、便秘、腰腿疼痛。

［操作］ 直刺1.5～2寸。可灸。

21. **承山**

［定位］ 在小腿后面正中，委中与昆仑之间，伸直小腿或足跟上提时腓肠肌肌腹下出现尖角凹陷处。

［功用］ 清热理肠疗痔。

［主治］ 口臭、肥胖症、便秘、痔疮。

［操作］ 直刺1～2寸。可灸。

22. 昆仑

［定位］ 在足部外踝后方，当外踝高点与跟腱之间的凹陷处。

［功用］ 通络止痛。

［主治］ 头痛、腰骶疼痛、脚跟肿痛。

［操作］ 直刺0.5～0.8寸。可灸。

23. 申脉

［定位］ 在足外侧部，外踝直下方凹陷中。

［功用］ 疏经活络。

［主治］ 面瘫、踝部疼痛、失眠、头痛。

［操作］ 直刺0.3～0.5寸。可灸。

24. 至阴

［定位］ 在足小趾末节外侧，距趾甲角0.1寸。

［功用］ 清热止痛，纠正胎位。

［主治］ 头痛、目痛、鼻塞、鼻衄、胎位不正、难产。

［操作］ 浅刺0.1寸。胎位不正用灸法。

八 足少阴肾经

（一）本经美容特点

肾是机体一切生化功能与形体生成的根本，与五脏六腑有着密切的关系。因此临床各种遗传性皮肤病、变态反应性皮肤病、生殖发育及衰老的病证多以肾论治。

肾主水液，是指肾中精气的气化功能具有调节体内水液输布和排泄的作用。在一般情况下，肾的气化功能正常则水液输布、排泄正常，反之则引起水液潴留，而见颜面及肢体浮肿，或皮肤干枯不荣等症。

肾主骨生髓，其华在发，开窍于耳。齿为骨之余，发为血之余，牙齿的生长与脱落，发的生长与脱落、润泽与枯槁，全赖精和血的濡养，与肾中精气的盛衰密切相关。另外肾气通于耳，肾和则耳能闻五音，因此临床上治疗骨骼与牙齿及毛发、耳部疾患等病多从治肾着手。

（二）本经常用的美容腧穴

1. 涌泉

［定位］ 在足底，第2、3趾缝纹头端与足跟连线的前1/3与后2/3交点处。

［功用］ 补肾宁心。

［主治］ 失眠、眼袋、黑眼圈、面色晦黯、足冻疮、足皲裂。

［操作］ 直刺0.5～0.8寸。可灸。

2. 太溪

［定位］ 在足内侧，内踝后方，内踝尖与跟腱之间的凹陷处。

［功用］ 益肾强身。

［主治］ 面黑、眼袋、黑眼圈、黄褐斑、斑秃、脱发、水肿、脚气、冻疮、视物昏花、手足心热、遗精、月经不调。亦可用于抗衰老和面部除皱。

［操作］ 直刺0.5～0.8寸。可灸。

3. 肓俞

［定位］ 在腹中部，脐中旁开0.5寸。

［功用］ 补益肾气，瘦身。

［主治］ 腹部脂肪沉积、腹痛、腹胀、身体浮肿、腰脊痛、便秘。

［操作］ 直刺0.8～1.0寸。可灸。

4. 商曲

［定位］ 在上腹部，当脐上2寸，前正中线旁开0.5寸。

［功用］ 通利腑气，瘦身。

［主治］ 腹部脂肪沉积、腹痛、腹胀、泄泻、便秘。

［操作］ 直刺0.5～1.2寸。可灸。

5. 神封

［定位］ 在胸部，当第4肋间隙，前正中线旁开2寸。

［功用］ 理气宣肺，美乳。

［主治］ 平胸、乳房萎缩或松弛、乳腺增生、胸胁支满、乳痈。

［操作］ 斜刺或平刺0.5～0.8寸。可灸。

九 手厥阴心包经

（一）本经美容特点

心包又称心包络，是心脏的外围，有保护心脏的作用，代心受邪。故此邪气犯心，常先侵犯心包。又“诸痛痒疮，皆属于心”，所以临床上热邪扰心，温邪内陷及疹癣疮疡常从心包经着手治疗。

（二）本经常用的美容腧穴

1. 天池

［定位］ 在胸部，当第4肋间隙中，乳头外1寸。

［功用］ 通心理气，美乳。

［主治］ 平胸、乳房松弛、乳腺增生、乳痈，胸闷、咳嗽、胸痛等肺心病。

［操作］ 斜刺或平刺0.5～0.8寸。本穴正当胸腔，内容心、肺，不宜深刺。可灸。

2. 曲泽

［定位］ 在肘横纹中，肱二头肌肌腱的尺侧缘。

［功用］ 清心泄热。

［主治］ 疮疡、口疮、目赤肿痛、疥癣、风疹、疔疮、面紫黯。

［操作］ 直刺0.8～1寸，或用三棱针刺血。可灸。

3. 间使

［定位］ 在前臂掌侧，当曲泽与大陵的连线上，腕横纹上3寸，掌长肌腱与桡侧腕屈肌腱之间。

［功用］ 清热泻胃火。

［主治］ 痤疮、酒皶鼻、脂溢性皮炎、口疮、口臭、肥胖、便秘。

［操作］ 直刺0.5～1寸。可灸。

4. **内关**

［定位］ 在前臂掌侧，曲泽与大陵的连线上，腕横纹上2寸，掌长肌腱与桡侧腕屈肌腱之间。

［功用］ 调和气血。

［主治］ 带状疱疹、胸胁痛、心悸、面紫黯、冻疮、失眠。

［操作］ 直刺0.5～1寸。可灸。

5. **劳宫**

［定位］ 在手掌心，第2、3掌骨之间偏于第3掌骨，握拳屈指时中指指尖处。

［功用］ 清心泄热。

［主治］ 口疮、口臭、心痛、冻疮、疥癣、鹅掌风、手皲裂、天疱疮。

［操作］ 直刺0.3～0.5寸。可灸。

十 手少阳三焦经

（一）本经美容特点

三焦经脉循行过项，入耳中布耳周，行至面颊，抵眼眶。三焦经主通行元气，为水液运行的通道。故因水液代谢功能失调而致浮肿以及颈项、头面和耳部等疾患，常取此经穴施治。

（二）本经常用的美容腧穴

1. **中渚**

［定位］ 在手背部，掌指关节的后方，第4、5掌骨间凹陷处。

［功用］ 舒筋活络。

［主治］ 落枕、甲状腺肿大、耳鸣、耳聋、目赤肿痛、面瘫、面红身热、手部冻疮、颈项肥大、颈项痛。

［操作］ 直刺0.3～0.5寸。可灸。

2. **阳池**

［定位］ 腕背横纹中，指总伸肌腱尺侧缘凹陷中。

［功用］ 清热泻火，生津。

［主治］ 皱纹、黑眼圈、肤色黯黄、疔疮、痤疮、目赤肿痛、银屑病、脱发、带状疱疹、口干、消渴。

［操作］ 直刺0.3～0.5寸。可灸。

3. **外关**

［定位］ 腕背横纹上2寸，尺骨与桡骨之间。

［功用］ 疏风通络。

［主治］ 面瘫、面肌痉挛、痤疮、目赤肿痛、冻疮、手癣、神经性皮炎。

［操作］ 直刺0.5～1寸，或透内关穴。可灸。

4. **支沟**

［定位］ 在前臂背侧，阳池与肘尖的连线上，腕背横纹上3寸，尺骨与桡骨之间。

［功用］ 理气通络。

［主治］ 痤疮、肥胖、便秘、腮腺炎、带状疱疹、胸胁痛、疥癣、疖疮。

［操作］ 直刺0.5～1寸。可灸。

5. **肩髎**

［定位］ 在肩部，肩髃后方，肩峰后下方，当臂外展时，于肩髃穴后下方呈现凹陷处。

［功用］ 通经活血。

［主治］ 肩部肥胖、臂痛、肩重不能举。

［操作］ 直刺0.5～1.5寸。可灸。

6. **翳风**

［定位］ 在耳垂后方，乳突与下颌角之间的凹陷处。

［功用］ 通络利窍。

［主治］ 面瘫、面肌痉挛、面疮、面颊肿痛、痄腮、耳鸣、耳聋、脱发、头面疥癣、风疹、神经性皮炎。

［操作］ 直刺0.8～1.2寸。可灸。

7. **耳门**

［定位］ 在面部，耳屏上切迹的前方，下颌骨髁状突后缘，张口有凹陷处。

［功用］ 清热通络。

［主治］ 外耳湿疹、耳道疖肿、面瘫、耳聋。

［操作］ 直刺0.5～1寸。可灸。

8. **丝竹空**

［定位］ 在面部，眉梢凹陷处。

［功用］ 祛风明目。

［主治］ 面瘫、斜视、鱼尾纹、目赤肿痛、眼睑跳动、眼睑下垂、眉毛脱落。

［操作］ 平刺0.5～1寸。不宜灸。

十一 足少阳胆经

（一）本经美容特点

胆经经脉布胸胁，循头项两侧，过额至眼眶周围。胆附于肝，肝与胆相表里且同主疏泄，故临床上肝胆湿热所致目赤肿痛、带状疱疹、遍身瘙痒、黄疸等，以及眼角皱纹、脱发、耳聋、耳鸣诸疾多配合胆经穴位施治。

（二）本经常用的美容腧穴

1. **瞳子髎**

［定位］ 在面部，目外眦旁，眶外侧缘处。

［功用］ 明目通络。

［主治］ 眼角皱纹、口眼㖞斜、眼周雀斑、黄褐斑、面肌痉挛、目赤肿痛、斜视。

［操作］ 向后平刺或斜刺0.3～0.5寸，或用三棱针点刺出血。不宜灸。

2. **上关**

［定位］ 在耳前，下关穴直上，当颧弓的上缘凹陷处。

［功用］ 清热，疏风通络。

［主治］ 口眼㖞斜、面瘫、面部皮肤松弛、皱纹、痤疮、偏头痛、耳鸣、耳聋、聤耳、齿痛。

［操作］ 直刺0.5～1寸。可灸。

3. 率谷

［定位］ 在头部，耳尖直上入发际1.5寸，角孙直上方。

［功用］ 凉血生发。

［主治］ 脱发、斑秃、头癣、头痛。

［操作］ 平刺0.5～1寸。可灸。

4. 阳白

［定位］ 在前额部，瞳孔直上，眉上1寸。

［功用］ 祛风通络。

［主治］ 面瘫、面肌痉挛、眼睑下垂、面部皱纹、迎风流泪、目眩。

［操作］ 平刺，向左、右、下方进针0.3～0.5寸。可灸。

5. 头临泣

［定位］ 在头部，瞳孔直上，入发际0.5寸，神庭穴与头维穴连线的中点处。

［功用］ 清肝明目，通窍，安神醒神。

［主治］ 头痛、目赤肿痛、脱发、流泪、目翳、鼻塞、鼻渊、耳聋、昏迷癫痫。

［操作］ 平刺0.3～0.5寸。可灸。

6. 风池

［定位］ 在颈部，枕骨之下，与风府相平，胸锁乳突肌与斜方肌上端之间的凹陷中。

［功用］ 祛风通络明目。

［主治］ 脱发、斑秃、近视、发际疮、面瘫、面肌痉挛、瘙痒症、风疹、疥癣、痤疮、神经性皮炎。

［操作］ 向鼻尖方向斜刺0.5～0.8寸。可灸。

7. 肩井

［定位］ 在肩上，前直对乳中，当大椎穴（督脉）与肩峰端连线的中点上。

［功用］ 祛风通络，调和气血。

［主治］ 颈项肥硕、颈项强痛、肩背疼痛、平胸、乳痈、乳癖、乳汁不下、瘰疬。

［操作］ 直刺0.5～0.8寸。深部正当肺尖，慎不可深刺。可灸。

8. 带脉

［定位］ 在侧腹部，章门下1.8寸，当第11肋骨游离端下方垂线与脐水平线的交点上。

［功用］ 调和气血，温补肝肾。

［主治］ 黄褐斑、月经不调、经闭、赤白带下、子宫内膜炎、附件炎、盆腔炎、带状疱疹、腹腰肥胖。

［操作］ 直刺1～1.5寸。可灸。

9. 环跳

［定位］ 在股外侧部，侧卧屈股，当股骨大转子最凸点与骶管裂孔连线的外1/3与内2/3交点处。

［功用］ 祛风除湿，通经止痛，瘦身。

［主治］ 腰臀肥胖、坐骨神经痛、腰腿痿痹、下肢瘫痪。

［操作］ 针尖略向下方斜刺2～3寸。可灸。

10. 风市

［定位］ 在大腿外侧部的中线上，腘横纹上7寸。或直立垂手时，中指尖处。

［功用］ 祛风除湿。

［主治］ 痤疮、色斑、荨麻疹、风疹、湿疹、遍身瘙痒、脚气。

［操作］ 直刺1～1.5寸。可灸。

11. 阳陵泉

［定位］ 在小腿外侧，腓骨小头前下方凹陷处。

［功用］ 舒筋活络，利胆除湿。

［主治］ 痤疮、色斑、口苦、胸胁痛、带状疱疹、下肢静脉炎、脚气、肝胆疾患。

［操作］ 直刺或斜向下刺1～1.5寸。可灸。

12. 光明

［定位］ 在小腿外侧，外踝尖上5寸，腓骨前缘。

［功用］ 通络明目。

［主治］ 各种眼疾。

［操作］ 直刺0.5～0.8寸。可灸。

13. 悬钟

［定位］ 在小腿外侧，外踝尖上3寸，腓骨前缘。

［功用］ 通经活络。

［主治］ 雀斑、斜颈、落枕。

［操作］ 直刺1～1.2寸。可灸。

14. 足临泣

［定位］ 在足背外侧，第4、5跖骨结合部前方，小趾伸肌腱的外侧凹陷中。

［功用］ 化痰清热。

［主治］ 瘰疬、目赤肿痛、腮腺炎、带状疱疹、湿疹、脚气。

［操作］ 直刺0.5～0.8寸。可灸。

十二 足厥阴肝经

（一）本经美容特点

肝血充盈，则面部红润，双目有神，爪甲坚韧明亮，红润光泽；肝血不足，则面目青黑，爪甲软薄，枯而色夭，甚则变形脆裂，目混不清，目斜上视，从而影响美观。若肝的疏泄功能异常，肝郁气滞，气郁日久化热，致使颜面气血失和，血瘀于面部，则面部出现黄褐斑。

（二）本经常用的美容腧穴

1. 行间

［定位］ 在足背侧，第1、2趾间，趾蹼缘的后方赤白肉际处。

［功用］ 清泄肝火，安神。

［主治］ 面黑、黄褐斑、目赤肿痛、口苦、口眼㖞斜、半身不遂、前阴瘙痒疼痛、神经性皮炎、失眠、月经不调。

［操作］ 直刺0.5～0.8寸。可灸。

2. 太冲

［定位］ 在足背侧，第1、2跖骨间隙的后方凹陷中。

［功用］ 清肝明目。

［主治］ 各种眼疾、面部黄褐斑、面黑、面瘫、唇肿、头痛、眩晕、慢性湿疹、前阴瘙痒、头

痛、耳鸣、过敏性皮肤病。

［操作］ 直刺0.5～0.8寸。可灸。

3. 曲泉

［定位］ 在膝内侧，屈膝，当膝关节内侧端，股骨内侧髁的后缘，半腱肌、半膜肌止端的前缘凹陷处，即膝内侧横纹头上方凹陷中。

［功用］ 清肝火，除湿。

［主治］ 皮肤瘙痒、黄褐斑、湿疹、带状疱疹，阴痒、阴肿、月经不调、痛经等妇科病证，阳痿、早泄。

［操作］ 直刺1～1.5寸。可灸。

4. 足五里

［定位］ 在大腿内侧，曲骨穴旁开2寸，直下3寸。

［功用］ 清肝胆热，理气通淋。

［主治］ 黄褐斑、面肿、小腹胀痛、小便不通。

［操作］ 直刺0.5～2寸。可灸。

5. 章门(脾募穴、脏会穴)

［定位］ 在侧腹部，当第11肋游离端的下方。

［功用］ 疏肝健脾。

［主治］ 黄褐斑、肥胖、湿疹、乳腺增生、腹痛、腹胀、失眠、亚健康。

［操作］ 斜刺0.5～1寸。可灸。

6. 期门(肝募穴)

［定位］ 在胸部，乳头直下，第6肋间隙，前正中线旁开4寸。

［功用］ 疏肝理气。

［主治］ 面部黄褐斑、神经性皮炎、湿疹、痤疮、脱发、乳痈、乳癖、消瘦、胸胁胀满、呃逆。

［操作］ 斜刺或平刺0.5～0.8寸。可灸。

十三 奇经八脉

(一) 督脉

本经美容特点：督脉行脊柱内至脑，上到巅顶，下循至鼻柱，督脉总督诸阳经，有“阳脉之海”之称，故临床上热证、鼻部疾患及毛发病变多以督脉腧穴为主治疗。

本经常用的美容腧穴：

1. 腰阳关

［定位］ 在腰部，当后正中线上，第4腰椎棘突下凹陷中。

［功用］ 补肾壮阳，利腰。

［主治］ 腰骶疼痛、月经不调、赤白带下、遗精、阳痿。

［操作］ 向上斜刺0.5～1寸。可灸。

2. 命门

［定位］ 在腰部，后正中线上，第2腰椎棘突下凹陷中。

［功用］ 益肾壮阳。

［主治］ 形寒肢冷、面色无华或皖白、毛发枯槁、硬皮病、身肿、荨麻疹、月经不调、阴部湿

疹、神疲。

［操作］ 向上斜刺0.5～1寸。多用灸法。

3. 身柱

［定位］ 在背部，后正中线上，第3胸椎棘突下凹陷中。

［功用］ 祛风解毒。

［主治］ 疔疮痈疽、黄褐斑、银屑病、痫证、咳喘。

［操作］ 向上斜刺0.5～1寸。可灸。

4. 大椎

［定位］ 在后正中线上，第7颈椎棘突下凹陷中。

［功用］ 清热通阳。

［主治］ 痤疮、面部黄褐斑、荨麻疹、湿疹、银屑病、红斑狼疮、疔疮、发热性疾病。

［操作］ 斜刺0.5～1寸，或三棱针点刺放血。可灸。

5. 风府

［定位］ 在项部，后发际正中直上1寸，枕外隆凸直下，两侧斜方肌之间凹陷中。

［功用］ 祛风清热。

［主治］ 脱发、风疹、失音、瘙痒症、头痛眩晕、中风不语、癫狂。

［操作］ 伏案正坐位，使头微前倾，项肌放松，向下颌方向缓慢刺入0.5～1寸。针尖不可向上，以免刺入枕骨大孔，误伤延髓。不灸。

6. 百会

［定位］ 在头部，前发际正中直上5寸，或两耳尖连线的中点处。

［功用］ 安神升阳。

［主治］ 脱发、斑秃、头发早白、头痛、失眠、心神不宁、耳鸣、脏器下垂。

［操作］ 平刺0.5～0.8寸。可灸。

7. 上星

［定位］ 在头部，前发际正中直上1寸。

［功用］ 疏风通窍。

［主治］ 脱发、酒皶鼻、面部肿痛、头发早白、头痛。

［操作］ 平刺0.5～0.8寸。可灸。

8. 神庭

［定位］ 在头部，当前发际正中直上0.5寸。

［功用］ 清热通窍，安神。

［主治］ 鼻渊、鼻衄、痤疮、酒皶鼻、面部皮炎、头痛、目赤肿痛、失眠、热病。

［操作］ 平刺0.3～0.8寸。可灸。

9. 人中

［定位］ 又名水沟。在面部，人中沟的上1/3与中1/3交点处。

［功用］ 清热通窍。

［主治］ 昏迷、牙关紧闭、面瘫、面肿、口疮、口臭、唇皲。

［操作］ 向上斜刺0.3～0.5寸，或用指甲按掐。不灸。

（二）任脉

本经美容特点：任脉循行于胸腹正中，上抵颏部，诸阴经与其交会，故有“阴脉之海”之称，具有承受阴经经气的作用。

本经常用的美容腧穴：

1. 中极（膀胱募穴）

［定位］ 在前正中线上，脐下4寸，耻骨联合上缘1寸。

［功用］ 益气助阳，悦泽容颜。

［主治］ 体瘦、肥胖、面无光华、面部浮肿、阴部湿疹、阴痒、小便不利。

［操作］ 直刺1～1.5寸。可灸。孕妇慎用。

2. 关元（小肠募穴）

［定位］ 在前正中线上，脐下3寸。

［功用］ 培元健体，增肌减肥。

［主治］ 虚劳体瘦、肥胖症、面色㿠白、神经衰弱、失眠、疲乏、抵抗力差、面部皱纹、黄褐斑、斑秃、亚健康。

［操作］ 直刺1～1.5寸。可灸。孕妇慎用。

3. 气海

［定位］ 在前正中线上，脐下1.5寸。

［功用］ 开阳补气，滋养肌肤。

［主治］ 体瘦乏力、正气不足、体弱多病、失眠、食欲旺盛、肥胖、面黑欠泽、脱发、眼睑下垂、皱纹。

［操作］ 直刺1～1.5寸。可灸。孕妇慎用。

4. 神阙

［定位］ 在脐窝正中。

［功用］ 健脾除湿，祛疹润面。

［主治］ 荨麻疹、体弱、亚健康。

［操作］ 一般不针，多用艾灸或艾炷隔盐灸。

5. 水分

［定位］ 在上腹部，前正中线上，当脐上1寸。

［功用］ 通调肠腑，利水减肥。

［主治］ 肥胖、面身水肿、眼袋、小便不利、腹痛、腹胀、泄泻。

［操作］ 直刺1～1.5寸。可灸。

6. 下脘

［定位］ 在上腹部，前正中线上，当脐上2寸。

［功用］ 调理肠胃，减肥。

［主治］ 脘腹胀痛、呕吐、食谷不化、泄泻、肥胖。

［操作］ 直刺1～1.5寸。可灸。

7. 建里

［定位］ 在上腹部，前正中线上，当脐上3寸。

［功用］ 和胃利水。

［主治］ 腹部肥胖、水肿、胃痛、腹胀、呕吐、食欲不振。

［操作］ 直刺1～1.5寸。可灸。

8. **中脘**(胃募穴、腑会穴)

［定位］ 在前正中线上,脐上 4 寸。

［功用］ 和中除湿,润肤益颜。

［主治］ 面色萎黄、肥胖症、消瘦疲乏、酒皶鼻、痤疮、黄褐斑、脱发。

［操作］ 直刺 1~1.5 寸。可灸。

9. **上脘**

［定位］ 在上腹部,前正中线上,当脐上 5 寸。

［功用］ 和胃,安神。

［主治］ 腹部肥胖、胃痛、腹胀、呕吐、癫痫。

［操作］ 直刺 0.5~1 寸。可灸。

10. **膻中**(心包募穴、气会穴)

［定位］ 两乳之间,胸骨正中线,平第 4 肋间。

［功用］ 调气降逆,宽胸利膈,活血通络,健美乳房。

［主治］ 女子乳房松弛或萎缩、男子乳腺增生、乳痛、胸闷、气喘等。

［操作］ 平刺 0.3~0.5 寸。可灸。

11. **廉泉**

［定位］ 在颈部,当前正中线上,结喉上方,舌骨体上缘凹陷处。

［功用］ 清热通经,也可用于颈部除皱。

［主治］ 颈部皮肤松弛、颈纹、舌下肿痛、口舌生疮、失语、舌缓涎出、舌强不语、暴喑、吞咽困难。

［操作］ 向舌根斜刺 0.5~0.8 寸。可灸。

12. **承浆**

［定位］ 在面部,当颏唇沟的正中凹陷处。

［功用］ 消肿,通经,面部除皱。

［主治］ 面部皱纹、口㖞、齿龈肿痛、流涎、暴喑、癫痫。

［操作］ 斜刺 0.3~0.5 寸。可灸。

十四 经外奇穴

1. **四神聪**

［定位］ 在头顶部,当百会前后左右各 1 寸,共 4 穴。

［功用］ 益智,安神。

［主治］ 斑秃、脱发、弱智、失眠、健忘、头痛、神经性皮炎。

［操作］ 平刺 0.5~0.8 寸。可灸。

2. **印堂**

［定位］ 在额部,当两眉头的中间。

［功用］ 祛风清热,明目开窍,除皱。

［主治］ 头痛、失眠、面瘫、口眼㖞斜、鼻渊、皮脂溢出、酒皶鼻、痤疮、眉间纹、额头纹、黑眼圈。

［操作］ 提捏局部皮肤,平刺 0.3~0.5 寸,或用三棱针点刺出血。可灸。

3. **鱼腰**

［定位］ 在额部,瞳孔直上,眉毛正中。

［功用］ 清热疏风，明目。

［主治］ 眼睑瞤动、眼睑下垂、眼睑松弛、眼袋、目赤肿痛、目翳，黑眼圈、眉毛脱落、额纹、鱼尾纹、面瘫、近视。

［操作］ 平刺0.3～0.5寸。禁灸。

4. 太阳

［定位］ 在颞部，当眉梢与目外眦之间，向后约1横指的凹陷处。

［功用］ 清肝明目，醒脑提神，除皱润肤。

［主治］ 头痛、眩晕、目疾、口眼㖞斜、眼袋、鱼尾纹、眼睑下垂、皮脂溢出、黄褐斑、痤疮、面目红肿及瘙痒。

［操作］ 直刺或斜刺0.3～0.5寸，或点刺出血。可灸。

5. 牵正

［定位］ 在耳垂前0.5～1寸。

［功用］ 疏风泄热，通经活络。

［主治］ 口眼㖞斜、下牙痛、面神经麻痹、腮腺炎。

［操作］ 向前斜刺0.5～0.8寸。可灸。

6. 安眠

［部位］ 在项部，当翳风穴与风池穴连线之中点处。

［功用］ 宁心安神。

［主治］ 失眠、眩晕、心悸、癫痫、精神病。

［操作］ 直刺0.8～1.2寸。可灸。

7. 子宫

［定位］ 在下腹部，当脐中下4寸，中极旁开3寸。

［功用］ 调经止带。

［主治］ 月经不调、痛经、不孕等。

［操作］ 直刺0.8～1.2寸。可灸。

8. 夹脊

［定位］ 在背腰部第1胸椎至第5腰椎棘突下两侧，后正中线旁开0.5寸，一侧17穴，左右共34穴。

［功用］ 疏风通阳。

［主治］ 荨麻疹、痤疮、黄褐斑、体虚乏力、半身不遂。

［操作］ 直刺0.3～0.5寸，或用梅花针叩刺。可灸。

9. 十宣

［定位］ 在手十指尖端，距指甲游离缘0.1寸(指寸)，左右共10穴。

［功用］ 泄热宁心。

［主治］ 中风、咽喉肿痛、热病、昏迷、红眼病、红斑肢痛症、指端麻木。

［操作］ 直刺0.1～0.2寸，或点刺出血。

10. 百虫窝

［定位］ 屈膝，在大腿内侧，髌底内侧端上3寸，即血海上1寸。

［功用］ 清热解毒，杀虫。

［主治］ 各种虫咬、风疹、瘾疹、皮炎、湿疹、瘙痒症。

［操作］ 直刺0.5～1寸。可灸。

第五节　特殊针疗法与美容

一　耳针与美容

耳穴指分布在耳廓上的腧穴。耳廓，从全息现象来认识是一个倒置的胎儿，所以耳穴的分布与胎儿的结构相似。

耳针美容法是指在耳廓穴位用针刺、压豆、放血、埋针等刺激手段，同时调整局部与全身，而达到美容、减肥、保健、防治疾病目的的一种既传统又现代的方法。因其疗效肯定、应用范围较广、操作方便、安全无副作用，受术者痛苦小、常可补体针之不足，另外耳穴对疾病的诊断也有一定的参考意义，因此日益被广泛地应用于临床来治疗疾病，近年来尤其多用于美容。

（一）耳廓的主要结构

耳廓是外耳的一部分，耳穴则是耳廓上的一些特定的诊治点，为了便于熟悉耳穴的分布情况，现简单介绍耳廓的主要表面解剖结构（图7-23）。

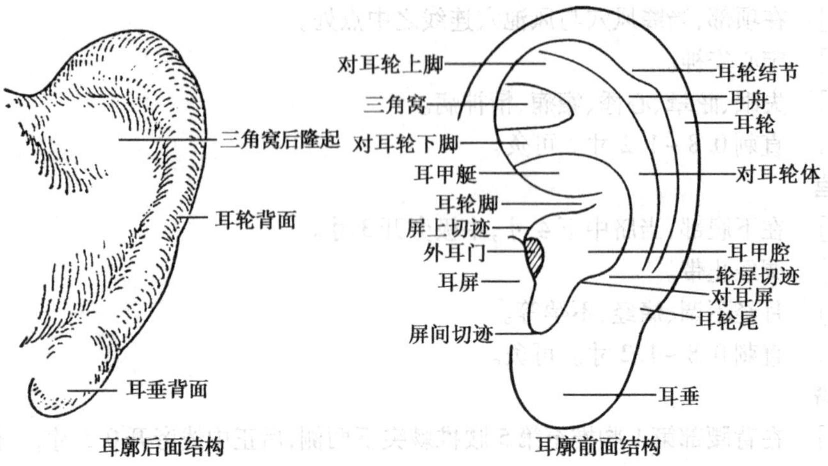

图7-23　耳廓表面解剖

1. 耳廓的正面结构

（1）耳轮：耳廓边缘向前卷曲的部分。

（2）耳轮脚：耳轮前上端伸入耳腔内的横行突起。

（3）耳轮结节：耳轮外上方稍肥厚的小结节。

（4）耳轮尾：耳轮末端，与耳垂相交处。

（5）对耳轮：耳廓边缘内侧与耳轮相对的、上有分叉的平行隆起部分。

（6）对耳轮上、下脚：分别指对耳轮上端分叉的上支和下支。

（7）三角窝：对耳轮上、下脚构成的三角形凹窝。

（8）耳舟：耳轮与对耳轮之间的凹沟。

（9）耳屏：耳廓外面前缘的瓣状突起。

（10）对耳屏：耳垂上部，与耳屏相对的隆起部。

(11)屏上切迹:耳屏上缘与耳轮脚之间的凹陷。

(12)屏间切迹:耳屏与对耳屏之间的凹陷。

(13)轮屏切迹:对耳轮与对耳屏之间的凹陷。

(14)耳甲:由对耳屏和弧形的对耳轮体部及对耳轮下脚下缘围成的凹窝。其中,耳轮脚以上部分的耳甲称耳甲艇,耳轮脚以下部分的耳甲称耳甲腔。

(15)耳垂:耳廓最下部的无软骨的皮垂。

(16)外耳道口:耳甲腔内,被耳屏遮盖的孔。

2. 耳廓的背面结构

(1)耳轮背面:因耳轮向前卷曲,此面多向前方,又称耳轮外侧面。

(2)耳舟后隆起:耳舟背面的隆起部位。

(3)对耳轮后沟:同对耳轮相对应的背面凹沟处。

(4)三角窝后隆起:三角窝的背面隆起处。

(二)耳穴分布规律

耳廓正面的分布,像一个在子宫内倒置的胎儿,头部朝下,手脚朝上,也就是说,与头面部相应的耳穴,分布在耳屏和耳垂;与上肢相应的分布在耳舟;与躯干相应的分布在对耳轮;与下肢及臀部相应的分布在对耳轮上、下脚;与盆腔相应的,分布在三角窝;与消化道相应的分布在耳轮脚周围;与腹腔相应的分布在耳甲艇;与胸腔相应的分布在耳甲腔;与鼻咽部相应的分布在耳屏等(图7-24)。现分别介绍如下。

(1)耳垂:相当于面部。

(2)耳屏:相当于鼻咽部。

(3)对耳屏:相当于头部。

(4)对耳轮:相当于躯体。

(5)对耳轮上脚:相当于下肢。

(6)对耳轮下脚:相当于臀部。

(7)耳舟:相当于上肢。

(8)耳甲腔:相当于胸腔。

(9)耳甲艇:相当于腹腔。

(10)耳轮脚:相当于膈肌。

(11)三角窝:相当于盆腔。

(12)屏间切迹:相当于内分泌。

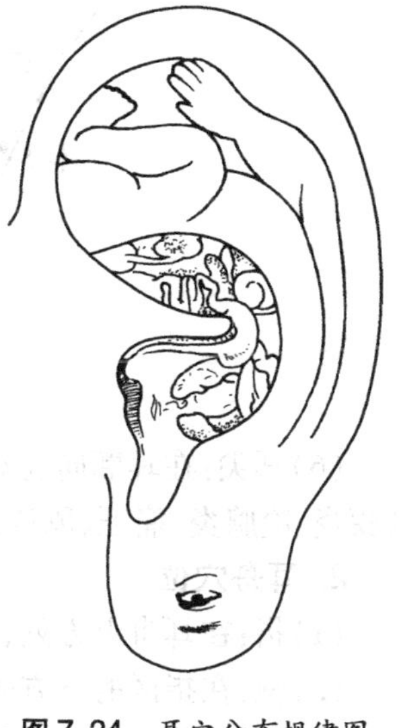

图7-24 耳穴分布规律图

(三)主要耳穴的部位和主治

现将临床上最为常用的耳穴的具体分布部位说明如下(图7-25)。

1. 耳轮穴位

(1)耳中:在耳轮脚处,即耳轮1区。主治呃逆、荨麻疹、皮肤瘙痒、咯血。

(2)直肠:在耳轮脚棘前上方的耳轮处,即耳轮2区。主治便秘、腹泻、脱肛、痔疮。

(3)尿道:在直肠上方的耳轮处,即耳轮3区。主治尿频、尿急、尿痛、尿潴留。

(4)外生殖器:在对耳轮下脚前方的耳轮处,即耳轮4区。主治睾丸炎、附睾炎、阴道炎、外阴瘙痒。

(5)肛门:三角窝前方的耳轮处,即耳轮5区。主治痔疮、肛裂。

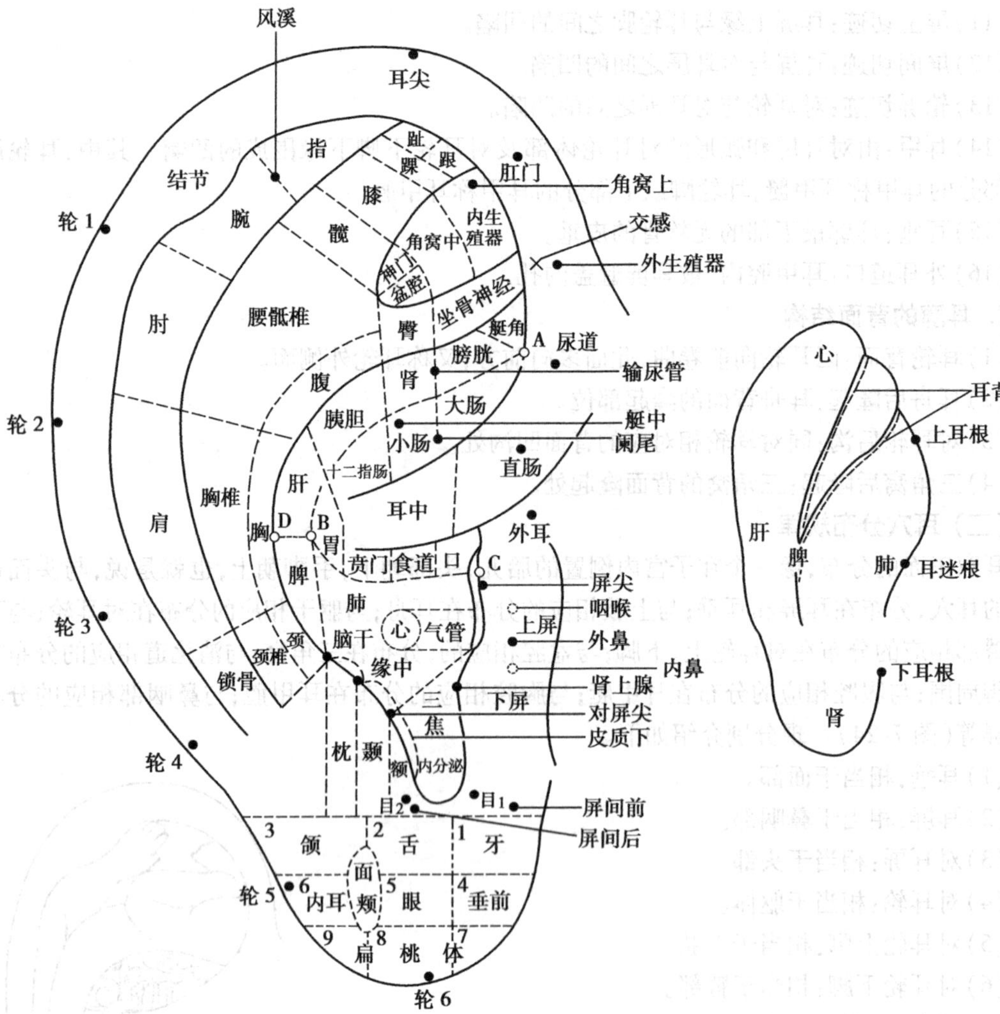

图7-25　耳穴分布部位图

(6)耳尖:在耳廓向前对折的上部尖端处,即耳轮6、7区交界处。主治发热、高血压、急性结膜炎、睑腺炎、痛证、风疹、失眠。

2. 耳舟穴位

(1)指:在耳舟上方处,即耳舟1区。主治甲沟炎、手指疼痛和麻木。

(2)腕:在指区的下方处,即耳舟2区。主治腕部疼痛。

(3)肘:在腕区的下方处,即耳舟3区。主治肱骨外上髁炎、肘部疼痛。

(4)肩:在肘区的下方处,即耳舟4、5区交界处。主治肩关节周围炎、肩部疼痛。

3. 对耳轮穴位

(1)膝:在对耳轮上脚中1/3处,即对耳轮4区。主治膝关节肿痛。

(2)交感:在对耳轮下脚末端与耳轮内缘相交处,即对耳轮6区前端。主治胃肠痉挛、心绞痛、胆绞痛、肾绞痛、自主神经功能紊乱、心悸、多汗、失眠等。

(3)臀:在对耳轮下脚的后1/3处,即对耳轮7区。主治坐骨神经痛、臀部疼痛。

(4)腹:在对耳轮体前部上2/5处,即对耳轮8区。主治腹痛、腹胀、腹泻、急性腰扭伤、痛经、产后宫缩痛。

(5)腰骶椎:在腹区后方,即对耳轮9区。主治腰骶部疼痛。

(6)胸:在对耳轮体前部中2/5处,即对耳轮10区。主治胸胁疼痛、胸闷、乳痈、乳少。

(7)胸椎:在胸区后方,即对耳轮11区。主治胸胁疼痛、经前乳房胀痛、产后乳少、乳痈。

(8)颈:在对耳轮体前部下1/5处,即对耳轮12区。主治落枕、颈项强痛。

(9)颈椎:在颈区后方,即对耳轮13区。主治落枕、颈椎病。

4. 三角窝穴位

(1)角窝上:在三角窝前1/3的上部,即三角窝1区。主治高血压。

(2)内生殖器:在三角窝前1/3的下部,即三角窝2区。主治痛经、月经不调、白带过多、功能失调性子宫出血、遗精、阳痿、早泄。

(3)神门:在三角窝后1/3的上部,即三角窝4区。主治失眠、多梦、各种痛证、咳嗽、哮喘、眩晕、高血压、过敏性疾病、戒断综合征。

(4)盆腔:在三角窝后1/3的下部,即三角窝5区。主治盆腔炎、附件炎。

5. 耳屏穴位

(1)外耳:在屏上切迹前方近耳轮部,即耳屏1区上缘处。主治外耳道炎、中耳炎、耳鸣。

(2)屏尖:在耳屏游离缘上部尖端,即耳屏1区后缘处。主治发热、牙痛、腮腺炎、咽炎、扁桃体炎、结膜炎。

(3)外鼻:在耳屏外侧面中部,即耳屏1、2区之间。主治鼻部痤疮、鼻炎。

(4)肾上腺:在耳屏游离缘下部尖端,即耳屏2区后缘处。主治低血压、风湿性关节炎、腮腺炎、间日疟、链霉素中毒性眩晕、哮喘、休克、鼻炎、急性结膜炎、咽炎、过敏性皮肤病等。

(5)咽喉:在耳屏内侧面上1/2处,即耳屏3区。主治声音嘶哑、咽炎、扁桃体炎。

(6)内鼻:在耳屏内侧面下1/2处,即耳屏4区。主治鼻炎、副鼻窦炎、鼻衄。

6. 对耳屏穴位

(1)额:在对耳屏外侧面的前部,即对耳屏1区。主治额窦炎、头痛、头晕、失眠、多梦。

(2)颞:在对耳屏外侧面的中部,即对耳屏2区。主治偏头痛。

(3)枕:在对耳屏外侧面的后部,即对耳屏3区。主治头痛、眩晕、哮喘、癫痫、神经衰弱。

(4)皮质下:在对耳屏内侧面,即对耳屏4区。主治痛证、间日疟、神经衰弱、假性近视、胃溃疡、腹泻、高血压病、冠心病、心律失常。

(5)对屏尖:在对耳屏游离缘的尖端,即对耳屏1、2、4区交点处。主治哮喘、腮腺炎、皮肤瘙痒、睾丸炎、附睾炎。

(6)缘中:在对耳屏游离缘上,对屏尖与轮屏切迹之中点处,即对耳屏2、3、4区交点处。主治遗尿、内耳眩晕症、功能失调性子宫出血。

(7)脑干:在轮屏切迹处,即对耳屏3、4区之间。主治头痛、眩晕、假性近视。

7. 耳甲穴位

(1)口:在耳轮脚下方前1/3处,即耳甲1区。主治面瘫、口腔炎、胆囊炎、胆石症、戒断综合征、牙周炎、舌炎。

(2)胃:耳轮脚消失处,即耳甲4区。主治胃炎、胃溃疡、失眠、牙痛、消化不良、恶心呕吐。

(3)十二指肠:在耳轮脚及部分耳轮与AB线之间的后1/3处,即耳甲5区。主治十二指肠球部溃疡、胆囊炎、胆石症、幽门痉挛、腹胀、腹泻、腹痛。

(4)小肠:在耳轮脚及部分耳轮与AB线之间的中1/3处,即耳甲6区。主治消化不良、腹痛、心动过速、心律不齐。

(5)大肠:在耳轮脚及部分耳轮与 AB 线之间的前 1/3 处,即耳甲 7 区。主治腹泻、便秘、痢疾、咳嗽、痤疮。

(6)阑尾:在小肠区与大肠区之间,即耳甲 6、7 区交界处。主治单纯性阑尾炎、腹泻、腹痛。

(7)膀胱:在对耳轮下脚下方中部,即耳甲 9 区。主治膀胱炎、遗尿、尿潴留、腰痛、坐骨神经痛、后头痛。

(8)肾:在对耳轮下脚下方后部,即耳甲 10 区。主治腰痛、耳鸣、神经衰弱、水肿、哮喘、遗尿、月经不调、遗精、阳痿、早泄、眼病、五更泻。

(9)输尿管:在肾区与膀胱区之间,即耳甲 9、10 区交界处。主治输尿管结石绞痛。

(10)胰胆:在耳甲艇的后上部,即耳甲 12 区。主治胆囊炎、胆石症、胆道蛔虫症、偏头痛、带状疱疹、中耳炎、耳鸣、听力减退、胰腺炎、口苦、胁痛。

(11)肝:在耳甲艇的后下部,即耳甲 12 区。主治胁痛、眩晕、经前期综合征、月经不调、高血压病、假性近视、单纯性青光眼、目赤肿痛。

(12)脾:在 BD 线下方,耳甲腔的后上部,即耳甲 13 区。主治腹胀、腹泻、便秘、食欲不振、功能失调性子宫出血、白带过多、内耳眩晕症、水肿、痞证、内脏下垂、失眠。

(13)心:在耳甲腔正中凹陷处,即耳甲 15 区。主治心动过速、心律不齐、心绞痛、无脉症、自汗盗汗、癔病、口舌生疮、心悸怔忡、失眠、健忘。

(14)艇中:在小肠区与肾区之间,即耳甲 6、10 区交界处。主治腹痛、腹胀、腮腺炎。

(15)气管:在心区与外耳门之间,即耳甲 16 区。主治咳嗽、气喘、急慢性咽炎。

(16)肺:在心、气管区周围处,即耳甲 14 区。主治咳喘、胸闷、声音嘶哑、痤疮、皮肤瘙痒、荨麻疹、扁平疣、便秘、戒断综合征、自汗盗汗、鼻炎。

(17)三焦:在外耳门后下方,肺与内分泌区之间,即耳甲 17 区。主治便秘、水肿、耳鸣、耳聋、糖尿病。

(18)内分泌:在屏间切迹内,耳甲腔的前下部,即耳甲 18 区。主治痛经、月经不调、痤疮、间日疟、糖尿病。

8. 耳垂穴位

(1)牙:在耳垂正面前上部,即耳垂 1 区。主治牙痛、牙周炎、低血压。

(2)舌:在耳垂正面中上部,即耳垂 2 区。主治舌炎、口腔炎。

(3)颌:在耳垂正面后上部,即耳垂 3 区。主治牙痛、颞颌关节功能紊乱综合征。

(4)垂前:在耳垂正面前中部,即耳垂 4 区。主治神经衰弱、牙痛。

(5)眼:在耳垂正面中央部,即耳垂 5 区。主治假性近视、目赤肿痛、迎风流泪。

(6)内耳:在耳垂正面后中部,即耳垂 6 区。主治内耳眩晕症、耳鸣、听力减退。

(7)面颊:在耳垂正面,眼区与内耳区之间,即耳垂 5、6 区交界处。主治周围性面瘫、三叉神经痛、痤疮、扁平疣。

(8)扁桃体:在耳垂正面下部,即耳垂 7、8、9 区。主治扁桃体炎、咽炎。

9. 耳背穴位

(1)耳背心:在耳背上部,即耳背 1 区。主治心悸、失眠、多梦。

(2)耳背肺:在耳背中内部,即耳背 2 区。主治咳喘、皮肤瘙痒。

(3)耳背沟:在对耳轮沟和对耳轮上、下脚沟处。主治高血压病、皮肤瘙痒。

(四) 耳穴美容的作用

1. **调和阴阳** 阴阳学说认为:“阴平阳秘”,阴阳调和,才能保持人体组织、器官、脏腑的正常生理功能。如果因某种原因使阴阳的平衡遭到破坏,就会使机体发生某些病理变化,这也是导致各种损美性疾病发生的根本原因。耳穴美容美形是根据证候的属性来调节阴阳的偏胜偏衰,使机体恢复阴阳平衡,达到预防与治疗损美性疾病的目的。

2. **扶正祛邪** 耳针能够扶助正气,也能祛除邪气,主要是能够根据邪正盛衰的情况灵活选择补泻的不同手法,使各疾病都能得到恰当的治疗。

3. **调和五脏和气血** 五脏是人体的中心,五脏通过经络、气血、津液与人体皮肤、五官、须发、九窍、四肢保持着密切关系,耳针通过刺激腧穴来调整经脉之气,以实现对脏腑和气血的调节,由此达到强壮身体,增强抵抗力,保持青春活力,延缓衰老,防治损美性疾病的目的。

4. **疏通经络** 经络广布人体,是运行全身气血,联络脏腑肢节,沟通上下内外的通路,是五脏六腑和体表肌肤、四肢、五官九窍相互联系的通道,具有运行气血,沟通机体表里上下和调节脏腑组织活动的作用。若经络不通,气血运行不畅,必致停而瘀,皮肤肌肉得不到气血濡养则面色少华,甚至导致皮肤疾病的发生而影响容貌。针灸学认为,几乎所有的损美性疾病如痤疮、雀斑、酒皶鼻、黄褐斑等都与经络受阻,瘀血内停有关。所以耳针美容美形的各种方法都要遵循经络的原则,以求得到较好的美容美形效果。

5. **保健养生** 耳穴用于保健养生,已有上千年的历史。耳穴保健原本用于养生康复,防治疾病,延长寿命。随着耳穴美容美形的兴起,耳穴保健应用的范围逐渐扩大,临床上耳穴不仅用于除皱、防皱、增白肤色、强筋壮骨等,还能够延缓衰老、保持青春、驻颜美容。

(五) 耳穴美容的适应证

1. **各种疼痛性疾病** 如头痛、偏头痛、三叉神经痛。

2. **各种炎症性病证** 如急性结膜炎、中耳炎、牙周炎、咽喉炎、扁桃体炎、腮腺炎、面神经炎、末梢神经炎等。

3. **面部疾病** 如面瘫、近视眼、黄褐斑、痤疮等。

4. **功能紊乱性病证** 如眩晕、肠功能紊乱、月经不调、遗尿、神经衰弱、癔症等。

5. **过敏与变态反应性病证** 如过敏性鼻炎、哮喘、过敏性结肠炎、荨麻疹等。

6. **内分泌紊乱病证** 如肥胖、单纯性甲状腺肿大、甲状腺功能亢进、围绝经综合征等。

7. 强身保健、延缓衰老、驻颜美容。

(六) 耳针配穴方法

主要有以下四种方法。

1. **按脏腑辨证配穴** 就是根据中医的传统理论来选穴组成处方。如中医学认为“肺主皮毛”,故可取肺穴治疗皮肤病;肾,“其华在发”,故可取肾穴治疗斑秃等。

2. **按西医学理论配穴** 耳穴中有不少是按西医学的名称命名的,如皮质下、交感、肾上腺、内分泌、耳迷根等。这些穴位的功能和西医学所说的基本一致,如肾上腺穴,有近似调节肾上腺的功能,故可按西医学理论配穴。

3. **按相应部位配穴** 此法最为简单,临床上应用得也最广泛。即根据病变所在,在耳廓对应的部位取穴配方。如肩周炎取肩穴,胃炎取胃穴等。

4. **按临床经验配穴** 指对临床中发现,对某一或某些病证有独特作用的穴位进行组方。如耳尖穴治高血压、耳中穴治膈肌痉挛等。在实际治疗中,上面各种配穴常综合运用,如高血压,可根据西医理论取交感,按脏腑学说加心,根据临床经验加耳尖等。

（七）耳针治疗方法

1. 耳毫针法 常规消毒全耳，对准耳穴敏感点刺入毫针，捻转行针，使耳廓发热，留针30分钟，隔日治疗1次，10次为1个疗程，疗程间休息7日。适应证：黄褐斑、痤疮、扁平疣。

2. 耳穴磁疗法 在上述耳穴用胶布贴压磁珠或磁片，并在耳背相对应处各贴磁珠或磁片（磁片应异极相对），使磁力线穿透耳穴。每次贴一侧耳穴，两耳交替贴敷，10次为1个疗程。适应证：扁平疣、痤疮、黄褐斑。

3. 耳穴放血法 搓揉耳部使其充血，常规消毒全耳，在上述耳穴的敏感点用三棱针点刺放血，每次一侧耳穴，两耳交替，每周放血2～3次，10次为1个疗程。或选两耳背近耳轮处明显血管1根，用刀片划破使其自然流血10滴左右，每周放血2次，10次为1个疗程。适应证：痤疮、黄褐斑。

4. 耳穴压丸法 先探寻所选耳穴敏感点，将粘有王不留行籽的胶布对准敏感点贴压，每穴按压30～60次，以耳廓发热、面颊部有感觉为宜。每次只按压一侧耳穴，嘱患者每日自行按压3～4次，每周换压两次，两耳交替，10次为1个疗程，疗程间休息7～10日。适应证：黄褐斑、痤疮、扁平疣、肥胖。

（八）耳针的临床运用举例

1. 肥胖 耳穴压丸法。

［取穴］ 主穴：胃热湿阻型：胃、脾、肺、饥点、口、大肠。脾虚湿阻型：脾、肺、三焦、小肠、口。气滞血瘀型：肝、肾、肺、内分泌。脾肾两虚型：肝、肾、脾、肺、小肠。肾阴虚型：肾、肝、脾、内分泌。配穴：肩、胸、腹、臀、腿等，根据肥胖体形不同而选择。

［操作］ 取0.6cm×0.8cm的胶布，将王不留行籽贴于胶布上，用血管钳送至耳穴，贴紧后加压力，让患者感到局部有酸、麻、胀、痛或发热感。每次只贴一侧耳穴，两耳交替应用，每次主穴必贴；配穴可取1～2穴，每周1次，10次为1疗程。

2. 痤疮 耳穴放血法。

［取穴］ 主穴：内分泌、皮质下、耳尖。配穴：肺经风热型配耳背肺；脾胃湿热型配胃；热毒内蕴型配耳背心；气滞血瘀型配耳背肝。

［操作］ 在穴区内用耳穴定位仪确定敏感点，做出标记，用三棱针于敏感点处划破耳廓表皮，使出血少许，每次选用一侧耳廓的1个穴位，双耳各穴交替使用，每日1次，8次为1疗程。

3. 失眠

［取穴］ 主穴：心、神门、肾、皮质下、内分泌、肾上腺。配穴：气血亏损型配脾、胃、交感、耳中；肾精不足型配肝、脾；月经不调配子宫、肝；遗精阳痿配交感、外生殖器；疲劳乏力配心、脾；头晕配枕、肝阳。

［操作］ 取单侧耳穴，3～4日贴换1次，两耳交替，10次为1个疗程，疗程间隔5～7日。

4. 便秘

［取穴］ 直肠下段、大肠、三焦。

［操作］ 用王不留行籽贴压一侧耳穴，贴压后每日自行按压数次，5～7日更换1次。

（九）注意事项

1. 严格消毒，防止感染。

2. 耳上有湿疹、溃疡、冻疮破溃等，不宜用耳穴治疗。

3. 有习惯性流产的孕妇禁用耳针治疗；妇女怀孕期间也应慎用，尤其不宜用子宫、卵巢、内分泌、肾等穴。

4. 对年老体弱者、有严重器质性疾病者、高血压病者，治疗前应适当休息，治疗时手法要轻柔，刺激量不宜过大，以防发生意外。

二 面针与美容

随着现代生活和文明程度的不断提高，人们对美的追求也越来越强烈。所谓美容，应是“身心健康、形体优美、精力充沛、朝气蓬勃的健康的美，自然的美，协调的美”。人们希望能延缓衰老，保持肌肤的弹性、面部的细嫩、体态的优美……中医认为“头为诸阳之会”，“面为五脏之华”；机体衰老、脾胃虚弱、饮食失宜、劳逸损伤、情志不畅等因素均可使肌肤失去气血濡养而导致面部皱纹、黄褐斑、雀斑、痤疮的产生。而通过中医中药、针灸按摩等传统的方法可推迟这些损美性病症的发生并减轻其程度，甚至治愈一些损美性疾病。

（一）面针疗法与生物全息律

中医理论孕育了生物全息理论，生物全息理论及现代科学也进一步证实和发展了中医基础理论，认为部分是整体的缩影，部分可以再现整体之象。朱震亨在《丹溪心法》中说：“欲知其内者，当以观乎外；诸于外者，斯以知其内，盖有诸内者，必形诸外。”这种外表与内脏、部分与整体对应性思想对中医脉诊、望诊、舌诊及耳针、眼针、手针、面针、头针、第 2 掌骨侧速诊法等微针系统诊疗起了重要的指导作用。机体任何相对独立的部分的每一位区都与特定的整体部位之间不断地进行着信息交换，都在某种程度上反映特定整体部位的变化。相对独立部分的这些位区命名、分布规律都与整体的特点相对应，是整体的缩影。人体是由若干组织、器官组成，而各个部分均具有不尽相同的功能和相对独立的活动，这些都是整体活动不可缺少的组成部分，是机体统一性的基础和决定因素。所以，人体的各个组成部分之间在生理上都是相互联系，共同维持协调平衡，在病理上相互影响，并按一定规律发生转变。这是中医学在探索生命活动规律上的动态平衡观和整体观。全息胚不仅是生物体控制下的结构单位，也是一个相对独立的部分。它不仅在结构和功能上与其周围的部分有相对明确的边界，其内部还有着结构和功能上的相对完整性。所以，面部相对于人体全身来说就是一个相对完整的全息胚，人体的全部信息尤其是各器官脏腑的病理状态都可以反映于面部。因此，面针疗法就是通过人体面部这一局部区域内所存在的特定而完整的穴位体系来诊断、治疗和预防疾病的一种针法。

（二）面针全息穴位（图 7-26）

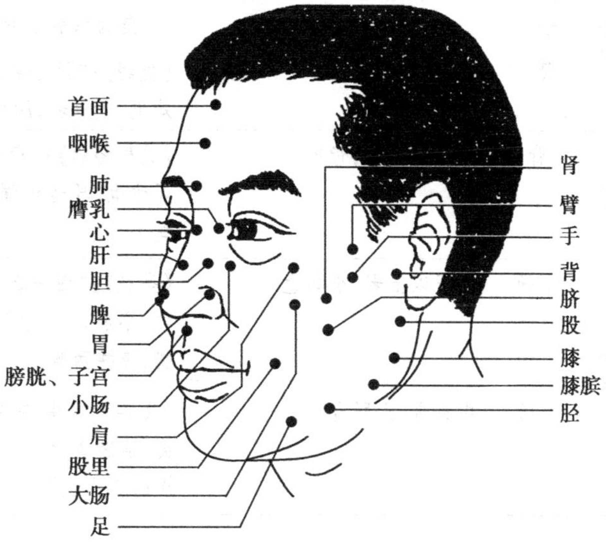

图 7-26　面针全息穴位图

（三）面针的作用

1. 调理经络以调气养气　用针灸方法疏通经络，行气以活血，维持人体各部分功能活动的协调和相对平衡，使人体气机升降出入有序。而气机是气的根本运动形式，气机正常，人的生命活动就正常。

表7-22 面针穴位简考定位表

区别	名称	《灵枢经·五色》原文	所据注文	定位
额区	首面	庭者，首面也	《类经》："庭者，颜也"	在额正中，当眉心至前发际正中连线的上、中1/3交界处
	咽喉	阙上者，咽喉也	《类经》："阙在眉心，阙上者，眉心之上也"	当眉心至前发际正中连线的中、下1/3交界处，即首面穴与肺穴之间
	肺	阙中者，肺也	《类经》："阙中，眉心也"	在两眉之间，当两眉内侧端连线的中点
鼻区	心	下极者，心也	《类经》："下极者，两目之间"	在肺穴之下，两目内眦连线的中点，当鼻梁骨最低处
	肝	直下者，肝也	《类经》："肝在心之下，故直下应肝"	在心穴之下，当鼻正中线与两颧连线的交叉点
	胆	肝左者，胆也	《类经》："肝左应胆，而在年寿之左右也"	在肝穴两旁，当目内眦直下鼻梁骨外缘偏下方
	脾	下者，脾也	《类经》："年寿以下者是为面王，亦曰明堂，以应脾"	在肝穴下方，当鼻尖上方，即鼻端准头上缘正中处
	胃	方上者，胃也	《类经》："准头两旁为方上"，"脾与胃为表里，脾居中而胃居外，故方上应胃"	在脾穴处方，鼻翼中央偏上方，胆穴直下，相当于迎香穴处
眼区	膺乳	目内眦上者，膺乳也	《类经》："目内眦上者，阙下两旁也"	在目内眦稍上方，凹陷中
口区	膀胱、子处	面王以下者膀胱子处也	《类经》："面王以下者人中也，是为膀胱子处之应"	在鼻尖以下，人中沟的上、中1/3交界处
	股里	巨分者，股里也	《类经》："巨分者，口旁大纹处也，股里者，股之内侧也"	在口角旁上下唇吻合处纹头上
耳区	背	挟绳而上者，背也	《灵枢经识》："蒋示吉云：绳耳边也，耳边如绳突起故曰绳"	在耳屏前方、耳屏内侧与下颌关节之间
颧区	小肠	面王以上者，小肠也	《类经》："面王之上，两颧之内，小肠之应也"，"小肠为腑，应挟两侧"	在肝、胆之外旁、瞳孔直下两颧之内侧缘
	大肠	中央者，大肠也	《类经》："中央者，面之中央，谓迎香之外，颧骨之下，大肠之应也"	在颧面部，目外眦直下，颧骨下缘处

续表

区别	名称	《灵枢经·五色》原文	所据注文	定位
颧区	肩	颧者,肩也	《类经》:"颧为骨之本,而居中部之上,故以应肩"	在颧部,目外眦直下,颧骨上缘处
	臂	颧后者,臂也	《类经》:"臂接手肩,故颧后以应臂"	在颧骨后上方,当肩穴之后方,颧骨弓上缘处
	手	臂下者,手也	《类经》:"手接臂,故臂下者,手也"	在颧骨后下方,当臂穴之下方,颧骨弓下缘处
颊区	股	循牙车以下者,股也	《类经》:"牙车,车床也,牙车以下主下部,故以应股"	在耳垂与下颌角连线的上、中1/3交界处
	膝	中央者,膝也	《类经》:"中央,两牙车之中央也"	在耳垂与下颌角连线的中、下1/3交界处
	膝膑	巨屈者,膝膑也	《类经》:"巨屈,颊下曲骨也"	当下颌角上方凹陷处
	胫	膝以下者,胫也	《类经》:"胫接于膝,足接于胫,以次而下"	在膝膑穴前方,下颌骨的上缘
	足	胫以下者,足也	《类经》:"足接于胫,以次而下"	在胫穴前方,目外眦直下,下颌骨上缘
	肾	挟大肠者,肾也	《类经》:"挟大肠者,颊之上也","四脏皆一,唯肾有两,独应于两颊"	在颊部,当鼻翼的水平线与太阳穴直下垂线的交叉处
	脐	当肾者,脐也	《类经》:"肾与脐对,故当肾之下应脐"	在颊部,肾穴之下方约七分处

2. 调理脏腑功能以调精养精 中医认为,五脏藏精而不泻,六腑传导而不藏,通过经络、穴位调理脏腑功能,做到收藏有节,使精血各有所藏,精足而养,才能精足而化气。

3. 调理性情以调神养神 中医理论把颜面气色、性格情志和脏腑功能作为一个整体来看待,即面色本身可以反映人体脏腑功能以及性格特征,这也是中医针灸用于驻颜美容的原理所在。

(四) 面针的适应证

1. 面部五官疾病 耳鸣、口眼㖞斜、远视、斜视、内斜视、视神经萎缩、鼻塞、酒皶鼻、嗅觉失常、面肌痉挛。

2. 内科疾病 心烦、失眠、低血压、高血压。

3. 损美性疾病 皱纹、痤疮、黄褐斑、面部肌肉下垂、衰老、眼袋、黑眼圈、脾虚面黄、面部浮肿等。

(五) 面针的选穴原则

面针渊源于中医诊断学色诊的论述,古人认为面部与脏腑肢节有密切联系,当某一脏腑或肢体某些部位患病时,在面部的相应部位就可能会有异常的改变。所以,面针的选穴原则也应以中医的脏腑理论为主要依据。具体有以下三种。

1. 根据病变的脏腑器官选用相应的穴位。如心脏病取心穴，胃病取胃穴，小儿夜尿取膀胱，妇女痛经取子处即子宫穴等。

2. 选用与病变脏腑有生理、病理关系的穴位。如皮肤疾病取肺穴，因“肺主皮毛”；“心藏神”，所以往往取心穴以起镇静安神的作用等。

3. 依据脏腑互为表里的理论，选用与该脏腑有表里关系的穴位。如肝与胆、肾与膀胱、脾与胃往往同取。

（六）面针操作方法

鉴于面针的特殊情况，采用0.25～0.4mm×13～40mm（28～32号，0.5～1.5寸）毫针，经消毒后按毫针刺法进行，视穴位处组织的厚薄及针刺的需要，分别以横刺、斜刺或直刺的角度，迅速穿皮再徐徐刺入需要的深度。前额部、鼻部、口旁的穴位都采用横刺或斜刺，颊部、颧部和耳前的穴位多数采用直刺，或按透穴的需要，掌握针刺的方向。针刺得气后可留针10～30分钟。

（七）注意事项

1. 面部尤其是鼻唇区属危险三角区，所以针具和皮肤必须注意严格消毒。

2. 应用探测仪探查良导点时，必须先以干棉球擦干鼻部的湿润区，以免因湿润而使电阻降低，出现假阳性反应（尤以鼻翼上三角窝部、鼻中隔下方等处）。

3. 由于鼻部皮肉较薄，选用针具宜短不宜长，不宜直刺进针，以免引起强烈疼痛。

三 滚针与美容

滚针是一种多针浅刺式针具，主要由针筒与针柄两部分组成，根据滚针的规格用途不同，针筒的宽窄不同，针筒上等距镶嵌着固定的短针，针柄固定，为操作时手持之用。滚针露出滚轮片外侧的针体长度可有0.2mm、0.3mm、0.5mm、1.0mm、1.5mm、2.0mm，针体直径可有0.16mm、0.18mm、0.20mm、0.22mm、0.25mm、0.30mm（图7-27）。

另有改进型滚针，特点是把古代九针中的“员针”与现代的磁疗、电疗技术有机结合，用直径2.5cm、高3cm的带恒磁的圆柱作滚筒，在上面均匀地插上圆针180根，为非刺入型的针灸治疗仪。改进针尖为钝型后增加电刺激，通过电刺激使经络部位产生麻感。

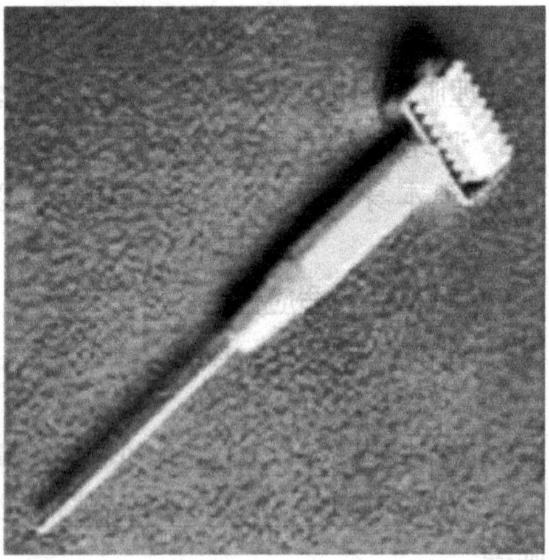

图7-27　滚针

滚针美容是利用滚针在皮肤表面来回滚动，刺激人体一定部位或经络腧穴，以达到治疗损美性疾病的一种美容技术方法。其临床操作多以皮肤潮红为度，因而疼痛刺激小，更易被惧怕疼痛的求美者所接受。

（一）滚针美容的渊源及理论基础

滚针是在皮肤针的基础上更新改进而来，在皮肤针中将18根针嵌制在竹签上的称为罗汉针，而滚针上固定的短针数量远远多于罗汉针，局部刺激面积更大更广。

滚针疗法源于皮肤针疗法，也是由古代《黄帝内经》中“半刺”、“毛刺”等针法发展而来。《灵枢经·官针》记载：“毛刺者，刺浮痹于皮肤也”，“半刺者，浅内而疾发针，无针伤肉，如拔毛状，以取皮气。”这都属于刺皮的范畴，古人讲究刺皮不伤肉，而滚针疗法为多针浅刺，直接作用于皮而不入皮，其刺激作用部位为皮部。

皮部是十二经脉之气反映于体表的部位，也是络脉之气散在的部位。《黄帝内经》皮部理论有载：“欲知皮部，以经脉为纪者，诸经皆然”，“凡十二经络脉者，皮之部也，是故百病之始生也”，“皮者脉之部也，邪客于皮则腠理开，开则邪入客于络脉，络脉满则注于经脉，经脉满则入舍于府藏也，故皮者有分部，不与而生大病也。”由此可知，通过“皮部—络脉—经脉—腑—脏”的途径，皮部具有反映证候、传注病邪、治疗疾病的功能。皮部理论广泛用于诊断和治疗，根据“有诸于内，必形诸于外”，在诊断上可以“知外揣内”。

（二）滚针的作用

百病之始生，必先于皮毛，而从皮部治之，此乃治病之要。皮部具有局部和整体的调节作用，同时也有保卫机体，抗御外邪作用。刺激皮部也是“内病外治”或“外病外治”的重要治疗手段。滚针作为一种理想的皮部治疗针具，通过大面积对皮部的刺激，具有激发卫气、疏通经络、调和气血的作用，使瘀滞之风、火、湿邪得以化解，使过亢之脏腑得以平衡，使经气通畅、气血平衡，从而达到调整脏腑虚实，调和气血，疏通经络，平衡阴阳的作用。

（三）滚针的适应证

滚针的适应范围较广泛，若辨证取穴叩刺，可用于多种损容性疾病，如面部眼袋、黧黑斑、脱发、神经性皮炎、斑秃、顽癣等。

不同长度的滚针，其功能也各异。

滚针长度 0.2mm、0.3mm：微血管扩张、细纹、敏感肌肤、色素不均，每周 1 次。

滚针长度 0.5mm：毛孔粗大、皮肤松弛、眼袋、鱼尾纹，每两周 1 次。

滚针长度 1.0mm：凹洞、皱纹、斑、双下巴，每 3 周 1 次。

滚针长度 1.5mm：妊娠纹、蝴蝶袖、臀部及大腿肌肉松弛，每 4 周 1 次。

滚针长度 2.0mm：妊娠纹、蝴蝶袖、臀部及大腿肌肉松弛，每 5 周 1 次。

（四）滚针的临床应用

1. 多以右手持针 手握针柄后段部分，拇指和中指夹持针柄两侧，食指压在针柄中段上面，以无名指、小指将针柄末端固定在小鱼际处，针柄末端一般露出手掌后 2～5cm。运用时滚动要缓慢。

2. 刺激强度 滚针的刺激强度分轻、中、重 3 种。

（1）轻刺：用较轻腕力进行滚刺，针尖接触皮肤时间较短，以局部皮肤略见潮红、充血，就医者无疼痛感为度。

（2）中刺：滚刺腕力介于轻刺与重刺之间，以局部皮肤有较明显潮红，但无渗血，就医者稍觉疼痛为度。

（3）重刺：用较重腕力进行滚刺，针尖接触皮肤时间稍长，局部皮肤可见隐隐出血，就医者有疼痛感。

3. 滚刺部位

（1）局部滚刺：是指在病变部位进行滚刺的一种方法，如面部的眼部、皱纹、黄褐斑等，全身的皮肤病、顽癣等，可在局部进行围刺或散刺。

（2）穴位滚刺：是指在穴位上进行滚刺的一种方法。主要是根据穴位的主治功能，选择适当的穴位予以滚刺治疗，临床常用的有各种特定穴、阿是穴、华佗夹脊穴等。

(3)循经滚刺：是指循着经脉循行方向进行滚刺的一种方法，常用于督脉的项背腰骶部和足太阳膀胱经。因督脉为阳脉之海，统督一身之阳气；五脏六腑之背俞穴，皆分布于膀胱经上，故其治疗范围广泛。其次是十二经脉在四肢肘膝关节以下循行的部位，因其分布着各经原穴、络穴、郄穴等，可治疗各相应脏腑经络的疾病。

（五）滚针的注意事项

1. 针具的针尖要平滑，排列整齐，不可有偏斜、钩曲、锈蚀和缺损。
2. 操作前必须严格消毒针具。
3. 重滚刺后皮肤如有出血，须用消毒干棉球擦拭干净。
4. 滚刺时要滚刺不能拖刺。滚刺速度和力度要均匀。
5. 滚针操作后，只可用清水和棉花清洗操作部位 3 天，不可化妆，注意防晒保护。建议 7～10天做1 次，6 次为 1 个疗程。

（六）滚针的禁忌证

局部如有皮肤创伤、溃疡、瘢痕、急性传染性疾病和急腹症不宜使用。

四 杵针与美容

杵针疗法，是在成都中医药大学附属医院著名老中医李仲愚家传经验的基础上，并经现代临床实践总结发展起来的一种独特疗法。1 套杵针分为 4 件，分别为七曜混元杵、五星三台杵、金刚杵、奎星笔。其结构为针身、针柄、针尖 3 个部分(图 7-28)。

杵针疗法取穴精炼，操作简便，兼有针刺与按摩的作用，故其使用范围较广，且在治疗疾病时，针具不刺入皮肤肌肉，故可以称之为无损伤、无痛苦、副作用小、不会引起交叉感染的一种治疗方法，在长期临床应用中，深受患者欢迎。

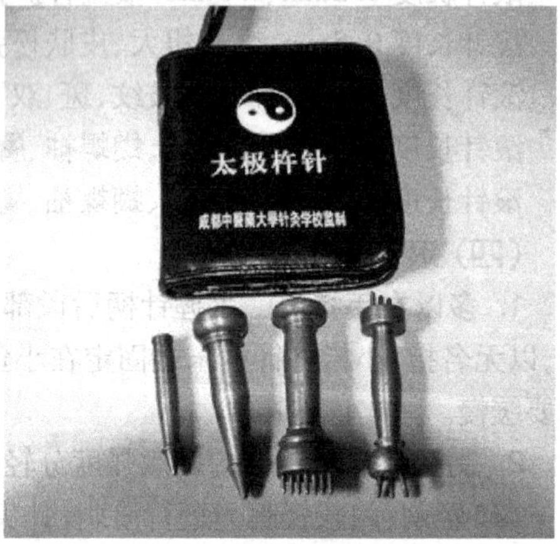

图 7-28　杵针

（一）杵针的起源及理论渊源

杵针疗法在中国古代医籍中未被记载，只是通过口授方法得以传承。然而其学术思想源于羲黄古易，其辨证、立法、取穴、布阵，多寓有《周易》、《阴符》、理、气、象、数之意，与中医学理论水乳相融。后经李老先生口述，并亲自演练操作手法，得以整理成《杵针学》。

（二）杵针的作用

人体之气血通过经络的循行，周而复始，运行不息。杵针疗法就是用杵针在人体特定的部位，施行各种手法，一方面通过疏通局部气血促进皮肤新陈代谢，增加皮肤的弹性和光泽，另一方面通过经络的调整功能，调节机体内部的功能状态，祛除病因，从而达到祛病、健身、延衰驻颜的目的。

（三）杵针疗法的特殊穴位

杵针疗法常用穴位与针灸疗法常用穴位相同，如十四经腧穴、奇穴等。但杵针疗法还有其特殊的穴位。

1. **八阵穴** 是以一个腧穴为中宫，中宫向外的一定距离为半径，画一个圆，把这个圆分为八个等份，即天、地、风、云、龙、虎、鸟、蛇，与八卦对应为乾、坤、坎、离、震、艮、巽、兑，形成八个穴位，即为外八阵。再把中宫到外八阵的距离分成三等份，画成两个圆圈，即为中八阵和内八阵。内、中、外八阵上的穴位就形成了八阵穴。

杵针常用的八阵穴有：百会八阵（泥丸八阵）、风府八阵、大椎八阵、身柱八阵、神道八阵、至阳八阵、筋缩八阵、脊中八阵、命门八阵、腰阳关八阵、腰俞八阵。

2. **河车路** 人体河车路可分为：

（1）头部河车路：河车印脑段、河车脑椎段。

（2）腰背部河车路：河车椎至段、河车阳命段、河车命强段。

（3）胸腹部河车路：河车天膻段、河车脑阙段、河车阙极段。

3. **八廓穴** 有眼八廓、耳八廓、鼻八廓。

（四）杵针疗法的临床应用

1. **杵针疗法的持杵方法** 在杵针治疗时，持杵方法有两种：执笔法和直握法。

2. **杵针疗法的行杵方法** 在杵针治疗中，为使患者产生杵针刺激感应而使用的手法，称为行杵。行杵的角度有直杵、斜杵、施转杵3种。行杵时刺激部位（腧穴）产生的感应，称为得气，或杵针感应，这种感应除具有与针刺治疗类似的酸、麻、胀、重等针感外，还会出现刺激部位皮肤潮红，患者有局部温热感以及全身的轻松、舒适感。一般是得气迅速者疗效较好，反之则差。若不得气，就可能无治疗效果。临床常用的行杵方法有：

（1）点叩法：行杵时，杵针尖部向施术部位反复点叩或叩击，如雀啄食，以叩至皮肤潮红为度。点叩叩击频率慢，触及深，压力大者，刺激大；点叩叩击频率快，触及浅，压力小者，刺激小。根据治疗范围的大小选用不同的杵针进行操作，如面积小的腧穴用奎星笔点叩，面积大的腧穴用七曜混元杵或五星三台杵叩击。

（2）升降手法：行杵时，杵针针尖接触施杵腧穴部位的皮肤，一上一下，上推下退地施行行杵手法，上推为升，气血向上；下退为降，气血向下。此法一般用全铜杵或奎星笔操作。

（3）开阖手法：行杵时，杵针针尖接触施术腧穴部位的皮肤，医者逐渐贯力达杵针针尖，并向下行杵，进杵深度以患者能忍受为度，随之医者慢慢将杵针向上提，杵针针尖不得离开施术腧穴部位的皮肤。向下行杵则为开，使气血向四周分散，向上提杵则为阖，使气血还原。此法一般用金钢杵或奎星笔操作。

（4）分理手法：行杵时，杵针柄或杵针尖紧贴施术腧穴部位的皮肤上，左右分推则为分，上下推退则为理，该法又称分筋理气法。此法一般用于八阵穴和河车路穴位以及其他腧穴面积较大的部位。

3. **杵针疗法的补泻方法** 与针刺补泻手法有异曲同工之妙，以补虚泻实、祛邪扶正为原则，以调理气机、平衡阴阳、防病治病为目的。具体补泻手法如下：

（1）升降补泻法：杵针针尖点压腧穴后，向上推动则为补，向下推动则为泻。

（2）迎随补泻法：若进行升降补泻，腧穴不能确定上下，可用迎随补泻法。随经络或河车路气血循行方向，太极运行方向行杵者为补法；逆经络或河车路气血循行方向，太极运行方向行杵者为泻法。

（3）开阖补泻法：杵针尖点压在腧穴上，由浅入深，渐进用力，向下进杵，渐退出杵，则为补法；杵针尖点压在腧穴上，由深渐浅，迅速减力，向上提杵，则为泻法。

也可以用针刺的“烧山火”、“透天凉”的补泻手法体现杵针的开阖补泻法。

(4)轻重补泻法：凡轻浅行杵，则为补法；凡重深行杵，则为泻法。

(5)徐疾补泻法：凡行杵快而轻(一息5次以上)者为补法；凡行杵重而慢(一息在4次以下)者为泻法。

(6)平补平泻法：行杵时轻重、快慢适中或迎随、升降、开阖均匀者，则为平补平泻法。

在临床行杵时，可以通过辨证，根据患者具体情况，单独使用一种补泻手法，或几种手法结合运用。如若补之，宜轻而快行杵；若泻之，可重而慢行杵。余如升降、开阖、迎随亦“调气之放，必在阴阳也”(《难经·七十二难》)。

(五)杵针疗法的注意事项

杵针治疗因针具不会刺入皮肤之内，故操作比较安全，无晕针、弯针、滞针、断针等异常情况发生，但在临床施行杵针时要注意以下事项。

1. 妇女怀孕3个月以上者，腹腰、骶部禁杵针治疗。小儿囟门未闭者禁杵针治疗。

2. 患者过于饥饿、疲劳时不宜立即进行杵针治疗。

3. 皮肤有感染疮疖、溃疡、瘢痕，或有肿瘤的部位一般不进行杵针治疗。

4. 杵针治疗手法不宜过重，以防止损伤皮肤，挫伤脏器。若杵针手法过重，引起局部皮肤青紫者，一般不作处理，可自行消散。

5. 杵针治疗时间不宜过长，一般为30分钟，对一些特殊疾病，如慢性痛证、痿证、风湿痹证等，可以适当延长治疗时间。

五 穴位埋线与美容

穴位埋线是在传统针具和针法基础上建立和发展起来的，属《黄帝内经》的留针。现代穴位埋线技术是应用特制的一次性埋线针将生物可降解线体埋入人体特定经络穴位，无痛、无创伤，并通过线体长期刺激经穴进行治疗疾病的一种创新治疗方法，也可称为长效针灸疗法。

(一)穴位埋线的工具及操作方法

1. 注线法

(1)工具：腰椎穿刺针，羊肠线。

(2)操作方法：操作者双手及施术部位常规消毒后，用镊子夹取一段已经消毒备用的羊肠线，从针突孔放置在腰椎穿刺针套管的前端，从套管尾孔插入一段针芯。操作者右手持针柄，夹住套管，用食指推注针芯，将羊肠线体快速置入皮下或肌层，退出注射针，棉签压迫针孔，针孔处覆盖消毒纱布(图7-29)。

2. 植线法

(1)工具：缺口埋线针，羊肠线。

(2)操作方法：操作者双手及施术部位常规消毒后，将羊肠线置于埋线针的针尖，两端用血管钳夹住线圈挂在缺口上，操作者右手持针，左手持钳，针尖缺口向下15°~40°刺入，当针头进入皮内，松开血管钳。右手持续进针直至羊肠线完全埋入皮下，再进针0.5cm，随后把针推出。用消毒纱布压盖针孔(图7-30)。

3. 切埋法

(1)工具：手术刀，血管钳，羊肠线。

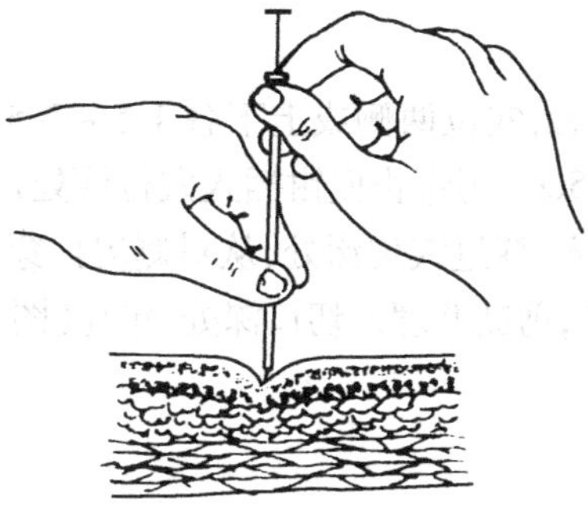

图 7-29　注线法

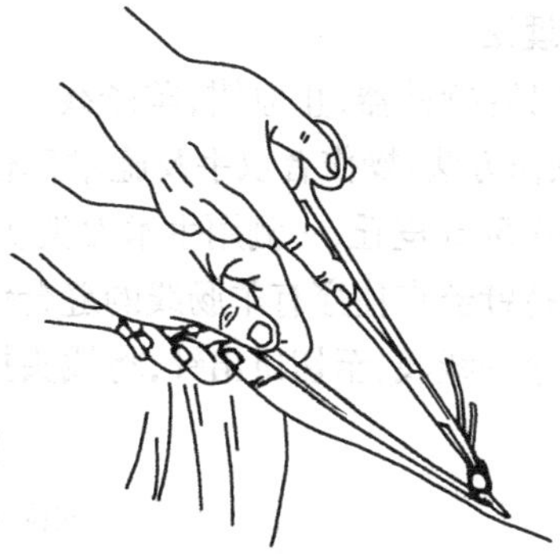

图 7-30　植线法

（2）操作方法：操作者双手及施术部位常规消毒后，穴位常规局麻，用手术刀尖刺开皮肤 0.5～1.0cm，将血管钳探到穴位深处按摩，然后将小粒羊肠线埋入肌层内，切口用丝线缝合，覆盖消毒纱布（图 7-31）。

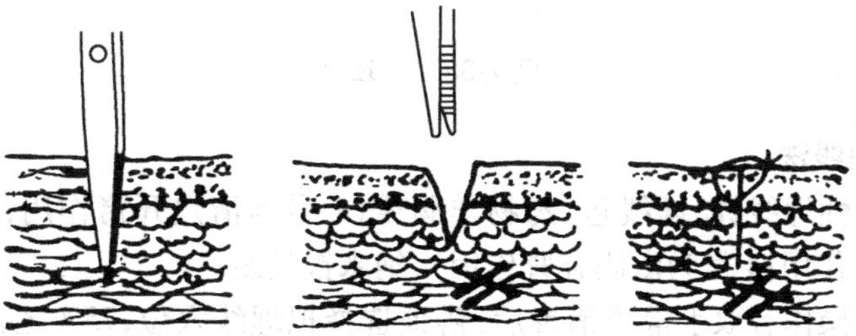

图 7-31　切埋法

4. **穿线法**

（1）工具：持针钳，医用三角皮肤缝合针，羊肠线。

（2）操作方法：操作者双手常规消毒，在穴位两侧或上下两端常规消毒、局麻后，医者用持针钳夹住穿有羊肠线的皮肤缝合针，从一侧局麻点刺入，穿过穴位下方的皮下组织或肌层，从对侧的局麻点穿出，捏起两端羊肠线来回牵拉，使穴位产生酸、麻、胀感后，将羊肠线贴皮剪断，放下两针孔间皮肤，使线头缩回入皮内，用消毒纱布覆盖伤口（图 7-32）。

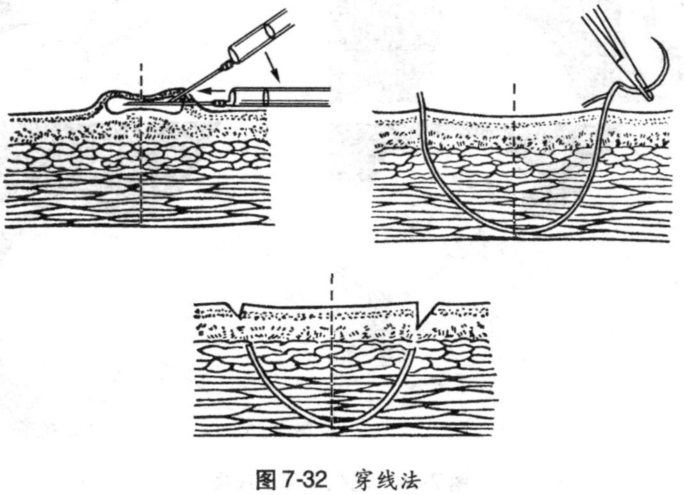

图 7-32　穿线法

5. **扎埋法**

(1)工具:持针器,止血钳,羊肠线。

(2)操作方法:操作者双手及施术部位常规消毒后,穴位两侧或上下各1.5~2.5cm处局麻打出0.3~0.5cm皮丘,一侧用手术刀尖切开0.3~0.5cm,用弯止血钳插入穴位深处进行按摩弹拨,然后用持针器夹住穿有羊肠线的缝合针从切口刺入,穿过穴位深处,从对侧皮丘穿出,又从出口进针,较第一线浅,至切口出针,将线头拉紧,并打结,剪断并埋入切口深处,包扎(图7-33)。

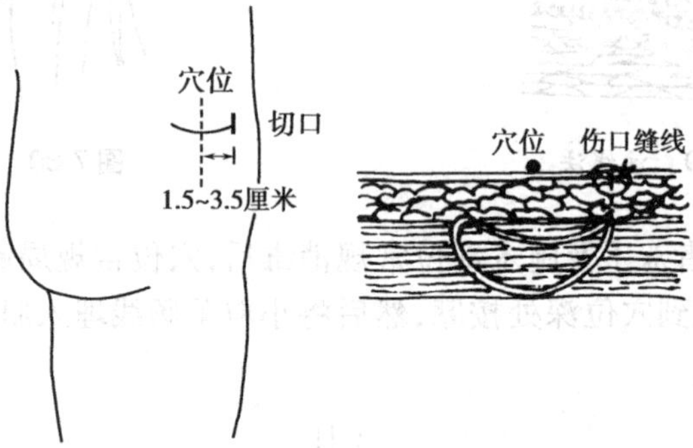

图7-33 扎埋法

6. **现代穴位埋线法**

(1)工具:一次性埋线针,埋线包,药物羊肠线(1号为清热开窍作用;2号为活血化瘀作用;3号为补气补血作用;4号为滋阴补肾作用),纳米银丝线。

(2)操作方法:操作者双手常规消毒后,辨证选择拟埋线穴位,75%乙醇常规消毒局部皮肤,将针芯后拉约2cm,镊取一段药物羊肠线体,放置在埋线针针管的前端,左手拇、食指绷紧或提起进针部位皮肤,右手持针,弹入到所需深度,当出现针感后,边推针芯,边退针管,将线体埋填在穴位的皮下组织或肌层内,出针后,针孔处敷医用胶贴(图7-34)。

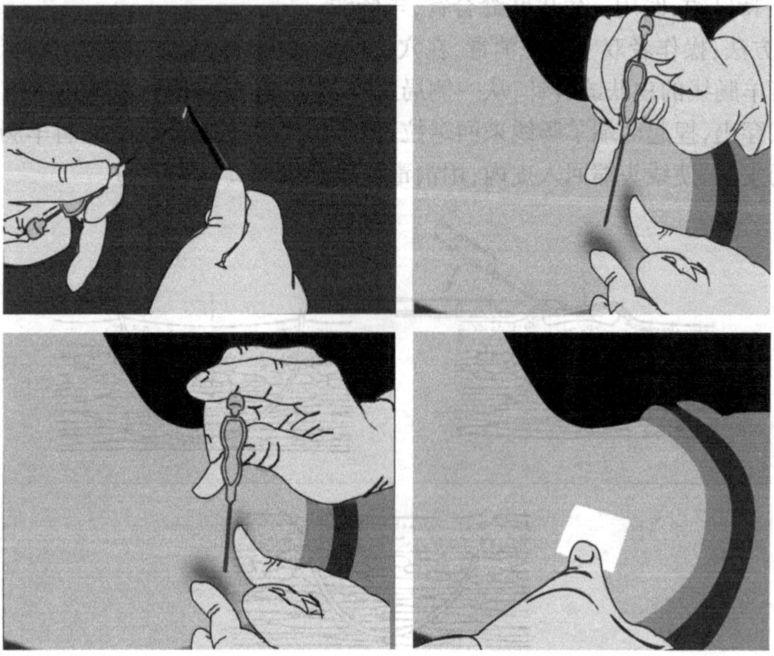

图7-34 现代穴位埋线法

（二）临床应用

一般来说，凡能用针刺疗法治疗的疾病，均可应用埋线疗法治疗。常见的适应证有以下几类。

1. **面部疾患** 痤疮、黄褐斑、扁平疣、面部皱纹、过敏性鼻炎、眼袋等。

2. **疼痛性疾患** 包括神经性疼痛、慢性炎症疼痛、脏腑疼痛等，如头痛、偏头痛、坐骨神经痛、胃脘痛等。

3. **功能性疾患** 包括神经性、精神性、内分泌性及内脏功能失调性等疾病，如肥胖、眩晕、神经衰弱症、高血压、失眠、月经不调、阳痿、不孕症、精神分裂症、面神经麻痹等。

4. **其他常见皮肤科疾病** 银屑病、神经性皮炎、过敏性皮炎、脱发、皮肤瘙痒、荨麻疹等。

（三）注意事项

1. 治疗疗程根据疾病的性质、程度决定，一般7～15日埋线1次，3～5次为1个疗程，1个疗程完毕后可间隔7～10日再行下个疗程。

2. 严格无菌操作，一人一针一线，出针后局部可以用消毒干棉球压迫片刻，以防止出血，引起血肿。然后用医用胶贴贴住进针点，防止感染。埋线后出现红肿的要进行抗感染处理，或用清凉消肿膏涂抹。

3. 根据不同部位掌握埋线的角度和深度，不要伤及内脏，大血管和神经干。

4. 在1个穴位上进行多次治疗时，应偏离前次治疗的部位。

5. 头眼部血管丰富，易出血，埋线时要缓慢进出针，出针后用消毒干棉球按压针眼一段时间，防止出血和皮下血肿出现。

复习思考题

1. 人体各条经络的美容特点是什么？
2. 耳针、面针、滚针及杵针在美容中如何应用？
3. 试述穴位埋线的操作方法。

下　篇

第八章　中医美容保健

第一节　中医美容保健概述

（一）中医美容保健的概念

中医美容保健是在中医理论和人体美学理论指导下，运用医学的手段和方法，如中药内服、食疗、外用中药、针灸、按摩等，和非医学的手段和方法，如运动、饮食等，以调整人的阴阳气血，扶助正气，延缓衰老，预防损美性疾病和缺陷，遮盖损美性缺陷，给形神、颜面、五官、皮肤、须发、爪甲增加光彩，达到人体美的目的。

（二）中医美容保健的内容

中医美容保健包括整体美容保健和局部美容保健。整体美容保健有养生美容保健和美容药膳等。局部美容保健包括驻颜去皱、润面泽面、润唇、美发、润发、美齿、香口、美目、聪耳、美体香体、美手等。中医美容保健常见的美容项目有：

1. **驻颜**　是保持面部肌肤的容颜不衰老，使颜面肌肤细腻光滑、红润、富有弹性。

驻颜强调的是对面部衰老的延缓，而面部衰老是整体衰老的局部表现。所以驻颜研究是抗衰老研究的一部分。

2. **防皱去皱**　祛除面部生长的细小皱纹，防止或延缓面部的皱纹的产生。

颜面和颈部下颌相连，这些部位是皱纹容易发生的部位，所以防皱去皱、驻颜也包括对这些部位皱纹的防治。

3. **润面泽面**　是指改善面部肌肤的质地，使其细腻光泽红润。

驻颜、防皱去皱、润面泽面都是对面部肌肤的美容保健，它们是相互关联的。面部肌肤质地改善，面部皮肤光泽、红润、富有弹性，才能保持容颜，缓其衰老。

4. **白面洁肤**　是使面颈部及其暴露部位皮肤白皙明净。

皮肤的颜色多决定于先天禀赋，也和后天因素比如工作性质、日晒、脏腑功能是否正常有关。种族不同，皮肤颜色不同。不同的人对皮肤颜色也有不同的要求。以往我国大部分人追求皮肤的白皙。"白欲如鹅羽"是中医美容对面部洁白的追求目标。随着人们审美观的成熟，人们对肤色的追求，更趋向于皮肤颜色的均匀和皮肤质地的细腻光滑与润泽。

5. **生发固发**　是指增加或稳固毛发，使毛发茂密、牢固、不易脱落。
6. **润发**　改善毛发的干枯状态，使毛发柔顺，具有自然的光泽和弹性。
7. **乌发**　使头发保持正常颜色，改善头发黄白的状况，使头发乌黑发亮。
8. **美目**　指通过明目益睑使眼睛清澈明亮、炯炯有神，视力提高。
9. **美齿**　清洁牙齿，稳固牙齿，使牙齿洁白光泽。

10. **香口** 使口气保持清新芳香。

11. **美体** 保持形体美，包括减肥、增重、丰胸等。

12. **香体** 去除身体不正常气味，使身体散发香气。

13. **美手** 是指对手部的美化，使手部皮肤润泽光滑，富有弹性，指甲红润富有光泽。

14. **润唇** 是指对唇的滋润与美化。改善唇部干燥状况和唇部不正常色泽。

中医美容的项目还有洁身、洁面、洁发、健鼻、聪耳等。

（三）中医美容保健的方法

1. 中药美容保健 在中医药理论指导下，通过内服中药或外用中药或使用中药保健护肤品达到美容驻颜的目的。

（1）内服中药：在中医理论指导下，内服补益气血、祛湿化痰、活血化瘀、清热凉血之类中药整体调理人体的阴阳、气血、脏腑，从而达到抗衰驻颜，美容保健的目的，并以整体健康来保证局部之美。如症见面色苍白或萎黄，头晕眼花，心悸失眠，唇舌淡白，脉细无力的血虚者，可予四物汤以养血补血。症见口舌干燥，手足心热，耳鸣目暗，舌红少苔，脉细数的肝肾阴虚者，可给予六味地黄丸以滋补肝肾。

（2）外用中药：外用中药，直接作用于体表，以达到祛斑除皱、养颜驻容、延缓肌肤老化的作用。如八白散（《鲁府禁方》）可散风清热，美容洁面；玉容散（《御药院方》）可散风祛瘀，灭瘢痕。

（3）中药保健护肤品：中药保健护肤品是由纯中药制成或在化学化合物中添加了中药或中药有效成分的，具备清洁身体、滋养皮肤、改变外貌、增加吸引力等作用的药物护肤品。如蜡泽饰发方（《肘后备急方》）可使头发光亮润泽。

2. 经络美容保健 是以经络学说为理论依据，针对各种损美性疾病的治疗及美容保健的需要在人体的经络、腧穴上采用各种针、灸、推、拿等方法，在内平衡阴阳，疏通经络，调理脏腑气血，以达到维护、促进和修复外在的健康美的目的，是中医美容保健的重要方法。

（1）针灸美容保健：是以中医理论为依据，采用针刺、艾灸等各种方法疏通经络、调理气血，调整各脏腑组织的功能从而达到养颜美容保健的目的。如千金白面针法（《备急千金要方》）用毫针刺行间、太冲两穴。体质强盛者用泻法，虚弱者用补法。可疏泄条达肝气，调和气血，令皮肤白皙。

（2）推拿（按摩）美容保健：推拿（按摩）法是以中医理论为依据，运用各种手法刺激体表经络腧穴或某一部位，一方面通过经络系统调和体内脏腑气血阴阳，另一方面通过体表局部的物理效应来达到健美、养护肢体和皮肤的保健方法。

3. 气功美容保健 通过调身、调息、调心的手段来达到锻炼的目的以健身驻颜。从中医理论看，通过气功的锻炼可以增强元气，充实脏腑之气，活跃经络之气，从而改善身体素质。由于气功全面地调整人的身心，所以可以使人生理上和心理上保持青春活力，达到健身驻颜的目的。常用的美容气功有强壮功、放松功、驻颜功、明目功、健美减肥功等，通过修炼可达到健身、驻颜、健美等作用。

4. 药膳美容保健 采用食物或在食物中加入药食两用的中药，以达到治疗和预防损美性疾病，并强身驻颜的一种中医美容保健方法。

药膳美容是以中医药学理论为核心，强调整体观念和辨证论治。美容之理源于“药食同源”。和内服药物美容保健相比，它具有味美、色美、形美、天然、无毒、无副作用，易于接受又能保护胃气等诸多优势。药膳美容在损美性疾病的治疗中，一般作为辅助疗法，但是在美容保健中,药膳美容却大有作为。如燕窝粥可润肺补脾,延年驻颜;红枣粥能补血健脾,保健益颜。

5. 音乐美容保健 是指在中医基础理论和传统音乐理论指导下,以音乐作为调养保健手段,激发情感,消除精神障碍,调节脏腑功能,以达到防病、治病、健美身心的一种美容保健方法。如《平湖秋月》、《二泉映月》可以缓解人紧张不安的情绪,使人放松。

(四)中医美容保健的前景和优势

中医美容保健是在中医药理论指导下,从整体出发,颜面五官、须发爪甲只是整体的一部分,先求整体的阴阳平衡、脏腑功能正常、经络通畅、气血调和。因此,美容效果持久、稳定。在整体调节的基础上,又注重外部用药、局部手法以及平时对饮食起居的保健。这就从根本上保证机体的健康,达到自然美的目的。

中医美容保健强调人体身心健康,重视治未病,重视对损美性疾病和美容缺陷的预防。防微杜渐,防患于未然。

中医美容保健历史悠久,实践丰富。自古以来,人们对美容保健就十分重视,古代医书中已有大量关于药物美容、针灸美容、食物美容等的记载。中医美容的历史可追溯到两千年前,中医美容的各种方法,被无数的人反复运用、筛选,日臻完善。随着我国人民生活水平的提高,对美容的追求也越来越高。这种自然、安全、可靠、无副作用的中医药美容保健的方法将越来越被重视,必将成为现代美容及世界美容的精华,在世界美容中占据独特的地位。

中医美容保健手段多样,形成了自己的特色。但是各种手段和方法仍需挖掘、整理和研究。对古书中各种美容保健药方的基础性研究仍需深入,对各种治疗方法的理论研究需要加强。真正做到去粗取精,使中医美容保健深度和广度并存,这样才可以以其独特的方法、可靠的效果来预防或延缓人们的衰老,使人们保持健康状态下的自然美丽,显示出中医美容保健强大的魅力。

第二节 整体美容保健

一 养生美容保健

养生,是采用多种方法或手段,保养正气,维护身体的健康(包括生理和心理),以达到强身延寿的目的。养生之术,也是美容之术。养生防病是中医学的重要思想,和西医学思想相吻合。养生保健可以预防疾病,抗衰老,同时能使人保持青春健美。中医养生起源悠久,内容丰富。《素问·上古天真论》可以说是《黄帝内经》中的养生名篇。其中"上古之人,其知道者,法于阴阳,和于术数,食饮有节,起居有常,不妄作劳,故能形与神俱,而尽终其天年,度百岁乃去。今时之人不然也,以酒为浆,以妄为常,醉以入房,以欲竭其精,以耗散其真,不知持满,不时御神,务快其心,逆于生乐,起居无节,故半百,而衰也",论述了善于养生者,形与神俱,可长命百岁;不善养生者,半百而衰。概括起来,有以下几个方面。

(一)顺应四时

人体的健康与疾病,人体容貌的维护与增进,与四时气候有密切关系。"顺应四时"的美容养生观,体现了中医学"天人相应"的整体观。

中医养生理论和方法中,顺时养生十分重要。顺时就是顺四时而适寒暑。这是中医养生一条极其重要的原则,人体适应四时阴阳变化规律,才能发育成长。春应肝而养生,夏应心而养长,长夏应脾而变化,秋应肺而养收,冬应肾而养藏。说明人体五脏生理活动必须适应四时阴阳变化,才能与外界环境保持协调平衡,维持人体健美容貌与体态。

中医养生强调“春夏养阳,秋冬养阴”。春夏阳气充沛,万物生机蓬勃,人体新陈代谢相对旺盛,所以要保养体内的阳气,防止阳气发泄太过,影响人体生发之气。秋冬阳气藏伏,阴气转盛,人体新陈代谢相对减缓,要注意保养体内阴气,以防阴气耗损。

人的面部暴露于外,易受邪侵,故易发生美容问题。春天人体阳气开始升发,夏天阳气最盛,秋天阳气降而阴气升,冬天阳气沉伏于内,阴气最盛。故人体夏季脏腑功能旺盛,阳气发散,阴液易耗,使面部肌肤营卫失调;冬季脏腑功能减退,阴气凝结,阳气易损,面部颜色呈现苍白或青紫,甚至发生冻疮。所以四时气候的变化与美容关系密切,因此“因时美容”应当成为人们在美容时应当遵循的原则。

顺应四时还要顺应人体阴阳昼夜消长规律。自然界阴阳随昼夜更替变化而有升降盛衰的变化。昼为阳,夜为阴;人体阴阳在一天之中也有升有降,这种升降是随自然界阴阳升降同步进行的。因此,人体白天阳气盛,脏腑功能旺盛;夜间阴气盛,阳气衰,脏腑功能减退,正气相对虚弱。

(二)适应寒暑

寒与暑是中医所言之风、寒、暑、湿、燥、火六气中最具代表性的两个阴阳属性,故寒与暑是阴阳盛衰的明显征象。正常的六气对人体是无害的,不会导致疾病发生。只有在气候变化异常时,六气才会成为致病因素。如春有乖乱之邪风;夏有骤变之寒气;长夏有淫辱之雾湿;秋有湿凉之燥气;冬有非时之温暖等,这些非时之气,乘人体之虚,作为邪气而致病,损害人体健美。但异常的气候变化并非使所有人都发病,能够适应异常变化者就不发病。故《灵枢经·本神》中说:“顺四时而适寒温”,《管子·形势解》中说:“起居时,饮食节,寒暑适,则身利而寿命益;起居不时,饮食不节,寒暑不适,则形体累而寿命损。”起居规律,适应寒温,能保持人的健康,延长寿命。根据中医理论,人们必须在生活上采取顺四时、适寒暑的各项措施。比如冬日防寒,外出活动时要注意防寒保暖,衣着要厚、软、轻、暖,加强锻炼。素体阳气亏虚、阴精不足者,可采用食补、药补的方法补偏救弊。若防寒不力,可致气血凝滞,发生耳、面、手部冻疮等。夏日避暑,衣着应少,宜穿散热、透汗、舒适、凉爽的服装,不能赤裸身体。居室宜通风、宽敞,可酌情服用绿豆汤、赤豆汤、酸梅汤等清凉生津解渴之品。若避暑无方,风热郁于皮肤,可致痱子、日光性皮炎、面部色斑等。

(三)劳逸适度

劳逸适度是指要注意劳逸结合,劳和逸都不能“太过”或“不及”。这里的过劳包括劳力过度、劳神过度和房劳过度。

正常的脑力劳动可使人智力发达,思维敏捷。正常的体力劳动可使人体气血调和,百脉通畅,肌肤筋骨强健,容光焕发。所以体力和脑力劳动密切结合可以强身、益智,使容颜不老,达到美容健康长寿的目的。必要的安逸和睡眠又是消除疲劳,恢复脑力和体力的重要因素。但是过度的体力和脑力劳动对人体也会产生损害。中医认为:“持重远行汗出于肾,摇体劳苦汗出于脾。”劳动、运动过度,可耗损人体之气,从而出现困倦乏力、懒言消瘦等症状。脑力过劳,思虑过度就出现情绪抑郁、易怒烦躁等亚健康的状态。随着现代人工作节奏和各种压力的增加,脑力劳动和体力劳动超过人体正常负荷,人体出现各种不同程度的亚健康状态,严重者还可出现焦虑症等病症,严重危害人们的身心健康,这种现象是现代人应该注意的问题。贪图安逸、不爱劳动会使人气血流动不畅,经脉不利,筋骨不坚,肌肉不实,关节活动不利,抗病能力低下，百病丛生。《黄帝内经》云：“久坐伤肉，久卧伤气”。因此劳逸结合、形神兼养是中医美容养生的生命观。

此外，重视房事养生，是我国古代养生学的一大特色，中国房事养生学历史悠久，内容广博，学术精湛，是美容养生延年益寿必不可少的内容。房事养生，亦称为性保健，就是根据人体的生理特点，采取科学而健康的性行为，以提高生活质量，维护身心健康。首先，欲不可禁，《礼记·礼运》谓：“饮食男女，人之大欲存焉。”其次，欲不可纵，《中藏经·劳伤论》说：“色欲过度则伤肾”。还要注意，欲要有所忌，切不可“醉以入房”等。在倡导普及性保健知识的今天，研究和借鉴古人房事养生的科学理论，有着积极的意义。

（四）动静有衡

动与静是美容养生中相反相成的两个方面，人体生命运动始终保持着动静和谐、动静有衡的状态。

中医养生重视健身运动，运动可以促进经脉畅利，精气流通，气血畅达，饮食宜化，二便通利，从而促进机体生理功能旺盛，保持面色红润光泽，永葆青春，防止早衰。五禽戏就是东汉神医华佗在研究了虎、鹿、熊、猿、鹤五种动物的活动特点之后，结合了很多医学观点创造，用来锻炼体格，达到强身健体和疗疾的目的。《吕氏春秋》谓：“流水不腐，户枢不蝼，动也。”中医养生在强调动的同时，也重视静的一面，主张动静结合。清静养生的思想在中国传统养生文化中占有一定地位。《素问·上古天真论》谓：“恬淡虚无，真气从之，精神内守，病安从来。”稽康《养生论》谓：“善养生者，清虚静泰，少私寡欲。”所谓“静”有两层含义：一是指机体不可过劳；二是指心不可妄动。清静养神就是要求人体保持生理和心理的平衡，气血始终保持流畅和平衡。总之，动静有衡的养生方法既主张劳动和锻炼，又反对过度劳累。要“形神合一”、“动静互涵”，维持动静对立统一的整体性，从而保证人体正常的生理功能。

（五）调和饮食

饮食是摄取营养、维护人体生命、健美肌肤不可缺少的物质。《黄帝内经》早就有“谷肉果菜，食养尽之”的论述。中医认为生命就是生物形体的气化。而化气与成形是由于饮食水谷通过胃的游溢，脾的散精，内而五脏六腑，外而四肢百骸，使形体的每个部分都能得到营养。那么这种营养的获得，必须在饮食调和的情况下才能获得。饮食是否调和，对于人的身体健康至关重要。饮食调和才能脾胃安泰，全身的气血、营养、津液才能正常，才能维持五脏六腑正常的生理活动。因此，我们要注意养成良好的饮食习惯。

《黄帝内经》提出“五谷为养，五果为助，五畜为益，五菜为充，气味含而服之，以补精益气”。五谷为养，这里的五谷指五谷杂粮，五谷是养生的根本，它们负责产生人体需要的大多数能量，主食中所含的主要成分——碳水化合物是人体不可缺少的营养素，五谷为养的最基本要求是：以主食为主、粗细粮搭配。蔬菜瓜果为每天的辅食，禽畜肉食能增补五谷主食营养不足，达到平衡饮食。《黄帝内经》的这个观点和现代营养学观点一致，只有全面而合理的膳食营养，即平衡饮食，才能维持人体的健康。至于食物的气味，中医学认为食物有“四气”、“五味”，即寒、热、温、凉和辛、甘、酸、苦、咸。前者依据食物被人吃后引起的反应而定；后者主要是根据食物本来滋味而划分的。讲究食物的气味（性味）和功能，又是中医饮食疗法的基础。《本草纲目》有“春食凉，夏食寒，以养阳；秋食温，冬食热，以养阴”的记载，强调了人体应从根本上顺应四时气候的变化来调摄饮食。根据春、夏、秋、冬四季的变化来调摄饮食是中医美容养生学的基础。熟练地驾驭饮食疗法，因时、因地、因人制宜地进食某些食物，既能祛病，又能健身、长寿。上述平衡饮食的内容古而不老，很有科学道理。

（六）平和情志

中医学认为:人有喜、怒、忧、思、悲、恐、惊的情志变化,亦称“七情”。其中怒、喜、思、忧、恐为五志,五志与五脏有着密切的联系。此观点被历代医家应用于养生学中,对于情志调摄、防病祛疾、益寿延年起着不可低估的微妙作用。平和情志就是要使人的意向、情绪和思维处于平和的状态。

人体是一个极其复杂的有机体,七情六欲,人皆有之,正常的精神活动,有益于身心健康。情志的稳定乐观,对于皮肤是否健美有着直接的影响。情志活动正常,则气血调和,精力充沛,面色明润含蓄,红黄隐隐。《黄帝内经》说:“喜则气和志达,荣卫通利”。但是人的任何一种情绪也不能持久或者太过剧烈,失去控制就会损伤脏腑阴阳气血,致脏脏阴阳气血失调,发生影响皮肤的痤疮、黄褐斑、扁平疣等与脏腑相关的面部疾病,或者高血压、心脏病等严重影响健康和生活质量的疾病,甚者产生早衰、短寿的后果。所以《素问·阴阳应象大论》说:“怒伤肝,喜伤心,思伤脾,忧伤肺,恐伤肾。”

故善养生者,宜注意情志调摄。元代朱丹溪著《丹溪心法》有妙言:“五志之火,因情而起,病源于心,心病者,乃情志失调也。”《医方考》言:“情志过极,非药可愈,须以情志胜之。”即俗话所说,心病还需心药医。心药治心病,是医家妙方。善于调和情志是养生的重要环节。稳定情绪的方法很多,首先应该开阔眼界,豁达胸怀,严以律已,宽以待人。遇事戒怒,处事宠辱不惊。人与人之间的沟通、交流在调节情志中十分重要。如有积聚、抑郁在心中的不良情绪,可通过适当的方式宣达、发泄出去,以尽快恢复心理平衡,比如向亲朋好友适度地倾诉。还可以通过转移情绪的方法排解不良情绪。此外,还可以通过体育锻炼、旅游、听音乐等方法放松紧张焦虑的情绪。如果有严重的心理问题,应及早看心理医生,以免造成更大问题。唐代孙思邈说:“安神宜悦乐,惜气保和纯,寿夭休言命,修行在本人。”以情胜病,养生需养性,情志平和才能健康、美丽、长寿。

（七）起居调摄

所谓起居,泛指人们的日常家居活动,它的范围十分宽泛。《抱朴子内篇·极言》讲:“是以善摄生者,卧起有四时之早晚。兴居有至和之常制;调利筋骨,有偃仰之方;杜疾闭邪,有吞吐之术;流行荣卫,有补泻之法;节宣劳逸,有与夺之要。”集中反映了古人对于日常保健的基本看法。比如居室环境,古人要求所住的房屋必须洁净,早晚常要焚香,那样可以免受邪气的侵袭,获得和顺之气。现在,我们也提倡每天要打开窗子,通风换气。新鲜空气能使人感到格外舒畅,含氧量增多,有助于血液循环,同时可以避免各种传染病的发生。而对于睡觉,古人的讲究也很多,其中许多对于现代生活也极为有益。比如睡眠时,头边不要放火炉,以免会使人头脑昏沉,两眼发红,鼻内干燥。现代人也使用加湿器避免室内干燥,预防口干舌燥,咽干咳嗽。关于穿衣服古人也有很多讲究,冷天时气温升高,要减些衣服,这样就不会受升温的侵害。热天,有时气温降低,则要添衣服,加添衣服便不会受寒气的侵害。还要春捂秋冻,就是说,天气由暖变冷的时候,不要刚一冷就立刻穿上厚衣服,这样很容易感冒。而天气由冷变暖的时候,还要防止倒春寒,因此千万不要急于脱掉厚衣服,以免经受不住突如其来的侵袭而致病,尤其是老年人或者身体虚弱者或患有某些疾病的人,更不要急于增减衣服,要待气温稳定后再添减衣服。善于养生的人,还应按四时季节变化和晨、昏、昼、夜有规律地起居作息,比如春三月应晚卧早起,秋三月应早卧早起。中医把无规律的起居休息方式称之为“妄作劳”,该工作时不工作、不运动;该睡眠休息时又不休息,生活没有规律,必然造成精神委靡、食欲不振,损害健美。睡眠和起床的时间,一年四季都要有一定规律,工作和居住都要有最恰当不变的制度,调和疏导筋骨，杜绝病源，防止邪气，使体内营养物质通流，节制劳逸这样才能保证身体健康。

二 药膳美容保健

药膳美容保健是通过药膳达到美容保健的目的。药膳美容是采用食物或在食物中加入药食两用的中药，以达到治疗和预防损美性疾病，并强身驻颜的一种中医美容保健方法。药膳美容是以中医药学理论为核心，强调整体观念和辨证论治，根据药物及食物的四气五味、功效归经以及对人体气血阴阳辨证，选择相应的药物和食物添加到日常饮食当中，达到防病，协调脏腑，补偏救弊，恢复或保持人体气血阴阳相对平衡，美容驻颜的作用。

用于美容保健的药膳起源悠久，内容丰富。据史书记载，早在商代人们已有食用具有美容功效的桃仁、杏仁的习惯。在周代就有"食医"，专门从事药膳的配制工作。我国第一部药学专著《神农本草经》收载了不少药食两用的美容食物，如龙眼肉、黑芝麻、人乳、大枣、蜂蜜等。在《宫廷美容长寿方》中记载了"山药粥"，《回春健康秘诀》中的"莲子龙眼汤"，《补养篇》的"骨髓养颜糕"等都是行之有效的美容药膳。

美容药膳的品种包括鲜汁、饮、露、汤、酒、醴、醪、蜜膏、粥、羹、菜肴、米面食品、糖果、蜜饯、糖渍食品等。美容药膳有驻颜去皱类、润肤悦色类、祛斑白面类、疗粉刺类、减肥轻身类、美发润发类、明目类、去扁平疣类等。从古到今人们应用于美容的药膳很多，举例如下。

（一）驻颜去皱类

1. 仙人粥

［主要原料］ 何首乌（30～60g） 粳米（60g） 红枣（3～5枚） 红糖（适量）

［制作方法］ 将制何首乌煎取浓汁，去渣，用药汁同粳米、红枣同入沙锅熬粥，待粥将熟时放入红糖，粥成即可食用。

［效用说明］ 补益精血，延年益寿。

2. 燕窝粥

［主要原料］ 燕窝（干品）（15g） 黏米（150g）

［制作方法］ 燕窝用温水浸润，拣去杂质、绒毛，用清水洗净。黏米洗净，与燕窝一齐放入清水锅内，武火煮滚后，改文火提成粥，调成甜粥或咸粥均可。

［效用说明］ 健脾润肺，润肤养颜，延年驻颜。

3. 黄精酒

［主要原料］ 黄精、苍术（各500g） 侧柏叶、天门冬（各600g） 枸杞（400g） 糯米（1250g） 酒曲（1200g）

［制作方法］ 将前5味捣碎，置大沙锅内，加水煎至1000ml，待冷备用。如无大沙锅，亦可分数次煎。再将糯米淘净，蒸煮后沥半干，倒入净缸中待冷，然后将药汁倒入缸中，加入酒曲（先研细末），搅拌均匀，加盖密封，置保温处。经21日后开封，压去糟，贮瓶备用。

［效用说明］ 延年益寿，益脾祛湿，润血燥，乌须发。

4. 延龄酒

［主要原料］ 枸杞子（120g） 龙眼肉（60g） 当归（30g） 炒白术（15g） 大黑豆（175g） 白酒（3500g）

［制作方法］ 将大黑豆粉碎后与其余4味药一起装入纱布袋，扎紧口同白酒共置于容器中，密封浸泡半个月后即可服用。

［效用说明］ 益阴养血，保健延龄。适用于面色萎黄，体质虚弱，失眠多梦，毛发枯槁者。

（二）润肤悦色类

1. 当归煨鸡

［主要原料］ 母鸡（1只） 当归（20g） 生姜、料酒（各5g） 盐、味精、胡椒（各适量） 葱（1根）

［制作方法］ 将鸡洗净切块，放入沙锅内，加水适量，先用大火烧开，去汤面泡沫，再入生姜片、当归、酒、胡椒，改用文火煨2小时，待鸡烂骨酥时放盐、葱，再煨数分钟离火，入味精即可食用。

［效用说明］ 补气活血，养颜美容。

2. 红枣粥

［主要原料］ 红枣（50g） 糯米（80g） 白糖（适量） 糖桂花（少许）

［制作方法］ 将红枣洗净，用水浸泡2小时；糯米洗净，用水浸泡1小时。把红枣、糯米放入锅内，倒入适量清水，先用大火煮沸后，改用小火煮成稀粥，加入白糖调好口味，淋上糖桂花，即可食用。

［效用说明］ 健脾益胃，补虚养血，美容护肤。

3. 红颜酒

［主要原料］ 胡桃肉（120g） 红枣（120g） 杏仁（30g） 白蜜（100g） 酥油（70g） 烧酒（1000ml）

［制作方法］ 先将杏仁去皮尖，煮五沸，晒干，与胡桃仁肉、红枣一并捣碎；再将蜜、油融化兑入烧酒中，最后将3药一并入酒内，浸泡7日后，过滤去渣，装瓶备用。

［效用说明］ 补肾润肺，健脾红颜。

4. 雪耳炖木瓜

［主要原料］ 雪耳（25g） 木瓜（1个） 北杏（15g） 南杏（20g） 冰糖（适量）

［制作方法］ 先将雪耳用清水浸透发开，再用清水漂洗干净，备用。木瓜去皮、去籽，用清水洗干净，切成小块，备用。南杏、北杏去皮，用清水洗干净，连同上料一起放入炖盅内，加入适量冰糖，放入适量滚开水，盖上炖盅盖，放入锅内，隔水炖至材料入味，即可食用。

［效用说明］ 养阴润肺，滋润养颜。

（三）祛斑白面类

1. 清热除斑汤

［主要原料］ 瘦肉（250g） 鲫鱼（10g） 莲子（10g） 灯心草（3g） 红枣（8枚） 生姜（4片） 淡竹叶（6g）

［制作方法］ 先将中药置沙锅中清水煮30分钟，再加鱼、肉同锅烧滚后改文火煮40分钟，以盐、油调味即可。

［效用说明］ 清热和胃，除斑。常饮可增强皮肤抵抗力，不易生暗疮、雀斑，面洁白如玉。

2. 净面茶

［主要原料］ 当归（8g） 山楂（8g） 白鲜皮（6g） 白蒺藜（6g）

［制作方法］ 以上4味洗净，放入茶杯中，用沸水冲泡。每日1剂，代茶饮。

［效用说明］ 养血调肝，开郁祛痰。适用于面部黄褐斑。

3. 猪肾消斑粥

［主要原料］ 猪肾（1对） 山药（100g） 薏苡仁（50g） 大米（200g） 食盐（适量）

［制作方法］ 将猪肾去筋膜，洗净，切丁，加诸药，大米同加清水煮粥，食盐调味，分作2次服食，每日1剂。

［效用说明］ 补肾健脾，祛瘀化斑。

4. 牛肝粥

［主要原料］ 牛肝(500g) 白菊花(9g) 白僵蚕(9g) 白芍(9g) 白茯苓(12g) 茵陈(12g) 生甘草(3g) 丝瓜(30g) 大米(100g)

［制作方法］ 将白僵蚕、白芍、白茯苓、茵陈、生甘草、丝瓜装入纱布包内，然后和牛肝、白菊花、大米一起熬粥，熟后捞出药包，吃肝喝粥，每日早晚各1次。以上剂量可服2日，中间间隔1周，连服3个疗程。

［效用说明］ 疏肝理气，祛斑美肤。

(四) 疗粉刺类

1. 枇杷薏米粥

［主要原料］ 生薏米(100g) 鲜枇杷(去皮核)(60g) 枇杷叶(10g)

［制作方法］ 将枇杷果洗净，去核，切成小块；枇杷叶洗净，切成碎片。将枇杷叶放入锅中，加清水适量，煮沸15分钟后，捞去叶渣，加入薏米煮粥，待薏米烂熟时，加入枇杷果块，拌匀煮熟即成粥。每日1次。每疗程10天。

［效用说明］ 清肺散热。适用于肺热所致粉刺。

2. 桃仁山楂粥

［主要原料］ 桃仁(9g) 山楂(9g) 贝母(9g) 荷叶(半张) 粳米(60g)

［制作方法］ 先把前4味药煎成汤液，去渣后入粳米煮粥。每日1剂，日服3次，共服30天。

［效用说明］ 化痰散结。适用于痰湿蕴结所致的粉刺患者。

3. 梅花粥

［主要原料］ 白梅花(5g) 粳米(80g)

［制作方法］ 先将粳米煮成粥，再加入白梅花，煮沸两三分钟即可，每餐吃1碗，可连续吃3~5天。

［效用说明］ 疏肝理气。适用于肝气不舒的痤疮。

4. 凉拌三苋

［主要原料］ 鲜苋菜(100g) 鲜冬苋菜(100g) 鲜马齿苋(100g) 调料(适量)

［制作方法］ 将前3物分别用开水焯至八成熟，捞出后浸入冷水中5~10分钟，取出控去水，切段，入调料后拌匀即可。可连续吃3~5天。

［效用说明］ 清热化湿解毒。适用于湿热蕴结所致的粉刺患者。

(五) 减肥轻身类

1. 三色糯米饭

［主要原料］ 红小豆、薏苡仁、糯米、冬瓜子、黄瓜(各适量)

［制作方法］ 将红小豆及薏苡仁用水淘洗干净放入锅内先蒸20分钟，然后放入洗净糯米及冬瓜子加水蒸熟，起锅后撒上黄瓜丁即可食用。

［效用说明］ 健脾利水。适于脾虚痰浊型肥胖。

2. 荷叶粥

［主要原料］ 新鲜荷叶(1张) 粳米(100g) 冰糖(适量)

［制作方法］ 将鲜荷叶洗净煎汤，再用荷叶汤同粳米、冰糖煮粥。可作点心供早晚餐，宜温热食。

［效用说明］ 清暑利湿，升发清阳，降血压，降血脂。适用肥胖之人。

3. 健美茶Ⅴ号

［主要原料］ 法半夏、茯苓、陈皮、川芎、枳壳、大腹皮、冬瓜皮、制香附、炒泽泻、车前草、炒苍术、茵陈、茶叶（各5g）

［制作方法］ 上药研成细末，分作7份，每日饮用1份。

［效用说明］ 祛痰利湿。适于一切肥胖者。

4. 冬瓜粥

［主要原料］ 冬瓜（100g） 粳米（100g）

［制作方法］ 冬瓜洗净，带皮切成小块，和粳米一起放入沙锅，加水，文火炖煮至瓜烂米熟成粥即成，每日上、下午随意服食。

［效用说明］ 利尿消肿，清热除湿。

（六）美发润发类

1. 黑芝麻粥

［主要原料］ 黑芝麻（捣碎）（25g） 大米（适量）

［制作方法］ 大米淘净，与黑芝麻加水适量煮成粥。黑芝麻经常佐餐食用。

［效用说明］ 补肝肾，润五脏。适合治疗老年体衰眩晕、消瘦、便燥、须发早白。

2. 海带芝麻粉

［主要原料］ 黑芝麻（500g） 海带粉末（250g） 蜂蜜（少许）

［制作方法］ 将黑芝麻炒香，同海带粉末调和，加蜂蜜适量。每日服1~2茶匙。

［效用说明］ 滋润亮泽毛发。

3. 秘传二仙糕

［主要原料］ 人参、山药、白茯苓、芡实仁、莲肉（各250g） 糯米（3000g） 粳米（7000g） 蜜（250g） 白糖（5000g）

［制作方法］ 上药为细末，和匀将蜜糖融化，小木笼炊蒸之，上放米一撮，饭熟则药成。取出切如棋子大小块，慢火上烘干作点心，或为末贮瓷器。每早服1大匙。若为末，以白汤调下。

［效用说明］ 壮阴阳，益肾水，养脾胃，固齿黑发。

4. 乌发蜜膏

［主要原料］ 制何首乌（200g） 茯苓（200g） 当归（50g） 枸杞（50g） 菟丝子（50g） 牛膝（50g） 补骨脂（50g） 黑芝麻（50g）

［制作方法］ 上药加水适量浸泡透发，再放在铝锅内加热煎煮。每20分钟取煎液1次，加水再煎，共取煎液3次。合并煎液，先以大火，后以小火加热煎熬浓缩，至稠黏如膏时，加蜂蜜1倍，调匀，加热至沸，停火，待冷装瓶备用。每次1汤匙，以沸水冲化顿饮，每日2次。

［效用说明］ 补血，养阴。适用于须发早白或脱发症。

（七）明目类

1. 羊肝粥

［主要原料］ 羊肝、大米（各100g） 调味品（适量）

［制作方法］ 将羊肝洗净，切细，与大米同放锅中，加清水适量，煮为稀粥，待熟时调入葱花、姜末、花椒、食盐、味精等，再煮一二沸即成。

［效用说明］ 养血明目。

2. 归圆酒

［主要原料］ 菊花、当归(各125g) 枸杞子(250g) 龙眼肉(750g) 烧酒(7500g) 酒(5000g)

［制作方法］ 前4味药泡酒中,21日后饮。

［效用说明］ 补脾养胃,祛风明目。

3. 桑菊薄竹饮

［主要原料］ 桑叶(5g) 菊花(5g) 薄荷(3g) 苦竹叶(30g) 白茅根(30g) 白糖(适量)

［制作方法］ 将桑叶、菊花、苦竹叶、白茅根、薄荷洗净,放入茶壶内,用开水泡10分钟即成,适量加入白糖。

［效用说明］ 疏风清热,明目。

4. 双决明粥

［主要原料］ 石决明(25g) 草决明(10g) 白菊花(15g) 粳米(100g) 冰糖(6g)

［制作方法］ 将石决明入锅内炒至出香味时起锅,然后将白菊花、草、石决明入沙锅煎汁,取汁去沉渣,粳米淘洗干净,与药汁煮成稀粥加冰糖食用。

［效用说明］ 清肝明目,养肝潜阳。适于肝阳上亢所致的头晕目眩,视物模糊。适于夏季服用。3~5天为1个疗程。大便泄泻者不宜服用。

(八)其他

1. 苡莲粥

［主要原料］ 薏苡仁(50g) 莲米(50g) 枸杞子(10g) 百合(10g) 山药(30g) 白糖或红糖(40g)

［制作方法］ 煎煮,熟后加糖。每日作早餐,连渣服食。

［效用说明］ 治扁平疣。

2. 鲫鱼五味汤

［主要原料］ 鲫鱼(500g) 五味子(10g)

［制作方法］ 先将五味子洗净,熬水去渣,再将鲫鱼入五味子汤中,煮熟食之。

［效用说明］ 丰胸。

第三节 局部美容保健

一 驻颜泽面

驻颜泽面是保持面部肌肤的容颜不衰老,使颜面肌肤细腻光滑,红润,富有弹性,延缓或减少皱纹生长。

衰老是不可抗拒的,人体的衰老是整体的衰老,而人体的皮肤就是整体的一面镜子,当人体衰老时,面部的肌肤就会表现枯瘪无泽,干燥粗糙,皮肤颜色不均匀或肤色变黑,弹性减弱,肌肤萎缩,皱纹增加等衰老现象。而衰老是自然的规律,皱纹的生长也是不可避免的,所以驻颜不是让面部肌肤永远保持年轻状态,而是延缓衰老,推迟皱纹出现的时间,尽力使细小的皱纹隐去，使面部干燥无泽的皮肤变得红润而细腻。驻颜泽面强调的是对面部衰老的延缓，而面部衰老是整体衰老的局部表现。所以驻颜研究是抗衰老研究的一部分。

（一）面部肌肤衰老的原因

1. 肾精虚衰 肾为先天之本，肾所藏之精化生为肾气，肾气的充盈与否与人体的生、长、壮、老、已的生命过程密切相关。肾气渐衰，人就会逐渐衰老。肾精虚衰包括先天禀赋不足和后天损耗。后天损耗包括劳累过度、房室不洁、久病体虚导致的肾精不足和正常损耗。正常损耗即随着人的生长发育，先天之精渐耗。《素问·上古天真论》说："女子七岁肾气盛，齿更发长；二七而天癸至，任脉通，太冲脉盛，月事以时下……五七阳明脉衰，面始焦，发始堕；六七，三阳脉衰于上，面皆焦，发始白；七七任脉虚，太冲脉衰少，天癸竭，地道不通，故形坏而无子也。"

2. 脾胃失调 脾胃为后天之本，气血生化之源。与肾同为五脏六腑之本。若脾胃失调，运化失常，水谷不能化生精微"灌溉四旁"，则脏腑、肌肤失于濡养，可加速颜面衰老。脾胃失运，水湿不化，聚而为饮，又易诱发其他疾病，加速人体衰老。金元四大家之一李杲认为，脾胃病则元气衰，元气衰则折人寿。他在《脾胃论》中明确指出："胃之一腑病，则十二经元气皆不足，凡有此病者，虽不变易他疾，已损其天年。"

3. 肺失宣降 肺主气，司呼吸，为百脉之宗。主宣发和肃降，通调水道，外合皮毛。肺脏功能正常则可"温分肉，充皮毛，肥腠理，司开合"。肺脏失调，则皮肤失去润泽，皮肤变得枯槁。若肺气虚，卫外不固，肌肤易为外邪侵袭，使机体和颜面早衰。

4. 心气不足 心主血脉，心气虚则运血无力，五脏六腑及皮肤肌肉的血液供给不足，导致皮肤肌肉失于濡养。运血无力可致血瘀，进一步影响血液运行，导致皮肤干瘪无泽，灰暗无华。《素问·六节脏象论》说："心者，生之本，神之变也，其华在面，其充在血脉"。

古代很多驻颜方法还提到了"益智"、"通神明"。反应灵敏、思维敏捷给人以年轻、富于活力的印象，健忘、反应迟钝均与心藏神功能失调有关。

5. 肝失条达 肝藏血，主疏泄，与人的情志活动有关，并与人体的消化和气、血、津液的正常运行密切相关。肝失条达，藏血不足，则情志、消化、血液运行均不正常，导致早衰。肝血不足，两眼干涩，视物昏暗，眩晕耳鸣，面白无华，爪甲不荣。

6. 各种诱因 饮食失节，损伤脾胃，气血生化之源不足；劳逸失常，影响气血流通；情志失常，脏腑功能紊乱。脏腑功能紊乱，气血运行失常均可加速人体的衰老，导致皮肤无弹性，失去光泽，过早出现皱纹。此外，面部皮肤暴露于外，严寒酷暑、风霜雨雪对面部皮肤都会有影响，加速皮肤的老化。

（二）保健方法

抗衰老应注重全身调理和局部养护结合。中医的各种抗衰老的方法都应持之以恒。全身调理为本结合局部养护。全身调理重在补肺、脾、肾，调理气血、舒畅情志。结合局部养护以滋润展皱，运行气血，增加皮肤弹性。

1. 中药内服法

（1）却老养容丸：黄精（生者）6000g，生地黄2500g，白蜜3320g。黄精、生地黄取汁，加白蜜于铜器中搅匀，慢火煎令稠，至可成丸时即制丸如弹子大。服时以温酒研1丸服，每日3次。本方以延年驻颜的常用要药黄精为君，配以滋阴补肾的生地黄和美容佳品蜂蜜，共同发挥补益脾肾、延年驻颜之功。使人面如童子。适于偏阴虚者。泄泻便溏者忌用。

（2）黄精膏：黄精、当归各300g，黄酒450g，蜂蜜适量。前2药加水浸泡透发，然后加水与药相平，再倒入黄酒，加热煎煮，每隔1小时滤取煎液1次，共取煎液3次，然后合并煎液，文火熬至稠厚,加入1倍量的蜂蜜,熬至滴水成珠为度。冷却装瓶。每次1~2汤匙开水冲化服用,每日2次。本品以黄精为主药,配合活血养血当归,驻颜悦色的蜂蜜,温中祛寒、通络活血的黄酒,全方补益气血,行血,有延年益寿防皱之效。尤适用于气血两虚且有瘀血症状者。

(3)金匮肾气丸:生地黄240g,山药120g,山茱萸120g,泽泻90g,茯苓90g,牡丹皮90g,桂枝30g,附子30g。诸药炼蜜为丸,每丸15g,每服1丸,日2次。温补肾阳,化气行水。用于肾虚水肿,腰膝酸软,小便不利,畏寒肢冷。现代实验研究表明,其有显著的抗衰老作用,适用于肾阳虚衰者。

2. 药膳

(1)燕窝粥:原料及制作方法如前所述。本粥可润肺补脾,延年驻颜。

(2)红颜酒:原料及制作方法如前所述。补肺益肾,悦泽容颜。适用于面色憔悴,未老先衰,皮肤粗糙等。阴虚火旺者忌服。

(3)淮药芝麻糊:怀山药15g,黑芝麻120g,玫瑰糖6g,鲜牛奶200g,冰糖120g,粳米60g。将粳米洗净,用清水浸泡1小时,捞出滤干,怀山药切成小颗粒;黑芝麻炒香。将以上三物放入盆中,加水和鲜牛奶拌匀,磨碎后滤出细茸待用。将锅中加放清水、冰糖,溶化过滤。将冰糖水放入锅中,继续烧开后,将芝麻水慢慢倒入锅内,加入玫瑰糖,不断搅拌成糊,熟后起锅即成。滋阴补肾,益脾润肠,滋阴养肤。可健体强身,延年益寿。

(4)阳春酒:将人参15g,白术15g,熟地黄15g,当归身9g,天门冬9g,枸杞9g,柏子仁7g,远志7g,用好酒2500ml浸10天,每天早、中、晚各饮1杯。强健脾胃,美颜悦色,滋润皮肤。适用于面色淡白无华,身体消瘦,皮肤干燥者。

3. 外用中药法

(1)杏仁膏:杏仁(浸汤去皮,研如膏)100g,鸡子白适量。诸药相合,如煎饼涂面即可。以米泔洗之。本方以祛风润肤,减皱祛皱为主,兼可治疗面部黑斑。

(2)鹿角膏:鹿角霜60g,牛乳600g,白蔹30g,川芎30g,细辛30g,天门冬(去心焙干)30g,生白附子30g,白术30g,白芷30g,酥油90g,杏仁(开水浸去皮尖,捣为膏)30g。诸药除牛乳、酥油外,均研细,和杏仁膏捣匀;加入牛乳及酥油,放银器内,以慢火熬至软硬适中停火。瓷器内贮,每夜净肤后擦用,第2天早晨用米泔水洗净。本方细腻润肤、祛皱防皱的功效比较明显。

(3)面上皱裂方:桃仁适量。研为末,合猪脂熬数次。夜卧涂之。本方对皮肤干燥的人极为适宜,可作为冬季润肤和防皱防裂的常用方。

(4)三花除皱液:桃花、荷花、芙蓉花不拘多少。春取桃花,夏取荷花,秋取芙蓉花,冬取雪水煎三花为汤,频洗面部。能活血润肤,泽颜除皱。

4. 针灸

(1)灸足三里:灸足三里穴。每月月初8天,用艾炷直接灸2~3壮,或者艾条悬灸3~5分钟。

(2)除皱穴道:主穴:丝竹空、攒竹、太阳、巨髎、迎香、颊车、翳风。配穴:中脘、合谷、曲池、足三里。根据皱纹生长之处选择2~3个主穴,2个配穴;主穴用泻法,配穴用补法。功能通经活络,补益气血,防皱除皱。

5. 推拿(按摩)

(1)浴面驻颜法:将两手自相搓热,覆面擦之,如浴面之状。经常摩浴面部,能调和气血,驻颜乌发。

(2)面功：先用两手掌相互摩擦使发热，随即向颜面上上下下摩浴，尽量每处都抹到。再以口中津唾于手掌，擦热，揩面多次。注意施用本法时，宜闭口屏息。能通络润肤，令皱斑不生，容颜光泽。

(3)自身耳穴按摩：第1步，全耳按摩。双手掌心摩热后，摩耳背面5~6次，然后劳宫穴对准耳廓腹部，反正转各揉18~27次。第2步，摩耳轮数十次。第3步，揉捏、拽拉耳垂十余下。第4步，双手食指、拇指相对按摩耳屏和对耳屏10~20次。第5步，用双手食指尖按揉三角窝、耳甲艇和耳甲腔各数次。

（三）预防与注意事项

1. 衰老是一个渐进的过程，“五八肾气衰”，“年四十而阴气自半”，故延缓衰老应从中年甚或更早一些开始，并且要持之以恒。

2. 怡情养性，清心寡欲，豁达大度，开朗乐观。

3. 适应环境，顺乎四时。生活科学，起居有常，夜早眠，晨早起，勤动手，多用脑，劳逸结合。坚持运动。保证睡眠。保护肾精，忌酒色过度。不吸烟。

4. 饮食有节，营养均衡，不偏食、偏嗜。40岁以上适当进补。

5. 多饮水，保持皮肤水分则不易起皱纹。

6.“虚邪贼风，避之有时”。外出做好防护，避免风霜雨雪对面部皮肤的直接伤害。外出防晒。注意日常面部护理。

7. 有全身慢性消耗性疾病者，要及时到医院医治。

二 润面泽面

润面泽面是指改善面部肌肤的质地，使其细腻光泽红润。

面部皮肤健康与否主要看皮肤的质地。在我国，很多人偏爱白皙的皮肤，但是皮肤的颜色和遗传因素有关，所以不能单独从肤色上判断皮肤是否健康。对肤色的喜爱，东西方各有不同，随着对美认识的不断成熟，人们逐渐认识到，改变肤色就是要使肤色均匀，改善萎黄、苍白、晦黯的皮肤颜色。所以润面泽面主要是改善皮肤干燥、粗糙、晦黯、萎黄或苍白的状态，而不仅仅是为了使皮肤变得更白。肤质是反映皮肤健康与否的标准，健康完美的皮肤应该纹理细腻，富有弹性，表面光滑、湿润、红润光泽。

驻颜、防皱去皱、润面泽面都是对面部肌肤的美容保健，它们是相互关联的。面部肌肤质地改善，光泽、红润、富有弹性，才能留止容颜，缓其衰老。

（一）面部肤质异常的原因

1. 气血津液亏虚 面部肌肤的润泽或者粗糙与人体气血的盛衰和津液输布正常与否有密切关系。气血津液亏虚，则肌肤晦暗不泽。面部的红润光彩，主要和气血有关，“血华其色”。气血充、气血畅，颜面皮肤得到气血的滋养，就会红润光彩。面部肌肤的润泽和粗糙主要与津液的正常输布与否有关。《望诊遵经》说：“盖润泽者，血气之荣，光明者，润泽之著，有血气即有润泽，有润泽即有光明也。夫光明润泽者，气也。”《灵枢经·决气》说：“腠理发泄，汗出溱溱，是谓津……皮肤润泽，是谓液”。概括来说，阳气使皮肤明亮，阴液使皮肤柔润。

2. 太阴气衰 手太阴肺和足太阴脾二脏在气的生成和津液的输布代谢方面发挥着重要作用。肺所吸入的清气和脾胃所运化的水谷精气，是组成气的主要物质基础。肺主宣发肃降，外合皮毛，《灵枢经·决气》说：“上焦开发，宣五谷味，熏肤、充身、泽毛，如雾露之溉”，所以，肺脏生理功能正常，津液、卫气就能输布于皮肤，并能调节腠理的开合和汗液的排泄，发挥细腻嫩肤的作用；脾为后天之本，主运化水谷精微，是气血生化的源泉。脾气散精，经络通畅，方能营养四肢百骸及颜面五官。故肺脾气虚时，气及津液的生成及敷布均受影响，皮肤就会枯槁无泽、萎黄。如《望诊遵经》所言："皮肤润泽者，太阴气盛，皮毛枯槁者，太阴气衰"。

3. 血瘀痰饮阻络 各种原因引起的瘀血或痰饮内畜，均可影响血液和津液的正常输布，使面部晦暗无泽。如《难经·二十四难》所言："脉不通则血不流，血不流则色泽去，故面色黑如黧。"

4. 情志内伤 各种不良的情志因素，均可致五脏六腑功能失调，气机紊乱，则气血悖逆，不能上荣于面，而使皮肤粗糙，面色晦黯。如《望诊遵经》所言："悲则气消于内，故五脏皆摇，色泽减"。

5. 肾虚衰老 肌肤的润泽，皮肤的颜色和人的年龄有密切关系。随着年龄增长，肾精渐亏，人体组织器官渐老化，脏腑、经络、气血津液失调，而致肌肤失养，出现皮肤松弛，肤色不均匀，皮肤干枯无泽等现象，如《望诊遵经》所言："方其少也，血气盛，肌肉滑，气道通，营卫之行速。乃其老也，血气衰，肌肉枯，气道涩，营卫之行迟，夫是故老者之色多憔悴，少者之色多润泽也"。

6. 其他因素 饮食因素：饮食不节，营养不足或失调，可致肌肤失养失泽。"饱食者，血华色而益泽；饥则气衰，甚则气少。故腹馁者，色泽减而少气。"

环境因素：人的面部终年暴露在外，易受六淫之邪侵袭，常处于较恶劣环境，风吹日晒，严寒酷暑，都会使人皮肤粗糙干燥。此外，现代人长期使用电脑等具有辐射的电子设备，也可造成皮肤颜色不均匀和皮肤粗糙无泽。

各种疾患：面部疾患，反复发作，皮肤粗糙不平。全身性疾病常表现面色不华，晦暗无泽。

（二）保健方法

1. 中药内服法

（1）容颜不老方：生姜500g，大枣250g，白盐100g，炙甘草150g，丁香、沉香各25g，小茴香200g。各药研细末。每晨空腹，水煎随意适量。健脾补肾，抗衰美容，令面容不老。

（2）薯蓣丸：山药、石龙芮、覆盆子、五味子、萆薢、蛇床子、肉苁蓉、远志、石斛、肉桂、山茱萸、人参、防风、天雄、狗脊、黄芪、秦艽、白术、石南、巴戟天各40g，杜仲、麦门冬各60g，熟地黄、菟丝子各75g，五加皮15g。以上25味药，捣罗为末，以蜜和丸如梧桐子大。每次服30丸，每日1～2次，空腹酒送下。补虚益血气，调营卫，润肌肤。

（3）神仙驻颜延年方：熟地黄、干（生）地黄、甘菊花、天门冬各500g。天门冬去心焙干，捣诸药为散。每服12g，空腹服，温酒送下。润肤泽面，驻颜抗老。久服可令面色红润，肌肤光滑，身轻目明，容颜不老。

2. 药膳

（1）红颜酒：原料及制作方法如前所述。补养元气，补肾润肺，健脾红颜。

（2）红枣粥：原料及制作方法如前所述。经常食用能补血，健脾，悦颜。

（3）骨髓养颜膏：骨髓500g（牛、羊、猪均可），炒米粉适量。骨髓洗净，焙干，磨粉，加入炒米粉拌匀。每次用鲜热牛奶冲调1汤匙食服，每日1次。此饮可滋阴补髓，悦泽面容，减皱。

3. **外用中药法**

(1)永和公主澡豆方:白芷100g,川芎100g,瓜蒌仁100g,鸡骨香(木沉香)60g,皂荚(晒干,去皮、筋和仁)200g,大豆100g,赤小豆100g。诸药捣为末,加入大豆、赤小豆,和匀。日用洗面。祛风活血,润肤香肌,悦泽面容。

(2)玉肌散:绿豆粉240g,滑石、白芷各30g,白附子15g。诸药共研成细末备用。每晚临睡前洗面后拭干,以末敷之,晨起洗去。祛风去斑,润颜泽肤。可治疗雀斑、酒刺、白屑风、皮肤瘙痒等。

(3)令人面白净悦泽方:白蔹、白附子、白术、白芷各75g,藁本110g,猪胰(水渍去赤汁尽研)三具。上六味末之,先以芜菁子半升、酒水各300ml相和,煎数沸研,研如泥,合诸药,内酒水中,以瓷器贮,封3日,每夜敷面,日以浆水洗之。此方滋养皮肤,去污垢,润泽面容。

4. **针灸**

(1)美容灸:穴位:巨髎、颊车、下关、阳白、印堂、曲池。每次选1~2穴,悬灸,各灸10分钟,经常使用能温经通络,行气活血,悦泽容颜,减皱祛皱。

(2)红颜减皱:在双耳的"心"穴上常规消毒皮肤后,埋针,用胶布固定。每天按压埋针处数次,以加强刺激。秋冬两季留针5~7天,春夏留针3~5天。本法操作简便,能红颜、减皱。

5. **推拿(按摩)**

(1)彭祖乌发白面法:晨起以左右手摩双耳,从头上挽两耳又引发,即面气通流。如此者,令人头不白,耳不聋。又摩掌令热以摩面,从上向下二十七遍,令人面有光。

(2)润皮细肤法:沿膀胱经和督脉经,自大椎至尾骶骨之间中线或旁开1.5寸用手掌或毛刷作5次以上的沿经推擦,并用食、中指在肺俞、心俞、三焦俞、肾俞、命门穴上点按,每穴各15次。在头面部穴位做轻快按摩。滋润肌肤。用于皮肤粗糙。

6. **其他疗法** 真人起居法:①以拇指背于手掌心劳宫穴处摩令极热,再拭目之大小眦各九遍,并擦鼻之两旁各九遍。②以两手摩令热,闭口屏气,然后摩面,不拘遍数,以多为上。③以舌舐上腭,搅口中华池上下,取津漱练百次,候水澄清,一口分作三次,急速咽下。

(三)预防与注意事项

1. 皮肤粗糙晦黯如为疾病所致,须先治病,病愈则皮肤状况可获改善。

2. 注意饮食营养,适时补充蛋白质,多吃水果、蔬菜,多食植物油,能使皮肤润泽光滑;常食芝麻、核桃仁、葵花子、红枣、黄豆、花生、桂圆肉,这些食物有很好的润肤作用。

3. 加强对皮肤的日常养护。正确选择洗脸方法。选择适合皮肤的护肤品。不乱用化妆品。不去非专业美容院进行皮肤护理。坚持自我保健按摩,按摩前注意加适量按摩膏。按摩穴位要准确。夏日防晒,对日光敏感者更须注意,以免发生日光性皮炎;冬日防风寒。

4. 保持良好的精神状态,保证充足的睡眠。

三 润唇

润唇是指对唇的滋润与美化,并改善唇部干燥状况和唇部不正常色泽。口唇是面部美的重要组成部分。正常人的口唇色泽鲜艳,厚薄适中,形态丰满,质地润泽。古人也以"朱唇皓齿"、"齿白唇红"为美。《望诊遵经》说:"(唇)以神为本。神也者,明润清爽而有血色者也。"多种因素可导致口唇出现如色泽苍白、紫黑、紫红,形态干瘪,质地枯焦、干裂、脱皮、生皱等现象，通过中医美容能够赋唇以“神”，改善口唇的色泽、质地，使其重现光彩。

（一）唇色、唇质异常的原因

1. 脾经蕴热 脾开窍于口，其华在唇。感受热邪或过食肥甘厚味致脾经蕴热，循经上熏，可致口唇干燥，脱屑，皲裂，焦而无泽。《望诊遵经》言：“唇枯槁者，病在脾”，“唇枯槁无泽者，脾热也。”

2. 气血津液不足 脾胃虚弱，运化无权，气血津液匮乏；或汗吐下过度，气血津液过分丢失都可出现唇色苍白或淡白，口唇干燥，唇裂。脾在色为黄，脾气虚，则口唇色黄。《素问·五脏生成》云：“脾之合肉也，其荣唇也”。

3. 感受风寒、热邪 正气素虚，复感风寒之邪，寒性收引凝滞，致气涩津亏血少，不能上荣于唇，出现口唇干燥皲裂。《诸病源候论》言：“唇口面皴者，寒时触冒风冷，冷折腠理，伤其皮肤，故令皴劈。经络之会，皆在于面，其脉有环唇夹于口者。若血气实者，虽劲风严寒，不能伤之；虚则腠理开而受邪，故得风冷而皴劈也。”

感受热邪，热伤津耗液，唇舌绛红而干燥。

4. 血瘀 久病体虚或者年老气虚，推血无力，脉络阻滞；或七情郁结；或病邪内阻而致气机阻滞，气滞血瘀，出现口唇青紫深黯。

5. 肾虚失养 年高肾亏、久病及肾、房劳过度，引起肾之阴阳不足，阴虚火灼于上，则舌瘦唇焦；阳虚寒盛于下，气血失于温运，不能上荣，则口唇干瘪、无泽、生皱。

6. 唇膏应用不当 使用劣质的唇膏、唇彩，或涂抹时间过久，也会导致各种口唇问题，比如唇部瘙痒、唇部干燥脱屑、唇纹增深、唇色加深等。

7. 唇部疾病 口唇疾病后期，会出现口唇干燥、脱屑甚至皲裂。本节仅介绍润唇的保健方法，因疾病引起的将在损美性疾病中介绍。

（二）保健方法

1. 中药内服法

（1）升麻泻热散：升麻45g，射干45g，黄柏60g，大青叶30g，炙甘草30g，玄参30g，黄芩30g，水牛角30g（代犀角屑1g），黄连30g。诸药用纱布裹，酒浸1宿，以猪脂1000g煎令药黄，滤去滓，放入锅中，加地黄、天冬汁500ml，熬至黏稠即成。入瓷器中盛，服用不计时候，每次含咽半匙。清热生津润燥，适于脾胃蕴热口唇干燥者。

（2）白术丸：白术60g，陈皮60g，人参30g，炮姜30g，荜茇30g，神曲30g。诸药研末，枣肉为丸，如梧桐子大，每次服30丸，粥汤下，每日1次。益气补血，生津润燥，适于脾胃虚弱，肌肤瘙痒，面色萎黄，口唇淡白者。

（3）清凉饮：黄连6g，黄芩10g，薄荷6g，玄参10g，当归10g，芍药10g，甘草6g，白蜜5ml。诸药水煎取汁。取药汁调白蜜服，每日1剂。清热、养阴、润燥，适用于热伤津亏之唇干燥开裂，甚则干裂出血者。

（4）桃红四物汤：熟地黄15g，川芎8g，白芍10g，当归12g，桃仁9g，红花6g。水煎，日服3次，每日1剂。活血化瘀生津，适于气滞血瘀，口唇青紫深黯者。

2. 药膳

（1）玉竹炒芹菜：玉竹30g，芹菜250g，葱、姜、蒜、油、盐、味精各适量，将泡软的玉竹切成小片，把芹菜洗净斜向切成丝或片，把切好的玉竹和芹菜、葱、姜、蒜分别放入锅中炒熟，并加入适量盐和味精即成。滋阴、润燥，适于口唇干燥、脱屑者。

（2）八宝鸡汤：党参10g，茯苓10g，炒白术10g，炙甘草6g，熟地黄15g，白芍10g，当归15g，川芎15g，肥母鸡肉500g，猪肉1500g，葱100g，食盐少许。将8味中药用纱布袋装好扎口。将洗净的猪、鸡肉、杂骨和药袋一起放入锅中，加水适量，用文火烧开，撇去浮沫，加入生姜、葱，用文火炖至鸡肉烂熟。将汤中药物、生姜、葱捞出不用，再捞出鸡肉、猪肉，鸡肉剁成方形块，猪肉切成条，按量装碗中，掺入药汤，加少许食盐调味即成。调补气血，适于气血两虚，唇淡无泽者。

（3）八仙糕：人参180g，山药180g，茯苓180g，芡实180g，莲子肉180g，糯米1500g，白糖1250g，蜂蜜500g。诸药各研细末后和匀，再将白糖和蜂蜜隔水炖化，随即将以上细末趁热和匀，摊于笼内，且切成条糕状，蒸熟，烘烤至干。每日清晨泡服数条。健脾养胃，益气和中。适于脾胃薄弱，脏腑虚损，面黄肌瘦，唇干而色白者。

3. 外用中药法

（1）润脾膏：生地黄汁200ml，生麦门冬125g，生天门冬（切）125g，玉竹125g，细辛、甘草、川芎、白术各62g，黄芪、升麻各93g，猪膏6000g。诸药除地黄汁、猪膏外，余药以醋浸一宿，然后以布包药，加水与地黄汁及猪脂同煎，待水气尽，猪脂沸即成。取膏细细含之。清热养阴，健脾益气，适于脾热所致唇焦枯不润者。

（2）治冬月唇干坼出血方：桃仁、猪脂适量。将桃仁捣烂，以猪脂调和。用时涂于口唇。此方适用于一切原因所致之唇口干燥、出血。

（3）炼蜡合甲煎法：蜡、紫草各60g。先炼蜡消，入紫草，紫草心白出，未凝时灌筒中。润口丹唇。本方作唇膏外用治疗口唇淡白无血色，有丹唇艳口的作用。方用紫草活血祛瘀，傅唇增色，并配以蜡，滋润口唇。

4. 针灸：取外关（双）、承浆、少商（双）、关冲（双）。毫针刺，隔日1次。治唇吻破裂，血出干痛。

5. 推拿（按摩）：唇部健美操：将口张开，上下排牙齿距离约3cm左右，两拇指置于两侧上排牙齿与牙床之间，将上唇轻轻伸展8次，再维持伸展动作5秒，让上唇放松。将两食指扣在两侧下唇内，拉着下唇伸展8次，然后放松5秒钟左右。有助于锻炼上下唇，增强弹性，维持唇线之圆滑。每周3次，操作前先洗净双手。

（三）预防与注意事项

1. 如因疾病引起的唇干裂或色泽不正，应先以治疗原发病为主。

2. 多饮水，保持体内充足的水分；合理调节饮食，多吃富含维生素A、维生素B、维生素C的食物。

3. 不用低劣唇部化妆品，以免发生急慢性唇炎。不到非专业的美容院护理。防止不适宜的文、绣唇线和漂唇红对口唇的伤害。

4. 避免经常舔舐口唇、咬唇、抽烟等不良习惯。夜晚睡觉要将口红洗净。

5. 冬季慎防风寒。任何季节都要使用具有防晒功能的唇膏。

四 美发、润发

美发润发是采用各种中医美容保健方法使毛发润泽、柔软、富有弹性、保持茂密的发量和拥有自然正常的发色。毛发美是人体美重要部分。毛发包括头发、眉毛、胡须。本文主要是指头发的保健。毛发美又可分为型美和质美。型美是指头发的形状，主要是发型。与中医美容有密切联系的是毛发的质地美，即毛发的颜色、润枯、软硬、疏密等状况。正常的头发应该是色泽统一，柔顺光滑，富有自然的光泽、良好的弹性，茂密且牢固，不易脱落，不油腻也不枯燥。古今中外不论何种颜色的毛发，对毛发的共同审美一直是光亮、润泽，只要具备这一条，就是美的、健康的毛发。润泽的头发，在一定程度上表现身体的健康程度。如果头发干枯、萎黄，则反映身体处于疾病状态或者亚健康状态。润泽的头发还可以修饰容颜，使之更加动人。所以《圣济总录》说："容貌之间，资是以贲饰，则(必须)还枯槁为悦泽"。

头发颜色和遗传因素相关，我国大多数民族的头发为黑色、黑褐色，少数人头发为褐色。只要头发光泽，有活力就是正常的。头发枯黄、白发则为不正常的头发。古人常以"头上青丝如墨染"来形容头发的美丽，乌黑亮丽的秀发是青春魅力的重要特征之一。但是人到了40岁以后，头发逐渐变白，这也是生理现象，无需治疗。有些人青少年就出现白发，即为不正常。在损美性皮肤病中专有须发早白(白发)一节。

头发不仅有很强的修饰作用，还具有保护人的头皮和大脑的功能，头发的茂密和稀疏预示着健康和衰老或者疾病。正常情况下，每天都会有头发脱落，初春季节脱发的数量还会稍多一些，这都属生理性脱发，在衰老头发脱落的同时，又有新的头发在生长，维持头发正常的新陈代谢。如果新生的头发减少(如机体衰老)，或者头发不正常脱落增加，使新生发少于脱落发，就会打破头发新陈代谢的平衡，而出现头发稀疏的情况。和毛发生长相关的疾病，比如发蛀脱发(脂溢性脱发)、油风(斑秃)在毛发损美性疾病中介绍。

本节主要介绍如何预防头发出现干枯、脱落和早白等现象，如何保持头发的润泽和茂密。

(一)发质、发色异常，头发稀疏的原因

1. 气血亏虚 不论何种原因导致的血气亏虚，均可使头发失于濡养，毛发干枯变黄甚至脱落。正如《诸病源候论》云："血盛则荣于头发，故头发美；血气衰弱，不能荣养，故头发脱落。"

2. 肾精亏虚 肾者，其华在发。头发的濡养依赖于肾中精气的充养。或先天不足，或年老肾亏，或房事竭精，或久病及肾，导致肾精亏虚，营血和元气化生不足，髓海空虚，则发不能正常生长发育，而表现为头发干枯或脱落或者头发灰白。《素问·上古天真论》云："……肾气实，发长齿更……肾气衰，发坠齿槁。"《诸病源候论》云："肾主骨髓，其华在发，若血气盛，则肾气强，肾气强，则骨髓充满，故发润而黑；若血气虚，则肾气弱，肾气弱则骨髓枯竭，故发变白也。"

3. 脾失健运 脾胃后天之本，脾失健运，则气血生化不足，毛发失于濡养而干枯或脱落。

4. 血热风盛 感受外邪，热邪内蕴，风盛化燥生热，血热上蒸，熏灼头皮、发根，致使头发干枯无泽，甚至脱落。

5. 湿热蕴蒸 长期处于潮湿之地，外湿入侵，水湿上犯头部，侵蚀发根；或过食甜食、油腻食品，过度酗酒，脾胃运化失常，湿热内生；或各种原因导致肺、脾、肾三脏功能失调，水湿停滞而生内湿；湿热郁积，湿热阻滞，血气运行不畅，头发失养，致头发稀疏脱发。

6. 瘀血阻络 瘀血阻滞，气血不能达于发根，毛发失养，毛发稀疏脱落。《医林改错》云："头发脱落，名医书皆言伤血，不知皮里肉外血瘀，阻塞血路，新血不能养发，故发脱落。"《血证论》亦云："瘀血在上焦，或发脱不去。"

7. 肝气郁结 肝失疏泄，气机郁结，足厥阴肝经经脉运行不畅，巅顶之处供养不足，发失荣养而致头发缺少光泽，无弹性，甚至头发稀疏，脱发。

8. 皮肤疾患 很多皮肤病，如银屑病、各种癣、斑秃、脂溢性脱发或皮肤的烧、烫、创伤等，均可致毛发脱落。

(二)保健方法

1. 中药内服法

(1)补益牛膝丸:牛膝500g,生地黄500g,枳壳250g,菟丝子250g,地骨皮250g。诸药捣罗为末,炼蜜和丸如梧桐子大,空腹,以生姜汤下30丸,渐加至50丸。补益肝肾。此方适于肝肾不足、精血亏虚所引起的毛发脱落、稀疏不荣和须发早白。

(2)加味四君子汤:人参12g,白术9g,茯苓9g,炙甘草4.5g,熟地黄9g。煎汤,每日1剂,分2次服。补气健脾。此方治发落,适于脾胃气虚,运化失健所致之毛发干枯脱落。

(3)神应养真丹:当归、川芎、白芍、天麻、羌活、熟地黄、木瓜、菟丝子各等份。地黄捣为膏,余药研为细末,入地黄膏,加蜜,丸如梧桐子大。每次服100丸,晨空腹、温酒或盐汤送下。祛风胜湿,养血活血,适于风寒暑湿之邪伤及经络气血所致的眉发脱落、皮肤光亮之油风。

(4)二仙丸:侧柏叶,全当归。共研为末,不犯铁器,水糊和丸梧桐子大,每次酒或盐开水下50~70丸,日2次。养血凉血,活血祛瘀,适于血热、血虚、血瘀引起的脱发。

(5)七宝美髯丹:赤、白何首乌(米泔水浸三四日,去皮切片,用黑豆2升同蒸至豆熟,取出去豆,晒干,换豆再蒸,如此9次,晒干)各500g,赤、白茯苓(去皮,研末,以人乳拌匀晒干)各500g,牛膝(酒浸1日,同何首乌第7次蒸至第9次,晒干)250g,当归(酒浸,晒)240g,枸杞子(酒浸,晒)240g,菟丝子(酒浸生芽,研烂,晒)240g,补骨脂(以黑芝麻拌炒)120g。诸药石臼捣为末,炼蜜和丸,如梧桐子大。每服9g,盐汤或温酒送下。滋补肝肾,乌须发。适用于肝肾不足,须发早白,齿牙动摇,梦遗滑精,崩漏带下,肾虚不育,腰膝酸软。

(6)补真丸:肉苁蓉350g,菟丝子350g,生地黄汁1320ml。前2味捣匀,加生地黄汁于银、石器内慢火熬成膏,另取青竹沥一盏,时时洒膏内,待稠黏,放冷,和丸如梧桐子大。空腹,温酒或盐开水送下,每次30~50丸,日2次。壮元气,益精髓,润髭鬓,适于肾精亏虚之毛发干枯者,可久服。

(7)桂心丸:肉桂、墨旱莲、白芷、菊花、旋覆花、黑芝麻、荜澄茄、牛膝各35g。诸药捣罗为末,炼蜜和丸如梧桐子大,每服30丸,盐汤下,日2次。此方补脾肾,兼有祛风之效,治髭发枯槁,并可防治因风邪侵袭导致的头皮疾患,利于毛发健康成长。

2. 药膳

(1)黑芝麻粥原料及制作方法如前所述。此粥滋阴养血,乌发润燥。

(2)菟丝子粥:菟丝子15g,茯苓15g,莲子肉10g,黑芝麻15g,紫珠米100g,食盐适量。将药物洗干净,加适量水与紫珠米同煮,旺火煮开后,用微火煮成粥,加少许食盐食之。日1~2次,连服10~15日。此粥滋补肾阴健脾,适于脾肾两虚之脱发者。

(3)枸杞山药汤:枸杞、何首乌、女贞子、山药各3g。煮汤食用,每晚1次。此方滋补肝肾,养精生发。适用于肝肾阴虚所致头发干枯脱发者。

(4)菊花绿茶:菊花、绿茶各28g。泡茶饮,每日1次。此方清热凉血,适于血热风燥脱发者。

(5)蜜三果:大枣肉、龙眼肉各100g,桑椹150g。大枣、龙眼去核取肉,并桑椹放入250g蜂蜜中,蜜浸1周后食用。每晚取1匙放入1小碗热水中饮用。此方健脾补气,益血生发。适用于气血两虚所致头发干枯或脱发者。

(6)首乌鸡蛋:何首乌20g,枸杞15g,大枣6枚,鸡蛋2枚。前3味药与鸡蛋同煮至熟。去药渣后,食蛋饮汤。每日1剂,连服10~15日。可滋补肝肾,乌须发,治须发早白。

(7)仙人粥:制首乌片30g,粳米60g,红枣5颗,红糖适量。先将首乌煎取浓汁去渣,同粳米、红枣入沙锅内煮粥,粥成后,放红糖早晚空腹食用。可补气血、益肝肾、黑须发、美容颜。适于毛发早白,面色无华,体弱消瘦,神经衰弱等。

3. 外用中药法

(1)犀皮汤:小麦麸90g,半夏37g,沉香末18g,生姜37g。诸药水煎三沸,滤去滓,取清汁,入冰片、麝香少许搅匀,洗髭发。治髭发干涩,令润泽。

(2)蜡泽饰发方:青木香、白芷、零陵香、甘松香、泽兰各3g。用绵包裹,酒渍二宿,入油中煎,二宿,加适量蜂蜡,急煎,再入少量胭脂,缓火煎,令黏极,去滓作梃以饰发。此方针对"头不光泽"而设,可悦泽毛发,尚有染发令黑的作用。

(3)洗头菊花散:甘菊花76g,蔓荆子、干柏叶、川芎、桑白皮、白芷、细辛、墨旱莲各37g。诸药粗筛,每用药60g,浆水3大碗,煎至2大碗,去滓,沐发。本方祛风活血,益阴生发。可用于各种类型的脱发。

(4)生发膏:白芷、附子、防风、川芎、莽草、辛夷、细辛、黄芩、当归、花椒各40g,大黄5g,蔓荆子600ml,马膏、猪膏各1800ml。前12味药切碎,共马膏、猪膏微火煎,待白芷色黄膏成。洗头后外敷。此方治眉落、发落,可生发。适于风热阻于头面所致头发、眉毛脱落。

(5)香发散:零陵香30g,辛夷15g,玫瑰花15g,檀香18g,大黄12g,甘草12g,牡丹皮12g,山柰9g,公丁香9g,细辛9g,苏合油9g,白芷9g。诸药为细末,用苏合油拌匀,晾干,再研细面。用时掺匀发上篦去。发有油腻,将药掺上一篦即净。香发,美发。久用发落重生,至老不白。

4. 针灸

(1)毫针:主穴:肾俞、三阴交、风池、百会、头维、生发穴(风池与风府连线之中点)。配穴:血虚风盛配心俞、膈俞、足三里;肝肾不足配肝俞、太溪;气滞血瘀配膈俞、血海、太冲;脾虚湿热配脾俞。均双侧取穴,风池用泻法,其余诸穴用补法。背俞穴亦可加艾条温灸。中等刺激,每日或隔日1次,留针20分钟,10次为1个疗程。

(2)耳针:主穴:肺、肾、内分泌、头皮。配穴:气滞血瘀加肝区、皮质下区,皮脂较多者加脾、神门。以上穴均取双侧,留针15~20分钟,隔日1次,10次为1个疗程,或用耳针埋藏;或耳穴压豆。

(3)梅花针:叩刺脱发区:用梅花针均匀叩打脱发区,每次叩打至皮肤微微出血为度,然后再外用鲜姜涂抹。

(4)艾灸法:取穴:百会、四神聪、足三里、肾俞、脾俞等。操作:取2~3穴,于每晚将艾条点燃置于穴上悬灸,头部穴位施灸时要离开头发,暴露穴位后再灸,每穴灸2~3分钟,局部潮红为度,每晚17~21时施灸为佳。如为脱发,可用点燃的艾条在脱发区局部熏灸,以皮肤微红为度,每日1次,10次为1个疗程。可培补脾胃,养血固精,上承营发。防治白发、脱发或发枯。

5. 推拿(按摩)

(1)头部按摩:第1步,指梳头发。两手五指微屈,以十指指端从前发际起,经头顶向后发际推进。反复操作20~40次。

第2步,按压头皮。两手手指自然张开,用指端从额前开始,沿头部正中按压头皮至枕后发际,然后按压头顶两侧头皮,直至整个头部。按压时头皮有肿胀感,每次按2~3分钟。

第3步,提拉头发。两手抓满头发,轻轻用力向上提拉,直至全部头发都提拉1次,时间2~3分钟。

第4步，干洗头发。用两手手指摩擦整个头部的头发，如洗头状，2～3分钟。

第5步，拍打头皮。双手四指并拢，轻轻拍打整个头部的头皮，1～2分钟。

（2）震颤按摩法：第1步，用1支20ml的维生素B_1液洒在头上，用右手五指从前额神庭穴向后梳到后发际哑门穴，共梳36次。然后用左手和右手的五指分别梳头部两侧，各梳36次。

第2步，五指合拢叩打百会穴54次。

第3步，两拇指分别点振两侧的翳风、翳明、风池等穴3次，每次10秒。

第4步，用拇指压揉三阴交穴16秒，压拔3次，压振3次，每次10秒。用掌心劳宫穴按压在脱发处或头发稀疏处，震颤5次，每次持续10秒。

（三）预防与注意事项

1. 注意合理的饮食营养。常食富含蛋白质和维生素A、维生素B的食物，如核桃、芝麻、大枣、韭菜、油菜、胡萝卜、青椒、菠菜、柿子、橘子等；动物肝脏、蛋黄、鱼类等；海带、紫菜等含碘丰富的食品；酸乳酪、脱脂牛奶；低胆固醇而富有多价不饱和脂肪酸的植物油。主食可常食紫米、小米、玉米、黑豆、赤豆等。少食辛辣肥甘之品。

2. 选用适合的洗发护发用品。保持头发清洁，减少大气污染对头发的损害，不用碱性过强的洗发剂，洗后使用合适的护发剂。

3. 不过勤地烫发，1年最多2次，当发质状况较差时，不能烫发、染发。尽量不用热电吹风机吹头发。若使用，吹风温度要尽量低，吹的时间尽量短。每2个月修剪1次开叉的发梢，每天用梳子将头发梳理整齐，帮助油脂均匀分布于整根头发。不用塑料梳，用木制或骨制梳。

4. 起居宜忌。热食、热浴后汗出者，头部注意避风。夏日防晒，外出戴帽子或涂防晒发乳，防止紫外线对头发的伤害。冬季注意头部的防寒保暖。注意劳逸结合。

5. 日常注意精神调摄，保持心情舒畅，切忌精神忧郁。

6. 保持充足的睡眠。坚持参加体育锻炼。

7. 经常进行头部保健按摩。

五 美齿、香口

本节美齿、香口是两个内容。美齿是美化、稳固牙齿。香口指口气保持清新芳香或消除口中的异味。但这两个内容是有联系的。长期不注意口腔卫生，口腔异味，口腔不洁，会产生龋齿、牙齿松动、牙齿变黄等问题。而龋齿又会导致口腔异味增加。当然口腔异味也会因为胃肠蕴热等其他原因引起。美的牙齿应该是牙齿排列整齐，无齿病，牙齿不松动，且洁白，富有光泽，口中无异味。美齿又包括洁齿和固齿。洁齿指通过清洁牙齿，保持牙齿洁白莹净，或改善牙齿黄黑的状态；固齿指牙齿稳固坚牢，不易动摇、脱落或使已松动的牙齿光泽坚固。

中医学理论认为"齿为脏腑之门户"，牙齿是人体消化系统第一个重要器官，起到磨谷食、助消化的作用，同时也是影响面容美不可忽视的因素。古人经常用明眸皓齿来形容一个人的美丽。因此，美化牙齿是历代医家极其重视的。近年来人们越来越重视口腔保健卫生问题。牙齿美，口气清新会提升个人形象。

（一）牙齿异常，口腔异味的原因

1. 肾精不足 肾主骨，齿为骨之余，肾精不足，齿失充养，肾气不足，根本不固。若因禀赋不足、后天调养失宜、年老肾亏或房室过度，或久病伤肾等导致人体肾之精气虚损，就会出现牙齿枯槁、黄黑、松动,易生龋齿。《圣济总录》云:“肾主骨,齿者谷之余也,人之肾气强盛,骨髓坚固,则齿牙莹白璀璨;今肾气虚弱,无以荣于骨髓,故令牙齿枯槁而黄黑。”《奇效良方》亦云:“齿者,骨之精华,骨乃肾之所主……肾气强盛,则齿自坚,衰则齿必为病。”

2. 气血不足 由于久病不愈,气血两虚,不能上输精微于齿龈,牙龈失于濡养,则牙龈淡白;复感风邪,则龈肉缩露。《圣济总录》云:“气血不足,揩理无方,风邪袭虚,客于齿间,则令肌寒血弱,齿肉缩露,渐至宣露,永不附着齿根也。”

3. 热灼阴伤 因久病伤肾、禀赋不足、房室过度、过食温燥劫阴之品,耗伤肾阴,阴虚火旺,虚火上炎,则牙齿疏豁、动摇、露根,牙龈溃烂萎缩。《圣济总录》云:“肾虚则齿豁,精盛则齿坚,虚热则齿动”。

若感受热邪,耗伤津液,则牙齿黄而干燥。《望诊遵经》云:“齿忽黄为肾虚,齿忽黑为肾热。滋润者津液犹存,干燥者津液已耗”。“色黑而齿槁者,肾热也。热病唇焦齿燥者,津液耗也。”

4. 邪犯阳明 风冷之邪侵入阳明经,经脉气血运行受阻,则牙齿黄黑、枯槁、摇动。《诸病源候论》言:“风冷乘其经脉,则髓骨血损,不能荣润于牙齿,故令牙齿黯黑,谓之历蠹……风邪冷气客于经脉,髓虚血弱,不能荣养于骨,枯燥无润,故令齿黄黑也。”

嗜食辛辣肥腻,化热生火,或情志不遂,气郁化火,或热邪内犯导致胃热炽盛,胃经络于龈,胃火循经上熏,气血壅滞,则牙龈肿胀疼痛,甚至溃烂;热伤血络,则齿缝出血。

脾胃蕴热,可致口腔产生异味。

5. 牙齿、牙龈疾患 各种牙病,风疳、牙宣、龋齿、牙痈等都可导致牙齿色泽、形态的异常,也可导致口腔异味。

6. 其他原因 服用某些药物如四环素、慢性病、慢性铅中毒或氟中毒、长期吸烟、大量饮浓茶,都可以出现牙齿色泽、形态的变化。

(二)保健方法

1. 中药内服法

美齿

(1)安肾丸:青盐(炒)30g,补骨脂(盐水炒)30g,山药30g,石斛30g,白茯苓30g,菟丝子(酒炒)30g,巴戟天30g,杜仲(姜汁炒)30g,肉苁蓉(酒浸)60g,白蒺藜(炒)60g。诸药研为末,炼蜜为九,梧桐子大,每日服70~80丸,分2次服,空腹盐开水送下。补肾益精,用于肾精不足之牙齿松动易脱。

(2)地骨皮散:地骨皮31g,郁李仁30g,生干地黄31g,川升麻46g,藁本15g,露蜂房15g,杏仁31g。诸药捣为散,每次用3g,以纱布包紧,噙口中,咽津,不拘时候,随时可用。清热养阴,升举清阳,用于脾肾两虚之牙齿黄黑,枯燥无光。

(3)地黄丸:白茯苓、人参、山茱萸各120g,枸杞根90g,生地黄2500g,白蜜600g,酥油少许。将前4味药研为末,以好酒煎至3000ml,去滓,入生地黄汁、白蜜、酥油,同煎至可成丸,即丸如小豆大。每服20丸,温酒送下,1日3次,渐加至5次。补脾肾,治齿动摇。

(4)滋阴清胃固齿丸:山药末30g,牡丹皮末30g,黄柏(酒炒为末)60g,黄连(酒炒为末)30g,升麻末60g,当归(酒洗)30g,元参末30g,干葛根末30g,知母30g,山楂肉60g。炼蜜为丸,梧桐子大。要忌一切厚味、姜、椒、辣等物。清热降火,滋补肾阴,用于肾阴不足,阴虚火旺,虚火上攻之牙齿松动,齿龈肿痛及龈萎齿露。

(5)独活丸：独活、防风、川芎、细辛、当归、沉香、生干地黄各30g，鸡舌香、零陵香、升麻、炙甘草各15g。诸药捣罗为末，以蜡融化和丸，如豇豆大。常含1丸，咽津。此方治“历蠹”，即齿根黯黑。

香口

(1)洗香丸：孩儿茶35g，上好细茶30g，砂仁40g，白豆蔻12g，沉香7g，冰片0.6g，麝香1g。诸药为细末，甘草膏为丸如豌豆大，每用1丸噙化。凉温相互为用，对各种病机所致之口臭皆适用，正常人亦可服用。

(2)含香丸：丁香15g，甘草90g，细辛45g，桂心45g，川芎30g。诸药共为细末，蜜丸如弹子大，每晚临卧服2丸。本方适用于因口齿病引起的口气臭秽。

(3)升麻黄连丸：升麻、秦皮各15g，黄连、黄芩各30g，生姜、檀香、生甘草各6g。诸药为细末，水浸蒸饼为丸，如弹子大，每服1~2丸，不拘时细嚼温开水下。清热燥湿，益脾和胃。适用于脾胃蕴热所致之口臭。

(4)豆蔻散：肉豆蔻、红豆蔻、草豆蔻、白豆蔻各15g，细辛0.3g，丁香15g，桂心30g，甘草、人参、赤茯苓各15g。诸药捣罗为散，每次服3g，温开水调下，1日3次，不拘时。芳香化浊，健脾和中，行气消积。适于脾胃失和，中焦寒湿所致口臭。脾胃蕴热者慎用。

2. 药膳

美齿

(1)枸杞麦冬饮：枸杞子15g，麦门冬10g，白糖适量。前二药水煎沸15分钟，取汁加糖频频饮之。此饮滋补肾阴，清热生津，适于肝肾阴虚之齿动摇。

(2)补骨脂大枣粥：补骨脂20g，大枣6枚，粳米100g。补骨脂煎15分钟，去渣取汁，加米、枣煮粥，趁热食用。此粥温补脾肾，适于脾肾阳虚之牙齿松动者。

(3)石斛绿茶饮：把石斛剪碎，与绿茶同放在茶杯内，用沸水浸泡，频频饮用，兑水再饮。也可用此饮料饭后含漱。清热，滋阴，固齿。用于胃阴不足的牙龈溃烂，牙齿松动。

香口

(1)香茶饼：孩儿茶120g，桂花30g，南薄荷叶30g，硼砂15g。前药为末，用甘草煮汁，熬膏作饼，噙化咽下。此方美味香甜，清膈化痰、香口。适于正常人或因痰热、口齿病引起的口臭。

(2)双花茶：金银花、藿香叶各6g，甘草2g。前药以开水冲泡代茶饮。清热解毒，芳香化浊，适于内热或口齿病引起的口臭。

3. 外用中药法

美齿

(1)洗齿白芷散：白芷、白蔹、香附子、白石英、细辛、川芎各等份。诸药捣研为散，常用揩齿。可治齿黄黑。

(2)白牙药升麻散：川芎12g，升麻、藁本、石膏、白芷各30g，皂角30g，细辛18g。皂角烧，存性，和其他药一起研为末，刷牙时蘸药少许。此方去垢白牙，还可防治牙痛。

(3)芎薏散：川芎60g，细辛30g，防风30g，薏苡仁60g，地骨皮30g，柳枝30g。诸药捣筛为散，每用15g，水300ml，煎至150ml，去渣，热含冷吐。此方治牙齿动摇疼痛。适于慢性牙周病、齿龈萎缩。

(4)御前白齿散：石膏120g，大香附30g，白芷22g，甘松、山柰、藿香、沉香、川芎、零陵香各10g，细辛、防风各15g。石膏另研，共为细末，和匀。先以温水漱口，后以药粉擦牙。可洁齿白牙，香口辟秽。

(5)香芎散：川芎、羌活、细辛、防风、藺草、郁李仁各30g。诸药同为粗末，每用15g，水300ml，煎三五沸，去滓，热漱冷吐，不拘时候。此方治牙齿动摇疼痛。

香口

(1)治口臭揩齿方：沉香、升麻、白芷、藁本、丁香、细辛各15g，寒水石(研)60g。诸药捣罗为散，每日早蘸药揩齿，温水漱。本方适于内热熏蒸或口齿疾病引起的口臭。

(2)椒桂散：川椒、肉桂各30g。诸药捣罗为散，每用15g，水煎数沸后和滓热漱。此方适于一般口臭。

(3)漱口药方：紫荆皮9g，防风6g，苏薄荷6g，生石膏12g，食盐9g，生甘草6g。诸药水煎漱口。此方为慈禧太后所用漱口药，有抗炎除臭功用，正常人均可用。

(4)丁香散：丁香20枚，白矾、香附子各1g。白矾烧灰，然后三药捣罗为散，先用揩齿，然后以3g敷于齿上。此方适用于齿病引起的口臭。

4. 针灸

美齿：耳穴治疗：取穴为肾上腺、口、上颌、下颌。操作：耳针日1次，留针30分钟，或用王不留行籽压穴位，3～4日1次，两耳轮换，10次为1个疗程。可治疗牙周炎，并防止牙齿松动。

香口：左右劳宫各1壮。治蚀龈臭秽冲人。

5. 推拿(按摩)

美齿

(1)每日早晚按压颊车、手三里、合谷各1分钟。用于牙齿松动。

(2)固齿功：每天早晨睡醒时，叩齿36遍。以舌搅牙龈之上，不论遍数，津液满口可咽下，每3次乃止。及凡小便之时，闭口紧叩其齿，解毕齿方开，永无齿疾。

(三)预防与注意事项

1. 饮食宜清淡，忌辛辣肥甘厚腻之品，且饮食不宜过热过冷。

2. 注意口腔卫生，提倡每日早晚刷牙各1次，选择合理的牙刷。每次刷牙完毕，应将牙刷洗净将刷头朝上放入杯内，置于通风干燥处。每1～3个月应换1把新牙刷，如发现刷毛散开弯曲，应及时更换。再者要采取正确的刷牙方法。

3. 食用异味食品和糖类食物后及时漱口；饭后及时漱口；常食用含维生素较多的蔬菜，增强牙齿的自洁作用。多吃一些有适当硬度和粗糙的食物以增强口腔的自洁作用和按摩作用。

4. 患有牙齿、齿龈疾病或牙齿有缺损者，应及时到医院诊治修补。口腔异味长期存在，应及时检查就医。

5. 避免吸烟和各种色素物质、药物、汞铅类化学物质对牙齿的损害。

6. 避免房劳太过伤肾。避免熬夜，保证充足睡眠。

7. 经常进行保健叩齿。每早晚可用手按摩牙龈3～5分钟，叩齿对合30～50下。

六 美目

美目是指通过明目益睑使眼睛清澈明亮，炯炯有神，视力提高。眼睑肌力增强，从而美化眼目。

眼睛是人体的视觉器官，能视物、辨色。眼睛又是人心灵的窗户，“神藏于心，外候于目”。中医认为“神”是整个人体生命活动的外在表现，有神的临床特征为：面色红润，语言清晰，动作灵活，目光明亮，灵活有神。所以眼睛是有神和少神的重要表现之一，是美容中医形神合一的关键所在。一双明亮而灵活的眼睛在一定程度上说明一个人的精神状态，能增添人的风韵和气质。健康有神之人应两目灵活，视物清晰，精彩内含，神光充沛。任何原因导致的目睛视觉功能异常或形态异常都会影响人体功能和外在形态美。中医美容保健就是通过各种手段和方法，预防目昏暗昏浊、视物不清、睑胞浮肿，加强眼睛的视觉功能使眼睛精彩内含，焕发神韵。

（一）目睛昏暗、胞睑异常的原因

1. 肝失调和 肝开窍于目，视觉与肝密切相关。肝阴不足，营血亏损，不能上荣于目，则两目干涩不舒。肝气郁结，疏泄失职或久郁化火，气火上逆，则青风内障、绿风内障。《黄帝内经》云："东方色青，入通于肝，开窍于目，藏精于肝"，"肝开窍于目，肝受血而能视"，"肝气通于目，肝和则目能辨五色"。

2. 肾精虚衰 "肾藏精"，瞳神内应于肾，眼能视万物有赖肾精不断上承。若肾精亏虚，目失濡养，肾气虚弱，故视物昏暗、昏花。

3. 脾失健运 脾为后天之本，气血生化之源，脾主肌肉，脾失健运，气血生化不足，气虚血少，营养匮乏，失于滋养，则肌肉痿软，胞睑下垂。目失营养，则昏暗不明。正如《诸病源候论》所言："若为血气充实，则视瞻分明，血气虚竭，则风邪所侵，令目暗不明。"

4. 心血不足 心主血脉，身之血受心气之推动而注于眼，目得血而能视。心主神明，主宰人的精神、意识、思维活动，同时也支配了眼的视物和辨色功能。若心血不足则双目无神，视力下降。故《灵枢经·大惑论》云："目者心使也"。若心神过耗，以致心血亏损，则视力缓降，两目微痒，两目无神。所以《黄帝内经》云："久视者必劳心，故伤血。"

5. 肺失宣降 中医认为"白睛属肺"。肺失宣发肃降，则易发白睛病。若肺经感受外邪，出现天行赤眼；肺火壅盛，气滞血瘀，发为火疳；燥热伤阴，则白睛涩痛。

6. 各种眼疾 患各种眼病可导致视物昏暗、胞睑异常。

（二）保健方法

1. 中药内服法

（1）蔓荆子圆方：蔓荆子、五味子、枸杞子、地肤子、青葙子、决明子、楮实、茺蔚子、菟丝子（酒浸3日，晒干，别捣为末）各30g。诸药研为末，炼蜜丸如梧桐子大。每次温酒下20丸，早晚各1次。清肝滋肾，明目。此方治眼昏暗，不能远视。

（2）杞菊地黄丸：枸杞子40g，菊花40g，熟地黄160g，山茱萸（制）80g，牡丹皮60g，山药80g，茯苓60g，泽泻60g。诸药粉碎成细粉，过筛，混匀。每100g粉末用炼蜜35～50g，加适量的水泛丸，干燥，制成水蜜丸；或加炼蜜80～110g制成小蜜丸或大蜜丸，即得。口服，水蜜丸1次6g，小蜜丸1次9g，大蜜丸1次1丸，1日2次。滋肾养肝。用于肝肾亏，眩晕耳鸣，羞明畏光，迎风流泪，视物昏花。

（3）参术膏：白术、人参，加流水5碗浸一夜，桑柴文武火煎取浓汁熬膏，入蜜收之，每以白汤点服。治脾胃虚弱元气不足之胞睑虚浮（眼袋）。

（4）明目延龄丸：桑叶30g，菊花30g。共为细末，炼蜜为丸，如绿豆大。每次服6g，白开水送下。清热疏风，平肝明目。治目赤肿痛。

2. 药膳

（1）归圆酒：原料及制作方法如前所述。此酒补脾养胃，祛风明目。

（2）双决明粥：原料及制作方法如前所述。3～5天为1个疗程。大便泄泻者不宜服用。

(3)山药羹:山药,白糖。将山药切小块加水煮熟,加白糖少许,略煮片刻即成。可作汤羹作为主餐佐食,每日1次。本方健脾胃、益肾气,配以白糖甘润补中,共奏健脾固肾,祛湿利睑明目之功。

3. 外用中药法

(1)清目养阴洗眼方:甘菊10g,霜桑叶10g,薄荷3g,羚羊尖4.5g,生地黄10g,夏枯草10g。水煎,先熏后洗眼部。此方疏风清肝,养阴明目。

(2)明目枕:荞麦皮,绿豆皮,黑豆皮,决明子,菊花。研细末,拌匀,做成枕。清肝明目。

(3)点眼明目方:萤火虫14枚,鲤鱼胆2枚。纳萤火虫于胆中,阴干,百日捣,罗为末,每用少许点眼。用于劳伤肝气目暗。

(4)洗头明目方:凤眼草适量,烧灰淋水洗头。

(5)市售珍珠明目液,每日点眼1~2次。缓解眼部疲劳,明目。

4. 针灸

(1)毫针刺法:取穴为睛明、攒竹、瞳子髎、承泣、四白、鱼腰、太阳、风池、合谷、曲池、大椎。用平补平泻法,左右侧交替使用。每日1次,10次为1个疗程。可预防和治疗近视。

(2)灸法:取穴为养老、光明、足三里。用艾悬灸,每穴2~3分钟。每周1~2次。疏肝养血,健身明目。

5. 推拿(按摩)

(1)眼部保健操:双眼顺时针、逆时针各旋转10次(换向之前先向前凝视片刻),然后双目轻闭,食、中指轻轻抚摩眼皮1~2分钟;揉睛明、攒竹、太阳、四白穴向外刮动,分刮上下眼眶各30次;用中指和无名指腹自内向外抹上下眼睑各30次。

(2)旋眼法:第1步:身体端正坐直,闭上双眼。然后将双手掌心对掌心摩擦,由慢而快,待产生热量后轻轻地按在双眼上,手掌不要动,这时将眼球先上后下移动3次,先左后右移动3次;然后单向左连续移动3次,单向右连续移动3次。

第2步:左右手四指交叉,拇指轻按眼睛,然后从眼角开始,轻轻用力向太阳穴做摩擦运动,连续摩擦3次即可。

每天做3次,此法可明目提神,坚持做有保健眼睛的作用。

(三)预防与注意事项

1. 注意用眼卫生,养成良好的用眼习惯,避免在光线过强或过暗的场合或屈光不正的情况下看书。看书、看电视、看电脑时间不宜过长。

2. 经常做眼部保健操及按摩,积极参加体育锻炼。

3. 预防眼病,患眼病后,应立即到医院诊治。

七 聪耳

聪耳就是使听觉灵敏或者改善听力下降、耳聋耳鸣的自觉症状。耳为听觉器官,是清阳之气上通之处,属清窍之一。近代发现其兼有平衡功能。《灵枢经·卫气》说:"窗笼者,耳也。"《河间六书》称其为"听户",耳朵是语言交际、音乐欣赏所不可缺少的"接收器"。任何原因所致的耳鸣、耳聋、听力下降等听力障碍通常可让人烦躁、睡眠困难、注意力不集中,严重者可影响工作、娱乐和社会交往。

(一) 听力下降、耳聋耳鸣的原因

1. 肾精亏虚 肾开窍于耳,肾藏精,肾精充沛,则髓海有余,濡养耳窍,听力聪慧;若肾精亏损,则髓海空虚,耳失所养,出现耳鸣耳聋。老年人听力多减退,即与肾中精气减衰有关。《黄帝内经》说:"耳者,肾之官也"。"肾气通于耳,肾和则耳能闻五音矣"。

2. 脾胃虚弱 脾主运化,胃主受纳,脾胃有化生气血、运化水谷精微,濡养脏腑及四肢百骸之功能。脾胃化生气血循经上注于耳窍,司听觉。饮食劳倦或过食寒凉,损伤脾胃,脾胃虚弱,生化不足,经脉空虚,不能上奉于耳;或脾阳不振,清阳不升,耳失聪敏,出现耳鸣、耳聋、耳闷。若脾胃积热、痰浊中阻,上泛轻窍,清阳不升则阵发眩晕、耳鸣、耳聋。《黄帝内经》云:"耳者,宗脉之所聚也。故胃中空则宗脉虚,虚则下溜,脉有所竭者,故耳鸣。"《脾胃论》云:"脾胃虚则九窍不通"。

3. 肝失条达 肝藏血,主疏泄,喜条达,肝胆互为表里,胆经循耳,肝脉藉胆脉通于耳。耳司听觉,主平衡。若情志抑郁,肝失条达;或暴怒伤肝,阻塞清窍,郁而化火,肝胆之火上扰清窍,常易发生头晕耳鸣、耳聋,影响听力。《中藏经》说:"肝气逆则头痛、耳聋。"

4. 心肾失调 心属火而肾属水,心肾失调,水火不济,则易致听力失聪。心血不足、心火暴盛等均可导致耳疾。《严氏济生方·耳门》说:"忧愁思虑,得之于内,系乎心。心气不平,上逆于耳,亦致聋聩、耳鸣、耳痛、耳痒、耳内生疮,或为聤耳,或为焮肿。"《古今医统大全》说:"心虚血耗,必致耳鸣耳聋"。

5. 痰火阻滞 过食肥甘厚味,脾胃受伤,聚湿成痰,痰郁化火,痰火上壅,阻塞气道可发耳聋耳鸣。《古今医统大全》云:"耳聋证,乃气道不通,痰火郁结,壅塞而成聋也。"

6. 风热上扰 外感风热,皮毛受邪,循肺系犯耳,发为耳鸣、耳聋。

7. 其他原因 一些耳毒性药物可导致听力下降、耳聋、耳鸣。噪音也可影响耳的功能。《淮南子·精神训》谓:"五言华耳,使耳不聪"。

(二) 保健方法

1. 中药内服法

(1)耳聋左慈丸:磁石(煅)20g,熟地黄160g,山茱萸(制)80g,牡丹皮60g,山药80g,茯苓60g,泽泻60g,竹叶柴胡20g。诸药粉碎成细粉,过筛,混匀。每100g粉末用炼蜜35~50g加适量的水泛丸,干燥,制成水蜜丸,或加炼蜜90~110g制成小蜜丸或大蜜丸,即得。口服,水蜜丸1次6g,小蜜丸1次9g,大蜜丸1次1丸,1日2次。滋肾平肝。用于肝肾阴虚,耳鸣耳聋,头晕目眩。

(2)益气聪明汤:黄芪、人参各15g,葛根、蔓荆子各9g,白芍、黄柏各6g,升麻4.5g,炙甘草3g。水煎服。每日1剂。健脾益气升阳,可用于内障目昏、耳鸣、耳聋。

(3)龙胆泻肝汤:龙胆6g,黄芩9g,山栀子9g,泽泻12g,木通9g,车前9g,当归8g,生地黄20g,柴胡10g,生甘草6g。水剂服,根据病情轻重决定用药剂量;也可制成丸剂,每服6~9g,1日2次,温开水送下。泻肝胆实火,清下焦湿热。用于肝胆实火上扰,症见头痛目赤、胁痛口苦、耳聋、耳肿。

(4)清气化痰丸:南星(制)9g,半夏(制)15g,黄连15g,黄芩15g,瓜蒌仁12g,杏仁(去皮尖)12g,茯苓12g,枳实(炒)18g,陈皮18g,甘草6g。诸药为细末,生姜汁煮糊为丸,如梧桐子大。每服50丸,生姜汤送下。清火化痰,和胃降浊,用于上焦痰火壅盛,咳嗽,烦热口渴,胸中痞满头目不清,耳鸣耳聋。

2. **药膳**

(1)桑椹蜜膏:桑椹1000g,蜂蜜400g。桑椹洗净加水适量煎煮30分钟取汁1次,加水再煎,共取煎液2次。合并两次煎液,再以小火煎熬浓缩至较黏稠时,加蜂蜜煮沸,起锅待冷装瓶。滋补肝肾,聪耳明目。用于目暗、耳鸣、失眠、健忘、烦渴、便秘、须发早白等。每次1匙,热水冲服,每日2次。

(2)术枣菖蒲饼:白术20g,大枣200g,菖蒲50g,面粉500g。将白术、菖蒲焙干碾成细末。加入面粉内拌匀,大枣煮熟后去皮、核捣烂如泥,混合于面粉内,加适量水和成面团,制成小饼每个饼30g,烤熟。每日2次,每次2~3个。健脾、益气、通窍。适于脾胃虚弱而致耳失营养、痰湿停滞的耳鸣、耳聋。

(3)凉拌橘姜萝卜丝:白萝卜丝250g,鲜橘皮丝15g,生姜丝6g,麻油、米醋、精盐、糖适量。将萝卜丝、鲜橘皮丝、生姜丝拌匀,再加麻油、盐、糖适量,拌后食用。本品具有消痰下气作用。可用于肺气不宣,痰湿停滞中焦,上犯耳窍之耳鸣、耳聋。

3. **针灸**

(1)毫针:取耳区及少阳经穴为主。耳门、听宫、听会、翳风、中渚、外关、阳陵泉、足三里、三阴交等穴。每次2~3穴。

(2)耳针:取内耳、肾、肝、神门,中等刺激,留针15~20分钟,10~15次为1个疗程,或埋针。

4. **推拿**(按摩) 按摩耳门法:先用大拇指顺时针方向揉耳门12下,再逆时针方向揉耳门12下,然后用食指和中指并拢叩耳门两下,大拇指再按一下,“两扣一按”为1次,连续12次,每天早晚各做1遍。

5. **其他疗法** 鸣天鼓功:每日晨起或睡前用双手掌摩擦生热,随即将两掌紧按于两侧耳廓,使两耳听不到外界声音而嗡嗡作响为止;同时手指并拢贴于枕部,食指叠在中指上,然后食指着力用中指点弹枕部,以听到有鼓鸣音为好。每次弹击36下,弹毕,做深呼吸5次。该功法有提神醒脑、宁眩聪耳之功效。

(三)预防与注意事项

1. 避免噪音的影响。长期在噪声环境中,对听力会产生缓慢性、进行性损伤。久而久之,可发生听力下降或耳聋。孕妇和婴幼儿尤应注意避免噪音的影响。

2. 预防感冒、麻疹、腮腺炎、风疹等疾病。这些疾病都能导致耳部炎症发生。感冒、鼻炎时,应用正确的擀鼻涕方法擀去鼻涕等分泌物,即交替将左右鼻翼压向鼻中隔,不要用手捏紧双侧鼻孔擤鼻涕,以免增加鼻、咽部压力,使鼻涕倒流进入耳内。

3. 防止药物对听力的损伤。据临床报道,因使用药物不当而引起耳聋占有相当的比例,有些抗生素如链霉素、卡那霉素、庆大霉素和氯霉素等,还有柳酸盐类药、氯霉素、奎宁、氯喹,以及治疗肿瘤的化疗药物对听力都有不同程度的损伤。

4. 养成良好的生活习惯。睡眠充足,避免过度劳累和情绪波动。减少喝咖啡及浓茶。节制脂肪类食物和高盐饮食。注意节制房事。适当服食补肾之品。要坚持加强体育锻炼,如经常跑步、舞剑、打太极拳等,增强周身血液运行,以改善内耳的营养供应。

欲话说:“耳不掏不聋”,不要使用不洁的物品掏耳。耳痒可用乙醇棉签洗擦,必要时可就医耳科检查处理。游泳或洗澡时若耳内有污水侵入,应及时用棉签或棉球吸出。

5. 常做耳部按摩。耳部按摩不仅可以聪耳明目,对全身的保健也有好处。

八 洁身润肤香体

洁身润肤香体是指通过对全身皮肤的清洁和保养,使其细腻、光滑、润泽并散发香气。

我国沐浴的历史十分悠久,早在三千多年前的殷商时代,甲骨文中就有沐浴的记载。到春秋时期,我国人民已开始使用专门的设备来洗澡了。唐代在西安临潼建造了闻名中外的温泉浴室"华清池"。可见,人们早就十分重视对全身皮肤的清洁和保养。同时我国有很多通过沐浴治疗皮肤疾病的方法。全身皮肤的清洁和滋润是皮肤健康的需要。而香体可给自己及周围的人身心爽快之感,使人心情愉悦增加个人魅力。光洁、润泽、细腻而富有弹性的肌肤是人们所共同追求的。皮肤与遗传密切相关,也受年龄、外界环境等后天因素影响,美容中医通过内外调理相结合,使全身皮肤得到濡养,使之润泽并散发芳香的气息,所以,洁身润肤香体是美容保健中的一个重要内容。

(一) 皮肤干燥、身体异味的原因

1. 气血不足 各种原因所致的气血亏虚都会导致脏腑功能减退,引起早衰。皮肤赖气血以滋养,气血亏虚,不能营养温煦肌肤,就会出现面部及全身皮肤萎黄、干燥无华、松弛、弹性减低。

2. 肺气不足 肺主皮毛,肺的宣发作用将脾转输至肺的水谷之精微布散于全身及皮毛,以滋养全身皮肤、肌肉,发挥"温分肉,充肌肤"的作用。肺气虚,则不能滋养、温煦肌肤,所以皮肤干枯无泽。

3. 肾精虚损 肾藏精,精气是维持生命、滋养人体各组织器官并促进机体生长发育的物质基础。肾精不足,会导致早衰,出现皮肤松弛、皮肤灰暗无光泽。

4. 体气不和,复感外邪 因体气不和,复感湿热之毒郁于腠理,出现身体臭秽。《诸病源候论》云:"人有体气不和,使精液杂秽,故令身体臭也"。

5. 个人卫生 不注意个人卫生,污秽物积于躯体皮肤表面,全身散发出臭秽之气。

(二) 保健方法

1. 中药内服法

(1)香身方:冬瓜子、川芎、当归、杜蘅、细辛、防风各0.3g。诸药捣筛为散。食后以饮服1g左右,日三服。治汗臭、环境秽浊气臭以及平日用以香身。

(2)香身散:将冬瓜子、松根白皮、大枣各30g为散,每次用酒送服1g左右,每日2次,能香身辟秽。适用于无病或有病之人,平时服用香身,辟臭气。

2. 药膳

(1)荷香飘春彩:水鸭一只,猪骨250g,荷叶6g,生、熟薏苡仁各10g,生地黄6g,粳米15g,怀山药12g,黄花12g,生姜片。先将中药用1200~1800ml清水煮1小时,滤汤去渣,再把水鸭、猪骨、生姜放入煮40分钟,加盐调味即成。食肉喝汤。滋阴补虚,健肤美颜,光滑润泽皮肤。

(2)玉颜膏:玉竹1000g,白蜜250g。选用玉竹之大而肥白者,洗净,切成粗末,加水适量,置武火煎开,再用文火煎20分钟许,取汁,原渣再放入适量水煎制,如此取汁3次,并且浓缩为其1/3量,加白蜜250g,浓缩成膏,装入瓷坛内封贮,每日早晚空腹服30g,以白开水冲兑后服下。本品具有养阴生津、润肤玉颜之效。尤适宜于皮肤干燥、颜面枯黄、口干舌燥等阴虚火旺体质者(大便溏泄者忌用)。

(3)润肤方:芝麻(焙黄)2g,茶叶3g。将芝麻、茶叶放入罐中煮开,然后饮水,并将茶叶、芝

麻一起嚼食。每日1剂,25日为1个疗程。此方清热除臭、润泽肌肤。

3. 外用中药法

(1)澡洗药:干荷叶1000g,威灵仙、藁本、藿香叶、零陵香、茅香各500g,甘松、香白芷各250g。诸药为粗末,每用60g,生绢袋盛,用水约8000ml,煎开三沸,放稍热,用以洗澡。如水少时,更添入熟热水,勿令添冷水。此方可光腻皮肤,且可治遍身瘙痒。

(2)香药澡豆方:大豆3000ml,赤小豆500g,苜蓿150g,零陵香150g,冬瓜仁20g,丁香60g,麝香15g,茅香90g,猪胰(细切)5具。诸药捣细罗为散,与猪胰相合,捣令匀。用时与少量水相合,洗身、手。此方有清洁、香身、润泽肌肤的功效。用于皮肤干燥,缺乏柔软润滑之症。

(3)加味香肥皂方:檀香、木香、丁香花瓣、排草、零陵香、皂荚、甘松、白莲蕊、山柰、白僵蚕各60g,麝香、冰片各15g。诸药共研极细末,用红糖水调和,每块重6g。洗澡时涂于身上,稍倾以水冲洗干净。可洁肤去垢,香身辟秽。

(4)香粉方:白附子、白茯苓、白术、白芷、白檀香、白蔹、沉香、木香、鸡舌香、零陵香各80g,藿香60g,麝香(细研)2g,英粉3500ml。诸药捣筛为散,入麝香研匀。将英粉研碎,用生绢袋盛,置于大盒子内,将药末覆盖于上,密闭7日。洗澡后,将粉均匀地扑于身上,极香。可香身爽肤,悦泽美容。

4. 针灸

(1)灸法:取穴:劳宫。操作:艾条悬灸10~20分钟,以局部红晕为度,或用中等艾炷无瘢痕灸,每次3壮,隔日1次,7次为1个疗程。

(2)耳穴:取穴:脾、胃、肺、大肠、口、内分泌。操作:每次选3~4个穴位,常规消毒,埋针或压丸,每周2次,每次选一侧耳,两侧交替。

5. 推拿(按摩) 取穴:足三里、三阴交、气海、血海、涌泉、肺俞、肾俞。操作:或按压,或揉摩,或点穴,先轻后重,力量适中。隔日1次,10次为1疗程。

6. 其他疗法

(1)中药泡浴:泡浴作为清洁养护肌肤和治疗疾病的捷径经常被使用。泡浴时,在浴缸中放入一些添加物质,会通过皮肤、毛孔的吸收进入血液循环,从而达到香体润肤、消除疲劳、调节脏腑功能、防治疾病的目的。

泡浴使用中药应依据中医辨证论治理论,常用香味药物:檀香、甘松、山柰、灵香草等。煎药方法同内服中药煎药法,药量适当,滤去药渣,倒入桶内。一般药浴,水温宜高些,时间半小时以上。

此外,酒浴活血通络;盐浴增强皮肤弹性;乳浴使皮肤洁白、柔滑;茶浴使皮肤由干燥变得光滑细嫩;玫瑰油浴既能润滑皮肤,又能收缩毛孔,使皮肤细腻。

(2)蒸汽浴:蒸汽浴护理可以软化角质层,使皮肤的坏死细胞更容易脱落,并且可使体温升高,加速流汗,有助于清洁过程。

操作:淋浴冲澡;接受蒸汽浴,时间在10~25分钟;温水淋浴;去身体角质;身体按摩。

注意:蒸汽浴的护理次数不得超过每周2次,一般的温度应在50~55°C。浴后最好使用适合皮肤特点的润肤液或润肤霜涂抹于身体皮肤。

(三)预防与注意事项

1. 注意饮食起居。生活有规律,睡眠充足。合理饮食,均衡营养,多食水果蔬菜,适量进食脂肪类食物。

2. 常洗澡。洗澡时宜用温度适宜的水。清洁皮肤的化妆品勿碱性过强,不用粗糙毛巾使劲擦揉。洗澡后要根据皮肤情况涂抹适合皮肤的润肤霜、润肤膏等。浴后避风寒。饭后、空腹、大量饮酒后不宜洗澡。如皮肤干燥瘙痒可适当延长洗澡时间。不使用不适合皮肤的护肤品及劣质护肤品。

3. 注意心理健康，调节情志。

4. 养成良好的卫生习惯。常换内衣裤及被褥。内衣以温和柔软、吸湿性强而无刺激性的纯棉或真丝织品为宜，经常晒被褥。

5. 夜间就寝前彻底清除化妆品残余物。

6. 夏季防晒，冬季御寒。

7. 坚持锻炼身体。

8. 患有皮肤病，应及时到医院诊治。

九 美手

美手是指对手部进行养护和美化，使局部皮肤滋润而富有弹性，指甲红润富有光泽。

手是人体最有特色的器官之一，在人们的生活、工作和交往中起着非常重要的功能，有时能表现一个人的气质和风度，因此手部美容是整体美不可忽视的一部分。健美的双手应外形匀称，比例适当，手掌肌肉隆起丰满，富有弹性，指甲透明，甲面润滑、平整、光洁，有一定弧度，长宽与指头的长短宽窄相称；不干裂，无皱纹，不起逆剥（即倒刺），无老年斑，无青筋暴露，无各种皮损。男性的手坚实有力，女性的手较柔软纤细。我国自古以来都比较重视手部的美容。各种因素导致手部肌肤苍白或晦黯、质地粗糙甚至皲裂、皮肤松弛及指甲的异常，都会使美的形象大打折扣。

（一）手部肤色、肤质及指甲异常的原因

1. 饮食失节 皮肤及指甲赖气血以滋养，若饮食失节，损伤脾胃，气血生化乏源，不能营养温煦肌肤和指甲，就会出现手部皮肤萎黄、干燥无华、肌肉松弛、弹性减低；指甲干枯、脆裂。若饮食偏嗜，人体获取营养不均衡，导致阴阳失调，亦可发生上述变化。

2. 肝血不足 肝者，“其华在爪，其充在筋”，肝主筋，爪为筋之余，故肝的功能状况可以反映在指（趾）甲上。肝血足，筋得其养，则指（趾）甲坚韧有光泽；若肝血不足，指甲失养，则指甲变形、脆裂、肥厚、干枯。

3. 肺气不足 肺主皮毛，肺的宣发作用将脾转输至肺的水谷之精微布散于全身及皮毛，以滋养全身及手部皮肤。肺气虚，则不能滋养，温煦肌肤，所以皮肤干枯无泽。肺气不足，卫外不固，皮肤受邪，使肌肤易损，导致手部皮肤粗糙、松弛。

4. 瘀血阻滞 各种原因导致血行不畅，瘀滞脉络，可使皮肤、指甲失于荣养而粗糙多屑，甚或皲裂，指甲脆裂，甲床紫黑。《外科正宗》言：“手足破裂者，干枯之像，气血不能荣养故也。因热肌骤被风寒所逼，凝滞血脉，以致皮肤渐枯槁，乃生破裂。”

5. 毒物侵袭 素体禀赋不足，则易被日光毒、彩毒（化妆品）、药毒、虫毒等各种毒物侵袭，可出现皮肤发红、发痒、丘疹，甚者起水疱、破溃，指甲松动；日久则双手皮肤变厚、粗糙、脱屑、皲裂，指甲变形、变色、剥脱。

（二）保健方法

1. 中药内服法

（1）当归饮子：当归、川芎、白芍、生地黄、防风、白蒺藜、荆芥各9g，何首乌、黄芪各6g，炙甘

草3g。水煎服。养血祛风。用于血虚风燥皮肤粗糙，手足皲裂等。

(2)羌活白芷散：羌活、白芷、柴胡、荆芥、蔓荆子、防风、猪牙皂角、甘草、黄芩、黄连(酒炒)各3g。水煎服。祛风清热润燥。用于风热所致手足皲裂。

2. 药膳

(1)枣萝饮：猪蹄1只，大枣30g，白萝卜30g。猪蹄去毛，洗干净，大枣洗净，白萝卜洗净，切块，共入沙锅内，加水适量，置武火上烧沸后改用文火炖煮，至猪蹄煮烂为度。加少许精盐调味食用，常食之，此汤健脾补虚，润肤。用于脾虚体弱，肌瘦肤燥。

(2)葱枣饮：葱叶10g，红枣20g。将葱、枣洗净，加水适量，煎煮15分钟即可饮用。每日早晨空腹饮之。此饮润肤美容，用于健美皮肤。

3. 外用中药法

(1)如玉丹：杏仁30g，天花粉30g，枣肉10枚，猪胰子3具。共捣如泥，好酒4盅，浸于瓷器中，洗手后润手。滋润皮肤，防裂。

(2)淖手药：瓜蒌1个，土瓜5个，杏仁20个。研细末，用布包，于盒内酒浸。每洗手毕涂手。

(3)手皴方：猪蹄2具，白粱米2000g，白芷30g，商陆90g，白茯苓90g，葳蕤30g，藁本60g，桃仁600g。诸药捣筛。白粱米以水2000ml与猪蹄同煮极烂取汁600ml入后药用。余药捣筛为散，以前药汁更研。滤去滓。瓷盒中盛之。纳甘松香、零陵香末各30g，搅令匀。每夜卧时，涂手面极良。此方益气养血，润泽肌肤，用于手皴。

(4)永和公主药澡豆：白芷、白蔹、白及、白附子、白茯苓、白术各90g，桃仁、杏仁各240g，沉香30g，鹿角胶90g，麝香15g，大豆面5升，糯米2升，皂荚5挺，白蜜50g。酒半碗，糯米、鹿角胶煮作粥，薄摊晒干，和药捣罗为散，将豆面、酒及火上融消的白蜜和入，拌匀，晒干。洗手、身、面用。

(5)太平手膏方：瓜蒌仁60g，杏仁30g，蜂蜜适量。前2味同研如膏，以蜜调令稀稠适度，每晚临卧前涂手，嫩手悦白，防皱。

4. 针灸 毫针：取穴：肩髃、曲池、合谷、曲泽、手三里、三阴交、足三里。操作：每次选2~3个穴，用平补平泻法，留针20~30分钟，隔日1次，10次为1个疗程。用于皮肤粗糙不润者，有养血润燥、祛风清热的作用。

5. 推拿(按摩)

(1)手臂推拿

按摩时涂上按摩霜，再按以下顺序操作。

1)通手六经：从下而上拿手三阳经3次，然后用手掌推18次。再将食指、中指、无名指分别置于腋下臂之内侧，从上往下顺手三阴经循行方向推向手腕，止于太渊、大陵、神门。反复推擦18次。

2)压放极泉：拇指压极泉0.5分钟，然后骤然放松，再双手从上往下捋上肢3次。

3)点按臂穴：用拇指点按曲池，拇、中指相对点按或点揉间使和支沟，内关和外关，太渊和阳溪，大陵和阳池，神门和阳谷。各9次。

4)拨手腕：用食指的骨节拨手腕的上、下部各9次。

5)揉抹掌背：左手托住就医者手掌，用右手拇指点按合谷9次，再用大或小鱼际肌揉按其掌背，顺时针方向按揉54次。

6)揉抹掌心：用右手拇指点按劳宫、少府各9次，再用大或小鱼际肌抹掌心54次。顺时针方向,由小到大划圈。再用拇指、食指、中指、无名指捏拿就医者大、小鱼际各0.5分钟。

7)捋捏五指:用大拇指指腹和食指桡侧面捏住就医者指根,从指根捋向指端,先捋手指上下两面,再捋手指内外两面,各行5次。从拇指到小指逐根捋。然后以右手拇指、食指捏住就医者手指端两侧缘,从拇指开始,顺序将5个手指端各捏9次。

8)摇手腕:医者一手托住就医者肘部,一手五指与就医者五指交叉,上下左右摇动手腕9次。

9)抖提上臂:医者两手握住就医者的5个指头,拉平手臂,微微抖动,抖后急向上平提,用力不要太大,反复3次。

10)搓臂:医者两手相对,由就医者臂部三角肌开始,从上往下搓,反复3次。

(2)润手嫩肤按摩法

1)手指按摩:拇指在上,食指在下,以螺旋方式在手指背上滑动按摩;然后以拇指和食指在手指两侧加压的方式,由指根向指尖捏压;最后拇指在上,食指在下,在手指上下加压按摩,由指尖向指根移动。

2)手背按摩:一手握住另一手背的指根处,拇指指腹按于手背上,以顺时针方向,呈半圆滑动按摩。

3)手掌按摩:用拇指指腹从另一手掌心的拇指根部开始,向下呈半圆状,用力滑动。

每日按摩2~3次,每次按摩10~15分钟,可令手部皮肤光滑、细腻、富有弹性。

(三)预防与注意事项

1. 饮食有节,不偏食、偏嗜。

2. 洗手宜用温水,选用适合自己皮肤且刺激性小的洗手用品。洗手后涂适合自己皮肤的护肤品。

3. 避免损伤指甲,不要刮伤指甲表面。

4. 不要接触酸、碱等刺激性物质。

5. 预防化妆品导致的指甲病。

6. 夏季防晒,冬季防寒。

第四节　中药美容保健护肤品

中药美容保健护肤品是由纯中药制成或在化学化合物中添加了中药或中药有效成分的,具备清洁和美化肌肤、容颜、毛发,增加吸引力等作用的药物护肤品。中药美容保健护肤品按使用途径可分为内服型和外用型。从古书记载到现今,中药美容保健护肤品有相当一部分以内服的方式发挥着以内养外的美容功效,通过对人体脏腑、气血的调理,来达到外在的、局部的美。中药美容保健护肤品外用型的比例也很大,起着局部的保健护肤作用。中药美容保健护肤品按作用部位可分为美容用品、美发用品、美体用品、美甲用品等。按剂型可分为散剂、粉剂、膏剂、汤剂、捣汁剂、丸剂、油剂、糊剂、锭剂、涂膜剂。按用途可分为祛污洁净类、滋养润泽类、增白染色类、芳香除臭类等。

(一)中药美容保健护肤品的特点及优势

1. 历史悠久,品类齐全,剂型多样　中药美容保健护肤品的历史可以追溯到二千年前。《神农本草经》是现存最早的本草专书,这本书共收载药物365种,根据药物的性味、功用及主治之不同,分为上、中、下三品。三品药中具美容保健或治疗作用的药物约有160余种,诸如,蜂子“味甘平……久服令人光泽，好颜色”，冬瓜子“味甘，平。主令人悦泽，好颜色，益气不饥。久服，轻身，耐老”。随着经济、文化和医学的发展，人们求美的品位也越加提升。到了晋隋唐时期，中医美容学已经具有较高的水平，并逐渐走向成熟。唐代中药化妆品的种类繁多。中药化妆品不仅品类齐全，且剂型多样，在《备急千金要方》卷六“面药”和《千金翼方》卷五“妇人面药”两节中，“面药”载方81首，“妇人面药”载方39首，其中外用方105首。从美容部位看，以面部为主，涉及颜面、牙齿、口唇、眼眉、头发、体表等。剂型主要有脂剂（面脂、口脂、唇脂）、散剂、洗剂（洗头、洗手、洗面、沐浴）等。《外台秘要》为唐代王焘撰，还载有“南平公主薰衣香方”、“近效则天大圣皇后益母草留颜方”。宋代《太平圣惠方》在第40卷中设有“令面光泽洁白诸方”、“面脂诸方”、“澡豆诸方”，在第41卷设有“令发润泽诸方”、“染髯发及换白变黑诸方”等。明清时期，社会美容事业开始展开，美容中医学在理论上和方法上，都有明显的提高和发展。据史料记载，慈禧太后非常讲究美容，她的美容方法可谓系列化、规范化。宫廷之外的清朝民间，描眉、搽胭脂、搽唇脂、染发、香发、香身等美容化妆水平也比较高，而且普及广泛。

可见，中药美容保健护肤品的历史十分悠久，中药美容保健护肤品的品类齐全，不仅有作用于全身、颜面、手部、头皮或头发的，还有作用于腋部、鼻、眉、足等部位。剂型多样。美容护肤方剂中剂型基本以散、粉、膏剂为主，其他还有汤剂、捣汁剂、丸剂、油剂、糊剂、锭剂、涂膜剂等。现代化妆品的剂型很多都可从古代中药化妆品中找到原型。

2. 以中医理论为指导 从文献记载看，我国历代化妆品的配方基本都出现在医药书籍中，很多保健化妆品的配方都遵从中医理论。

(1)重视整体观念：中医认为人体是一个完整的机体，人体局部的、体表的疾病或损容缺陷与人的阴阳气血失调相关，所以皮肤皱纹、皮肤粗涩、面色萎黄或苍白、面部色斑、唇焦、毛发稀疏、齿枯、口臭、体臭等这些美容缺陷和危害人体健康的病证，多是因为体内阴阳失调、脏腑功能失常、气血津液功能失常、经络运行不畅所致。因而外用药的着眼点往往在内，有“外治之理即内治之理，外治之药即内治之药，所异者法耳”之说。如《备急千金要方》的“润脾膏”，为润口唇、治唇干枯的口脂方，其名“润脾”，理论依据就是“脾开窍于口，其华在唇”，“唇为脾之外候”。并配有补脾升清之黄芪、白术、升麻等药，体现了这种整体观。内服保健护肤方也遵从整体观念，比如因胃中燥热，脾受约束，津液不得四布，小便频数，肠失濡润所致的大便干结，皮肤粗糙，用“麻子仁丸”治疗。其理论依据即肺与大肠相表里，肺主皮毛。“麻子仁丸”具有润肠泄热，行气通便之功。润肠、通便、使燥热去，阴液复，而大便自调，并改善皮肤粗糙的状况。

(2)组方讲求辨证配伍，依据药性理论：辨证论治是中医的一大特色，在中药化妆品的配制和使用中同样有所体现。各类化妆品一般以脏腑辨证、病因辨证、气血津液辨证为指导。如“皮肤受风邪”所致黑斑，在治疗黑斑的保健化妆品配方中，均配有白芷、防风等祛风之品，体现了病因辨证的特点；美容缺陷面色晦黯多与气血津液失调有关，则在诸多悦色的面脂配方中，多添有人参、当归，茯苓、桃仁、川芎等益气养血活血之品，体现了气血津液辨证的特点。

中药化妆品的配制是在中医药理论的指导下进行的。中药具有自己明显的特点，其形色气味、升降浮沉，是中医几千年来解释药性的依据，并受阴阳五行学说的支配，形成特有的理论体系。如腋臭多为禀赋先天，或者湿热内蕴，秽浊之气从腋下而发，所以《医心方》的“隋宫腋臭方”药用雄黄、麝香、硫黄、乳香、清矾石、鲜马齿苋等。方中以雄黄、硫黄等有毒之品燥湿敛汗，祛风解毒，配以马齿苋清热解毒，更以麝香、乳香芳香辟秽，活血消肿。诸药合用，治疗腋臭。又如粉刺一般为肺胃蕴热所致，针对粉刺皮肤的功能性化妆品就选配清肺胃积热之药。

(3)按照方剂配伍组成的基本原则,复方配伍:中药美容保健护肤品的复方按君臣佐使的原则配伍。在中药美容保健护肤品中,君药,为针对美容保健的主要目的而起主要作用的药物,是方剂组成中不可缺少的主药。臣药,为协助君药合力作用的药物。佐药,配合君臣药治疗兼证,或抑制君臣药的毒性,或起反佐作用的药物。使药,引导诸药直达病变部位,或调和诸药的药物。

例如鹿角膏中含油脂较多的杏仁是君药;驱除外邪,补益类药物白蔹、川芎、白术、白芷、鹿角胶等为臣药;佐药为酥油和牛乳,增强润肤作用,增加护肤品的黏稠作用;细辛为使药。此方可增强皮肤的光泽润滑,减少皱纹生长。

在中药美容保健护肤品中,特别是外用制剂中使药多是芳香类药物,这也是中药美容保健护肤品组方的一个特点,就是常用辛香走窜药物,诸如冰片、麝香、沉香、木香、川椒、白芥子、姜、肉桂、川芎、细辛、没药等,不仅作用于局部,更加强透皮吸收功效。

需要指出的是,现代的一些中药美容保健品多采取从单味中药中提取有效成分添加到基质中的方法,中药美容保健护肤品,特别是外用护肤品的研发要以中医理论为指导,体现中医的整体观和辨证论治思想及君臣佐使的用药原则,和中药综合整体作用,在成方选用、新方组成、剂型选择等方面都应该符合中医理论的体系要求,这样才能更好地发挥中药保健品的特长,服务于大众。

3. 具有明显的功能性 历代的保健护肤品除具有保护皮肤、美化外表的作用外,大多还同时具有祛邪防病、滋养补益等作用。如《外台秘要》的洗面药"崔氏澡豆方",其中有常规洗面药,还配有祛风之白芷、蔓荆子及清热利湿之冬瓜仁、栀子等,故此方除具有洗面洁面的功效之外,还能防治粉刺。近年来,功能性化妆品悄然兴起,因中药美容保健护肤品由纯中药和天然物制成,具有毒副作用小、安全性高的优点,因此中药美容保健护肤品,特别是添加中药的外用护肤品受到人们的青睐,功能性中药美容保健护肤品具有营养保健和疗效双重作用,且作用缓和,使世界各国纷纷将目光投向我国的中药,并采用现代科技手段对中药的美容功效进行研究,如当归能抑制酪氨酸酶活性,故有美白皮肤的作用;人参能消除氧自由基,且对皮肤细胞的再生有激活作用;诃子提取物具有显著的细胞保护作用,可以很好地对抗紫外线产生的氧化损伤。目前,市场上已有大量的功能性中药美容保健护肤品,中药美容保健护肤品无疑有着广阔的发展前景。

4. 纯天然性 一些现代护肤品因含有合成原料、合成色素、合成香精,常诱发各类皮肤病的发生,特别是皮肤过敏。中药美容保健护肤品所使用的中药为天然的植物、动物、矿物,可减少皮肤病的发生,因为天然物相对于化学合成物对人体的副作用要小,而天然的中草药因千百年来不断被实践验证、筛选,故安全性相应更高一些。

很多天然物目前无法合成或无合成价值,仍须依靠自然界供给。很多中草药具有各种美容功效,且资源丰富,并得到几千年的积累和验证,所以可最大限度、最便利地满足市场的需求。中药中所含的各种天然活性物,已被广泛用于现代护肤品中。"回归大自然"的天然物护肤品热也带来中药美容保健护肤品的热潮。

综上所述,中药美容保健护肤品无论在理论上、还是在配方上、使用上,都有自己的独到之处,在经济飞速发展的今天,美容护肤品已成为人们日常生活不可缺少的日用品,而中药护肤品的使用是中药美容中重要且常用的方法。如何继承传统,发掘国粹,结合现代,发扬光大,研制生产出更好更有实效的中药护肤品,是中医药工作者面临的任务。

（二）目前中药美容保健护肤品存在的问题

1. 应坚持以中医理论为指导，体现中医的整体观和辨证论治思想及君臣佐使的用药原则，以及中药综合整体作用，在古方选用、新方组成、剂型选择等方面都应该符合中医理论的体系要求。

2. 应加强安全性和稳定性。我国古代护肤品配方有一些不合理、不安全之处，如有些护肤品中含有铅、汞等成分，长期使用对皮肤造成损害。有一些天然色素的稳定性差。安全性和稳定性评价是任何一种护肤品的重要指标，对中药美容保健护肤品也是一样，所以对古代护肤品配方应该严格进行筛选和深入研究，去其糟粕，取其精华。

3. 要完善中药美容保健护肤品的功能性。在明确安全性和稳定性后，应把中药护肤品的功能性放在首位，它是中药美容保健护肤品赖以生存的前提条件，现代的"草本护肤"已远远不是古时候把草本磨成粉或榨出汁再加到产品中那么简单。中药护肤品中有效成分是体现功能的基础，所以保证中药护肤品组方的良好质量及功能是我们首先要做到的，而做到这点需要长期大量的工作，因每味中药都含有几十种甚至上百种化合物，中药复方更为复杂。要搞清它们的作用机制是一个庞大的工程，但却是中药化妆品走向国际化的必经之路。由于具有美容作用中药的药效物质具有复杂性和多样性，采用现代科学技术，运用新的思维模式，研究其有效物质有助于中药美容保健护肤品的发展。还应明确一点，中药化妆品的优点是肯定的，但它不是万能的，并不是什么样的皮肤美容问题都可以解决，要注重实效性和实际性，不可片面夸大中药护肤品的功效，不加选择地滥用中药的概念去炒作，否则将把中药护肤品的发展引入歧途。

4. 要保证良好的使用性。保健护肤品的使用是人们的日常行为，消费者直观要求产品要具有良好的外观和使用感觉。就膏霜产品而言需要香气怡人、细腻、光滑柔软及有良好的涂抹性和延展性。然而因中药的颜色和味道，一些人拒绝使用中药护肤品。所以，中药护肤品应在自身特点的基础上结合新的技术、新的工艺进行制备，在外观上、触觉上和味觉上，真正做到成为人们喜爱的中药美容保健护肤品。

（三）中药美容保健护肤品分类举例

中药美容保健护肤品按使用用途可分为祛污洁净类、滋养润泽类、增白染色类、芳香除臭类。

1. 祛污洁净类　具有清洁、祛除污垢作用的中药美容保健护肤品。祛污洁净类中药美容保健护肤品有祛污清洁作用，还多兼有防病、滋润、去皱等作用。按部位分有洁肤类、洁发类、洁齿类。

（1）崔氏澡豆方

组成：白芷210g，川芎、葳蕤、白术、冬瓜仁、皂荚末各150g，蔓荆子150g，栀子仁、瓜蒌仁各200g，荜豆（豌豆）300g，猪脑100g，桃仁150g，鹰屎3枚，商陆90g。

制作方法：上药共捣细末，其冬瓜仁，桃仁、栀子仁、瓜蒌仁另捣如泥，其猪脑、鹰屎合捣令相得，然后下诸药，更捣令调，以冬瓤汁和为丸。

使用方法及作用：每洗面，用浆水，以此为丸当澡豆用，有爽洁润肤，去除皱纹之功。

（2）沐发方

组成：杏仁、麻子仁各30g，皂荚（烧槌）2枚。

制作方法：细研杏仁、麻子仁，以水相合，皂荚捣取汁。和合。

使用方法及作用：洗发，可祛头屑并泽发。

(3)清洁滋养洗面奶

组成:甲:白油12.0%,硬脂酸8.0%,鲸蜡醇2.0%。乙:甘油7.0%,三乙醇胺2.0%,黄芪提取物1.0%,精制水至100ml。丙:香精、防腐剂适量。

制作方法:甲为油相,乙为水相。将油相和水相分别加热,完全溶解后,将水相徐徐倒入油相中,单一方向搅拌至乳化完全为止,自然冷却至30~40℃,加入防腐剂和香精。

使用方法及作用:每天早晚洗面时使用。具有清洁和润肤的作用

(4)首乌洗发香波配方

组成:十二醇硫酸钠14.0%,尼纳尔5.0%,两性表面活性剂3.0%,羊毛脂3.0%,提纯芦荟汁5.0%,首乌提取物6.0%,氯化钠1.0%,香精、防腐剂、色素适量,精制水至100ml。

制作方法:将各组分混合于不锈钢容器中,搅拌成浆状,再加入防腐剂、香精、色素,调整pH值至6.0~6.5,密闭1周过滤,经检验合格即为成品。

使用方法及作用:洗头发用。具有清洁毛发、润发乌发作用。

2. 滋养润泽类 具有滋养润泽皮肤及毛发作用的中药美容保健护肤品。按作用部位可分为润肤、润面、润唇和润发。

(1)滋润手面方

组成:杏仁粉、杏花末各3g,猪胰子1具,密陀僧1.5g,红枣(去皮核)2个。

制作方法:上4药共为细末,入枣肉,捣如泥,入黄酒2杯浸之,一昼夜许即可用。

使用方法及作用:每日早晚洗手脸后敷之。有润滑油肤去皱之功。

(2)润脾膏

组成:生地黄汁600ml,生麦门冬150g,玉竹150g,细辛、甘草、川芎、白术各75g,黄芪、升麻各110g,猪膏1800ml。

制作方法:药切碎醋浸一宿,纱布包好,加水与生地黄汁、猪膏同煎,待水气尽,猪脂沸,去渣即得。

使用方法及作用:用时含膏于唇,可下咽,治脾热所致之唇焦枯无润。有滋润口唇的作用。

(3)鹿茸营养霜

组成:蜂蜡12.0%,小麦胚芽油10.0%,鲸蜡醇5.0%,羊毛脂1.0%,甘油6.0%,硼砂2.0%,鹿茸制品5.0%,香精、防腐剂适量,精制水至100ml。

制作方法:将油相(蜂蜡12.0%、小麦胚芽油10.0%、羊毛脂1.0%)和水相(鲸蜡醇5.0%、甘油6.0%、硼砂2.0%、精制水至100ml)分别加热至75℃左右,将水相徐徐倒入油相中,单一方向搅拌冷却至45℃左右时,加入鹿茸制品、防腐剂和香精。

使用方法及作用:洗面后使用。具有营养滋润皮肤,防止皮肤衰老作用。

(4)中草药人参面膜

组成:聚乙烯醇14.0%,海藻酸钠5.0%,乙醇5.0%,甘油8.0%,人参提取液2.0%,香料、防腐剂适量,精制水至100ml。

制作方法:将聚乙烯醇、海藻酸钠、乙醇置于混合器中搅拌加热至70℃充分溶解后,不断搅拌至透明状态,静置24h后加入人参提取液及其他成分,充分搅拌均匀即可。

使用方法及作用:洗面后用于面部。每周1次,每次敷面15分钟。具有护肤、润肤、营养抗皱作用。

3. 增白染色类 具有美白皮肤或遮盖面部瑕疵,或给面唇增色,或染发作用的中药美容保健护肤品,根据作用部位的不同可分为美白类、红颜艳唇类、乌须发类。

(1)八白散

组成:白及、白丁香、白僵蚕、白丑、白蒺藜、白升麻、山柰、白蔹、白芷各60g,白茯苓15g,白附子15g。

制作方法:上药共为末。

使用方法及作用:临睡前以津唾合涂面上,明朝以莹肌如玉散洗之。本方散风清热,美容洁面,善治面部皮肤粗黑、黑斑等。

(2)摩顶黑发方

组成:白芷、生附子(去皮脐)、连翘、防风、卷柏、零陵香、蔓荆子、莲子草、闹洋花、川芒硝各30g。

制作方法:将上述药物细锉,用绵裹,用生油1000g浸泡3日,略煎,放冷备用。

使用方法及作用:每次用油膏涂于头顶,稍摩擦,使药力透入皮肉内。生油作膏剂,亦有润泽头毛之功。用于治疗头发枯黄不泽。

(3)美白营养霜

组成:羧甲基纤维素2.0%,聚乙二醇5.0%,三乙醇胺1.5%,甘油6.0%,钛白粉2.0%,三七提取液0.5%,香精、防腐剂适量,精制水至100ml。

制作方法:将羧甲基纤维素溶于水中,然后充分混合各种组分。搅拌均匀,静置,灌装。

使用方法及作用:洗面后涂抹于面部皮肤。有护肤、养肤、营养美白作用。

(4)美白雪花膏

组成:甲:白油2.0%,硬脂酸15.0%,羊毛脂1.0%,斯盘60 2.0%。乙:甘油5.0%,氢氧化钾0.8%,防腐剂适量,精制水至100ml。丙:甘草提取液0.5%,香精适量。

制作方法:甲为油相,乙为水相。将油相和水相分别加热至85~90℃,完全溶解后,将水相徐徐倒入油相中混合乳化,自然冷却至45℃加入甘草提取液和香精。

使用方法及作用:洗面后涂抹于面部皮肤。有护肤、养肤、营养美白作用。

4. 芳香除臭类　具有芳香辟秽,增加人体香气的中药美容保健护肤品。根据作用部位的不同可分为香口类、香体类、香发类、香衣被类。

(1)香发油

组成:零陵香30g,麻油2400ml。

制作:将零陵香放进麻油内,用文火隔水蒸半日,取油备用。

使用方法及作用:洗完头发后,把油抹于头发上。香发润发。

(2)鸡舌散

组成:鸡舌香6g,藿香6g,青木香6g,胡粉6g。

制作方法:上为散。

使用方法及作用:纳腋下,绵裹之。用于狐臭患者。

(3)十香丸

组成:沉香、麝香、白檀香、青木香、零陵香、白芷、甘松香、藿香、细辛、川芎、槟榔、白豆蔻各30g,香附子15g,丁香0.3g。

制作方法:上药捣碎为末过筛,炼蜜和绵裹如梧桐子大小。

使用方法及作用:日夕含之,咽津味尽即止。本方内含14味辛香之味中药,具有芳香祛臭的功效,能使口及身体均香。

(4)除臭液配方

组成：甲：油酸聚甘油脂肪酸酯5.0%，六氯酚1.0%，醇11.0%，白油5.0%，薄荷脑0.1%。乙：甘油5.0%，精制水至100ml，单异丙醇胺0.2%。丙：羧乙烯聚合物0.2%。

制作方法：甲组组分和乙组组分分别混合。搅拌下将甲组混合物加入乙组混合物中，再加入丙组成分继续搅拌30分钟。

使用方法及作用：喷于腋下等出汗较多部位，尤其适合夏天使用，每天2～3次。具有去异味除臭的功效。

复习思考题

1. 试述情志调节在养生保健美容中的作用。
2. 试述面部肌肤衰老的原因。
3. 试述头发干枯的保健方法和预防。

第九章 常见损美性皮肤病的诊治

第一节 面部常见损美性皮肤病的诊治

一 黧黑斑

黧黑斑是指发生于面部的浅褐色或深褐色色素沉着性损美性皮肤病。其临床特征为皮损对称分布，形态大小不定，摸之不碍手，无明显自觉症状的褐色斑片。多见于青中年女性。病程长，日晒后颜色可加深。类似于西医的黄褐斑。

中医古代文献称其为“面尘”、“黑皯”等。民间称其为“蝴蝶斑”、“肝斑”。

（一）病因病机

1. **肝郁血瘀** 情志失调，肝气郁结，日久气机紊乱，颜面气血失和而生斑。

2. **脾虚湿蕴** 饮食不节，脾失健运，血弱不华，水气上泛，湿阻成斑。

3. **肾精亏虚** 房劳过度，久伤阴精；人至中年，肾阴渐耗，颜面不得荣润而成褐斑。

4. **冲任失调** 妊娠血已养胎，或肾虚肝郁，血海蓄溢失常，气血不能上荣于面。

（二）临床表现

1. 好发于成年女性，男性亦可发生，但少患。

2. 好发于颜面部，尤以颊部、颧部、眼周、前额、鼻背及上唇部最常见。

3. 皮损为淡褐色、黄褐色或深褐色斑片，呈对称分布，大小不定，表面光滑，无潮红及鳞屑，可散发，亦可融合成片。

4. 起病缓慢，色素斑可随季节、日晒、情绪及月经等因素而变化，部分患者情绪复常及分娩后可缓慢消退。

5. 无明显自觉症状。

（三）鉴别诊断

1. **雀斑** 色素斑点较小而均匀，散在或密集分布，互不融合，常于儿童期发生，有家族史。

2. **面黑**（瑞尔黑变病） 色素沉着虽亦好发于颜面，但周边重，中心轻，常延及颈及耳后，也可发于躯干及四肢。为灰褐、深褐或蓝灰色损害，呈网状排列的斑片，境界不清，常有粉尘状细小鳞屑，可伴皮肤轻度发红及瘙痒。

（四）损美评价

面部皮肤以均匀白皙、红润、光泽、紧致为美。黧黑斑在面部出现了色泽不同的斑片，虽不痛痒，但严重影响了容貌美，使患者感觉焦虑和自卑。

（五）治疗

1. 内治

（1）辨证论治

1）肝郁血瘀

症状：斑片多呈栗皮色，地图样或蝴蝶状，不均匀，月经前斑色加深。伴胸胁闷胀，烦躁易怒，口苦纳差，经前乳房胀痛，痛经夹血块。舌质黯红可有瘀斑、瘀点，苔薄白，脉弦。

治则：疏肝理气，活血化瘀。

方药：加味逍遥丸合桃红四物汤加减。

加减：情绪不佳加郁金、绿梅花；月经不调加益母草。

2）脾虚湿蕴

症状：面色萎黄，淡黄褐色斑片，斑色隐隐，边界不清。伴神疲乏力，饮食不佳，脘腹胀闷，或带下清稀。舌淡苔腻，脉滑。

治则：健脾益气，化湿祛斑。

方药：参苓白术散加减。

加减：口苦异味加焦山栀、淡豆豉；纳差便溏，加怀山药、陈皮。

3）肾精亏虚

症状：面色晦黯，颞颧部深褐或黑褐色斑片，边界尚清。伴腰膝酸软，头晕目眩，失眠多梦，五心烦热，月经紊乱。舌质红，苔少，脉沉细。

治则：滋水养阴，补肾祛斑。

方药：六味地黄丸加减。

加减：腰腿酸痛加狗脊、桑寄生；面部潮热加黄柏、知母。

4）冲任失调

症状：颧颊部黑褐色斑片，对称分布，孕期发生或月经前斑色明显加深。伴月经紊乱，腰膝酸软。舌质红，苔薄，脉细。

治则：调理冲任，养血祛斑。若正值妊娠期，可暂不治疗。

方药：二仙汤加减。

加减：月经过多加生地黄、牡丹皮；月经过少加鸡血藤、川芎。

（2）成药验方

1）逍遥丸，每次8g，每日3次，1个月为1个疗程。适合于肝郁血瘀者。

2）六味地黄丸，每次8g，每日3次，1个月为1个疗程。适合于肾精亏虚者。

2. 外用药物

（1）茯苓细粉加少许橄榄油搽面，并局部轻轻按摩，每日2次。

（2）中药面膜：用复方当归糊或七白祛斑面膜外敷，每周2次，8次为1个疗程。

3. 针灸推拿疗法

（1）针法：主穴：肝俞、肾俞、风池、阿是穴。辅穴：迎香、太阳、曲池、血海。配穴：肝郁气滞加太冲、支沟；脾虚加足三里；肾虚加关元、气海、命门。以上除脾虚肾虚配穴用补法外，其余均用泻法，每日1次，留针20分钟，10次为1个疗程。症状好转后，改为隔日1次。

（2）刺络拔罐法：以大椎穴为三角形顶点，以两肺俞穴为三角形两个底角，形成一个等腰三角形为刺络拔罐区。用梅花针在三角区内叩刺，每次选1～2个叩刺点，每个叩刺点上形成15个左右小出血点，叩刺后用2号玻璃罐，采用闪火法于叩刺点上拔罐，每个罐内出血量一般掌握在1ml以内。隔日1次,10次为1个疗程。

(3)水针:主穴:肝俞、肾俞、肺俞、心俞。每次选2穴(均双侧)注射丹参或当归注射液1~2支,每日或隔日1次,10次为1个疗程。

(4)面部按摩:在面部美容经络穴位按摩常规手法的基础上,增加以下手法:阳白、颧髎轻缓点揉100次,顺时针方向和逆时针方向各50次,褐斑局部周围的穴位重点按,适当增加次数,双耳加揉肝、肾、内分泌、皮质下、交感等穴位。

(六)预防调摄

1. 避免日晒,外出打伞或涂抹防晒霜。
2. 积极预防和治疗妇科疾病。
3. 不滥用化妆品,尤其是劣质化妆品。面部疾患不随意使用激素类软膏。
4. 注意摄入富含维生素C、维生素A、维生素E和微量元素锌的食物。
5. 注意劳逸结合,心情舒畅。避免疲劳忧虑,保持乐观的精神状态。

二 雀斑

雀斑是发生在面部皮肤的浅褐色或深褐色点状色素沉着斑,因其状如雀卵壳上的斑点而得名。常在儿童期发生。女性多见,多伴有家族史,日晒后会加重。其皮损特点为:针尖至芝麻大小的褐色斑点,日晒后更明显,数目不定,互不融合,无自觉症状。西医也称之为雀斑。

中医古文献对此很早就有记载。晋代《肘后备急方》称之为"面皯䵟";隋代《诸病源候论》称之为"面皯";到了明代《外科正宗》正式命名为雀斑,沿用至今。

(一)病因病机

1. 肾水不足 多因禀赋虚弱,肾水不足,难以荣华于上,虚火上炎,郁于孙络血分而为斑。

2. 火热郁结 素体阳盛,或忧思恼怒,或过食辛辣,加之阳毒侵袭,血热与阳毒相搏,阻于孙络而为斑。

(二)临床表现

1. 多在6~7岁开始出现,随年龄增长而逐渐增多,至青春期达到高峰。日晒可加重。
2. 好发于暴露部位,以面部多见,也可见于颈部、手背部。
3. 皮损为针尖至芝麻大小的褐色斑点,数目不定,对称分布,互不融合。
4. 无自觉症状。

(三)鉴别诊断

雀斑样痣:往往于1~2岁开始出现,常为单侧分布,无一定好发部位,颜色较深,与季节无关,日晒后不加剧。

(四)损美评价

雀斑多与遗传因素有关,虽临床上无自觉症状,但因其多发于面部,散在褐色斑点,破坏了皮肤正常的肤色协调美,面部白皙者更为明显。民间俗称"苍蝇屎"。由于多在幼年时期就开始出现皮损,易遭不懂事的同学嘲笑,给患者造成心理创伤和阴影,长大后易形成自卑、内向的性格。这点在女性中尤为突出。

（五）治疗

1. 内治

(1)辨证施治

1)肾水不足

症状:面色无华,皮疹淡黑,对称分布于鼻、额部。自幼发病,有家族史。舌淡,苔白,脉细数。

治则:滋补肾阴,活血消斑。

方药:六味地黄汤合四物汤。

加减:口干加南北沙参、芦根;面色无光泽可加生黄芪、党参。

2)火热郁结

症状:皮疹呈黄褐色或淡褐色粟粒大小斑点,颜面、手背前臂部多见。日晒或夏季加重。舌淡,苔薄白,脉滑。

治则:疏发郁热,凉血活血。

方药:犀角升麻汤加减(用适量水牛角代替犀角,升麻、防风、羌活、生地黄、白附子、川芎、红花、黄芩、当归、知母)。

加减:面部红热可加白茅根、牡丹皮。

(2)成药验方

1)逍遥丸,每次8g,每日3次,1个月为一疗程。

2)六味地黄丸,每次8g,每日3次,1个月为一疗程。

2. 外用药物

(1)用五妙水仙膏点治。

(2)白茯苓、白芷适量研细末,白蜜调膏外搽,每日1次。

3. 针灸推拿疗法

(1)毫针刺:取三阴交、曲池、足三里、肝俞、肾俞、血海、命门等穴位,用平补平泻法,针刺及加电针刺激,留针15~20分钟,每日1次,10次为一疗程。

(2)火针治疗:取雀斑局部。先在雀斑处表面麻醉,10分钟后,按雀斑色素深浅,斑点大小,选用相应的粗、中、细不同型号的平头火针,在酒精灯上烧至针头发红,准确迅速点刺雀斑,以斑点变白结痂为度,2周左右脱痂斑消,不留瘢痕,1个月左右复诊,对少量遗漏斑点补刺,即可痊愈,注意严格消毒,保护创面,预防感染。

(3)耳针:取双侧耳穴:神门、面颊、肾、内分泌,针刺后,胶布固定,每周1次,5次为1个疗程,症状好转后改为隔周1次。

（六）预防调摄

1. 防日晒。
2. 多食富含维生素C和维生素E的食物,如西红柿、黄瓜、白菜、萝卜、茄子、鸡肝等。
3. 保持心情舒畅及足够的休息和睡眠。
4. 不宜滥用外用药物。

三 黑变病

黑变病是指颜面及其他暴露部位皮肤色素沉着为主的色素代谢障碍性皮肤病。中年女性好发。临床以颜面逐渐出现淡褐或深褐、灰黑色色素沉着斑，伴有网眼状或毛细血管扩张为特征。相当于西医的瑞尔黑变病。

（一）病因病机

1. 脾气虚弱 脾土不足，运化失常，水谷难以化生精微，气血亏虚，肌肤失养而致。

2. 肝气郁结 忧思郁怒，情志不舒，气机紊乱，以致气血不能荣润皮肤。

3. 肾阴不足 劳倦内伤，阴精暗耗，肾水亏不能制火，虚火上炎，郁结不散，阻于皮肤所致。

（二）临床表现

1. 本病可发生于任何年龄，以中年妇女为主。

2. 皮损为面部边界不清，或相互融合的黄褐色或灰褐色色素沉着斑片，有的斑片可呈致密的网眼状，会波及暴露部位，如面部，特别是额部、颞部及耳前、耳后、颈、胸和手背等。

3. 皮肤干燥，上附少量细碎糠状鳞屑。

4. 一般无自觉不适，少数患者自觉瘙痒。

5. 经过缓慢，多在数月之后停止发展，色素长期存在，少数可自行消退。

（三）鉴别诊断

1. 黧黑斑 是一种发于面部的浅褐色或深褐色的色素沉着性皮肤病。以皮损对称分布，形态大小不定，摸之不碍手为特点。皮损可融合成蝴蝶状。

2. 焦油黑变病 有明显的焦油类接触史，皮损为面颈部等暴露部位的弥漫性色素沉着，伴痤疮样炎症反应。

（四）损美评价

正常面色应为光泽、滋润、一致。而黑变病主要发于面颈部，晦暗干燥、粗糙，破坏皮肤色泽的协调柔和之美，部分患者因为本病而引起心理阴影及社交恐惧。

（五）治疗

1. 内治

（1）辨证论治

1）脾气虚弱

症状：面色淡灰弥漫。疲倦乏力，食少腹胀便溏。舌质淡胖有齿痕，苔白腻，脉沉缓。

治则：健脾益气，化湿消斑。

方药：香砂六君子汤加减。

加减：伴有晨起口苦异味加焦山栀、淡豆豉；大便溏薄次数多加炒扁豆、老鹳草。

2）肝气郁结

症状：额颊颞颈部皮肤淡褐色斑片，部分可见网眼状或毛细血管扩张。伴有胸胁满闷，烦躁易怒，喜叹息，食欲不振，经行腹胀或不畅，舌质黯红，脉弦数。

治则：疏肝解郁，活血化瘀。

方药：柴胡疏肝散加减。

加减：胁肋疼痛者，加郁金、川楝子；若有肠鸣、腹泻者，为肝气横逆，加健脾之白术、茯苓等。若兼见心烦急躁，口苦口干，尿黄便干，舌红苔黄，脉弦数等，为气郁化火，加用栀子、黄连、龙胆等。

3）肾阴不足

症状：斑色灰黑范围较大，病程较久。伴有腰膝酸软，头晕耳鸣，女子月经量少或经行腰痛。舌红苔少，脉沉细。

治则：滋补肾阴，养血祛斑。

方药：六味地黄丸合四物汤加减。

加减：口唇干燥加南北沙参、芦根；腰膝酸软加牛膝、桑寄生。

(2)成药验方

1)桃花散：阴干的桃花适量。碾细为粉。每日3次，每次3g，用粥或开水送服。

2)六味地黄丸，每次8g，每日2次。

2. 外用药物

(1)面膜法：石膏面膜：用白芷、白茯苓、白僵蚕、白菊花、白及等做成祛斑按摩膏按摩后，薄敷按摩膏，再取熟石膏粉300g，用温水调成糊状敷面，约20分钟取下后洗净。每周1次。

(2)涂面法：白茯苓碾成细粉，每日用鸡蛋清调成糊状涂于面部，15分钟后洗净，1个月为一疗程。

3. 针灸推拿疗法

(1)毫针法：穴取曲池、足三里、三阴交、阳陵泉、肝俞、脾俞、肾俞、中脘等，用平补平泻法，针刺得气后留针30分钟，每日1次，10次为一疗程。

(2)耳针疗法：穴取肝、脾、肾、面颊、内分泌、神门。针后留针20~30分钟，隔日1次，10次一疗程。

（六）预防调摄

1. 宜多食新鲜蔬菜、瓜果以补充维生素C。
2. 保持良好的心情，避免各种精神刺激。
3. 防止滥用脱色剂及劣质化妆品。
4. 注意防晒。

四 面部潮红

面部经常在遇热或情绪激动时阵发性变红称之为面部潮红。一般好发于45~55岁左右妇女，伴有一系列更年期症状。其临床特点：面部会出现一阵阵的发红，自我感觉热，无明显瘙痒，安静下来红热很快就会消失。相当于西医绝经综合征中的一种症状。

（一）病因病机

1. 肝肾阴虚 素为阴虚之体，或有失血病史，至更年期冲任空虚，肾水不足。肾水亏虚不能涵木、制约心火，故出现水亏火旺的面部潮红。

2. 阴虚内热 肾水不足，阴液亏虚，无以制阳，虚火内生而致。

（二）临床表现

1. 好发部位 全面部或两颧部。

2. 皮损特点 情绪激动时或遇热出现阵发性面部潮红，自觉灼热感，安静后潮红会逐渐减退乃至消失。

3. 病程特点 反复发作可为几个月、几年乃至10余年，一般为2~5年左右。

（三）鉴别诊断

1. 毛细血管扩张症 面部毛细血管持续扩张而导致的面红。面部可见条状或网状扩张的毛细血管，不易消退。多发于居住在高原地区的人。无任何自觉症状。

2. **桃花癣** 好发于春季，面部出现潮红斑片，上附细小鳞屑，自觉轻微瘙痒感。

（四）损美评价

更年期面部阵发性潮红使面部正常肌肤色泽出现异常变化，严重影响容貌美，由于病程较长，久而久之会影响患者心理，使患者变得脾气急躁、自卑、多疑等。

（五）治疗

1. 内治

（1）辨证论治

1）肝肾阴虚

症状：面部常常出现阵发性潮红，与紧张及情绪有关。伴有两手心热，头晕目眩，健忘失眠，耳鸣，咽干口燥，腰膝酸软，夜间盗汗。舌红少苔，脉细数。

治则：凉血清热，滋补肝肾。

方药：凉血地黄汤合六味地黄汤。（凉血地黄汤：生地黄、当归、地榆、槐角、黄连、天花粉、升麻、赤芍、枳壳、黄芩、荆芥、生甘草生侧柏）

加减：面部潮红明显，两手心热加地骨皮、青蒿；腰膝酸软加桑寄生、狗脊。

2）阴虚内热

症状：情绪容易激动，易出现面部潮红，安静下来后潮红渐退。伴烦躁易怒，口苦咽干，便干尿赤。舌红少苔或苔黄，脉细数。

治则：滋阴清热。

方药：青蒿鳖甲汤合杞菊地黄汤。

加减：情绪波动明显者加广郁金、绿萼梅、玫瑰花；口苦咽干加龙胆、焦山栀。

（2）成药验方

1）杞菊地黄丸，每次8g，每日2次。

2）二至丸，每次6g，每日2次。

2. 外用药物：退红面膜：绿豆细粉100g，生地黄细粉10g，牡丹皮细粉5g。用鸡蛋清调成软膜，均匀敷于面部20分钟。然后去除洗净即可。每周做2次。

3. 针灸推拿疗法

（1）毫针法：主穴：肾俞、心俞、血海、太溪、三阴交、太冲。心俞向脊椎方向斜刺，肾俞直刺，均为捻转补法；血海、太溪、太冲直刺施提插补法，三阴交施提插补法。

（2）耳穴：取内分泌、神门、交感、皮质下、心、肝、面颊。每次选3～4穴，中等刺激，隔日针1次。

（六）预防调摄

1. 保持生活规律，禁食辛辣、酒类等刺激食品。
2. 尽量避免日晒及高温刺激。
3. 保持心态平和，避免情绪波动。

五 粉刺

粉刺是以颜面、胸、背等处出现丘疹如刺，可挤出白色碎米样物质为主要临床表现的皮肤病。多见于青年男女。其特点是颜面及胸背散在针尖或米粒大小的丘疹，严重者出现脓疱、结节、囊肿或瘢痕等损害。本病俗称“青春痘”，西医称为寻常型痤疮。

（一）病因病机

1. 肺经风热　“肺主皮毛”，肺经积热，加之感受外界风热，两热上冲，熏蒸肌肤而发病。

2. 脾胃湿热　过食油腻肥甘之品，导致中焦运化失常，久则湿热内生，循经上行颜面及胸背而成。

3. 冲任失调　素体阴虚，相火过旺，加之情志不畅，致冲任失调，肌肤疏泄失畅发病。

4. 血瘀痰结　病情经久不愈，气血瘀滞，经脉失畅，或脾胃湿热，久蕴不解，化湿生痰，痰血瘀结，致结节累累。

总之，素体血热是粉刺发病的根本；饮食不节，外邪侵袭是致病的条件；血瘀痰结使病情加重。

（二）临床表现

1. 多发于颜面，尤其是面颊、口周、前额、颏部，亦可见于胸背等处。

2. 好发于青春发育期，皮疹常反复发生，过食刺激性、多脂、甜腻等食物后加重。部分女性患者皮疹可在月经前后加重。

3. 皮损初起为针头大小的毛囊性丘疹，称为黑头、白头粉刺，可挤出白色或淡黄色脂栓，感染后成红色小丘疹、小脓疱。愈后可留暂时性色素沉着或轻度凹陷性瘢痕。严重者可出现紫红色结节、脓肿、囊肿，甚至破溃形成窦道和瘢痕，或呈橘皮样改变。常伴面部、头发油腻、毛孔粗大。

4. 多数患者无自觉症状或有轻度瘙痒。炎症明显时，局部自觉疼痛。病程长短不一，青春期后可逐渐痊愈。

（三）鉴别诊断

1. 酒皶鼻　好发于中年人。皮疹局限于鼻部及鼻周为主。患部潮红，毛细血管扩张，严重者可出现鼻部肥大及赘生物。

2. 颜面播散性粟粒性狼疮　多见于成年人。皮损为粟粒大小淡红色、紫红色丘疹、结节，表面光滑，对称分布于颊部、眼睑、鼻唇沟等处，以玻片压之可呈苹果酱色。

（四）损美评价

粉刺是青年人美容的大敌。炎性粉刺使皮肤颜色改变，呈不均匀的鲜红或黯红；黑头粉刺使面部布满黑色小点；丘疹、脓疱、囊肿、结节、瘢痕破坏了皮肤的平滑和柔软弹性之美。

（五）治疗

1. 内治

（1）辨证论治

1）肺经风热

症状：面部潮红，丘疹色红，或有脓疱，或有痒痛。伴口渴喜饮，大便秘结，小便短赤。舌质红，苔薄黄，脉浮数。

治则：宣肺清热，散结消肿。

方药：枇杷清肺饮。

加减：伴口渴喜饮者加生石膏、天花粉；脓疱多者加紫花地丁、白花蛇舌草。

2）脾胃湿热

症状：颜面、胸背部皮肤油腻，丘疹、脓疱，红肿疼痛。伴口臭、便秘、溲黄。舌质红，苔黄厚腻，脉滑数。

治则：清热化湿，通腑解毒。

方药：茵陈蒿汤合黄连解毒汤。

加减：腹胀，苔厚腻者，加鸡内金、枳实；脓疱肿痛明显者，加连翘、白花蛇舌草。

3）冲任失调

症状：面部丘疹、白头黑头粉刺、脓疱的发生与月经关系密切，大多经前加重，经后减轻。伴有月经前乳房胀痛，月经紊乱，痛经等。舌质紫黯，苔薄，脉滑数。

治则：调摄冲任。

方药：柴胡疏肝散合四物汤。

加减：经前乳胀加制香附、月季花；痛经明显加失笑散。

4）血瘀痰结

症状：皮疹以结节、脓肿、囊肿、瘢痕为主，反复发作，经久难愈。伴纳呆腹胀。舌质黯红或有瘀斑，苔黄腻，脉弦滑。

治则：除湿化痰，活血散结。

方药：二陈汤合桃红四物汤。

加减：成脓者加皂角刺；结节、囊肿难消者加三棱、夏枯草。

（2）成药验方

1）黄连上清丸，每次6g，每日2次。

2）牛黄解毒片，每次3g，每日3次。

3）丹参酮胶囊，每次4片，每日3次。

2. 外用药物

（1）皮疹密集，可用颠倒散洗剂涂患处，每日2次，或每晚1次，次晨洗去。

（2）脓肿、囊肿、结节红肿较甚者，外敷金黄膏，每日2次。

（3）中药面膜：当归60g，丹参60g，生大黄60g，白芷120g，黄柏60g，白蔹30g。研极细末，与适量大豆粉混合，加基质调成稀膏。也可用市售中药玉桂硬膜或金缕梅软膜。

先行净面、蒸面，针清粉刺，经络按摩，然后涂上药膏，以超声波导入10～15分钟，之后药膏留面上，以硬膜粉或优质医用石膏调成糊，敷于面上，15～20分钟后揭去，清洗面部，涂收缩水。7～10日1次，4次一疗程。

3. 针灸推拿疗法

（1）毫针：取穴大椎、合谷、太阳、下关、颊车。肺经风热型加曲池、肺俞、风门；脾胃湿热型加大肠俞、足三里、丰隆；冲任失调型加肝俞、肾俞、三阴交。中等刺激，留针30分钟，每日1次，10次为1个疗程。

（2）耳针：耳穴压王不留行籽，取穴肺、内分泌、交感、面颊。皮脂溢出加脾；便秘加大肠；月经不调加子宫、肝。每次取穴4～5个，2～3天换1次，5次为1个疗程。

（3）挑刺法：在背部大椎穴、肺俞，膀胱经处寻找反应点，如丘疹、小结节、小红点。消毒后，用三棱针挑刺反应点，挑断白色纤维状物，挤压出鲜血少许，每周2次，5次为1个疗程。

（六）预防调摄

1. 可用温水、硫黄皂洗脸。

2. 忌食辛辣刺激性食物，如辣椒、酒类；少食油腻、甜食；多食新鲜水果蔬菜。

3. 多饮水，避免便秘，保持心情舒畅。

4. 不滥用化妆品，防止粉质化妆品堵塞毛孔。

5. 禁止用手挤压粉刺，以免炎症扩散。

六 酒皶鼻

酒皶鼻是发生于颜面中部为主的以红斑、毛细血管扩张、赘生物为特点的慢性皮肤病。因鼻色紫红如酒渣，故名酒皶鼻，俗称“红鼻子”。本病的特点是：颜面部中央持续性红斑和毛细血管扩张，伴丘疹、脓疱、鼻部赘生物。好发于中年人，男女均可发病。西医也称酒皶鼻。

（一）病因病机

1. 肺经郁热 中年肺经阳气偏盛，郁而化热，血热入肺窍，使鼻渐红。

2. 脾胃积热 脾胃素有积热，更因嗜酒、过食辛辣刺激之品，生热化火，循经熏蒸鼻部。

3. 寒凝血瘀 风寒客于皮肤，以致血瘀凝结，鼻部先红后紫，久则黯红。

（二）临床表现

依据临床症状及发生发展的过程可分为三型。

1. 红斑型 以鼻尖部为中心出现红斑，开始为时起时消，寒冷、饮酒、食辛辣刺激食物及精神兴奋时红斑更为明显。以后红斑持久不退，伴有毛细血管扩张。

2. 丘疹脓疱型 随着病情发展，在红斑基础上出现痤疮样丘疹、脓疱，但无明显的黑头粉刺。毛细血管扩张更为明显，纵横交错，皮色由鲜红变为紫褐。自觉轻度瘙痒。病程迁延数年不愈，少数发展成鼻赘。

3. 鼻赘型 较少见，多为病期长久者。皮脂腺增大，鼻部结缔组织增生，致鼻部肥大，形成结节状隆起，称为鼻赘。鼻部皮肤增厚，表面凹凸不平，毛细血管扩张更为明显。

（三）鉴别诊断

1. 粉刺 好发于青春期男女。常见于颜面、上胸、背部，鼻部少发。皮损为散在性红色丘疹、脓疱，可伴有黑头粉刺。

2. 面游风 好发于头面部。皮疹以潮红油腻性斑片为主，上附细小鳞屑，无毛细血管扩张，常伴有不同程度的瘙痒。

（四）损美评价

皮肤的色泽和光滑度是影响美容最重要的因素之一。酒皶鼻位于面中部，红斑、毛细血管扩张影响了面部正常的肤色；丘疹、脓疱、鼻部肥厚增大破坏了皮肤的平滑之美和柔软弹性之美。

（五）治疗

本病早期及时治疗，皮疹可以消退。鼻赘型，可采用手术治疗。

1. 内治

（1）辨证论治

1）肺经郁热

症状：多见于红斑型。红斑多发于鼻尖或两翼，压之退色。伴有口干便秘。舌红，苔薄黄，脉弦滑。

治则：宣肺清热凉血。

方药：枇杷清肺饮加减。

加减：鼻部潮红明显加生地黄、牡丹皮；便干难解加瓜蒌仁、虎杖。

2）脾胃积热

症状：多见于丘疹脓疱型。在红斑的基础上出现痤疮样丘疹、脓疱，毛细血管明显扩张，局部灼热。伴有口唇干燥,口有异味,便秘难解。舌红苔黄厚腻,脉滑数。

治则:清热化湿,凉血解毒。

方药:黄连解毒汤合凉血地黄汤。

加减:红色丘疹脓疱明显加蒲公英、白花蛇舌草;口苦异味明显加焦山栀、淡豆豉。

3)气滞血瘀

症状:多见于鼻赘型。鼻部肥大变形,上有结节状物,毛孔粗大油腻。舌黯红,脉沉缓。

治则:活血化瘀,通络散结。

方药:通窍活血汤。

加减:通络可加忍冬藤、鸡血藤、桂枝;散结可加皂角刺、炙山甲、夏枯草。

(2)成药验方

1)牛黄上清丸,每次6g,每日2次。

2)大黄䗪虫丸,每次6g,每日2次。适用于气滞血瘀者。

2. 外用药物

(1)鼻部有红斑、丘疹者,选用颠倒散洗剂外搽,每日2次。

(2)鼻部有脓疱者,可选用四黄膏外贴,晚上贴,早上拿掉,至出脓后愈合停用。

(3)鼻赘形成后,可在消毒后,用三棱针刺破放血,颠倒散外敷,每周2次,6次为一疗程。

3. 针灸推拿疗法

(1)毫针:取印堂、迎香、地仓、承浆、颧髎,配合谷、曲池。取坐位,轻度捻转,留针20~30分钟,每日1次,10次为一疗程。

(2)耳针:取穴外鼻、肺、内分泌、脾、肾上腺。用耳穴压豆法,每3日1次,每次取2~3穴,6次一疗程。

(3)梅花针:患处可用梅花针轻叩,每日1次,6次一疗程。

(六)预防调摄

1. 避免过冷、过热等刺激。

2. 保持心情舒畅,避免精神情绪紧张。

3. 忌食辛辣酒类等刺激性食物以及肥甘厚腻之品。少饮咖啡、浓茶。多食清淡食物及蔬菜水果。

4. 保持大便通畅。

七 面游风

面游风是因皮肤油腻刺激而出现面部潮红斑片,上覆有鳞屑,发生在皮脂溢出部位的慢性炎症性皮肤病。其皮损特点是以炎性红斑上覆有油腻性鳞屑为特征。病程缓慢,反复发作,常迁延多年,好发于皮脂腺分泌较多的部位,自觉轻微瘙痒。患者以青壮年多见,乳儿期也可发生。相当于西医的脂溢性皮炎。

(一)病因病机

1. 风热血燥 素体血燥,复感风热之邪,血虚生风,风热燥邪蕴阻肌肤,肌肤失于濡养而致病。

2. 脾胃湿热 平素喜食肥甘厚腻、辛辣之品,脾胃运化失常,化湿生热,湿热蕴阻肌肤而成。

（二）临床表现

1. 好发于皮脂分泌丰富的部位，如头皮、前额、眉弓、鼻唇沟等部位。

2. 干性型 面部皮损为大小不一的淡红斑片，其上附着白色糠秕状鳞屑。头皮部鳞屑可堆积较厚，瘙痒剧烈，梳头或搔抓时头屑易于脱落，毛发干枯，伴有脱发。

3. 湿性型 皮脂分泌旺盛，皮损可有红斑、糜烂、油腻性鳞屑，常伴有异味。眉毛因搔抓而稀疏。头皮部油腻、头屑多，瘙痒明显，头发易脱落、秃顶。严重者泛发全身，呈湿疹样皮损。

（三）鉴别诊断

1. 面部慢性湿疮 有湿疮反复的发病史，皮损境界清楚，无油腻性鳞屑，皮肤粗糙肥厚，呈苔藓样变。

2. 白疕 皮损颜色较为鲜红，其上附着的鳞屑呈多层银白色，无油腻感，搔抓后红斑上可呈点状出血。发于头皮可见束状发，但不脱发。大多冬重夏轻。

（四）损美评价

面游风皮肤出现红斑、脱屑、糜烂，与正常肤色形成鲜明对比，破坏了正常皮肤的形态美。叠叠飞起的头皮屑和有臭味的油腻性痂屑，使人厌恶。

（五）治疗

1. 内治

（1）辨证论治

1）风热血燥

症状：好发于头面部，为淡红色斑片，干燥、脱屑、瘙痒，受风加重。发于头皮，瘙痒明显，头皮屑多，毛发干枯脱落。伴有口干口渴，大便干燥。舌质红，苔薄白，脉细数。

治则：祛风清热，养血润燥。

方药：消风散合当归饮子。

加减：皮损颜色较红者加牡丹皮、金银花；瘙痒较重者加白鲜皮；皮损干燥明显加玄参、麦门冬。

2）脾胃湿热

症状：皮损为潮红斑片，其上附着有油腻性鳞屑，严重者可出现糜烂、渗出。伴有口苦而黏，脘腹痞满，小便短赤，大便干结。舌质红，苔黄厚腻，脉滑数。

治则：健脾除湿，清热止痒。

方药：参苓白术散合茵陈蒿汤。

加减：糜烂渗出较甚者加土茯苓、苦参；脾胃湿热盛者加藿香、佩兰。

（2）成药验方

1）防风通圣丸，每次6g，每日3次，2周为一疗程。

2）龙胆泻肝丸，每次6g，每日2次，2周为一疗程。

2. 外用药物

（1）干性发于面部者，用颠倒散洗剂外搽，每日2次。

（2）湿性皮损有少量渗出者，可用金银花、野菊花、黄柏、大青叶、苦参各30g，煎汤，放凉后外洗或湿敷患处，每次20分钟，每日2次。或用脂溢洗方（苍耳子30g、苦参15g、王不留行30g、明矾9g）煎水洗头。

（3）皮肤油腻炎症不明显，可用市售中药玉桂硬膜或金缕梅软膜做皮肤面膜护理。

3. 针灸推拿疗法

（1）毫针：取印堂、太阳、颧髎，配合谷、曲池、血海、膈俞。取坐位，轻度捻转，留针20～30

分钟，每日1次，10次为一疗程。

(2)耳针：取穴肺、内分泌、脾、肾上腺、面颊。用耳穴压豆法，每3日1次，每次取2～3穴，6次一疗程。

(六) 预防调摄

1. 忌食海鲜、油腻食品；少食甘甜、辛辣以及浓茶、咖啡、酒等。多食水果蔬菜。

2. 生活规律，睡眠充足，保持大便通畅。

3. 避免搔抓，不用刺激性强的洗涤用品。

八 黑痣

黑痣是由含黑色素的痣细胞所组成的皮肤良性肿瘤。又称黑子，色素痣等。一般与遗传有关，身体各处均可发生，以面部、掌、跖等处常见。多数人在出生至30岁以前出现，可随年龄增加而相应地增大，到一定程度后相对稳定，终生不会消失。色素痣对身体无害，极少恶变，但常影响容貌。

(一) 病因病机

中医认为黑痣的发生，与脏腑、气血有密切关系。若风邪搏于气血，而使气滞血瘀，经络瘀阻，则生黑子。《外科正宗》中说："黑子，痣名也。此肾中浊气，凝滞于阳，阳气收束，结成黑子，坚而不散。"

(二) 临床表现

1. 出生就有，或后天出现，大多发生于儿童或青春期。可逐渐增大，不会自然消失，有时在几周内，黑痣分批陆续出现。

2. 大小、数目不定，小如针头，大的可占据很广的皮肤表面。有的扁平成斑，有的隆起，有的有毛，有的无毛，表面光滑或粗糙。由于色素沉着深浅不同，颜色有黄色、淡棕色、蓝色、黑色等。可局限于某一部位，或是散布全身各处。

3. 临床上一般分3型。

(1)交界痣：痣细胞和痣细胞巢主要位于皮肤表皮底层，少数见于表皮与真皮临界部位。多见于手掌、足底、口唇及外生殖器部位。表面平坦或者稍有突起，无毛，面积常在1～2cm之间，为淡棕、棕黑到蓝黑色，色素分布不甚均匀。

(2)皮内痣：细胞和细胞巢聚集在真皮层内。表面光滑，分界明显，面积小于1cm，有呈片状生长者，平坦或稍隆起，偶有成带蒂状或疣状，常见于头颈部，可伴毛发生长。颜色均匀而较深，为浅褐、深褐色，很少恶变。

(3)混合痣：具有皮内痣及交界痣特点，痣细胞团位于表皮基底层和真皮层。由于有交界痣的成分，有发生恶变的可能。

(三) 鉴别诊断

1. 恶性黑色素瘤 不对称，边界不清，易破溃出血，可形成不规则形瘢痕，组织学上瘤细胞异型。

2. 雀斑 雀斑好发于面中部，多为褐色小斑点，日晒后加深。组织病理可见基底细胞层中黑色素增加，无痣细胞。

(四) 损美评价

健康皮肤为光滑、润泽，抚之不碍手，大多数色素痣影响美观，患者多无自觉症状。

（五）治疗

1. 一般不需内治。

2. 外用五妙水仙膏或水晶膏点涂。具体方法是：局部常规消毒，然后用棉签将五妙水仙膏涂于皮损部位，15 分钟后药干，呈灰白色，用生理盐水把药物擦去，再重新涂药。依照上诉方法反复用药几次，直到皮损着色为止。

3. 用多功能美容针点除。具体方法是：局部常规消毒，将多功能美容针中的平头针在酒精灯上烧至通红，快速点至黑痣上，直至将黑色点尽即可。脱痂前禁沾水、禁强行剥痂。疑有恶变可能者禁用此法。

4. 激光或冷冻治疗。

（六）预防调摄

1. 尽量避免反复刺激。

2. 容易受刺激部位如肩部、颈部、腰部、手掌、足底部的色素痣，应及时去除。

3. 若发现黑痣有异常变化，尤其对突然增大、变色、出血、结痂、溃烂、疼痛的黑痣，应尽早进行手术扩大切除，并进行病理切片，以明确性质。

九 睑黡

睑黡是指上下眼睑皮肤呈现青黑色。民间称为“黑眼圈”。本病可见于任何年龄，少数自青春期开始发病。患者大多无自觉症状。相当西医的眼睑静脉性充血。

（一）病因病机

1. 肝郁气滞 肝郁气滞，血行不畅，瘀血停滞于眼周所致。

2. 脾气虚弱 脾运不健，痰湿内生而阻塞经络，导致眼睑血流不畅，出现眼圈青黑。

3. 肝肾阴虚 肝的本色是青色，开窍于目；肾的本色是黑色，肾藏精。若房劳过度，精血耗损，肝肾阴虚，其本色外露可导致眼圈青黑。

（二）临床表现

1. 男女都可发病，女多于男，可发生于任何年龄。

2. 皮损特点 上下眼睑的皮肤呈现青黑色，界限清楚。

3. 患者一般无自觉症状。

4. 可伴有精神紧张、用眼疲劳、月经不调、甲亢等病史。睡眠不足，夜生活频繁，吸烟喝酒可致本病加重。

（三）鉴别诊断

面尘：面尘可以有目胞黑的表现，但以面色晦黯，如蒙上灰尘为主要表现。

（四）损美评价

眼睛黑白分明、眼睑平滑是眼睛美的标志。若睡眠不足，夜生活频繁，吸烟喝酒，以及一些慢性疾病，都会影响血液循环，加速皮肤老化，出现下眼睑臃肿，眼袋形成，眼周围组织青黑，严重影响美观，给人以无力、衰老之感。

（五）治疗

1. 内治

（1）辨证论治

1）肝郁气滞

症状：两眼胞皮肤青黑。伴胸胁胀痛，急躁易怒，饮食不佳。舌质红，苔薄黄，脉弦数。

治则：疏肝解郁，活血通络。

方药：逍遥散合四物汤加减。

加减：夜寐不佳者加珍珠母、夜交藤；眼周青黑明显加活血通络的鸡血藤、炙桂枝。

2）脾气虚弱

症状：两眼胞肿胀、皮肤淡黑。面色无华，神疲纳呆，腹胀便溏，头晕心悸，胸闷多痰。舌淡，苔薄白，脉细弱。

治则：健脾益气，养血活血。

方药：归脾汤。

加减：眼胞肿胀可加健脾利湿的薏苡仁、猪苓；胸闷痰多可加薤白、浙贝母。

3）肝肾阴虚

症状：眼胞周围黑青。头晕目眩，记忆力减退，失眠多梦，咽干口燥，腰膝酸软。舌红少苔，脉细数。

治则：滋养肝肾。

方药：六味地黄汤合一贯煎。

加减：腰膝酸软甚者加狗脊、桑寄生；头晕目眩加天麻、白菊花。

（2）成药验方

1）知柏地黄丸，每次9g，每日3次。

2）逍遥丸，每次9g，每日3次。

2. 外用药物

（1）中药熏洗：生地黄15g，桂枝12g，当归12g，丹参20g，红花6g。水煎出液，熏蒸眼周，然后用纱布蘸取药水，湿敷眼周15分钟。每周2～3次。

（2）五白汤：白及、白附子、白僵蚕、白扁豆、白菊花各等份，煎汤外洗。

3. 针灸推拿疗法

（1）毫针：取眼周的承泣、睛明、攒竹、鱼腰、丝竹空、四白、阳白、印堂、太阳等穴位，配肝俞、肾俞、脾俞、三阴交等。取坐位，轻度捻转，留针20分钟，每日1次，10次为一疗程。

（2）耳针：取穴肝、脾、肾、肾上腺、面颊。用耳穴压豆法，每3日1次，每次取2～3穴，6次一疗程。

（3）眼部按摩法：闭上双眼，用中指、无名指指尖沿眼眶从内向外按压眼周至酸胀3～5遍。每日1次。

（4）按揉印堂、睛明、攒竹、鱼尾、承泣、四白穴，加速眼周皮肤血液循环，起到消除黑眼圈的作用。

（六）预防调摄

1. 保证充足睡眠，让眼周血液循环在休息中得到恢复。
2. 注意饮食结构，保证足够的维生素摄入，减少盐分的摄取。
3. 远离烟雾，适当加强运动。

十 唇风

唇风是发生于口唇部位的炎症性疾患。临床特点是上下口唇部黏膜红肿明显、干燥皲裂、脱屑、自觉痒痛感。好发于秋冬季节。相当于西医的剥脱性唇炎。

(一) 病因病机

1. 脾胃积热 饮食不节、过食辛辣刺激食品导致脾胃积热,加之风热外侵,两热相搏,上熏于唇。

2. 阴虚血燥 素体阴虚加之劳伤心脾,生化不足而致阴虚血燥,气血不能上荣于唇。

(二) 临床表现

1. 好发部位 往往从下唇开始,而后逐渐扩展至上唇,嘴唇边界不清。

2. 皮损特点 初起唇部红肿、表面光亮。中期肿胀破溃,日久结痂、干燥皲裂、反复脱屑,浸润肥厚。自觉痒痛感。

3. 病程特点 经过缓慢,可持续数月至数年不等。

(三) 鉴别诊断

接触性唇炎:有明确的接触史,如食用菠萝、芒果等,急性发作。症状轻重与接触物浓度、性质相关。斑贴试验阳性。避免接触过敏原可不再发作。

(四) 损美评价

唇风主要表现为口唇部潮红肿胀、溃破结痂、干燥脱屑,失去了正常的红润、光洁,因而唇部的美感缺失。而且由于唇部长期干燥,患者常舌舔患处,也影响美感。

(五) 治疗

1. 内治

(1)辨证论治

1)脾胃积热

症状:下唇部为主红肿、糜烂或唇部干燥、皲裂,自觉痒痛。口干喜冷饮,便秘尿赤。舌质红,苔黄腻,脉数有力。

治则:祛风清热,泻火通便。

方药:双解通圣散。

加减:局部红肿明显者加川黄连、金银花;溃破渗液明显者加车前草、薏苡仁。

2)阴虚血燥

症状:唇部干燥皲裂、肥厚脱屑,唇缘不清,常迁延数年不愈。口干明显,两手心热。舌红少苔,脉细数。

治则:滋阴清热,养血润燥。

方药:麦味地黄汤合四物汤。

加减:口唇干燥明显者加玉竹、南北沙参、怀山药;手心较热加地骨皮、龟甲、青蒿。

(2)成药验方

1)知柏地黄丸,每次8g,每日2次。

2)六味地黄丸,每次8g,每日2次。

2. 外用药物

(1)青吹口散油膏,每日外涂患处4~5次。

(2)青黛油,外涂患处,每日2次。

3. 针灸推拿疗法

(1)毫针:取合谷、曲池、足三里、地仓、中脘、三阴交、肾俞等穴。每次取3~4穴,留针30分钟,每日1次,10次为一疗程。

(2)耳针：取口、胃、大肠、脾、内分泌、神门穴。每次选5穴，隔日1次，10次为一疗程。

（六）预防调摄

1. 禁用舌舔唇部。可用润唇膏或滋润油脂涂擦患处，防止口唇干燥、皲裂、脱屑。

2. 少食辛辣、肥甘厚味之食物，多食水果蔬菜。

3. 避免接触致敏物及风吹日晒。

十一 口吻疮

口吻疮是发生在口周的慢性炎症性皮肤病。皮损特点是口周三角区有红肿、丘疹、丘疱疹、脓疱、脱屑等。自觉瘙痒灼热感。好发于青中年女性。相当于西医的口周皮炎。

（一）病因病机

1. 脾胃湿热 偏食辛辣刺激食品，导致脾胃湿热内生，循经上扰而致。

2. 阴虚血燥 素体阴虚加之劳伤心脾，生化不足而致阴虚血燥，气血不能上荣于唇。

（二）临床表现

1. 好发部位 “口罩区”，即口周、下颏、鼻侧，对称分布。但上下唇及口唇周围一狭窄皮肤带不累及。

2. 皮损特点 初起口周红肿、丘疱疹、脓疱。后期日久结痂、干燥脱屑。自觉痒痛灼热感。若遇热或吃刺激食品皮损可明显加重。

3. 病程特点 经过缓慢，可持续数月至数年。

（三）鉴别诊断

1. 接触性皮炎 有明确的接触史，急性发作，皮损境界清楚。症状轻重与接触物浓度、性质相关。斑贴试验阳性。避免接触过敏原可不再发作。

2. 脂溢性皮炎 不局限在“口罩区”，除面部皮损也可累及头皮，一般以皮肤稍红，上附细小糠皮状鳞屑，微痒为主要症状。

（四）损美评价

口吻疮初期主要表现为口周“三角区”发生肿胀、丘疱疹、脓疱，后期干燥脱屑、色素沉着，失去了正常皮肤的光洁、润泽，因而缺失了口周的美感。

（五）治疗

1. 内治

(1)辨证论治

1)脾胃湿热

症状：口周不断出现红斑、丘疹、丘疱疹、脓疱，干燥脱屑，自觉痒痛灼热。便秘尿赤。舌质红苔黄腻，脉滑数。

治则：清热化湿，泻火通便。

方药：泻黄散。

加减：口干便秘加知母、大黄；红斑、脓疱明显者加金银花、连翘。

2)阴虚血燥

症状：口周三角区处皮肤微红，干燥脱屑，常迁延不愈。口唇偏干，两手心热，夜寐欠安。舌红少苔，脉细数。

治则：滋阴清热，养血润燥。

方药：六味地黄汤合四物汤。

加减：口唇偏干加天麦门冬、南北沙参；夜寐欠安加夜交藤、炙远志。

(2)成药验方

1)苦参片，每次3片，每日3次。

2)六味地黄丸，每次8g，每日2次。

2. 外用药物

(1)中药苦参汤煎出液外洗：苦参15g，丹参15g，野菊花9g，金银花15g，地肤子15g。水煎后，先熏后洗，每日2次。

(2)青吹口散油膏，每日外涂患处4~5次。

3. 针灸推拿疗法

(1)毫针：取合谷、曲池、足三里、中脘、胃俞、阴陵泉等穴。每次取3~4穴，留针30分钟，每日1次，10次为1个疗程。

(2)耳针：取口、胃、大肠、脾、内分泌、皮质下等穴。每次选5穴，隔日1次，10次为1个疗程。

(六)预防调摄

1. 立即停止局部外用含氟皮质激素，慎用各种化妆品及含氟牙膏。
2. 发病时局部暂时停用各种洗涤剂，以免刺激后加重病情。
3. 避免各种诱发因素，如饮食过热，酒、辛辣刺激食品，日晒等。

十二 燕口疮

燕口疮是在口角处出现对称性乳白色糜烂及裂隙的炎症性疾病。皮损特点是：口角处出现对称性乳白色糜烂及裂隙，时有小脓疱和结痂，自觉烧灼和痛感。常见于儿童，也可见于成人。相当于西医的白色念珠菌感染或核黄素缺乏的口角炎。

(一)病因病机

1. 脾胃积热 喜食辛辣刺激食品或饮食偏嗜，导致脾胃积热内生，循经凝结于口角所致。

2. 素体虚弱 先天禀赋虚弱，后天脾胃不健，生化不足，加之易感外邪所致。

(二)临床表现

1. 好发部位 口角处，对称分布。

2. 皮损特点 初起口角处轻微红肿，继而成灰白色糜烂面，出现横行皲裂。口唇开合不利，可发生疼痛出血。自觉灼热干燥感。

3. 病程特点 经过缓慢，不及时治疗可持续数月至数年。

(三)鉴别诊断

口吻疮：是发生在口周的慢性炎症性皮肤病。皮损特点是口周三角区有潮红、丘疹、丘疱疹、脓疱、脱屑等。但上下唇及口唇周围一狭窄皮肤带不累及。

(四)损美评价

燕口疮主要表现为口角处糜烂发白、皲裂干燥，因而缺失了口唇及口周的美感。另外因为口的开合也受到限制，影响美感。

(五)治疗

1. 内治

(1)辨证论治

1)脾胃积热

症状:口角处红肿,糜烂灰白,横行皲裂,严重者可在颏下摸到臖核。自觉口唇灼热干燥,便秘尿赤。舌质红,苔黄腻,脉滑数。

治则:清热化湿,和胃生津。

方药:清胃散加竹叶石膏汤。(清胃散:生地黄、当归、牡丹皮、黄连、升麻)

加减:口干便秘加知母、瓜蒌仁;有臖核加金银花、连翘、夏枯草。

2)素体虚弱

症状:口角处稍红,糜烂皲裂,日久可出现色素沉着、脱屑。面色萎黄,四肢乏力,全身皮肤干燥脱屑。舌红少苔,脉细数。

治则:健脾和胃,滋阴生津,养血润燥。

方药:八珍汤合沙参麦冬汤。(沙参麦冬汤:沙参、玉竹、冬桑叶、麦门冬、生扁豆、天花粉、甘草)

加减:口唇偏干加玄参、怀山药;全身皮肤干燥脱屑加丹参、鸡血藤。

(2)成药验方

1)验方:麸皮 15g,竹叶 4.5g,生石膏 18g,黄芩 12g。煎汤代茶饮,每日 3 次。

2)麦味地黄口服液,每次 1 支,每日 2 次。

2. 外用药物 青吹口散油膏,每日外涂患处 3 次。

3. 针灸推拿疗法

(1)毫针:取曲池、足三里、中脘、脾俞、三阴交、肾俞等穴。每次取 3~4 穴,留针 30 分钟,每日 1 次,10 次为一疗程。

(2)耳针:取肺、口、胃、脾、大肠、内分泌等穴。每次选 5 穴,隔日 1 次,10 次为一疗程。

(六)预防调摄

1. 调整饮食,多食猪牛肝、鸡蛋、蔬菜、水果及富含维生素 B 的食物。
2. 经常保持口角清洁。
3. 应及时消毒患者使用过的茶杯及毛巾,防止疾病的传播。

第二节 毛发常见损美性疾病的诊治

一 发蛀脱发

发蛀脱发是以头发油腻或焦枯,逐渐脱落为特征的一种较难治愈的损美性毛发疾病。多发生于青壮年男性,病程经过缓慢。临床分干性和油性两种。相当于西医所称的脂溢性脱发。

(一)病因病机

1. 脾胃湿热 素体脾虚又恣食肥甘,脾胃湿热内生,湿热循经上蒸巅顶,侵蚀发根,引起头发油腻而脱落。

2. **血热风燥**　血热生风，伤营化燥，耗伤阴血，阴血不能营养毛发，毛根干涸，故发焦脱落。

（二）临床表现

1. **好发人群**　多发生于青壮年男性，亦可见于部分女性。

2. **皮损特点**　湿性者：头发油腻发亮，如同擦油、水洗一样，可伴有大量的灰白色糠秕状鳞屑脱落。干性者：头发干燥变细、无光泽，在头顶部位或前额两侧呈均匀性或对称性脱发，患处皮肤光滑且亮。

3. **自觉症状**　可伴有瘙痒。

4. **病程特点**　迁延日久，呈缓慢经过。

（三）鉴别诊断

早秃：多见于青中年男性，初起两鬓角处脱发，以后逐步向顶部和前额部发展，毛发稀疏，脱落逐渐加重，每次洗头时达百十根之多。头皮无瘙痒，不油腻。

（四）损美评价

乌黑、清爽、光泽的头发是人体容貌美的标志之一，而发蛀脱发引起了头发质地、色泽的改变，造成了头发的稀少甚至阙如、油腻、头皮屑较多，严重影响了人体的容貌美。

（五）治疗

1. 内治

(1)辨证论治

1)脾胃湿热

症状：平素喜食肥甘厚味食品，头发状如油擦，甚则数根彼此粘连，油腻鳞屑呈橘黄色，固着很紧，难以涤除。晨起口苦、异味。舌红，苔黄腻，脉滑数。

治则：健脾祛湿。

方药：祛湿健发汤。

加减：头发油腻明显加煅龙骨、煅牡蛎；头皮瘙痒加刺蒺藜、地肤子。

2)血热风燥

症状：头发干燥、焦黄，稀疏脱落，抓之白屑较多，落之又生。自觉头皮烘热、瘙痒，口唇干燥。舌红，苔薄黄，脉数或浮数。

治则：凉血祛风，养血润燥。

方药：凉血消风散合四物汤。

加减：头发干枯者加侧柏叶、玄参；头皮鳞屑较多加白僵蚕、浮萍草。

(2)成药验方

1)干性者：天麻杜仲胶囊，每次 4 粒，每日 2 次。或养血生发胶囊，每次 3 颗，每日 2 次。

2)油性者：茵陈五苓丸，每次 6g，每日 3 次。

2. 外用药物

(1)止痒生发酊：鱼腥草 20g，白芷 20g，冰片 1g，地肤子 15g，甘草 10g，薄荷 20g，白鲜皮 15g。加入 75% 乙醇 1500ml 中浸泡 1 周取滤液，装瓶密封备用。适用于以瘙痒为主者，每日外擦患处 2 次。

(2)祛脂洗头方：山豆根、桑白皮、石菖蒲、五倍子、透骨草、侧柏叶各 15g。浓煎，加水 1000ml，洗头，每日 1 次。适用于油性者。

3. 针灸推拿疗法

(1)毫针:主穴取百会、四神聪、头维、生发穴(风池与风府连线的中点)。配安眠穴(合谷与三间连线的中点)、翳风、翳明、上星、太阳、风池。皮脂溢出过多,配上星。每日或隔日针刺1次,每次选取5~7穴,交替使用,随证加减。视体质强弱及病情虚实运用补泻手法,可不留针,10次为1个疗程。治疗期间嘱患者每日早晚自行按摩头皮至发热为止。

(2)穴位注射

1)取足三里、曲池穴,用复方丹参注射液4ml穴位注射,3日1次,10次为一疗程,适用于油性者。

2)取足三里、三阴交穴,用复方人参注射液4ml穴位注射。方法同上,适用于干性者。

(六)预防调摄

1. 控制甜食,少食肥甘油腻之品,少饮酒及咖啡等刺激性饮料,多食蔬菜、水果。
2. 不宜洗头过勤,秋冬季每周1~2次,春夏季每周2~3次。使用性质温和的洗发水。
3. 生活规律,不宜熬夜或过度操劳。

二 油风

油风是头发突然发生斑块状脱落的一种慢性皮肤病。因头发突然成片脱落,头皮光亮如有油,且与风邪有关而得名。民间称为“鬼剃头”。其皮损特点是:脱发区皮肤变薄、光滑,境界清楚,无痒痛。多见于青年,男女均可发病。常在过累、失眠或受刺激后发生。相当于西医的斑秃。

(一)病因病机

1. 肝郁血瘀 七情所伤,肝郁气滞,经脉阻塞,血行不畅,发失滋养,故而脱落。

2. 气血两虚 气虚则阴血难生,不能温煦肌腠,毛根空虚,故成片秃发。

3. 肝肾不足 肾阴不足,精不化血,则头发无生长之源,故而脱发。

(二)临床表现

1. 好发人群 青中年男女多见。

2. 皮损特点 头发突然成片脱落,脱发区皮肤光滑,边缘的头发松动,容易拔出。脱发区呈圆形、椭圆形或不规则形,境界清楚。数目不等,大小不一,可相互连接成片。若头发全部脱光称全秃。严重者,眉毛、胡须、腋毛、阴毛甚至毳毛等全身毛发脱落,称之为普秃。

3. 自觉症状 无明显自觉症状,多在无意中发现。常在过度劳累、睡眠不足、精神紧张或受刺激后发生。

4. 病程特点 病程较长,可持续数月或数年,多数能自愈,但也可反复发作或边长边脱。开始长新发时,往往纤细柔软,呈灰白色毳毛,以后逐渐变粗变黑,最后恢复正常。

(三)鉴别诊断

1. 发蛀脱发 头发稀疏、散在性脱落,脱发常从额头开始,延及头顶部。头皮覆有糠秕状或油腻性鳞屑。常伴有不同程度的瘙痒。

2. 白秃疮 好发于儿童。毛发多数折断,残留毛根,上附有白色鳞屑和结痂。断发中可查到真菌。

（四）损美评价

拥有一头茂密、飘逸的头发，是青春和健康的象征。头发成片脱落甚至全部秃顶，重者连眉须均脱落，不仅严重影响人体容貌美，而且损伤人的自信心。

（五）治疗

1. 内治

（1）辨证论治

1）肝郁血瘀

症状：头发脱落前曾有头痛或胁肋胀痛等症。无意中发现头发片状脱落，无痒痛。伴夜多噩梦，烦热难眠，急躁易怒。舌质紫黯、边尖有瘀斑、瘀点，脉弦数。

治则：疏肝解郁，通窍活血。

方药：柴胡疏肝散合通窍活血汤。

加减：情绪紧张压力大者可加郁金、绿梅花；血瘀明显者可加红花、桃仁、丹参。

2）气血两虚

症状：多在大病后、手术后或产后头发呈斑状脱落，呈渐进性加重，范围由小变大，毛发稀疏枯槁。伴面黄唇白，胸闷心慌，气短懒言，倦怠乏力。舌质淡，苔白，脉细弱。

治则：益气补血，养发生发。

方药：八珍汤。

加减：养发生发可加制首乌、制黄精。

3）肝肾不足

症状：病程日久，平素头发焦黄或花白，发病时呈头发大片均匀脱落，甚或全身毛发脱落。伴头晕耳鸣，目眩，腰膝酸软。舌淡，苔薄，脉细。

治则：滋补肝肾。

方药：七宝美髯丹加减。

（2）成药验方

1）首乌片，每次5片，每日3次。

2）养血生发胶囊，每次3颗，每日3次。

3）杞菊地黄丸，每次8g，每日3次。

4）血府逐瘀丸，每次9g，每日2次。

2. 外用药物

（1）鲜生姜切片，烤热后涂擦脱发区至局部发热，每日数次。

（2）10%补骨脂酊、10%辣椒酊外搽，每日数次。

3. 针灸推拿疗法

（1）毫针：主穴取百会、四神聪、头维、生发穴（风池与风府连线中点），配翳明、上星、太阳、风池、鱼腰透丝竹空。实证用泻法，虚证用补法。每次取3～5穴，每日或隔日1次。

（2）梅花针：先用75%乙醇在斑秃区和脊柱旁开0.5cm处（夹脊穴）常规消毒后，将梅花针轻叩上述消毒部位，以皮肤轻度发红，少许渗出为宜，隔日1次，10次为一疗程，一般治疗4～5个疗程。

（六）预防调摄

1. 劳逸结合，保持心情舒畅。

2. 加强营养,多食富含维生素的食物,纠正偏食的不良习惯。

3. 注意头发卫生,加强头发护理,少用电吹风吹烫头发。

三 须发早白

须发早白是指未到头发变白的年龄发生头发全部或部分变白的一种皮肤病。中医又名“发白”,俗称“少白头”。其特点是多见于青少年,初起头发散在稀疏白发,以后逐渐或突然增多,部位往往局限于两鬓部,无自觉症状。相当于西医的早老性白发病。

(一) 病因病机

1. 心脾两虚 多愁善感,思虑过度,劳伤心脾,气血亏虚,发失濡养而白。

2. 肝失疏泄 精神抑郁或易怒,肝失疏泄,气血失和或气滞血瘀,精血不能循经滋养毛发,发失濡养而白。

3. 肝肾亏虚 房劳过度,肝肾损伤,精血亏耗,头发失去濡养而白。

(二) 临床表现

1. 青少年时期就出现较明显白发,部位以两鬓部多见。

2. 初起表现为散在性白发,以后逐渐或突然增多,大多分散存在,亦有部分是成束变白。

3. 无自觉症状。

4. 部分患者有明显家族史。

(三) 鉴别诊断

1. 白驳风 在有白发的相应头皮也变白,全身有皮肤变白的斑片。

2. 油风 头发突然呈斑片状脱发,在逐渐恢复的过程中,初生白色毳毛,稀疏细软,逐渐变黑、变粗,乃至恢复如常。

(四) 损美评价

乌黑的头发是年轻、健康的标志。青少年的白发,给人以衰老、病态的感觉。

(五) 治疗

1. 内治

(1)辨证论治

1)心脾两虚

症状:大多见于脑力劳动者。白发渐增,伴毛发稀疏,粗糙分叉,干燥易折。平素倦怠乏力,面色苍白,夜寐欠佳。舌淡,苔薄白,脉沉细无力。

治则:养心安神,健脾益气。

方药:归脾汤加减。

加减:夜寐欠安加灵磁石、合欢花;黑发可加制首乌、桑椹子。

2)肝失疏泄

症状:头发突然变白,严重者可满头白发。情志抑郁不畅或烦躁不安,纳差口苦,胸闷胁胀。舌质淡红,或舌边尖红,苔薄黄或白,脉弦或弦细。

治则:疏肝理气,养血解郁。

方药:逍遥散。

加减:头痛或头皮刺痛加天麻、川芎。

3)肝肾亏虚

症状:白发从两鬓开始,逐渐扩展。倦怠乏力,失眠健忘,腰膝酸软,男子遗精,女子月经不调。舌质淡红,苔薄白,脉沉细。

治则:滋补肝肾,养血乌发。

方药:七宝美髯丹加减。

加减:腰膝酸软加桑寄生、川断。

(2)成药验方

1)首乌片,每次5片,每日3次。

2)六味地黄丸,每次8g,每日3次。

3)桑椹膏,每次20g,每日3次。

4)逍遥丸,每次8g,每日2次。适用于思虑忧愁者。

2. 外用药物

(1)沐发方:桑白皮500g,侧柏叶500g,宣木瓜250g。煎汤外洗,2日1次,10次为一疗程。

(2)醋煮黑大豆,煮至稠厚去豆渣取汁,隔日1次洗发,10次为一疗程。

3. 针灸推拿疗法

(1)毫针法:主穴:风池、肝俞、足三里、肾俞。配穴:胆俞、支沟等穴。每日选2~4穴,施补法,留针20~30分钟。每日1次,10次为一疗程。

(2)推拿法

1)手指梳头法:两手五指微屈,以十指指腹从前发际开始,经头顶向后发际梳头。反复操作20~40次。

2)按头皮:两手五指自然弯曲张开,用指端从前额开始,自头部正中按压头皮至枕后发际,然后按头顶两侧头皮,直至整个头部。按压时头皮有肿胀感,每次2~3分钟。

3)提拉头发:两手十指分开抓满头发,轻轻用力向上提拉,直到全部头发都提拉1次,时间2~3分钟。

4)干洗头发:用两手十指按摩整个头部的头发,如洗头状2~3分钟。

5)叩打头皮:双手五指并拢,用手指指端轻轻叩打整个头部1~2分钟。

以上5个步骤,每日早晚各做1次,长期坚持,可防治白发、脱发、头发干燥、枯黄等。

(六)预防调摄

1. 注意饮食营养,多食具有补肾乌发的食物,如黑芝麻、黑豆、黑米、核桃、大枣等。

2. 注意养护头发,使用合适的洗发和护发用品。

3. 保持充足的睡眠,保持心情舒畅。

四 异毛恶发

异毛恶发是指各部位毛发异常增多、增长、增粗而黑的一种毛发疾病。其特点是:多见于女性,毛发呈男性型分布特征,如上唇、下颏、前胸、四肢等处均有特别粗黑的毛,阴毛可延及脐部。相当于西医的妇女多毛症。

(一)病因病机

1. 肺肾阴虚 素体肺肾阴虚,虚火上炎所致。

2. 冲任失调 肾阴不足,日久冲任紊乱,血海不能按时满盈,气血不和所致。

（二）临床表现

1. 发病部位以面部、会阴部、四肢多见。

2. 表现为各部位毛发异常增多增粗、长而黑。眉毛、唇毛、四肢体毛粗黑浓密，并可出现胸毛，阴毛延及脐部。

3. 多伴有月经不调、面部油腻、痤疮等症状。

4. 部分患者有家族史。

（三）损美评价

多毛症损害了女性洁白清爽的整体美，给人一种男性化的感觉，严重影响了患者的自信心，背上了沉重的心理负担。

（四）治疗

1. 内治

（1）辨证论治

1）肺肾阴虚

症状：躯干及四肢的体毛异常增长粗黑，皮毛干燥、粗糙。形体消瘦，口唇干燥，便干尿赤，月经基本正常。舌红，苔薄黄，脉细数。

治则：清肺养阴，凉血净肤。

方药：百合固金汤合六味地黄汤。

加减：口唇干燥加南北沙参、芦根；两手心热加青蒿、白薇。

2）冲任失调

症状：上唇、两前臂、小腿胫前汗毛异常增长粗黑。伴有面部油腻、痤疮，乳房发育不良，月经紊乱或停经。舌质紫黯，少苔，脉细数。

治则：调理冲任，滋补肾阴。

方药：六味地黄汤合二至丸。

加减：月经不调可加四物汤。

（2）成药验方

1）六味地黄丸，每次8g，每日3次。

2）逍遥丸，每次8g，每日2次。

2. 外用药物

（1）二石方：炉甘石粉、海浮石粉各1份。每日用纱布蘸粉揉擦多毛部位每日1次，每次20分钟，10次为1个疗程。

（2）外洗方：海浮石30g，丹参30g，乌梅30g，威灵仙30g。煎汤外洗多毛部位，每日1次，每次20分钟，10次为1个疗程。

3. 针灸推拿疗法 毫针法：主穴：肾俞、肝俞、三阴交、关元。配穴：太溪、太冲、归来等。平补平泻法，留针20～30分钟。每日1次，10次为1个疗程。

（五）预防调摄

1. 要积极寻找多毛症的发病原因，必要时应到妇科及内分泌科进行诊治。

2. 非疾病引起的多毛症因影响美观，可在医师指导下进行各种脱毛法脱毛。

3. 在进行各种脱毛法脱毛时要注意避免损伤皮肤。

第三节　四肢、躯干部常见损美性疾病的诊治

一　狐臭

狐臭，又名腋臭、狐气、体气、腋气。因腋窝部分泌有特殊刺鼻臭味的汗液而得名。常始发于青春期，女性多见，轻重不一。天热、出汗多、衣服单薄或运动后臭味更加明显。随着年龄的增长症状逐渐减轻或自愈。多有家族史。相当于西医的臭汗症。

（一）病因病机

1. 先天禀赋　父母遗传，腋下积秽浊之气，熏蒸于外。据调查，双亲均有狐臭，其子女遗传几率为80%，若父母只有一方有狐臭，那么遗传的几率则为50%。

2. 湿热内蕴　过食肥甘辛辣、香浓味厚之品，从而蕴积生湿化热，湿热内蕴。或者天暑衣厚，久不洗浴，使津液不能循行畅达，以致湿热污垢熏蒸体外。清代沈金鳌《杂病源流犀烛》说："腋臭漏腋，皆先天湿郁病也。"指出本病由先天遗传所致，同时与腋下湿热内郁有关。

（二）临床表现

1. 本病常见于青壮年，女性患者为多。

2. 臭味轻重不等，冬季气味减轻，夏季明显，老年时症状减轻或消失。

3. 汗液常为淡黄色，腋窝部潮湿，可伴有外耳道内有柔软耵聍。

4. 少数患者除腋窝外，阴部、肛周、乳晕等部位也可散发出此种特殊臭味。

（三）鉴别诊断

色汗症：在腋窝仅能见汗液颜色染衣衫的变化，常见黄色汗、蓝色汗等，但无臭味散发。

（四）损美评价

腋臭本身不痒不痛，但这是一种不能隐瞒，也无法隐瞒的疾病，因气味特殊难闻，令人远避，使许多腋臭患者感到非常尴尬，严重影响心理健康，易使腋臭患者产生抑郁、自卑的情绪。

（五）治疗

1. 内治

1）湿热蕴结

症状：双腋、外阴等处常散发出臭味，活动、出汗后更甚。伴口干口苦，大便秘结或不爽，或有黏液，小便短赤，臊味重。舌红，苔黄腻，脉弦数或滑数。

治则：清肝化湿除臭。

方药：柴胡清肝利湿汤加减。（柴胡、茵陈、车前草、泽泻、白花蛇舌草、栀子、龙胆、土茯苓、虎杖、金银花、甘草）

2）阴虚内热

症状：活动出汗后双腋下散发臭气。多汗心烦，手足心热，口干，失眠，便干。舌红，少苔，脉细数。

治则：养阴清热敛汗。

方药：生地麦冬饮加减。（生地黄、麦门冬、五味子、竹叶、玄参、浮小麦、煅牡蛎、牡丹皮、乌梅、茯苓、石斛、甘草）

2. 外用药物

(1)汗多明显者,用葛根、明矾煎水外洗。

(2)用雄黄、石膏各250g,枯矾500g,丁香20g。研成细末,每天早晚扑撒患处。

(3)用腋臭散(密陀僧、枯矾)研末,外扑或用油调敷。

3. 针灸推拿疗法

(1)毫针刺法:主穴取合谷、复溜,配穴取大椎、气海、阴郄。合谷用泻法,复溜用补法。气虚卫外不固者,补气海。内热盛者,加大椎、阴郄。

(2)灸阴郄穴,以稳定熏灸法为主,每日1次,每次30分钟,10次为一疗程。

(六) 预防调摄

1. 夏天易出汗,可以剃掉腋毛。

2. 少吃或不吃辛辣刺激性食物,如蒜、葱、姜、咖啡、芥末、胡椒、酒等。少吃大鱼大肉。饮食宜食苡米、冬瓜、苦瓜、马兰头、赤小豆等。

3. 勤洗澡,勤换衣服,穿着质薄通透性好的上衣,特别注意腋部的清洁与干燥。

二 疣目

疣目是一种好发于手足部,突出皮面,表面粗糙,质地坚硬,状如花蕊的良性赘生物。相当于西医的寻常疣,俗称"刺瘊"、"瘊子"。常发生于儿童及青少年。属于中医学文献中记载的"枯筋箭"、"千日疮"等。《诸病源候论》载:"疣目者,人手足边忽生如豆,或如结筋,或五个或十个相连肌里,粗强于肉,谓之疣目。"

(一) 病因病机

本病多与情志失调,外感风热邪毒,或为皮肤外伤摩擦有关。

1. 肝旺血燥 由于情志失调,忧郁恼怒,怒动肝火,火热灼津耗血,津血不足,不养筋脉,筋失所养而致疣发皮肤。《外科正宗》曰:"枯筋箭乃忧郁伤肝,肝无荣养,以致筋气外发。"

2. 风热毒蕴 外感风热毒邪,侵袭肌表,蕴结不散,凝滞肌肤而起疣。或因劳汗当风,营卫不和,与肺胃郁热搏于肌表而发。

3. 湿瘀凝滞 脾虚或肝郁生湿化痰,湿痰蕴阻肌肤而生疣。或外伤摩擦,局部气血失调,凝聚而发。

总之,疣目是因肝血失养,湿瘀肌肤,兼感邪毒所致。

(二) 临床表现

1. 初起为针尖大小的丘疹,渐扩大到豌豆大小或更大,呈圆形或多角形,表面粗糙,角化明显,触之坚硬,高出皮面,皮色为黄褐、灰黄、灰褐色,继续发展呈乳头样增殖,顶端分裂成花蕊样刺状,遇有摩擦或撞击时易出血,偶可引起细菌感染。

2. 数目不等,初起多为1个,可因自身接种而增多成片或线状排列。好发于手足背、手指、足缘或甲廓等处,也可发生于头、面部而影响美容。

3. 一般无自觉症状,偶有疼痛。

4. 有的寻常疣疣体细软如丝状突起,称丝状疣,多发于眼睑、颈、口周等处,一般不超过1cm,常多发。有的寻常疣在同一个基底上生长出一簇参差不齐指状突起,其尖端为角质样物质,可相互融合,形如菊花心,称指状疣,好发于颜面和头皮,严重影响美容。

5. 病程经过缓慢,部分患者可自愈,愈后不留痕迹。

（三）鉴别诊断

1. 疣状痣 损害为淡褐色或棕黑色的硬实丘疹或疣肿物。呈线状、条状或片状，多与神经分布走向一致，表面粗糙，大小与长短不一。常出生时即有，也可在几岁以后才出现，逐渐扩大，至一定程度才停止扩大。

2. 鼠乳 初起坚实，小者如米粒，大者如豌豆，呈半球形隆起，皮色或乳白色，表面呈蜡样光泽，中心凹陷如脐窝状。中间可挤出乳酪样物质。好发于儿童躯干部，愈后不留瘢痕。

（四）损美评价

疣属于皮肤浅表的良性赘生物，好发于颜面部及暴露部位，具有高出皮面，不同颜色，不光滑，色素异常等表现，破坏了颜面部及暴露皮肤的美感。因病程较长，使患者抑郁烦闷，产生自卑感，影响正常的心理。

（五）治疗

1. 内治

(1)辨证论治

1)肝旺血燥

症状：结节如豆，坚硬粗糙，颜色污黄，蓬松枯槁。伴急躁易怒，口苦口干，目赤肿痛，便干尿赤。舌红，苔黄，脉弦数。

治则：清肝养血润燥。

方药：泻青丸合当归饮子。

加减：皮疹坚硬，色褐加红花；疣色浅褐色加当归、白芍；口苦苔黄加黄芩、夏枯草、香附；便秘加生大黄(后下)。

2)风热毒邪

症状：皮疹初起形如米粒，扁平隆起，色呈淡褐、淡红或皮色，表面光滑，散在分布，自觉微痒，搔抓后可出现串珠状排列皮疹。伴面红，口渴欲饮冷。舌淡红，苔薄黄，脉滑数。

治则：疏风清热解毒。

方药：普济消毒饮加减。

加减：疣在颜面部加桑叶、桂枝；在下肢加牛膝；痒甚加蝉蜕、荆芥；皮疹色深，发展快，舌红脉数，加青黛、夏枯草、皂角刺。煎药后药渣再煎汤，外洗患处。

3)痰凝血瘀

症状：疣起日久，质地较硬，色黯褐，挤压疼痛。舌黯红，苔薄白，脉涩。

治则：祛湿化痰，活血化瘀。

方药：治疣汤加减。(柴胡、桃仁、红花、板蓝根、熟地黄、赤芍、川芎、夏枯草、当归、穿山甲、牡蛎、薏苡仁、地肤子)

(2)成药验方

1)乌梅适量，用盐水适量浸泡1日，研为泥状，每次少许敷患处。

2)板蓝根30g，泽泻30g。煎汤代茶饮。

2. 外用药物

(1)板蓝根30g或苦参片30g，煎汤外洗。每日2次，每次15分钟。

(2)熏洗疗法：木贼草、金银花、香附、白芷、桔梗、红花、马齿苋、板蓝根、大青叶、珍珠母、磁石、代赭石等。可选择3~5味煎水，先熏后洗。

(3)板蓝根注射液,每次肌内注射2~4ml,每日1次,20日为一疗程。

(4)推疣法:适用于明显高出皮面,蒂小的疣。局部用75%乙醇消毒后,用刮匙套住疣体根部,与皮肤成30°角,向前快速均匀用力推动使疣体脱落,创面压迫止血后,贴上创可贴,禁沾水。

3. 针灸推拿疗法

(1)针刺:对疣目常规消毒后,用毫针垂直快速进针至疣基底,强刺激不留针。最好选母疣(最早出现或体积最大的疣体)。

(2)耳针:主穴:肺、肝、内分泌。配穴:面颊、枕、神门、大肠。每次选主、配穴各1~2个,留针30分钟,每日1次,连续14日。或用耳穴压豆法,两耳轮换,3日1次,10次为一疗程。

(3)穴位注射:取穴为血海、曲池,用注射器抽吸2%川芎注射液及防风注射液各2ml,每次选2穴,每穴注射2ml,隔日1次,10次为一疗程。

(4)艾灸法:数目少者可用艾炷在疣体上灸之,每日1次,至脱落为止。

(六)预防调摄

1. 尽量避免与未治愈的疣目患者接触。
2. 减少皮肤外伤。
3. 禁食辛辣之品,多食新鲜水果蔬菜,可食薏米粥。
4. 禁搔抓皮损,防止自体接种传染。

三 扁瘊

扁瘊好发于面部、手背部,为扁平隆起、粟米至黄豆大小的皮肤良性赘生物。类似于西医的"扁平疣"。在中医学中统属于疣类。

(一)病因病机

中医认为本病多由风湿热邪客于肌表和内动肝火,肝经瘀热,气血不和所致。

1. 热毒蕴结 腠理不密,卫外不固,风湿热邪乘虚侵入,热毒搏于肌肤,凝聚成疣。

2. 热蕴络瘀 素体火热旺盛,或五志过极,引动肝火,火热内蕴,煎灼津液。

(二)临床表现

1. 好发于青少年,尤以青春期前后的少女更为常见。
2. 好发于颜面、手背,少数亦可见于颈项、肩胛、前臂等处。
3. 皮损为表面光滑的扁平丘疹,如针头、米粒至黄豆大小,呈圆形、椭圆形或多角形,质硬,呈正常肤色,或淡褐色,散在分布或簇集成群,或互相融合。
4. 一般无自觉症状,成批发作时略有痒感,用手搔抓则会使疣体扩散,沿着表皮抓痕分布成条状,列排成患。少则十几个,多则上百个。
5. 本病病程缓慢,有时可自愈,也有多年不愈者,愈后不留痕迹。如发现病程中疣突然增多,伴痒,色红,鼓起明显者,此为欲愈之先兆,不久即可脱落。

(三)鉴别诊断

1. 粟丘疹 皮疹为针头至粟粒大小的不融合之坚实丘疹,白色或黄白色,常发生于眼睑、颊部或额部,无自觉症状,既不消退,也不扩大。用针挑破表皮可挤出白色珍珠状颗粒物。

2. 睑黄疣 皮疹好发于眼睑内眦处,为淡黄色或橘黄色柔软的斑块状改变。多见于中年以上的女性,常伴有肝胆疾患及高脂血症。

3. 汗管瘤 皮疹为针尖至绿豆大小的柔软丘疹,好发于下眼睑及颊上部,也常发生在颈、前胸及腹部等处,对称分布,正常肤色。半数以上发生于20~30岁的女性。常密集而不融合,很少自行消退。

(四)损美评价

面部皮肤以白净、平滑、紧致为美。扁瘊虽自觉症状较轻,但破坏了面部的平滑感,且颜色浅褐,使面部皮色混杂不白皙。尤其多见于青春期前后的少女,严重影响了少女对自身美好形象的追求,患此病会变得焦躁不安,进而影响学习和生活。

(五)治疗

1. 内治

(1)辨证论治

1)湿热毒蕴

症状:皮疹初起,数目较多,色淡红,表面光滑发亮,散在分布,常感微痒。伴口干不欲饮,身热,大便不爽,小便短赤。舌质红,苔白或黄腻,脉濡数或滑数。

治则:清热利湿,解毒散结。

方药:祛疣汤加减。

2)热蕴络瘀

症状:病程较长,皮疹黄褐或黯红,表面晦暗无泽,质地较硬。可有烦热。舌黯红,苔薄白,脉沉缓或涩。

治则:疏肝活络,活血软坚。

方药:紫蓝方加减。

(2)成药验方

1)白鲜皮、香附各50g。煎水外洗,每日1~2次。

2)鲜鸡内金或干鸡内金适量,用醋浸泡变软后擦皮疹,每日1~2次。

2. 外用药物

(1)可用上述中药第2次煎液外洗,每日2~3次。

(2)鸦胆子仁油涂患处,每日1次。

(3)用浸过大蒜汁的海螵蛸块轻轻摩擦患处。

(4)五妙水仙膏点涂皮疹。

3. 针灸疗法

(1)毫针法:取列缺、合谷、曲池、足三里、大骨空,用泻法。

(2)耳穴:取肝、胆、皮质腺、肺、面颊、神门,王不留行籽贴压穴位,每次揉40~50下,每日揉3次。

(3)穴位注射法:血海、风池、大骨空,每次选1~2穴,采用10%川芎注射液或板蓝根注射液,针刺得气后,各穴推注1ml,2日1次,7次为一疗程。

(4)用火针对准疣体,速刺,不可刺得过深,针刺3天内勿沾水,1周内脱落而愈。

(六)预防调摄

1. 皮疹不宜搔抓,以免自身接种扩散。

2. 局部用药尤其是剥脱性、腐蚀性药物须仔细操作,密切观察,以免损伤健康皮肤,导致毁容的严重后果。

3. 选用各种治疗方法时,应坚持疗程。

4. 发病后要及时治疗，以免皮疹扩大、增多。

四 鹅掌风

鹅掌风是因手掌粗糙枯裂如鹅掌面而得名，又称掌心风。《医宗金鉴》载："无故掌心燥痒起皮，甚则枯裂微痛者，名掌心风。"相当于西医的手癣。

（一）病因病机

中医认为本病多由外感湿热毒邪，或脾胃湿热内蕴，凝聚肌肤，气血不能荣润，皮肤失养所致。此外，人体气血不足沾染虫毒亦可致病。

1. 湿热内蕴 多因久居湿地或被水浆浸渍，湿热外侵；或脾胃湿热，湿热内蕴，外溢肌肤所致。

2. 血虚风燥 多因湿热日久化燥，耗血无以滋养肌肤；或气血不足，沾染虫毒，气血受损，肌肤失养而致。

总之，鹅掌风与湿热和血燥关系密切，皮疹为水疱，浸渍多属湿热；皮疹角化、干燥脱屑多属血虚风燥。

（二）临床表现

1. 水疱型 皮损多见于手掌面、指侧部位。初起为成群或散在针尖大小水疱，干燥后表皮脱落，形成环状鳞屑，新的损害陆续出现，互相融合，形成多环形，边界较清楚，多伴有小片的潮红或脱屑，中心已痊愈，周围续起疱疹。

2. 浸渍型 指间皮肤浸渍发白，常因剧痒搔抓摩擦后引起表皮擦烂，露出潮红糜烂面，时有流滋。部分患者发生在指间，重者指部稍有肿胀，容易因搔抓而化脓引起红丝疔。

3. 脱屑型 主要表现为脱屑，角质增厚，皮肤粗糙干裂。多见于手掌，裂口深者可引起疼痛及继发感染。即使在夏季也发生皲裂、疼痛，冬季则裂口更深，疼痛更甚。

反复发作或治疗不彻底，可使病程延长，经久不愈。自感瘙痒，秋冬季节皮肤肥厚、干燥，发生皲裂、疼痛，手掌、手指失去弹性以致屈伸不利。

（三）鉴别诊断

皲裂疮：表现为手足部皮肤干燥皲裂，发病初起时皮肤干燥发紧，弹性减退，不如正常皮肤光泽柔润。随病情的发展，皮肤粗糙、肥厚，出现与皮纹一致的深浅不一的裂纹，深者可达真皮或皮下组织，疼痛较剧，伴有出血，但不伴有水疱、潮湿、浸渍、多汗等现象。本病多为冬重夏轻。

（四）损美评价

当今社会人们对美的追求范围越来越广，不仅要求容颜美，还要求手足等暴露部位呈现美。鹅掌风病位在手掌，手部皮肤粗糙干裂，甚者脱屑僵硬，毫无柔软细腻之感，严重影响与人接触交流，且病程缓慢而使患者产生忧郁自卑的心理。

（五）治疗

1. 内治

（1）辨证论治

1）湿热证

症状：初起为水疱密集，刺痒难忍，搔之多汁，浸淫成片，闻有腥味，或水疱伴脱屑，口多不渴，舌苔腻，脉多弦滑。

治则：清热渗湿。

方药：萆薢渗湿汤加减。

加减：皮疹感染有脓疱、脓液加紫花地丁、蒲公英；痒甚加地肤子、白鲜皮。

2）血燥证

症状：病久不愈，手掌呈弥漫干枯，皮厚而糙，形似鹅掌，严冬季节多见裂纹，自感枯痛，舌燥无津，脉弦细数。

治则：养血润肤，祛风止痒。

方药：当归饮子加减。

加减：皮疹肥厚角化加皂刺；瘙痒明显加全虫。

（2）成药验方：复方土槿皮酊外用。适用于各类型手癣，但皮疹破溃后禁用。

2. 外用药物

（1）黄柏20g，苍术20g，苦参30g，地肤子30g，马齿苋30g，枯矾15g。水煎外洗。适用于湿热证。

（2）白矾、皂刺、儿茶、侧柏叶各10g。水煎外洗。适用于血燥证。

（3）薏米60g，甘草15g。水煎浓汁，趁热洗患处，每日数次。

（4）艾叶、侧柏叶各适量。煎水熏洗患手，每日3次。

（六）预防调摄

1. 注意个人卫生，不共用鞋袜、脸盆、脚盆。
2. 有足癣者宜早治疗，否则易患手癣及甲癣。
3. 用药必须持之以恒，外用药要浸入皮肤深层，提高疗效。
4. 少食肥甘厚味滋腻之品，多食薏米仁、赤小豆、冬瓜。

五 肉刺毛

肉刺毛是一种表皮角化过度，毛孔有角质性丘疹形成的慢性皮肤病。病名首见于《外科理例》，因其皮损形如肉刺，纤细如丝而得名。西医称小棘苔藓。

（一）病因病机

总因先天禀赋不足，脾虚失运，痰湿蕴阻，营卫不和，或血虚风燥，肌肤失于濡养所致。

（二）临床表现

1. 好发于儿童，男孩稍多于女孩，成人少见，无种族差异。
2. 好发于颈、腹、臀、股、上臂伸侧、肘、膝、背部、腋窝、小腿等部位，通常不发生于面部及手足部。
3. 皮损为棘刺状毛囊性小丘疹，中央有一根细的纤维丝状角质小刺突，去除小刺突，留下一个漏斗状小窝，丘疹可密集成团形、卵圆形或不规则形，直径可达2～5cm，触之感刺手，损害在短期内成群出现，往往对称分布。
4. 皮损可为淡红色，但通常是皮肤色。
5. 可有微痒或无自觉症状。
6. 病程缓慢，大部分病例可自然消退，少数病例持续较长时间。

（三）鉴别诊断

1. 毛周角化病 又叫毛发苔藓。好发于鬓角部、上臂、股外侧和臀部，部分患者可波及腹部。皮损为针尖到小米粒大小与毛孔一致的坚硬丘疹,互相不融合,顶端有淡褐色角质栓,内含卷曲的毛发,剥去角栓后可见漏斗状小凹陷,但不久又在此凹陷中长出新的角栓。受累部位有特殊的粗糙感,但无角质小刺突。皮损冬季加重,夏季减轻。一般无自觉症状,或有轻度痒感。

2. 维生素A缺乏症 损害为四肢伸侧针头至米粒大小的毛囊性丘疹,同时合并有夜盲、眼干等表现。

(四) 损美评价

患肉刺毛严重的,对外观影响很大,许多患有此种疾患者,夏天不敢穿短袖衣服。所以此病也可称得上是美丽的天敌之一,且严重影响心情,部分患者甚至因此而产生严重的心理问题。

(五) 治疗

1. 内治

(1)辨证论治

1)痰湿蕴阻

症状:多见于病变初起,角质小刺突出,成群出现,密集分布。可伴有胸闷不适,便溏。舌淡,苔腻,脉濡或滑。

治则:健脾益气,燥湿化痰。

方药:除湿胃苓汤和二陈汤酌加海藻、昆布、浙贝母等。

2)血虚风燥

症状:发病日久,皮损触之粗糙感明显。舌淡红,少苔,脉弦细。

治则:养血祛风。

方药:四物消风散酌加鸡血藤、乌梢蛇等。

(2)成药验方

1)当归片和乌梢蛇片,每次各5片,每日3次。

2)润肤丸,每次6g,每日2次。

2. 外用药物 选用黄柏霜或10%五倍子膏外擦,每日2次。

3. 针灸疗法

(1)取穴阴陵泉、三阴交、丰隆、阿是穴。用泻法,每日1次,10次为一疗程。适用于痰湿蕴阻型。

(2)取穴曲池、血海、三阴交、膈俞、阿是穴。用补法,每日1次,10次为一疗程。适用于血虚风燥型。

(六) 预防调摄

1. 忌用刺激性强的外用药物。
2. 局部忌用碱性过强的肥皂擦或热水烫洗。
3. 调饮食,多吃胡萝卜和蔬菜,忌食油腻和辛辣刺激性食物。

六 灰指(趾)甲

灰指(趾)甲又名鹅爪风。是指(趾)甲失去光泽,增厚,色灰白,状若虫蛀的一种甲真菌性疾病。相当于西医的甲癣。中医对此病的记载最早见于《外科证治全书》。

(一) 病因病机

本病多由鹅掌风或脚湿气日久不愈,湿毒内聚,蔓延甲板;或外感虫邪,湿阻脉络,血不养甲;或肝血亏虚,爪甲失养而发病。

1. 湿热　久居湿地或被水长期浸渍,湿邪外侵,湿热生虫,虫蛀甲床;或肝经湿热,湿热外溢肌肤,延及手掌、爪甲,湿热下注延及双足爪甲。

2. 血燥　多因湿热日久,又感风邪,风盛则燥,血燥爪甲失养;或素体肝血亏损,不濡养筋脉,爪甲失养所致。

总之,本病由外因虫淫、湿阻,内因肝血不足,邪乘虚而入,致生甲病。

(二) 临床表现

1. 发病部位初起多为 1～2 个指(趾)甲染病,逐渐扩展到邻甲,重则累及所有指(趾)甲。

2. 皮损表现为初起指(趾)甲的远端甲缘失去光泽,或甲板发生或白或黄的斑点,逐渐扩大;继则出现甲面的高低不平,逐渐增厚或蛀空而残缺不全;最后甲变形失去光泽而呈灰白色。

3. 好发于成年人,多有鹅掌风或脚湿气的病史。

4. 一般无自觉症状,重者可有疼痛现象。

5. 病程缓慢,有的可迁延数年或 10 余年,不经治疗,可致终生不愈。

(三) 鉴别诊断

1. 脆甲症　甲板菲薄,甲壳不韧不坚,易断易裂。与长期接触碱水有关。

2. 甲银屑病　在银屑病中有10%～50%可出现甲的病变。多为多个甲同时受损,表现为指(趾)甲增厚、混浊,呈灰褐色。甲表面可有顶针样凹陷,甲板自游离缘起逐渐向后与甲床分离,其甲板间隙中堆积较多的角质性碎片,甲根部及周围常有红斑鳞屑。

(四) 损美评价

指(趾)甲是人们手足部的重要组成部分,灰指(趾)甲使指(趾)甲又厚又硬,使人不敢外露手(脚),与他人见面时不敢与之握手,特别是夏天,患者无法穿凉鞋,给其带来极大的精神压力。

(五) 治疗

1. 内治

(1)湿热证

症状:指(趾)甲肥厚,表面凹凸不平,甲沟红肿。舌红,苔黄腻,脉弦滑。

治则:清热祛湿解毒。

方药:苦参汤加减。

(2)血燥证

症状:指(趾)甲灰白色,脆断,蛀空。舌红,少苔,脉细。

治则:养血润燥。

方药:首乌地黄汤合二至丸加减。

2. 外用药物

(1)甲癣浸泡方:大黄 30g,大枫子 30g,土槿皮 50g,川椒 20g,紫草 20g,明矾 30g。水煎成 1000ml,浸泡患甲 60 分钟,每日 2 次。

(2)白凤仙花捣烂涂甲上,用布包好,每日 1 次。持续使用,直到痊愈。

3. 针灸疗法

(1)直接灸:取黄豆大小艾炷,点燃后靠近病甲边缘及中心灸之,每日 2 次,每次 10 ~ 15 分钟。

(2)间接灸:大蒜切薄皮,先在病甲上垫一块薄布,上置蒜薄片,艾炷点燃灸之,若感疼痛可稍停片刻,再灸之,3 日 1 次,每次 10 分钟。

(六) 预防调摄

1. 患有手癣或足癣者要积极治疗,以防日久蔓延成灰指甲。

2. 坚持治疗,本病较顽固,治疗宜耐心,一般需要 3 ~6 个月。

七 冻疮

冻疮是冬季常见的一种以手指、手背、足背、足趾、足跟、耳部等暴露部位,出现红肿发凉、瘙痒疼痛,甚至皮肤紫黯溃烂为主要特征的局限性瘀血性红斑性或疮疡性皮肤病。相当于西医的冻伤。《诸病源候论》称本病为"冻疮"、"冻烂疮"。

(一) 病因病机

本病总因寒冷伤于皮肉,结于血脉,阳气失于温通,以致气血凝滞所致。

1. 寒盛阳虚 素体阳虚,阳气不能温煦于外,温养四末,复加外寒侵袭,寒凝肌肤、经脉,致气血运行不畅凝滞而发病。

2. 寒凝血虚 因创伤失血,或素体气血不足,血虚运行不畅,复加寒邪所侵,加重气血凝涩,其末梢尤为明显而发病。

3. 寒凝血瘀 冬令时节,寒为主气,收引凝滞,又因疲劳,或饥饿,或长期静止不动,外寒与内因相结合,致局部末梢失去气血的供养,寒主收引,经络阻塞,气血凝滞而成冻疮。

4. 寒化热毒 由暴冷后即着热,或用火烘汤泡,致寒极化热,热盛肉腐成疮。

(二) 临床表现

1. 本病多见于儿童、女性,或久坐少动、活动较少的老人,或低温下常接触冷水和长时间处于湿冷环境及野外作业者。

2. 易发生于身体的外露部位和血液循环不良的四肢末梢,如脚趾、脚跟、手背、手指伸侧、耳廓、鼻尖等处。

3. 初起为局限性充血性紫红色红斑,境界不清,中央青紫,边缘呈现淡红色,触之冰冷,压之苍白退色,起手则缓慢恢复红肿色泽。继而肿胀,皮色紫红,或有结块,甚则肌肤拆裂,局部灼痛瘙痒,遇热尤甚,严重时可有大小不等的水疱、血疱,如无染毒,则逐渐消肿,或疮破后形成溃疡,愈合甚慢。随后结成紫黑痂皮,不久即脱落而愈,可留瘢痕及色素沉着或色素脱失。

4. 自觉麻木、肿胀感,得温后患处皮肤瘙痒不适,遇热后尤甚,溃疡后疼痛。

5. 经过缓慢,天暖自愈,每年冬季易发。

(三) 鉴别诊断

猫眼疮:多发于春秋两季,无末梢循环不良表现,皮疹呈现多形性,典型者呈特殊的虹膜样损害,常伴关节痛,有时口腔部位亦可发生,病程较短,一般 2 ~3 周可愈。

(四) 损美评价

本病好发于对人体容貌和形体美审美具有关键意义的部位,如手、面颊、耳廓等,反复发作后患处皮肤颜色加深,故对整体的美造成影响,主要是影响肤色的均匀柔和,影响视觉上的审美感受。

(五)治疗

1. 内治

(1)辨证论治

1)寒盛阳虚

症状:平时畏寒,形寒肢冷,面色㿠白少华,每遇天冷低温则发病,病变局部肿胀冷痛,肤色青紫,局部漫肿或起大小不等的水疱、血疱,遇热痒痛相兼,疱破露出溃疡,或溃疡日久不敛。舌淡,苔薄白,脉细涩或沉迟无力。

治则:益气固本,扶阳通络,敛疮。

方药:玉屏风散合麻黄附子细辛汤加减。

2)寒凝血虚

症状:素体血虚,皮损黯红漫肿,麻木冷痛,或有水疱。神疲乏力,面色淡白无华,眼睑、唇、爪甲淡白。舌淡苔白,脉沉细。

治则:补养气血,温通血脉。

方药:人参养荣汤加黄酒调服。

3)寒凝血瘀

症状:皮色苍白或紫黯,局部皮肤漫肿麻木发凉,遇热痒痛相兼,可见水肿性红斑,或起水疱,发痒,灼痛,感觉迟钝,手足清冷。舌淡苔白,脉沉迟细。

治则:温经散寒,祛瘀通络。

方药:当归四逆汤或桂枝汤加减。

4)寒化热毒

症状:患处红肿灼热,遇热痛痒相兼,创面溃烂、渗液溢脓,四周赤肿,疼痛加重,甚则筋骨暴露。或伴有全身发热、头晕、口干、便干、尿赤。舌红,苔黄,脉数。

治则:清热解毒,活血止痛。

方药:四妙勇安汤加味。

加减:疼痛较甚者加乳香、没药、红花。

(2)成药验方

1)人参养荣丸、八珍丸、十全大补丸,适用于气血不足,体质虚弱者,每次9g,每日1~2次。

2)黑锡丹,每次3g,每日1~2次,空腹姜汤或枣汤送下,不可多服。

2. 外用药物

(1)用当归、红花、川乌、草乌各10g,透骨草12g,煎汁先蒸后浸泡,每日2~3次。适用于红肿阶段。

(2)红灵酒:当归、肉桂各60g,红花、花椒、干姜各30g,樟脑、细辛各15g。用50%乙醇1000ml,浸泡7天,外搽局部,每日2次。适用于红肿痛痒未溃者。

(3)用白萝卜切成丝,放在锅内加热(不能加水),萝卜汁自然溢出,盛盆内,至40℃左右,患者泡洗患部,冷再加热,泡洗两次,连用2~3天。

(4)有水疱、血疱者,常规消毒后,以消毒注射器抽吸疱中液体,用马勃研细末,贴敷在疮面,以消毒敷料包扎,每次1~3天。

(5)对小面积溃疡者,取桑螵蛸鲜品,用刀切开,取黄色液汁,涂擦于溃破处,不需包扎,每日或隔日1次。

3. 针灸疗法

(1)针刺放血:局部消毒后,以毫针点刺,或梅花针叩刺。轻轻挤压出血。每日或隔日1次。

(2)毫针法:取大椎、阿是穴。手背冻伤加阳池、合谷、外关、八邪;足趾冻伤加解溪、涌泉、通谷、侠溪、公孙。气血衰弱、肾阳不足者配足三里、脾俞;寒邪外袭,脉络瘀阻者配肝俞、血海;阳气不足加神阙、关元、气海、命门、肾俞。每日1次,平补平泻,留针30分钟。

(3)灸法:主穴:阿是穴;配穴:大椎、足三里、涌泉、合谷。手部皮损配后溪、中渚;足部配行间、内庭、足临泣。采用直接灸或隔姜灸,每日1~2次,每次10~15分钟。

(六)预防调摄

1. 初冬时节,天气突然变冷,此时最易冻伤,要特别注意保暖,尤其是往年发生过冻疮的部位。野外作业或旅行者要注意手、足、耳、鼻等暴露易冻部位的保暖。

2. 受冻部位严禁火烘或热水烫洗,避免碰伤,并注意保持局部清洁、干燥。

3. 未溃瘙痒时切忌用手搔破,以免继发感染。

4. 选择适合自身条件的体育锻炼,或利用每天洗手、脸、脚的间隙,轻轻揉擦皮肤,至微热为止,以促进血液循环,消除微循环障碍,以达血脉通畅。

5. 加强耐寒锻炼,可用冷水洗脸、洗脚、洗手或冷水浴。

6. 如在寒冷环境中停留时间过久,应用温水浸泡受冻较重及局部受压部位,或用揉擦按摩的方法加强局部的摩擦及运动,以迅速改善局部的血液循环。

八 皲裂疮

皲裂疮是由多种原因引起的手足部皮肤干燥皲裂为特征的皮肤病。历代文献中对本病有"尸脚"、"皲裂"、"干裂疮"、"裂口疮"、"肉裂"等不同名称。相当于西医的手足皲裂。

(一)病因病机

1. 外邪侵袭 外感风、寒、燥邪,风燥相合致血虚风燥,以致肌肤失养;寒邪凝滞收引,肌肤骤遇寒冷,致血脉凝滞,肤失濡养,燥胜枯槁,乃生皲裂。《诸病源候论》说:"皲裂者,肌肉破也。言冬时触冒风寒,手足破,故谓之皲裂。"

2. 脾虚营亏 脾为气血生化之源,主肌肉四末,脾虚则化源不足,气血亏虚,气虚则不能温煦体外,肌肤易为外邪侵袭;血不足,则不能濡养肌肤,可致皮肤粗涩枯槁,继而出现裂口,发为皲裂。

3. 劳作过度 经常摩擦,或不断牵拉,或冷水久渍,肌肤破伤,而成皲裂。

总之,外感风寒、风燥之邪是本病发生的主要外在原因,素体禀赋不足,气血不能润养四末是本病发生的内在因素,而劳作过度,冷水久渍则是本病的触发因素。

(二)临床表现

1. 本病多发生于老人及成年女性,尤以久渍冷水作业者或经常受机械性及化学性刺激的人居多。

2. 常见于成年人的手足。尤其手掌、足跟等经常受压、摩擦的部位。

3. 发病初起时皮肤干燥发紧,弹性减退,不如正常皮肤光泽柔润。随病情的发展,皮肤粗糙、肥厚,出现与皮纹一致的深浅不一的裂纹,深者可达真皮或皮下组织,疼痛较剧,伴有出血。常使手足屈伸不利,活动受限。

4. 本病病程经过缓慢，一般秋冬季加重，春夏季气候温暖后可自愈。

(三)鉴别诊断

1. 手足癣 发生于手足指趾间及掌跖面皮肤的浅部真菌感染，以红斑、鳞屑、皲裂为主，但也可伴有水疱、渗液，自觉瘙痒。足癣还可有潮湿、浸渍、发白、多汗等现象。癣病多为冬轻夏重。

2. 手部湿疹 皮疹多形性，自觉瘙痒，常有水疱、渗液，可有局限性干燥的鳞屑，或合并皲裂。

3. 进行性指掌角化症 多发于妇女的右手，以食指、中指、拇指末端多见。皮肤干燥、粗糙、发紫、发红、脱屑，甚者皲裂。

4. 掌跖角化病 手掌、足跖表皮角质层增厚，皮肤发硬，边缘清楚，呈大片黄色胼胝样厚茧，可发生皲裂。

(四)损美评价

人的双手素有“第二张面孔”之称。皲裂疮作为主要发生于手足部的皮肤病，从视觉和触觉两方面影响了美感。皲裂疮的皮损以深浅不一、大小不等的裂纹为特征，纵横的裂纹或裂隙破坏了皮肤的平滑。过度角化、开裂的皮肤，坚硬、粗糙，触之令人不适，患者因之不敢与人相握，影响了人际交往。

(五)治疗

1. 内治

(1)辨证论治

1)外邪侵袭

症状：病程较短，手足皮肤干燥，满布细密的裂纹，时有疼痛，冬季明显，夏季减轻或消失。伴见畏寒恶风，肢冷不温，或肢节疼痛，或鼻塞流涕。舌淡，苔薄白，脉浮紧。

治则：疏风散寒，荣养肌肤。

方药：桂枝汤合当归四逆汤加减。

2)脾虚营亏

症状：病程较长，手足皮肤肥厚、坚硬，表面干燥粗糙，裂隙较深，甚而裂隙渗血，疼痛较剧。冬季加重，夏季亦不能消失，伴有面色无华，食少腹胀，大便稀溏，形体消瘦，疲倦乏力。舌质淡，苔薄白，脉细弱。

治则：健脾益气，滋阴养血。

方药：归脾汤或八珍汤合养血润肤饮加减。

(2)成药验方

1)人参养荣丸，每次9g，每日2次。

2)润肤丸，每次9g，每日2次。

2. 外用药物

(1)白及粉15g，三七粉10g。用猪油60g调成膏状，先用温热水浸泡患处10分钟，再涂抹药膏，每日2次。

(2)苍耳子15g，地肤子15g，土槿皮15g，蛇床子15g，苦参15g，百部15g，枯矾6g。共研细末，用布包好，加水3000ml，煮沸20分钟后，待温浸泡或湿敷患处。每次20～60分钟，每日1～2次。

(3)将尿素、白及、大黄、地骨皮、当归各等分共研末，调入凡士林，待成膏状后外涂患处，每日 2 次。

(4)用陈皮葱白煎汁,趁热浸泡患处,持续 10 ~ 15 分钟,拭干,外搽大枫子油。

3. 针灸疗法

(1)梅花针法:取梅花针轻叩手足背部皮肤。从指(趾)尖沿着手足指趾直线,向手足腕踝部叩击。以手背皮肤有温热感为度,每日 1 次,能起到通络行血,润滑防裂的作用。

(2)灸法:取穴大椎、足三里、涌泉、合谷、阿是穴。隔姜灸,每日 1 ~ 2 次,每次 5 ~ 10 壮。也可用艾条灸。

(六) 预防调摄

1. 加强个人防护,尽量减少直接接触洗衣粉、肥皂及其他酸、碱性有机溶剂。

2. 户外工作要戴防护手套。

3. 冬季应注意保暖,擦用防裂护手霜,对手足部进行护理。

4. 患鹅掌风、脚湿气等皮肤病的患者,应积极治疗原发病。

5. 入冬后常用温水浸泡手足,或用甘草粉 1g、青黛粉 5g,甘油 60ml、红花油 15ml,加 75%乙醇 19ml,混匀外搽有预防和治疗作用。

九 鸡眼

鸡眼是足部皮肤局限性圆锥状表皮角质增生性损害。因其呈圆形或椭圆形,根陷肉里,顶起硬结,似鸡的眼睛故而得名。也有称肉刺、鸡眼疮、白脚疔。

(一) 病因病机

本病是由于足部长期摩擦受压,气血运行受阻,肌肤失养而发病。多见于鞋窄鞋硬、足骨畸形,或长期站立、行走远路之人。隋《诸病源候论》中载:“趾间生肉如刺,谓之肉刺。肉刺者,由著靴急小,趾相揩而生也。”

(二) 临床表现

1. 好发于青壮年。

2. 多发于经常摩擦及受压部位,如足底趾间,偶见于手部。

3. 数目不定,通常 1 ~ 2 个,大小似豌豆。

4. 皮损为境界清楚的淡黄色、深黄色圆锥形角质增生,其基底向外略高于皮面,表面光滑有皮纹,质坚实,尖端嵌入皮内压迫真皮乳头层神经末梢。

5. 行走或压迫时可伴有剧烈疼痛。

(三) 鉴别诊断

掌跖点状角化病:掌跖点状角化病为发于掌跖部多发性孤立和圆锥形角质物,不嵌入皮内,不限于受摩擦部位。

(四) 损美评价

鸡眼就是局部皮肤角质层增生,破坏了皮肤的正常结构,常常发生在足底、趾间、趾背和小趾外侧等长期受摩擦和压迫的部位。不仅直接影响各部位的美观,而且鸡眼主要引起疼痛,特别在走路时更加明显,使人走路姿态不自然。

(五) 治疗

1. 内治

辨证论治:对数目较多者,可结合自身症状内服中药。治宜养血活血润肤,佐以行气通络。

方选养血润肤饮加减。

2. 外用药物

(1)用鲜鸦胆子仁或鲜苦参子去壳,或鲜半夏捣烂,贴于鸡眼上,用药前注意用有孔胶布保护周围皮肤,用橡皮膏盖贴固定敷药处,然后用纱布包好,隔5~7日换药1次,直至脱落。

(2)乌梅、米醋浸泡3天后,去核取肉加少许食盐,捣敷。

(3)荸荠1个,荞面3g。共捣匀贴敷。

(4)补骨脂25g,白酒100ml。浸泡1周后,取酒液外涂。

3. 针灸疗法

(1)局部消毒,用毫针在鸡眼中心刺1针,然后在鸡眼周围围刺4~5针,针尖斜向鸡眼圆锥根尖处,留针20~30分钟,行针时强刺激,起针后用手挤压针眼周围,挤出少许血液,隔日1次,5次为一疗程。

(2)局部皮肤消毒后,用三棱针烧红后直刺鸡眼中心至尖端部,数天后结痂脱落痊愈,如不愈可再重复1次。

(3)银针刺入阿是穴,柄端置艾球点燃,灸至患处有灼热感即可除针,未愈者可再灸。

(4)点燃艾条,在阿是穴处上下点灸至皮肤焦枯,隔2~3日灸1次。

(5)用苦参子研碎做成药捻,直接施灸。

(六)预防调摄

1. 矫正鞋靴,脚有畸形者应积极治疗。
2. 减少足部的摩擦和挤压,不穿紧硬的鞋子。
3. 患者不可自行乱挖或随便用药腐蚀,以免染毒溃烂。

十 胼胝

胼胝是一种由于手足长期受压和摩擦而引起的局限性扁平状角质增生性损害。俗称茧子、脚垫。中医又名牛程蹇、琉璃疽。《诸病源候论》曰:“人手足忽然皮厚涩而圆短如茧者,谓之胼胝。此由血气沉行,不荣其表,故皮涩厚而成胝。”《外科正宗》曰:“牛程蹇,程途奔急,热脚下水见风,以致气滞血枯,结成顽硬。”

(一)病因病机

本病为手足久受机械性压迫与摩擦,致气血不畅,皮肤肌肉失养而成。或因鞋窄跟高,足骨不正,急奔远行,劳伤筋骨血脉,气血枯滞,聚而不散,固定不移而成胝。

总之,挤压劳损为本病外因,气血不畅为内因,两因相合,皮肤失养,乃成本病。

(二)临床表现

1. 本病的发生与职业有关,多发生于从事手工操作的劳动者。
2. 好发于身体长期受到压迫、摩擦的部位,如掌、跖突出部位。
3. 皮损表现为境界不清的淡黄色或蜡黄色扁平或丘状隆起的局限性角质增生肥厚,以中央为甚,边缘不清,淡黄色或蜡黄色,皮肤纹理清晰可见。触之坚硬,稍透明,局部汗液分泌减少。
4. 大小与局部受压摩擦范围有关,小的如指甲大,大的可成一片。
5. 经过缓慢,一般无自觉症状,或有轻度压痛。

(三) 鉴别诊断

1. 鸡眼 为锥状硬结,边界清楚,根陷肉里,中顶色黯,皮纹清楚,步行疼痛。

2. 跖疣 好发于儿童及青年,常见于足底,皮损表面皮纹消失,干燥、粗糙、污浊不洁,修剪时易出血,挤捏疼痛明显。

3. 掌跖角化病 自幼开始出现,呈弥漫性,发生于手掌、足底,不限于受压摩擦部位。表面不平,缺少弹性,易于在皮纹处出现裂口,深者可引起出血及疼痛。

(四) 损美评价

胼胝表现为境界不清的淡黄色或蜡黄色扁平或丘状隆起的局限性角质增生肥厚,以中央为甚,边缘不清,淡黄色或蜡黄色,皮肤纹理清晰可见,触之坚硬,稍透明,影响手足的外观与触感。严重者会有疼痛感,影响肢体美感。

(五) 治疗

1. 内治

辨证论治:本病内治疗效较慢。治疗宜活血散瘀、软坚润肤,方选活血散瘀汤加浙贝母、海藻、三棱、莪术;顽硬肿起、赤疮焮起、血水津流者合龙胆泻肝汤加减;肿若琉璃、脓汁腥臭、破溃成疡者,合五味消毒饮加减。

2. 外用药物

(1)金毛狗脊30g、地肤子30g煎汁,温热浸泡患处,每次15~20分钟,每日1~2次。

(2)木贼60g,王不留行30g,乌梅10g。煎汁,同上法浸泡。每剂药可连续浸泡3~4天,可使胼胝软化,消除疼痛。

(3)荸荠切片,贴于患处,包扎固定,过夜,次晚再贴,5~6天其茧可连根脱出。

(4)鲜骨碎补去毛,加酒捣烂敷贴患处。

(5)生独活、食盐适量,共捣,敷患处,连续2日。

(6)鸦胆子去壳,捣作饼状,贴患处,外用布包1日夜,脚垫自落。

3. 针灸疗法 多用灸法。先用温水将胼胝浸软,用刀削去皮面厚茧,将小艾炷置其上,每次施灸2~3壮。每周灸2次,2~4次可使胼胝变软渐愈。

(六) 预防调摄

1. 平时宜穿宽松软底鞋,避免挤压。

2. 从事手工工作者,工作时应戴手套,以尽量减少外界对手、足的挤压和摩擦。

第四节 其 他

一 白疕

白疕是一种以皮肤初起红斑、表面覆多层易剥离的银白色鳞屑为特征的慢性复发性皮肤病。俗称"牛皮癣"、"狗皮癣"。中医历代文献对本病论述颇多。《外科大成》指出:"白疕,肤如疹疥,色白而痒,搔起白疕,俗称蛇虱,由风邪客于皮肤,血燥不能荣养所致。"相当于西医的银屑病。

(一) 病因病机

1. 血热风燥 七情内伤,气机郁滞,郁久化火,以致心火亢盛,心主血,心火内炽,热伏营血,血分有热,复感风、热、燥、湿诸邪,内外相合,客于肌肤,热壅血络而发红斑,风热燥盛,肌肤失养则皮肤发疹,搔之屑起,色白而痒。血热盛极生风,风盛化燥,故血热与风燥相辅相成,久羁不去。

2. 血虚风燥 素体虚弱,血虚血燥,复受风邪外袭;或因肝肾不足,冲任失调,营血亏损;或因风湿痹阻,气滞血瘀,营血亏虚;或患病日久,风邪久羁,风盛化燥,血燥津枯,以上诸多因素致营血亏虚,生风生燥,肌肤失养而生白疕。

3. 血瘀风燥 外感风热寒燥之邪,邪气聚结肌肤,气血运行不畅;或因病程日久,营血亏耗,气血不畅,以致经脉阻塞,血液瘀结,肌肤失养而发白疕。

总之,本病病在血分,以血热、血虚、血瘀为其病机要点,三者相互关联,互为因果。外邪以风燥之邪为主为先,或有风热,复兼湿热之证;或有湿热内蕴,日久化毒之证;或有风湿痹阻,湿热久羁之证;或有毒热入营,伤阴耗血之证等。

(二) 临床表现

白疕临床表现呈多样性,据其特征分为以下四型。

1. 寻常型 临床最常见,损害初起为粟粒至绿豆大小红色丘疹或斑丘疹,逐渐扩大融合成片,上覆有银白色鳞屑,易被刮除,刮去鳞屑可见红色光亮薄膜,称薄膜现象。薄膜易完整剥下,则出现散在的露珠状小出血点,称点状出血现象,是此病的重要特征。损害边界清楚,周围有淡色晕,局部出汗减少。皮损好发于头皮、肘、膝的伸侧及尾骶部。病变进行期,皮损不断增多,颜色红,瘙痒不堪,抓之出血。病变静止期基本无新疹出现,原皮疹既不扩大也不缩小。病变退行期,皮损不断扩大或渐缩小,皮肤干燥,色素沉着或渐退。

2. 脓疱型 临床上较少见。一种局限在掌跖,损害为对称性红斑,斑上有针头至粟粒大的脓疱,不易破溃,两周左右可干涸结痂,痂皮脱落出现鳞屑,其下又有新脓疱形成,反复不已。另一种为泛发性,可发于躯干、四肢或全身,口腔等黏膜亦可受累。皮疹为红斑上出现针头大小密集的无菌性脓疱,反复发作,病程可达数月或更长。除脓疱外,尚有红斑、糜烂、渗出。急性者常伴有寒战、高热、恶心等全身症状。

3. 关节炎型 除有鳞屑红斑皮损外,还伴有关节红肿灼痛,以侵犯远端指、趾关节为主。甲损害明显,有点状、凹陷、纵裂、脆裂、脱落等。常不对称,亦可侵犯大关节和脊柱。重者可有关节腔积液、强直、关节畸形。

4. 红皮病型 常因寻常型治疗不当或外用药物刺激而引起。表现为弥漫性皮肤潮红、紫红,甚至肿胀浸润,大量脱屑,仅有少数片状皮肤正常,犹如分布在海洋中的岛屿,称之为“皮岛”。伴有掌跖角化,指(趾)甲增厚或变形,常迁延数月或数年。

(三) 鉴别诊断

1. 顽癣 为片状粟粒及更大扁平丘疹,久之融合呈苔藓化,好发于颈后及肘、膝、尾骶部,鳞屑少,刮搔易脱落,无点状出血现象。

2. 面游风 为头皮、面部皮肤瘙痒潮红,有油腻黄屑或干燥细碎白屑,刮后无出血点,易脱发。

(四) 损美评价

白疕表现为皮肤红斑、表面覆多层易剥离的银白色鳞屑,此外,还可表现为皮肤脓疱、糜烂、渗出;关节腔积液、关节强直、畸形;甲损害明显;弥漫性皮肤潮红、紫红,甚至肿胀浸润,大量脱屑。这些皮肤外观常会引起周围人的注意,使患者产生自卑心理。

(五)治疗

1. 内治

(1)辨证论治

1)血热风燥

症状:尤以青少年多见。初起常发于外感之后,其病发生发展迅速,多呈点滴状,红斑或斑丘疹,表面鳞屑呈多层,搔之表层易剥离,底层附着较紧,强行剥离后底面有点状出血,瘙痒较明显。常伴有心烦,口渴,便干溲黄。舌质红,苔白或黄,脉弦滑或滑数。此证多见于寻常型银屑病进行期。

治则:清热凉血,祛风解毒。

方药:消风散合犀角地黄汤(即《备急千金要方》之犀角地黄汤,水牛角易犀角,下同)加减。

2)血虚风燥

症状:皮损薄,呈钱币或地图状,色淡白或暗淡,鳞屑减少,屑起干燥,不易剥离,新疹较少出现,瘙痒时轻时重。可伴有面色无华,体倦肢乏,或头晕、少眠,食欲不振。舌淡红,苔少,脉弦细或沉细。

治则:益气养血,祛风润燥。

方药:养血祛风汤加减。

3)血瘀风燥

症状:病程日久,皮损厚硬,状如钱币、地图,少数如蛎壳状。皮色紫黯或黯红,上覆较厚干燥白屑,不易脱落,或见皮肤折裂现象。新皮疹较少出现,瘙痒或轻或重。可伴有口干不欲饮。舌质紫黯,或有瘀斑,苔薄白,脉涩。

治则:活血化瘀,祛风通络。

方药:血府逐瘀汤加减。

4)风热兼湿

症状:皮损多见于腋窝、胯间、乳下、会阴等皮肤皱褶之处,皮损较薄,疹色潮红或黯红,少见白屑,可有点状红粟,亦可见斑块,搔之浸渍流水,或见糜烂、瘙痒。可伴有口干不欲饮,身热,体倦,纳呆等症。舌红,苔白腻或黄腻,脉滑数。

治则:清热利湿,祛风解毒。

方药:消风散合革薢渗湿汤加减。

5)湿热化毒

症状:起病急,周围大片红斑,斑上密布细小脓疱,成批出现,此起彼伏,反复发作,脓疱易于破溃,并可融合成片,浸渍流脓与脱屑结为脓痂。可伴有壮热,口渴面赤,心烦易怒,大便秘结,小便短赤。舌红,苔黄厚腻,脉弦滑或滑数。此证见于脓疱型银屑病。

治则:清热利湿,凉血解毒。

方药:普济消毒饮加减。

6)风湿痹阻

症状:皮损红赤或黯红,白屑较厚,刮后见点状出血,偶可见脓疱。肢体关节肿胀疼痛,轻者指、趾小关节红肿灼热,活动不利;重者肘、膝、脊柱变形,指甲可呈“顶针”之状。舌质黯红,苔黄腻,脉弦滑。此证见于关节型银屑病。

治则:清热解毒,祛湿通络。

方药：独活寄生汤加减。

7）毒热伤营

症状：发病迅速，周身遍起大片斑块，状如地图，相互融合，色潮红、紫红，压之退色，脱屑甚多。伴高热寒战，面目红赤，心烦口渴。舌绛红少津，苔薄或光亮无苔，脉弦洪数。此证见于红皮病型银屑病。

治则：清营凉血，化斑解毒。

方药：清瘟败毒饮加减。

（2）成药验方

1）抗银片，每次2片，每日3次。适用于血热风燥型。

2）青黛丸，每次6g，每日2次。适用于湿热化毒型。

3）丹参注射液8～12ml，加入5%葡萄糖溶液500ml，静脉滴注，每日1次，10次为1个疗程。适用于血瘀风燥型。

4）克银Ⅱ号方：生地黄30g，丹参15g，玄参10g，麻仁10g，大青叶15g，山豆根10g，白鲜皮15g，草河车15g，连翘10g。每日1剂，水煎服。适用于血虚风燥型。

2. 外用药物

（1）石榴皮（炒炭研末）500g，麻油150g。调成稀糊状，用时摇匀，用毛笔蘸药均匀外涂患处，每日2次。

（2）黄柏末9g加玉黄膏30g调和成膏，外搽患处，每日1～2次。润肤止痒。

（3）黄柏30g，黄芩30g。共研细末，加凡士林240g调匀成膏，外涂患处，每日1～2次。清热除湿，消肿止痛。

（4）苦参、蛇床子、地肤子、白鲜皮、生大黄、土茯苓各50g。共研细末，用时取药末20g加入开水一盆，待温后外洗头皮皮损处。

3. 针灸疗法

（1）毫针：皮损在上肢及头面部时取穴：曲池、支沟、风池、合谷，配血海、三阴交；病变在躯干、臀部和外阴的选三阴交、血海、阳陵泉；皮损泛发全身选大椎、曲池、血海、三阴交。急性期用泻法；慢性期施补法，2日1次。

（2）皮损处常规消毒，用梅花针叩刺，先外后内螺旋式地叩至中心，叩刺至有出血点或微量出血即可，然后用消毒干棉球擦尽血液，每日1次，皮损多者，可轮流叩刺，连续7天为一疗程。

（3）耳针：取肺、神门、肾上腺、肝、皮质下，中等刺激，留针30分钟，每日1次。

（4）穴位注射：取穴曲池、足三里、三阴交、肝俞、天枢、章门等。每次穴位注射当归注射液或普鲁卡因注射液各4ml，或用654-2注射液4ml，或胎盘注射液2ml，每日1次，每次取2～3组穴位，15～30天为一疗程。

（六）预防调摄

1. 重视发病诱因，辨证求本。
2. 注意防护，外避风寒，坚持适当锻炼，增加营养，提高自身抵抗力。
3. 保持饮食清淡，忌食荤腥发物、炙烤辛辣之品。
4. 皮损处切忌热水烫洗。
5. 心胸豁达，保持情绪稳定，避免情志刺激。

二 白驳风

白驳风是一种常见的、以局部色素脱失而呈白色或乳白色斑为特征的皮肤病。此外还有"白癜"、"白驳"、"斑白"等别名。《诸病源候论》中论述:"白癜者,面及颈项身体皮肉色变白,与肉色不同,亦不痒痛,谓之白癜。"本病相当于西医的白癜风。

(一)病因病机

本病病因病机较为复杂,外因为感受风邪,跌仆损伤,内因为情志内伤,亡血失精,均可使气血失和,瘀血阻络,以致生白斑。

1. 外邪侵袭 风邪夹热、寒、湿侵袭于肌表,肺气不宣,郁于经络遂成白斑。

2. 七情内伤 情志不遂,七情内伤,气血失和,复感风邪,聚于肌肤造成白斑。

3. 瘀血阻络 这是本病局部直接的病变基础。跌仆损伤,积而成瘀,或郁怒伤肝而气滞血瘀,或久病失治,皆可致瘀血阻脉,络脉不通,新血不生,体肤失于荣养,而生白斑。

4. 肝肾不足 先天禀赋不足,肝肾亏虚,或因久病失养,房事过度,而致精血渐亏,肝肾不足。肝藏血,肾藏精,肝肾阴亏,精亏不能化血,血虚无以生精,荣卫无畅达之机,皮毛腠理失其所养而生白斑。

总之,本病与肝、肾二脏关系密切,兼及风、瘀二邪,使肌肤不得气血荣养为其主要病机。

(二)临床表现

1. 本病可发于任何年龄,以年轻人多见,男女发病大致相等,约有半数患者在20岁前发病。有明显遗传倾向。

2. 皮损好发于面、颈部,亦可见于手背、外生殖器、躯干等部位。

3. 皮损为白色或乳白色,大小和形态不一,可呈圆形、椭圆形及各种不规则形,境界清楚,周围可有色素沉着,皮损表面无皮屑,皮肤的纹理和质地如常,患处毛发可变白。

4. 一般无自觉症状。日晒后发红,可有灼痛。

5. 病程缓慢,反复发作,不易消退,可静止或间歇发展,少数病轻者可自行消退。

(三)鉴别诊断

1. 贫血痣 多自幼发病,终生不变,为局限性白斑,拍击或摩擦白斑均不能使之发生红斑反应,周围皮肤可见发红。

2. 花斑癣 皮损为边界清楚的紫白斑片,稍有脱屑,有光泽。病变部位毛发不变白色。多数冬轻夏重或入冬自愈,至夏复发。

3. 单纯糠疹 多发于小儿,皮损为圆形淡白或灰白斑,上覆少量灰白色糠状鳞屑,多发于面部或头皮,其他处很少累及。

(四)损美评价

白驳风属于局灶性皮肤色素脱失性疾病,好发于头面、手背、躯干、四肢、口唇黏膜等部位,使头面部皮肤变得斑斑驳驳,正常色和皮损色形成强烈反差,破坏皮肤色泽的协调柔和美。部分患者因为本病而引起心理负担及社交恐惧。

(五)治疗

1. 内治

(1)辨证论治

1)气血失和

症状：皮损白驳光亮，好发于头面、颈、四肢，或泛发于全身，发病快，进展速。舌质淡红，苔薄白，脉细或涩。

治则：调和气血，从因施治。

方药：白蚀方加减。

风燥证以青壮年居多，好发于头面上半身，舌红少苔，脉洪数。治宜散风润燥。方用二至丸加丹参、黑芝麻、防风、何首乌等。

2）湿热

症状：白斑多呈淡褐色或粉红色，多发生在颜面七窍周围或颈项区域，往往夏秋进展快，冬春停滞。日晒或遇热，肤痒加重。舌红，苔黄，脉濡数。

治则：除湿清热。

方药：萆薢四物汤加减。

3）寒凝

症状：白斑晦黯，多发于下半身或四肢末端，病情进展缓慢，以中老年人居多。舌淡，苔薄白，脉沉。

治则：散寒通络。

方药：阳和汤合消风散加减。

4）气滞血瘀

症状：白斑淡红，多数局限于一处或泛发于全身，可因精神刺激后诱发，以女性居多。常伴有胁肋胀痛，心烦不安，月经不调。舌质紫黯，苔薄白，脉弦涩。

治则：疏肝解郁，活血通络。

方药：通窍活血汤加减。

5）肝肾阴虚

症状：白斑如瓷，日久不退，分布无规律，境界清楚，白斑内毛发多变白，边缘皮肤色黯，病情的进展和劳倦有关，以男性居多。常伴有倦怠乏力，五心烦热，头昏，阳痿，腰膝酸软。舌淡或红，少苔，脉沉细。

治则：滋补肝肾，养血祛风。

方药：五子衍宗丸或一贯煎加减。

（2）成药验方

1）白驳片，每次10g，每日2次。

2）乌鸡白凤丸，每次9g，每日2次。

3）杞菊地黄丸，每次9g，每日2次。

4）白蒺藜粉，早晚各服3～6g，持续1～2个月，有效时可继续服用。

2. 外用药物

（1）补骨脂、知母、薏苡仁、栀子、苏木、乌梅、鸡血藤、刺蒺藜、蛇蜕各5g白酒浸泡，用生姜切片蘸涂，每日2次。配合日光或紫外线照射。30%补骨脂酊溶液外搽。

（2）乌梅100g浸于95%乙醇200ml中，2周后取药液外擦，每日3次。

3. 针灸疗法

（1）毫针：取穴为三阴交、血海、行间、风市、膈俞。每次可选2～4个穴，用泻法，留针15～20分钟，每日1次或隔日1次，10～15日为一疗程。

（2）用梅花针刺激皮损处，边缘用强刺激，中心用弱刺激手法。

(3)用三棱针在皮损中心点刺,呈梅花点状,再以火罐拔除污血。每周可进行1次。

(4)将艾条点燃,对准白斑处,距离以患者能耐受为度,灸时可由外向内一圈一圈地逐渐缩小,开始每次均将白斑灸到高度充血(呈粉红色),每日1次,连治7~8日;以后灸至白斑呈深红色或接近患者正常肤色,每日1~2次,至正常肤色时,再灸3~5次,以巩固疗效。

(六)预防调摄

1. 避免乱涂药物,以免损伤皮肤,尤其面部更应慎重。

2. 适当进行日光浴,但夏季不宜暴晒。

3. 多食豆类制品及黑米、黑木耳、黑芝麻、茄子、红枣、桑椹、葡萄、猪肝、牛肝等食品,少食辛辣及富含维生素C的食物或药物。

4. 保持心情舒畅,培补正气,提高自身免疫功能。

5. 积极配合、耐心坚持治疗,皮损转常色后要巩固治疗一段时期,以防复发。

三 热疮

热疮是在皮肤黏膜交界处发生的急性疱疹性皮肤病。常在热病后或高热过程中发生。多见于感冒、猩红热、疟疾等高热后,其他如劳累、月经来潮、妊娠、胃肠功能障碍亦可使本病发生。相当于西医的单纯疱疹。

(一)病因病机

1. 肺胃热盛 素有肺胃蕴热,外感风热毒邪,内外之邪相搏,循经上犯面部,则口鼻周围生疮。

2. 肝胆湿热 肝胆湿热内蕴,复感毒邪,湿热毒邪相搏,下注阴部而生疮。

3. 阴虚内热 素体阴虚,复感风热毒邪,邪热外发,热势上炎面部而生疮。

(二)临床表现

1. 好发于皮肤黏膜交界处,如口角、唇缘、鼻孔周围、面颊及外阴等部位。

2. 皮损初起为红斑,继而出现针头大小簇集成群水疱,内有透明疱液,2~3天后混浊,疱破糜烂结痂,逐渐干枯脱痂而愈,可留有轻微色素沉着。阴部疱疹极易破溃。

3. 一般无明显的全身症状,患处自觉瘙痒、灼热感,阴部疱疹破溃糜烂时感觉疼痛。重者可引起病灶附近淋巴结肿大。

4. 病程一般为1~2周,愈后易反复发作。热病后或体弱时易发病。

(三)鉴别诊断

1. 蛇串疮 皮损为多处簇集性水疱,发于身体一侧,多见于腰背、胸部,常沿神经走向排列成带状,疱群间皮肤正常,疼痛剧烈,愈后少有复发。

2. 脓疱疮 夏秋季节多见,好发于颜面、四肢等暴露部位,皮损以红斑、脓疱、脓痂为主,散在分布,自觉痛痒,有传染性,脓水流到处即生新疮。

(四)损美评价

热疮为外感热毒所致的疱疹性皮肤病。其好发于面颊及口角、唇缘、鼻周,易出现糜烂、渗液、结痂,痂脱后可遗留有色素沉着,需4个月左右方可退净,使面部皮肤的完整性、光滑度均受到影响,且易反复发作,使面部常觉不爽,失去美感。

(五)治疗

1. 内治

(1)辨证论治

1）肺胃热盛

症状：疱疹发于面部，簇集成群，基底潮红，灼热痒痛。伴发热，口渴，心烦，便干。舌红，苔黄，脉滑数。

治则：疏风清热解毒。

方药：辛夷清肺饮加竹叶石膏汤，或银翘散加减。

2）肝胆湿热

症状：疱疹发于阴部，破溃糜烂，疼痛明显。伴烦躁，口苦，腹胀，外阴瘙痒，小便黄赤，大便不爽。舌红，苔黄腻，脉弦滑。

治则：清热利湿，疏肝利胆。

方药：龙胆泻肝汤加减。

3）阴虚内热

症状：多见于迁延日久或反复发作者，局部皮疹为簇集水疱，可有色素沉着。伴见潮热盗汗，午后微热，五心烦热，口燥咽干。舌红，少苔，脉细数。

治则：养阴清热，疏风解毒。

方药：养阴清肺汤加减，或知柏地黄汤合增液汤。

（2）成药验方：单验方：马齿苋60g。水煎外洗。

2. 外用药物

（1）水疱未破可用三黄洗剂外涂外洗；已破溃者，可用马齿苋30g、黄柏20g、紫花地丁30g、枯矾10g，水煎去渣，放凉后湿敷或浸泡患处，每次20分钟，每日2次，湿敷后薄涂青黛膏。

（2）局部清洁后，用板蓝根注射液反复轻搽患处，每日3～4次，疱疹较多或糜烂处用药液湿敷患处。

3. 针灸疗法

（1）梅花针：患处皮肤常规消毒，用梅花针叩打患处及周围皮肤，手法由轻到重，边叩打边用消毒干棉球擦净渗出的液体，使局部皮肤潮红，至微渗血为宜，每日1次。

（2）毫针：取主穴肺俞、风池、上星、胃俞，配穴为合谷、鱼际。平补平泻，得气后留针30分钟，2日1次，10次为一疗程。

（3）耳针：取肺、胃、心，针刺后留针30分钟，2日1次，10次为一疗程。

（六）预防调摄

1. 保持患处的清洁干爽，禁搔抓皮损，结痂后切勿抠痂，应令其自然脱落，以防继发感染。
2. 饮食宜清淡，禁食辛辣、油腻肥甘之品，多食新鲜水果和蔬菜，保持大便通畅。
3. 选择适合自身的体育锻炼，提高机体正气，避免疱疹反复发作。

四 蛇串疮

蛇串疮是一种在皮肤上出现成簇水疱、痛如火燎的急性疱疹性皮肤病。因其多缠腰而发，故又名缠腰火丹。本病在历代医籍中尚有“火带疮”、“蛇丹”等名称。西医称之为带状疱疹。

（一）病因病机

1. 肝胆湿热 多因情志内伤，肝郁气滞，气郁生湿，久而化火，肝经湿热外溢肌肤而发病。

2. 脾虚湿蕴 饮食不节，或忧思伤脾，或肝郁脾虚，脾失健运，湿浊内停，郁久化热，以致湿热内蕴，外溢肌肤而发。

3. 气滞血瘀 感染毒邪,湿热火毒熏蒸肌肤而发疹。年老体弱者,阴虚火旺,湿热毒盛,气血凝滞,以致疼痛剧烈,病程缠绵。

总之,本病与肝、脾二脏密切相关,本病初期以湿热火毒为主,后期是正虚血瘀兼夹湿邪为患。

(二) 临床表现

1. 多见于春秋季,患者以成人居多。

2. 皮疹好发于腰肋部、胸背部,其次为面部(尤其是额部),也可发生于四肢或其他部位。

3. 出皮疹前常有轻度发热、倦怠、食欲不振,以及患处皮肤灼热感或神经痛等前驱症状。但亦有无前驱症状即发疹者。

4. 初起局部出现不规则的红斑,继而在红斑上出现簇集成群的绿豆至黄豆大小的丘疹,迅速变为水疱。水疱疱壁紧张,表面发亮状似珍珠,内容透明澄清,周围有红晕。若干成簇水疱排列成带状,各簇水疱间皮肤正常。

5. 皮疹呈单侧分布,一般不超过正中线。附近淋巴结常可肿大。

6. 7~8 日后水疱内容物逐渐混浊,被吸收,干涸,结痂,或部分破裂,形成糜烂面,以后干燥结痂。痂皮脱落而愈,局部遗留暂时性的淡红斑或色素沉着,一般不留瘢痕。

7. 自觉不同程度的疼痛及灼热感。神经痛为本病的特征之一。年龄愈大疼痛愈重,额面部较其他部位疼痛剧烈。某些患者在皮损完全消退后,仍遗留有神经痛,持续数月之久。

8. 本病发于面部,可引起严重的并发症,甚至死亡。

(三) 鉴别诊断

热疮:多在高热或热病过程中发病。多发生于皮肤黏膜交界处。皮损为针头至绿豆大小的水疱,常为一群,1 周左右痊愈,但易复发。

(四) 损美评价

蛇串疮引起皮肤上出现成簇水疱,可发于面部(尤其是额部)及四肢,影响美观。且本病可引起疼痛,使患者的表情或动作受到阻碍,不自然。

(五) 治疗

1. 内治

(1)辨证论治

1)肝胆湿热

症状:皮肤潮红,出现红斑、簇集性水疱,自觉灼热刺痛。伴有口苦咽干,烦躁易怒,小便黄赤,大便干结。舌红,苔薄黄或黄腻,脉弦滑数。

治则:泻肝火,利湿热。

方药:龙胆泻肝汤加减。

加减:发于颜面者加野菊花、白芷;发于胁肋者加川楝子、郁金;发于下肢者加牛膝;疼痛剧烈者加延胡索、乳香、没药、丹参,或三七粉冲服;便秘者加大黄(后下);有血疱者加牡丹皮、白茅根;有脓疱脓痂者加蒲公英、金银花。

2)脾虚湿蕴

症状:皮肤淡红斑,水疱破溃,糜烂,渗液较多。伴口不渴或口渴不欲饮,纳呆,腹胀,大便溏。舌淡胖有齿痕,苔白厚或白腻,脉濡缓。

治则:健脾利湿,理气和中。

方药:除湿胃苓汤加减。

3)气滞血瘀

症状:皮疹大部或全部消退后,局部仍疼痛不止。伴有夜眠不宁。舌质黯,舌尖边有瘀斑,苔白,脉细涩。

治则:活血化瘀,行气止痛。

方药:逍遥散合桃红四物汤加减。若见年老体弱患者,可配用八珍汤。

(2)成药验方

1)龙胆泻肝丸,每次6g,每日3次,温开水送服。适用于肝胆湿热型。

2)抗病毒口服液,每次10ml,每日3次。适用于肝胆湿热型。

3)六神丸,每次10粒,每日3次。适用于肝胆湿热型。

2. 外用药物

(1)水疱未破时,可用青黛散或金黄散水调外涂,每日3~5次。

(2)水疱已破或渗出糜烂者,可选用马齿苋30g、黄柏30g、生地榆30g煎水待凉后敷患处,每次20~30分钟,每日2~3次。

(3)渗出不明显或表面结痂时,用青黛膏外涂,每日2次。

3. 针灸疗法

(1)毫针:皮损发生在上眼睑及额部,可取太阳、头维、阳白、攒竹,配合谷、曲池;发生在颧部,可选太阳、四白、睛明、下关,配合谷、翳风;发生在下颌部,可取颊车、地仓、大迎、翳风,配合谷;发生在躯干,可根据病灶具体部位针刺相应背俞穴,脐上者配曲池、合谷;脐下者配足三里、三阴交;发生于上肢,取曲池、外关、合谷;发生于腋下,取肩贞、极泉,配地五会、外关;发生于下肢,取血海、三阴交、足三里、阳陵泉。或在皮损周围平刺,留针30分钟,每日1次。

(2)耳穴:取穴肝区、神门,刺法用强刺激,捻转5分钟,留针10~15分钟,每天1次。

(3)梅花针:先用梅花针叩打局部,使水疱破溃并出血,然后加拔火罐,留罐3分钟,一般起罐后疼痛即可减轻或消失,拔罐后用无菌纱布覆盖。

(六)预防调摄

1. 慎起居,调情志,保持心情舒畅,忌忧伤恼怒劳累。

2. 忌食辛辣、鱼腥发物,饮食宜清淡,多食蔬菜、水果、鸡蛋及肉、奶,以补充营养,提高抵抗力。

3. 避免使用一些刺激性强的外用药,以免加重皮损。

4. 保持局部清洁干燥。

五 发际疮

发际疮是项后发际处起丘疹,色红坚实,并迅速化脓的一种皮肤病。其病名首见于《疡科会粹》。本病属疮类皮肤病的范畴,相当于西医所指的项后部毛囊炎。

(一)病因病机

1. 湿热内郁 多见于素盛丰人,多湿多痰,湿热相合,外兼受邪,相互搏结而发病。

2. 血虚火旺 气血虚弱,阴虚火旺,正虚邪实,正不胜邪而迁延日久,疮疖累累,缠绵难愈。

(二)临床表现

1. 发于后项发际处,以成年男性多见。

2. 初起项后发际处起丘疹，形如粟米，或如豆粒，色红坚实，其顶有脓点，痒痛相兼，焮热，数日后白色脓头干涸变成黄色脓痂，或搔破流津水或脓液，结痂后痂脱而愈。

3. 自觉痛痒，灼热，可有发热不适等全身症状。

4. 初起为一个或多个皮损，逐渐增多，时破时敛，或此愈彼起，反复发作，日久难愈。

5. 脓疮向深处及周围发展，可演变为痈。

（三）鉴别诊断

1. 疖 较单个发际疮为大，且局部红肿热痛明显，好发于头部、颜面、臀部及背部。

2. 水珠疮 初起粟粒样小脓疮，周边焮赤，破后肿痛，结痂，痂脱成疤，周边毛发片状脱落。

（四）损美评价

发际疮表现为项后发际处丘疹，影响了颈部的外观及触感，使患者不敢扎起头发，露出颈部。

（五）治疗

1. 内治

（1）辨证论治

1）风热毒盛

症状：项后发际处见红色丘疹，顶端脓疮，疼痛甚剧，色焮红，渗流脂水。伴有发热，口干，尿黄便结。舌红，苔黄，脉滑数。

治则：清热解毒佐以祛风。

方药：五味消毒饮加减。

2）湿热结毒

症状：项后发际处有丘疹性脓疮。皮肤油腻不爽，汗多。舌红，苔黄腻，脉滑。

治则：清热利湿解毒。

方药：甘露消毒丹加减。

3）正虚邪恋

症状：疮面色淡不红，间见脓头、痂皮，病情反复发作，经年不愈。伴见面色㿠白，心悸，夜难入寐。舌淡，苔白，脉沉弱。

治则：益气托毒和营。

方药：托里消毒散加减。

（2）成药验方

1）三黄片，每次 3 片，每日 3 次。

2）六神丸，每次 8 粒，每日 3 次。

3）清血解毒合剂，每次 30ml，每日 3 次。

2. 外用药物

（1）颠倒散洗剂外洗患处。

（2）如意金黄散或四黄散，用麻油调敷患处。

（3）野菊花 30g，蒲公英 30g，雄黄 10g，明矾（打）30g，苍耳子 60g，白鲜皮 30g。煎水外洗。

3. 针灸疗法

（1）毫针：主穴取大椎、陶道、风池、天柱、完骨，配穴取束骨、侠溪、至阴、京骨、丘墟、足窍阴、足临泣、通谷，施泻法。

(2)耳针:取枕、神门、心、肾上腺,耳针或耳穴贴压。

(六) 预防调摄

1. 平素避免多食肥甘厚味、辛辣之品。

2. 衣着宜柔软、透气、吸汗。

3. 勤洗澡,勤换衣,注意个人卫生,尤其皮肤的清洁。

4. 体弱多病或患有糖尿病,常是迁延难愈的原因,应注意培补正气,治疗原发病。

六 日晒疮

日晒疮是局部皮肤受过度的日光照射引起的急性红斑或水疱性皮肤病。本病好发于夏季。类似于西医的日晒伤。

(一) 病因病机

1. 热毒蕴肤 盛夏酷暑,日光暴晒,热毒侵袭肌肤而发病。

2. 湿毒搏结 体内蕴有湿热,复感日光阳毒,湿热与阳毒搏结,阻于肌肤而发病。

(二) 临床表现

1. 好发于暴露部位的皮肤,如颜面、胸前三角区、前臂、手背、后项部。

2. 日晒后 2 ~ 6 小时出现皮损,轻者仅有轻度红斑,重者见水肿性红斑,边界清楚,局部有灼热疼痛感,严重者可出现水疱及大疱,或伴糜烂和渗出,或伴有头痛、头昏、恶心、心悸、发热等全身症状。

3. 病程多在 1 周以内。好转后可有少许脱屑,或褐色色素沉着。

4. 好发于妇女、儿童、肤色浅者或初次到高原地区的人。

(三) 鉴别诊断

湿疹:皮损对称分布,无日晒史,非暴露部位亦有皮损,伴瘙痒,反复发作,易成慢性,一般冬重夏轻。慢性湿疹以苔藓样变为主。

(四) 损美评价

日晒疮好发于暴露部位,如颜面、项部、胸前、背部等处,亦正是女性展示美的部位,暴晒后出现红斑、水疱,甚则糜烂,且恢复期会出现明显脱屑、色素沉着,4 ~ 5 个月方能恢复至正常肤色,严重影响了容貌美和皮肤色泽美。

(五) 治疗

1. 内治

(1)辨证论治

1)热毒蕴肤

症状:日晒后暴露部位皮肤潮红肿胀,边界清晰,或皮肤上出现大片红色丘疹,自觉灼热疼痛。伴口唇干燥,欲饮冷,便秘,尿赤。舌红,苔薄黄,脉数。

治则:清热凉血解毒。

方药:犀角地黄汤合白虎汤加减。

2)湿毒搏结

症状:日晒后暴露部位皮肤出现大片潮红肿胀、丘疹,继而出现大量水疱,密集成片,甚则糜烂、渗液,久则结痂、脱屑。伴食欲不振,脘腹痞闷,身重肢倦。舌红,苔黄腻,脉濡数。

治则:清热利湿,凉血解毒。

方药：清热除湿汤或甘露消毒丹加减。

(2)成药验方

1)单验方：马齿苋、生地榆各60g，水煎。第一、二煎内服，第三煎药液冷湿敷，每日数次。

2)单验方：青蒿60g，捣汁冲服，药渣外敷。每日1次。

2. 外用药物

(1)初起潮红肿胀者，可用中药生地黄、牡丹皮、金银花、苦参、地肤子、生地榆，煎出液冷湿敷，1日2次，5日为一疗程。另可用三黄洗剂或炉甘石洗剂外涂。

(2)对水疱密集、渗液较多者，可用金银花、野菊花、煅瓦楞子、苦参、白鲜皮，煎出液冷湿敷，1日2次，5日为一疗程。

(3)局部糜烂、脓疱，可用青黛散外扑，每日1次。或用生地榆、马齿苋各30g，水煎待凉后湿敷患处，每次15分钟，每日2~3次。

3. 针灸疗法

(1)取曲池、合谷、血海、足三里、三阴交，用毫针针刺，每日1次，留针20分钟，10次为一疗程。

(2)取耳部肺、肾上腺、皮质下、神门、内分泌及敏感穴，用王不留行籽贴压，3日1次，两耳交替，10次一疗程。

(六)预防调摄

1. 避免在烈日下暴晒，或要加强日晒防护，如外搽防晒护肤品，戴宽边遮阳帽，穿长袖衣、裤。

2. 勿食光敏性食物，如灰菜、苋菜等。

3. 晒伤期间，宜多食清热利湿、解暑饮食，如绿豆、西瓜、苡仁、海带等。

七 红花草疮

红花草疮是一种由于大量食用或接触红花草等光感性植物后，又被日光暴晒引起的急性炎症性皮肤病。本病相当于西医学的植物-日光性皮炎。

(一)病因病机

1. 禀赋不耐　先天禀赋不足，腠理失密，不耐莱毒，一经暴晒，风热毒邪外犯肌肤，从而发病。

2. 过食蔬菜　过食某些光敏性蔬菜，致脾胃失运，生湿化热，再遇日光暴晒，阳毒外袭，合而为病。

3. 风热毒盛　日光暴晒，阳毒炽盛，内入营血，血热内蕴，损及脏腑，外燔肌肤而发病。

(二)临床表现

1. 本病多见于农村，以青壮年女性多见。

2. 发病季节以3~5月份为最多见。发病前有过量食用红花草(或其他可致敏蔬菜)和日光照射史。

3. 发生在暴露于阳光的面部和手背，重者累及颈部和四肢，往往对称分布。

4. 发病突然，皮肤上出现不同程度潮红、浮肿、灼热、痒痛。轻者3~5日自行消退；稍重者浮肿明显，皮肤出现红点、瘀斑，灼热瘙痒，微觉发热，两睑肿甚；重者高度浮肿，按之凹陷不起，面如满月脸，眼睑不能开启，并见红斑、瘀点、水疱、糜烂、坏死，甚则指甲青紫或脱落。全身高热、头胀、胸闷。如延及胸部，可引起呼吸急促，饮食困难，神昏等危候。

5. 病程轻者3～5日；稍重者1～2周；重者2～3周，甚至延长至1个月以上。

（三）鉴别诊断

颜面丹毒：皮损仅见于头面部，初起小片红斑，继而迅速扩大，界线分明，一般无水疱、糜烂，伴有高热寒战。有头面部外伤及鼻、耳道黏膜破损史。

（四）损美评价

红花草疮好发于暴露部位，如颜面、项部、胸前、背部等处，正是女性展示美的部位，暴晒后出现红斑、水疱，甚则糜烂，且恢复期会出现明显脱屑、色素沉着，4～5个月方能恢复至正常肤色，严重影响了容貌美和皮肤色泽美。

（五）治疗

1. 内治

辨证论治

1）风热毒盛

症状：发病急，但病势缓。皮损见于颜面及手背，轻度浮肿，按之凹陷，眼睑微肿，扪之皮热，自觉微痒，局部麻木，口干溲黄。舌红，苔黄，脉滑。

治则：散风清热解毒。

方药：普济消毒饮加减。

2）血热毒壅

症状：热势快，病情重。皮损见于面部、前臂及手背部，迅速浮肿，并见红斑、瘀点，自觉绷紧，眼睑肿起，形成一条细缝，启闭不便，皮损微热，自觉瘙痒。伴有发热，口渴，小便黄赤。舌红，苔黄，脉弦滑。

治则：凉血解毒化斑。

方药：化斑解毒汤加减。

3）毒热瘀阻

症状：病势暴急，发病后2～3小时，可迅速出现焮红浮肿，面似满月，眼睑肿如卧蚕，目不能睁。皮损除有红斑、瘀斑外，还可见水疱、糜烂，甚至坏死。指甲下见青紫，严重见甲壳脱落。伴高热、头痛、头胀、胸闷，更甚者出现呼吸急促，吞咽困难，神识昏迷。舌红绛，苔黄糙，脉洪数。

治则：凉血清营解毒。

方药：犀角地黄汤加减。

2. 外用药物

（1）蒲公英、生地榆、马齿苋、黄柏、野菊花、徐长卿，任意选取2～3味，分别取30g水煎外涂，或湿敷患处，每日2～3次。适用于风热毒盛型。

（2）以糜烂、化脓、坏死为主者，外用青黛膏掺九一丹，1日1次。

3. 针灸疗法

（1）毫针：发于头面者，取水沟、巨骨、颊车、颧骨、承浆、下关等穴，用泻法，留针15分钟，每日1～2次。发于四肢者，取外关、合谷、劳宫、太溪、昆仑等穴，用泻法，留针15分钟，每日1～2次，7日为一疗程。

（2）耳针：取面、口、肺、内分泌、颊，每次取单侧2～3穴，每日1次。或用王不留行籽贴，每次取单侧3～5穴，1～2天后换另一侧耳穴，直至消肿。

（六）预防调摄

1. 有过敏体质者，避免进食光感性蔬菜，或改变烹调方法，烹饪时加醋、大蒜。勿过食辛辣、海鲜，宜多饮水。

2. 初起皮损禁用热敷，只宜冷湿敷。

3. 有本病发作史者，尽量减少户外日照时间，到户外要做好自我防护。

八 牛皮癣

牛皮癣是一种以阵发性皮肤瘙痒和皮肤苔藓化为特征的慢性顽固性皮肤病。又名“摄领疮”。相当于西医的神经性皮炎。

（一）病因病机

1. 七情内伤 多因情志不遂，烦恼郁闷，郁久化火，火热之邪伏于营血，充斥经脉，外现于肌肤，则皮疹色红；血热生风，风胜则燥，则皮肤瘙痒不止，干燥起屑；日久耗阴，营血不足，肌肤失养，血虚生风，则皮损肥厚、革化。

2. 风湿痰瘀 外感风湿之邪，或素体蕴有痰湿，阻于经脉，以致气血运行不畅，逐渐形成血瘀，痰瘀互结，故皮疹坚硬。瘀血阻滞，新血不生，肌肤失养，故表面粗糙、干燥、脱屑。痰瘀日久化热，暗耗阴血，血虚风燥，故瘙痒难耐。

总之，情志内伤，风邪侵扰是本病的诱发因素，湿痰瘀阻，经脉失疏为本病的病机特点。

（二）临床表现

1. 好发于青壮年，男女均可患病。尤其脑力劳动者为多见。

2. 皮损多发于易受摩擦的部位，以颈项部最为多见，其次是额部、眼睑、肘部、腘窝、骶部等。泛发性，可分布全身各处。

3. 皮损常对称性分布，亦可沿皮肤皱褶或皮神经分布，呈线性排列。初起为圆形或多角形的扁平丘疹，干燥而结实，表面粗糙，皮肤增厚，皮纹加深，皮嵴隆起，边界清楚，呈淡褐、灰褐色或正常肤色，也可有色素沉着，皮疹上可覆有鳞屑。

4. 自觉阵发性奇痒，夜间尤甚，遇摩擦、情绪波动或汗渍时更剧。

5. 病变呈慢性经过，时轻时重，反复发作，多夏季加剧，冬季缓解。

（三）鉴别诊断

1. 白疕 为多发于头皮、躯干及四肢伸侧的慢性皮肤病。其皮损基底呈淡红色，上被有银白色鳞屑，剥去后有薄膜现象和点状出血。

2. 紫癜风 皮肤出现紫红色扁平丘疹或紫色小斑块，伴剧烈瘙痒，多由于湿热内蕴，外受风邪，风湿热搏结，阻于肌肤所致。

（四）损美评价

顽癣皮损增厚、粗糙、脱屑，甚至肤色变深变暗，且有剧烈瘙痒，常表现出难耐面容。如发于颈项部及面部等暴露部位，则严重影响容貌的神态美和皮肤的润滑度。

（五）治疗

1. 内治

（1）辨证论治

1）风湿热型

症状：皮损初发为红色小丘疹，迅速融合成片，呈淡褐色，阵发性剧烈瘙痒，可见抓痕血痂。

舌淡红，苔薄黄或黄腻，脉弦数。

治则：清热利湿，祛风止痒。

方药：消风散加减。

2）血虚风燥

症状：皮损日久不退，逐渐肥厚、粗糙，色淡褐，脱屑，瘙痒无度，夜卧尤甚。伴有心悸怔忡，乏力，大便难等症。舌淡红，苔薄白，脉细。

治则：养血润燥，息风止痒。

方药：当归饮子加减。

（2）成药验方

1）可选用当归片、清解片、乌梢蛇片，或地龙片，每次5片，1日2次。

2）止痒合剂（防风、当归、首乌藤、苦参、白鲜皮、刺蒺藜），用于血虚风燥证。

2. 外用药物

（1）用三黄洗剂外搽，每日3～4次。适用于风湿热型。

（2）轻粉5g，冰片9g，密陀僧15g。分别研细末，再合研混匀，生菜油调成糊状，外敷，每日2次。

（3）鲜石榴皮，蘸明矾末，外擦患处。

3. 针灸疗法

（1）毫针：常用穴为曲池、血海。备用穴为合谷、三阴交、阿是穴。采用平补平泻法。留针20～30分钟，每日或隔日1次，15次为一疗程。

（2）耳针：取肺、神门、肾上腺、肝、皮质下，用耳针针刺后留针10～20分钟，两耳交替使用，3日1次，1个月为一疗程。

（3）梅花针：对皮损呈苔藓样变者，用梅花针进行经纬线叩刺，每条刺激线相距约0.5cm，每条线反复叩刺3次，以少量出血为度，每日或隔日1次。

（4）三棱针：用三棱针挑刺耳垂或耳轮，放出少量血液，每日或隔日1次，9～25次为一疗程。

（5）艾灸：用艾掺雄黄，制成艾条，采用直接灸法，适用于小块肥厚皮损，每次15～30分钟，每日1次，15次为一疗程。

（六）预防调摄

1. 避免精神刺激，放松心情，保持精神愉快。
2. 不宜用搔抓、摩擦及热水烫洗等方法止痒。
3. 宜食新鲜水果蔬菜，忌食辛辣、刺激、海鲜等食品，不饮酒，不喝浓茶和咖啡。
4. 避免使用皮质类固醇制剂或其他刺激性药物，以免皮肤发生萎缩、过敏或其他副作用而影响美容。

九 粉花疮

粉花疮是皮肤或黏膜接触某些化妆品后，在接触部位出现潮红、肿胀、红斑、丘疹、水疱、糜烂、渗液、色素沉着等损害容貌的一种炎症性皮肤病。相当于西医的接触性皮炎。

（一）病因病机

1. 风毒血热 素体禀赋不耐，饮食辛辣或情志郁火，致血热内蕴，加之外感风毒，血热风毒相搏于肌肤,上袭颜面而发本病。

2. 风毒湿热 脾虚或肝郁等致生湿,郁久化热,致湿热内生,复因外涂化妆品染毒,湿热毒邪郁于肌肤而致病。

3. 阴伤血瘀 病程日久,热毒耗血伤阴,阴血亏虚,气血瘀滞,而产生黑斑,形若面尘。

总之,外触油彩化学品之毒,内因禀性不耐,又兼湿热是本病发生的根本机理。

(二)临床表现

1. 好发于颜面部,尤其是两颊及额部。

2. 多见于经常使用化妆品的妇女。

3. 皮损初起在接触化妆护肤品的部位,出现边界清楚的潮红、肿胀斑块,继而出现红色丘疹、水疱。

4. 严重者局部出现较大水疱、糜烂、渗液,痒痛相兼,结成黄痂。

5. 日久反复发作者可出现黑头粉刺,或在眼周、鼻侧、颊、颧、颏、额等部位呈褐色或黧黑色色素沉着。

6. 自觉瘙痒、灼热。

(三)鉴别诊断

1. 黄褐斑 颜面出现黄褐色或深褐色斑片,常对称分布,表面光滑,无自觉症状,与接触品无明确关系。

2. 面部湿疹 有湿疹反复发作病史,皮损部位与化妆品接触无关,皮损呈多形性,有密集小丘疹、渗出及苔藓化倾向,自觉剧痒。

(四)损美评价

近年来,人们对美貌的要求日益提高,市场上各类化妆品陆续问世,化妆品作为美容必需品,应用得宜能产生高雅的美容效果。但部分人应用化妆品后,除自觉颜面灼热、痒、痛等不适外,还出现潮红、肿胀、丘疹、水疱,严重者还出现渗液、糜烂、黑头粉刺及色素沉着,严重影响了容貌的美观,求美不成反而破坏了自然美。

(五)治疗

1. 内治

(1)辨证论治

1)风毒血热

症状:发病急,外搽化妆品处出现边界清楚、潮红、肿胀斑块,继而出现红色小丘疹、小水疱,自觉灼热、瘙痒、疼痛。伴口苦口干,尿黄便秘,心烦失眠。舌红,苔黄,脉浮数。

治则:祛风清热,凉血解毒。

方药:消风散合凉血地黄汤加减。

加减:瘙痒剧者加地肤子、白鲜皮。

2)风毒湿热

症状:面部潮红肿胀、水疱,皮肤湿烂,滋水淋漓。纳呆腹胀,大便不爽。舌红,苔黄腻,脉滑数。

治则:清热利湿,凉血解毒。

方药:清热除湿汤加减。

3)阴伤血瘀

症状:病程日久,颊、颧、额、眼周、鼻侧等部位可见红褐、青褐、灰褐或黧黑色色素沉着,斑纹隐现。舌红,少苔,脉细数。

治则:滋阴清热,活血化瘀。

方药:知柏地黄汤合血府逐瘀汤加减。

(2)成药验方

1)清解片,每次5片,每日3次。轻者有效。

2)龙胆泻肝丸,每次6g,每日2次。

3)苦参片,每次2片,每日2次。

2. 外用药物

(1)蒲公英或野菊花30g,煎汤待冷后湿敷。

(2)初起肿胀潮红明显者,取苦参15g、白茅根30g、白鲜皮15g、蒲公英15g,水煎取汁,冷湿敷患处。每日2次,每次20分钟,连续用4天。

(3)水疱、渗液较多者,取五倍子9g、野菊花9g、煅瓦楞子9g、金银花15g、苦参15g,水煎取汁,冷湿敷患处,每日2次,每次20分钟,连续用3天。

(4)结痂干燥脱屑者,可外用优质麻油外搽,每日1次。

(5)生成色素斑者,可用白附子、白芷、滑石各120g研末和匀,早晚洗面擦患处。

3. 针灸疗法

(1)毫针:取迎香、四白、颊车、合谷,用泻法,留针30分钟,每日1次,10次为一疗程。

(2)用三棱针取耳尖、屏尖,点刺放血。每次取一侧耳穴,每周2次,10次为一疗程。

(3)常规消毒大椎穴,用三棱针点刺出血,用2号罐闪火法拔罐,留罐10分钟,隔日1次。

(六)预防调摄

1. 使用化妆品后,一旦皮肤发生瘙痒、红肿等,应立即停用,及时请皮肤科医生做皮肤斑贴试验,以确定过敏原。
2. 忌用热水、肥皂水烫洗。
3. 寻找一种适合自己皮肤的化妆品,不要过频更换化妆品。
4. 不可使用劣质、过期的化妆品。
5. 患病期间,忌食辛辣、刺激食品,饮食宜清淡。

十 瘾疹

瘾疹是一种以皮肤出现红色或白色瘙痒性风团,突然发生,时隐时现,退后不留痕迹为特点的皮肤疾病。俗称“风疹块”、“鬼风疙瘩”。相当于西医的荨麻疹。

(一)病因病机

1. 风邪外袭 机体卫外不固,风邪夹寒、热等邪侵犯机体,风寒、风热之邪侵入腠理,与气血相搏,气血运行不畅,郁滞肌肤而出现风团、瘙痒。或花粉、药毒、虫叮咬等邪毒侵入,腠理失常,络脉郁结而发疹块。

2. 饮食不当 进食鱼腥、海味、辛辣厚味等,致脾胃运化失司,内生湿热,化热动风,风湿热之邪,郁于肌肤而发病。

3. 情志不调 精神紧张,或忧思恼怒、焦虑等,使肝气不疏,气机郁结,气郁化火,化火生风,络脉壅郁而发病。

4. 气血虚弱 素体虚弱或久病、大病,或冲任不调,以致气血卫外不固,易感风邪;血虚则虚风内动，肌肤失养而致病。

总之，本病病因病机较为复杂，病变部位在肌表腠理，与心、肺、脾、胃、肠等脏腑有关。病机以风为主，可兼寒、热、瘀等邪气。病性可实可虚，或虚实夹杂。

（二）临床表现

1. 自觉皮肤瘙痒，继而出现疹块，扁平隆起，形态大小不一，境界清楚，色红或苍白，或如肤色。有时在风团表面可出现水疱，并相互融合。

2. 发无定处、定时，时隐时现，消退后不留痕迹。

3. 剧烈瘙痒，或有烧灼、刺痛感。

4. 部分患者可有腹痛腹泻，恶心呕吐；或胸闷气促，呼吸困难，甚至出现窒息；或心悸，面色苍白，四肢冰冷。

（三）鉴别诊断

1. 丘疹样荨麻疹 主要是昆虫叮咬所致，多见于小儿，好发于躯干、四肢，皮疹为浸润性风团，呈梭形，如花生米大小，顶端有小水疱，有时有大疱或血疱，消退后有色素沉着斑，剧痒。

2. 色素性荨麻疹 是一种肥大细胞增生性疾病，表现为色素性斑丘疹，在斑丘疹上划痕或摩擦能引起风团，皮疹可散在全身。

（四）损美评价

瘾疹常突然发生，虽然退后不留痕迹，但发时皮肤出现红色或白色瘙痒性风团，瘙痒难忍，引起患者搔抓，影响美观。且本病常夜间加重，影响睡眠。

（五）治疗

1. 内治

（1）辨证论治

1）风寒外袭

症状：风团色苍白不热，紧实，瘙痒，遇冷或风吹加剧，得暖则缓，冬春季多发。伴恶风恶寒，口不渴，尿清长。舌淡红，苔薄白，脉浮缓。

治则：祛风散寒，调和营卫。

方药：桂枝汤加减。

2）风热蕴肤

症状：风团红色，扪之发热，瘙痒剧，遇热加重，得冷可缓，夏重冬轻，皮损多发于上半身。可兼有发热，口渴，咽喉肿痛，大便干结，小便短赤。舌红，苔薄黄，脉浮数。

治则：疏风清热，调和气血。

方药：消风散加减。

3）胃肠湿热

症状：风团色红而大，瘙痒甚。伴脘腹疼痛，大便干结或泄泻，甚至恶心呕吐，食欲不振。舌淡红，苔黄腻，脉滑数。

治则：健脾祛风，通腑泄热。

方药：防风通圣散加减。

4）气血两虚

症状：风团如肤色，反复发作，迁延数月或数年不愈，劳累后加重。伴见神疲乏力，头晕，失眠，面色无华。舌淡，苔薄，脉沉细。

治则：益气养血，祛风通络。

方药：八珍汤合二仙汤加减。

(2)成药验方

1)防风通圣散，适用于肠胃湿热型。

2)八珍丸，适用于气血两虚型。

2. 外用药物

(1)路路通60g，蚕砂60g，厚朴30g，豨莶草30g。煎水熏洗。

(2)百部20g，明矾10g。用50%乙醇100ml浸泡15天，外搽风团及瘙痒处，每日3～4次。

(3)用百部、白鲜皮煎汤，用毛巾蘸药溻洗。

3. 针灸疗法

(1)毫针：风寒型：主穴取大椎、合谷、风门，配穴取风池、血海、三阴交，用泻法，强刺激。风热型：主穴取大椎、膈俞、曲池，配穴取合谷、少商，强刺激。胃肠湿热型：主穴取足三里、天枢、内关、大肠俞，配穴取中脘、神阙，用泻法，强刺激。气血两虚型：主穴取脾俞、血海、气海，配穴取足三里、风门、神阙，平补平泻法。

(2)分别在双耳尖、双中指尖、双足第2趾尖常规消毒后，用三棱针点刺，挤捏出少许血液，隔日1次。

(3)选取耳部神门、肺区、枕部、荨麻疹区、肾上腺、内分泌等穴，针刺留针1小时，每日1次，左右交替，隔日轮换。

（六）预防调摄

1. 找出发病诱因，尽量避免接触，禁用或禁食对机体致敏的药物和食物，忌食鱼虾、海味、羊肉、辣椒、酒等腥发、辛辣之品。

2. 起风团要避免吹风，并尽可能不要搔抓。

3. 顺应气温变化增减衣物，加强锻炼，提高机体抵抗力。

十一 粡面

粡面是一种面生黄白色粟疹，形如米渣为特征的皮肤病。又称“白色痤疮”、“粟丘疹白色苔藓”。中医学文献对本病早有记载，如隋代《诸病源候论》中记载：“粡面者，云面皮上有滓如米粒者也，此由肤腠受于风邪，搏于津液。津液之气，因虚作之也。”此病相当于西医学的粟丘疹。

（一）病因病机

1. 风邪侵袭 由于自身腠理不密，卫外不固，或汗出当风，风邪乘隙侵入，与津液搏结，闭塞毛窍而生粟疹。

2. 脾虚湿热 饮食不节，或肝郁乘脾，脾失健运，湿浊内停，郁久化热，湿热上蒸，循经达面，闭塞毛窍而生。

（二）临床表现

1. 本病可发于任何年龄。多见于女性及婴儿。

2. 多发于面部，尤其是眼睑、颊及额部。

3. 皮损呈白色或黄白色，针头至米粒大，一个或数个，孤立散在，逐渐增大，表面光滑，触之韧实。亦可发生在皮肤擦伤、搔破愈合之后。

4. 一般无自觉症状，不破溃，不融合。

(三)鉴别诊断

1. 扁瘊 皮损为表面光滑的扁平丘疹,针头、米粒到黄豆大小,呈淡红色、褐色或正常肤色。数目较多,散在分布,或簇集成群,常因搔抓而形成一串新的损害。好发于颜面部及手背。

2. 汗管瘤 多对称分布于下眼睑,呈正常皮色、淡黄色或黄褐色,半球或扁平丘疹,皮损密集而不融合。

(四)损美评价

嗣面皮损发于眼睑周围和面颊,是人面部显眼之处,皮损给人以面有瑕疵的感觉,改变了皮肤的光洁度。皮损又呈黄白色,改变了局部皮肤的色泽。

(五)治疗

1. 内治

(1)风邪外袭

症状:面部生有细小粟疹,散在分布,互不融合,呈透明状,舌淡红,苔白,脉浮缓。

治则:祛风通窍。

方药:玉屏风散加减。

(2)湿热上蒸

症状:粟疹坚实,表面光滑,呈黄白色,舌红,苔黄腻,脉濡数。

治则:清热利湿,宣通腠理。

方药:平胃散加减。

2. 外用药物

(1)用五妙水仙膏外点患处,使其自行脱落。

(2)用板蓝根、地骨皮、贯众、茵陈、儿茶煎水外洗患处。

(六)预防调摄

1. 注意面部皮肤清洁,保证毛孔的畅通。

2. 饮食宜多食水果、蔬菜,保持大便通畅。忌食肥甘厚味,少饮酒、浓茶、咖啡等浓烈之品。

3. 注意保护皮肤,避免外伤、汗出当风。

4. 少用过油的化妆品,且要注意化妆后的皮肤清洁。

十二 蟹足肿

蟹足肿,又名肉龟疮、黄瓜痈、黄疸、肉蜈蚣、锯痕症等,特点为外伤后创口愈合部位出现肥大而坚实的斑块,颜色可为淡红色或黯红色,表面光滑,自觉稍痒痛。因形如蟹足而得名。相当于西医学的瘢痕疙瘩。

(一)病因病机

1. 气滞血瘀 风火气郁,痰湿凝聚,搏结于脉络,而致营卫不和,气滞血凝,瘀于肌腠而发。

2. 余毒凝聚 素体禀赋不足,复受金、刃、水、火之伤,或痈疽疔疮愈后,余毒未尽,阻遏肌肤,日久而蕴积成块。

(二)临床表现

1. 病变通常发生在外伤、烧伤以及化脓性损害上。

2. 初起时，原有创口瘢痕高起，继而坚硬斑块，可随搔抓及各种机械性刺激逐渐增大，形成圆形、椭圆形或不规则形状的新生物，色泽淡红或色白，表面光滑，皮肉高突，形如蟹足或蜈蚣，或如黄瓜横卧，大小不一，数目多少不定。

3. 自觉瘙痒或刺痛不适。

（三）鉴别诊断

肥厚性瘢痕：一般皮损不超过原损伤范围，无蟹足状伸展，1～2 年后可停止发展，逐渐缩小、扁平。

（四）损美评价

皮肤以光滑平整、色泽均匀为美，若在皮肤上出现与正常皮肤不一致的红色、不规则形、高突的斑块，尤其是发生在面部、胸部及暴露部位的皮损，不仅破坏了皮肤的完整性和协调性，还会为患者带来严重的心理负担。

（五）治疗

1. 内治

（1）辨证论治

1）气滞血瘀

症状：病程较长，肿块超出创口范围，状如蜈蚣或树根，边缘不规则地向外扩展，其色紫黯，刺痛或瘙痒，时轻时重，舌质黯有瘀斑，脉涩。

治则：活血理气，解毒软坚。

方药：桃红四物汤化裁。

加减：瘢痕初起，色泽鲜红，病浅加茜草、鬼箭羽、忍冬藤、石南藤；瘢痕色泽黯红，病深加水蛭、全蝎、猪牙皂角、土贝母、煅牡蛎。

2）余毒凝聚

症状：本病初起，肿块高突，状若蟹足，其色淡红，时有瘙痒，舌质红，苔薄白，脉弦滑。

治则：解毒散结，行经通络。

方药：解毒通络饮化裁。

（2）成药验方

1）大黄䗪虫丸，每次 1 丸，每日 2 次。

2）小金丹，每次 1 支，每日 2 次。

3）夏枯草膏，每次 10ml，每日 2 次。

2. 外用药物

（1）初起选用生附子、密陀僧、煅牡蛎、川芎、茯苓各 15g，研细末，油调成糊外敷。

（2）黑布膏（老黑醋 2500g，五倍子 860g，金头蜈蚣 10 条，蜂蜜 180g，梅花冰片 3g）外贴，2～3天换药 1 次。还可选用瘢痕软化膏、独角莲膏、鸦胆子软膏等。

（3）热烘疗法：外擦药膏后再用电吹风或神灯吹烤 10 分钟。每日 1 次。

3. 针灸疗法

（1）毫针围刺法：取局部阿是穴，距皮损 0.5cm，斜刺皮损处，每针相距 1cm，留针 30 分钟，其间行针 3～5 次，2 日 1 次，10 次为一疗程。

（2）梅花针：局部皮损常规消毒后，用梅花针轻轻叩刺，以略微发红为度，3 天 1 次，10 次为一疗程。

（六）预防调摄

1. 避免继续遭受外伤，以防扩大，尤其是瘢痕体质者。

2. 尽量避免搔抓及各种刺激，否则易增长扩大，躯干四肢处瘢痕疙瘩可用弹性绷带加压包扎。

3. 少食辛辣刺激食品。若有刺痒感，则应及时治疗，不要乱用腐蚀药物。

复习思考题

1. 黧黑斑与雀斑均是面部色素沉着性损美性皮肤病，应如何鉴别？
2. 粉刺是临床常见的损美性皮肤病，中医如何进行辨证论治？
3. 酒皶鼻根据临床症状及发生发展过程可分为哪几型，各型的临床特点有哪些？
4. 发蛀脱发与油风如何进行鉴别？
5. 须发早白的定义是什么？

第十章　口眼㖞斜及损美性五官科疾病的诊治

第一节　口眼㖞斜

口眼㖞斜为单纯性的一侧面颊筋肉弛缓，无半身不遂，神志不清等症状。相当于西医的周围性面神经麻痹和周围性面神经炎。

（一）病因病机

1. 风邪中络　由于机体正气不足，肌表不固，腠理疏松，风邪乘虚而入，客于面部阳明经络，使气血运行异常，脉络失养而发。

2. 痰阻经络　多因素体正虚，复有痰饮，或饮酒嗜辛，偏嗜厚味，痰浊内生，或气郁痰扰，痰动生风；或偶遇风寒，风袭痰动，风痰互结，流窜经络，上扰面部，阳明经脉壅滞不利而发。

3. 瘀阻脉络　多由于病久迁延不愈，或失治误治，导致瘀血壅塞脉络，气血循行不畅，以致阳明血瘀，筋脉挛急而发。

（二）临床表现

1. 急性起病患者常出现患侧耳后、耳内或面部疼痛或不适。多数患者往往于清晨洗脸、漱口时突然发现一侧面颊动作不灵、嘴巴歪斜。

2. 多在 1 ~3 日内达高峰，表现为患侧表情肌瘫痪、额纹消失、眼裂变大、闭合不全，试闭眼时眼球向上外方转动，显露白睛，鼻唇沟变浅、口角㖞斜、不能鼓腮、吹口哨漏气、流涎等；严重的可出现舌前 2/3 味觉丧失。

（三）鉴别诊断

1. 中风　中风往往有口眼㖞斜、舌强语謇或意识不清，伴肌肉不仁不用，病久关节挛缩，肌肉萎缩，病变多以一侧肢体为主。口僻则主要见口眼㖞斜，眼睑闭合不全，且意识清楚。

2. 痿证　是指肢体筋脉弛缓，软弱无力，日久因不能随意运动而致肌肉萎缩的一种病证，可见眼睁闭困难，无口角歪斜，主要见于四肢、躯干肌肉，与口僻局限于面部肌肉有所不同。

（四）损美评价

口角㖞斜破坏了面部对称、均衡和谐及整体美，表情肌瘫痪、额纹消失、眼裂变大、闭合不全等症状的出现，严重影响了感情的表达，患者多因此产生焦虑、抑郁、孤僻、自卑感。

（五）治疗

1. 内治

(1)辨证论治

1)风邪袭络

症状：突然口眼㖞斜，肌肤麻木不仁，可有言语不利，口角流涎，甚则半身不遂，或兼见恶寒发热，肢体拘急，关节酸痛。舌苔薄白，脉浮弦或弦细。

治法：疏风通络，活血和营。

方药：大秦艽汤加减。

加减：味觉障碍者加茯苓、五味子；耳鸣、听觉过敏者加石菖蒲、苍术；口苦者加柴胡、龙胆；头晕目眩者加钩藤、菊花；大便干结者加大黄；咽痛、耳下肿痛者加蝉蜕、大青叶；若年老有高血压的患者，风热而兼肝火，则可酌加天麻、钩藤、黄芩等。

2）风痰外袭

症状：突然口眼㖞斜，肌肤麻木不仁，可有言语不利，口角流涎。舌苔白腻，脉浮滑。

治法：祛风化痰，通络止痉。

方药：牵正散加减。

加减：痰湿阻滞明显者，加薏苡仁、半夏；若面肌抽搐频作者，加蜈蚣、乌梢蛇；面部麻木者，加忍冬藤、丝瓜络。

（2）成药验方

1）小活络丸，每次 1 丸，每日 2 次。

2）牵正散，每次 3g，温开水送服，每日 2 次。

2. 外用药物 中药外敷：自制白及膏。白及 30g，大皂角 10g，甘草 6g。共研细末，用醋 250ml 置火上煎去 1/4，将药面放入醋内，微火煎成黏膏为度，取出摊布上，外敷患处，每 3 日换药 1 次。在敷药期间不可用冷水浸洗，但在换药时，应用温水洗揉面部，洗净后，再敷药。

3. 针灸推拿疗法

（1）毫针刺：主穴：地仓、水沟、颧髎、四白、太阳、丝竹空、翳风、睛明；配穴：合谷、内庭。每次选主穴 4～5 穴，配穴 1 穴。面部穴可用透刺法，根据透刺之两穴间距离选针。配穴宜直刺，用小幅度震颤法，使得气明显后留针。均留针 20～30 分钟。在留针期间行针 1～2 次，施捻转法，平补平泻。每日或隔日 1 次，10 次为一疗程，疗程间隔 5～7 日。

（2）电针：主穴：牵正（耳垂前方 0.5 寸处）、地仓、水沟、阳白、鱼腰、翳风、下关；配穴：合谷、行间、外关、后溪。每次选 2～3 个主穴，配穴一般取 1～2 穴。采用慢波，电流强度以面部轻度抽动为宜。早期用电针，通电时间须控制在 5～10 分钟左右。病程超过半月者，通电时间可延长至 15 分钟。亦可先针刺 5～7 次，再加用电针。电针每日 1 次，10 次为一疗程，疗程间隔 3～5 日。

（3）皮肤针：用皮肤针叩刺阳白、太白、四白、牵正等穴，使轻微血出，用小罐吸拔 5～10 分钟，隔日 1 次。

（4）灸法：采用雀啄灸。以皮肤红晕为度。或取新鲜生姜适量，捣如泥糊状，备用。施灸前先用三棱针于印堂穴点刺出血，再取蚕豆大小鲜姜泥一团，敷贴于点刺穴位上，雀啄灸 10～15 分钟。患者面部有发热感时即可将姜泥去掉。3 日 1 次。

（5）推拿按摩：取穴同毫针刺。治疗以患侧颜面部为主，健侧为辅。患者取卧位，医者在患者一侧，运用揉、按、点、推等手法，着力方向由下往患部外上方进行。或取坐位，医者站于背后，用一指禅推法施于风池及项部，随后拿风池、合谷，结束治疗。

（六）预防调摄

1. 平素注意体育活动，增强体质，避免受凉感冒。
2. 注意精神调养，避免不良精神刺激。
3. 消除致病因素，注意饮食调养，避免过食辛辣、肥甘厚味，同时适当增加营养。

4. 防止眼部继发感染,以眼罩掩盖患侧眼睛,滴点眼药。

5. 治疗期间注意保暖,避免面部再受风寒,同时做面部按摩和热敷。

第二节 目 偏 视

目偏视,是指双眼平视前方,一眼或双眼偏斜于一侧,甚者黑睛被该侧眼眶半掩,或全部掩盖,外观只显白睛而言。又名眼偏视、双目睛通、通睛。相当于西医学中的斜视,主要指麻痹性斜视。

(一) 病因病机

1. 风邪袭络 正气不足,卫外失固,或阴血亏少,络脉空虚,风中经络。

2. 风痰阻络 脾失健运,聚湿生痰,复感风邪,风痰阻络。或肝肾阴亏,阳亢动风,夹痰上扰,阻滞经络。

3. 脉络瘀阻 中风后遗,气虚血滞,脉络瘀阻。或头面外伤,经络受损,气血瘀阻。

(二) 临床表现

1. 发病突然,典型症状为复视、头晕目眩,甚者有恶心呕吐。

2. 患眼(一眼或双眼)眼位偏斜,目珠运动障碍,偏斜于麻痹肌作用方向的对侧。

3. 代偿头位,头向麻痹肌作用方向倾斜。

(三) 鉴别诊断

1. 视直如曲 视物变形,视正直之,视大为小,物呈弯曲形态,视物昏蒙,视力下降,正前方有黑影挡目。黄斑部水肿,少量渗出。

2. 辘轳转关 两眼不自主颤动,或垂直或水平摆动或旋转,往复不定。视力模糊,或有耳鸣耳聋、头晕恶心、步态不稳等症。常有视物易色、头晕耳鸣、头痛等。

(四) 损美评价

由于眼肌麻痹,视物成双,为克服复视,采用偏头、侧脸、抬颏等特殊的头位来补偿,不仅影响美观,还会导致全身骨骼发育畸形。另外还会造成严重的弱视。由于目偏视影响美观,所以患者常被人起绰号,给心理蒙上阴影而造成其孤僻及反常心理。

(五) 治疗

1. 内治

1) 风邪袭络

症状:发病急骤,目偏视、复视。起病多有恶寒发热,或伴上胞下垂,或有眼痛,头痛。舌红,苔薄,脉浮。

治法:疏风通络,扶正祛邪。

方药:小续命汤加减。

加减:若系风热为患,于方中去姜、桂、附,酌加生石膏、生地黄、秦艽、桑枝等。

2) 肝血不足,风中络脉

症状:黑睛偏斜,转动受限,视一为二。起病有恶寒、发热之类表证,患者面色无华,平素头晕耳鸣。舌淡,脉细。

治法:养血祛风。

方药:养血当归地黄汤加减。

加减:有外风引动内风之象,宜去藁本、细辛,酌加菊花、白蒺藜、僵蚕、全蝎、钩藤祛风平肝。

3)脾虚湿盛,风痰阻络

症状:患眼(一眼或双眼)眼位偏斜,目珠运动障碍。患者平素食少纳呆,泛吐痰涎。舌苔厚腻,脉弦滑。

治法:健脾化痰,祛风通络。

方药:六君子汤合正容汤加减。

加减:因气血为风痰所阻,筋脉失养,故方中尚宜加入当归、赤芍等养血活血。

4)肝阳化风,夹痰上扰

症状:黑睛突然偏斜不动。患者素有头晕耳鸣,失眠多梦,腰膝酸软等症。舌红,苔黄,脉弦细或弦滑。

治法:平肝潜阳,化痰息风。

方药:天麻钩藤饮加减。

加减:若出现眩晕欲仆,喉中痰鸣等,应加强息风化痰通络的作用,宜再加胆南星、天竺黄、僵蚕、全蝎、浙贝母之类。

5)气虚血滞,络脉瘀阻

症状:患者有中风病史,后遗目珠偏视,口眼㖞斜,半身不遂,或肢体麻木不仁,面色萎黄。舌质淡或有瘀斑,苔白,脉细。

治法:益气活血,化瘀通络。

方药:补阳还五汤加减。

加减:若再加白附子、僵蚕、全蝎等,更可消除中风后遗留于络脉之风痰,促使气血运行复常。

2. 外用药物

(1)将通窍活血汤药液煮沸后的热气蒸腾上熏眼部;温度降至37℃左右后将煎剂滤清后淋洗患眼。每日一次,10日为一疗程。

(2)选用具有疏经活络、化痰软坚、祛风止痒等各种作用不同的药物,直接敷于胞睑及其附近皮肤上。

3. 针灸推拿疗法

(1)毫针刺:内斜视取穴分3组。第1组为:瞳子髎、风池、四白、太冲;第2组为:球后、太阳、目窗、外关;第3组为:丝竹空、鱼腰、头维、光明。外斜视取穴分3组。第1组为:睛明、眉冲、鱼腰、合谷;第2组为:攒竹、风池、四白、太冲;第3组为:下睛明、光明(头)、曲差、京骨。据症而取,每次取1组穴,3组穴轮用。双眼斜视取双侧,单眼斜视取单侧。眶内穴位宜慢慢刺入,不作大幅度捻转。风池穴进针时,针尖对准对侧眼球,强刺激促使针感达到眼部。小儿速刺入,捻转半分钟左右即出针。其余进针得气后施平补平泻手法,留针30分钟,15分钟行针1次。每日或隔日1次,12次为一疗程。疗程间隔5~7日。

(2)皮肤针:主穴:正光1、正光2、风池;配穴:据辨证分型取穴。肝血不足型:肝俞、胆俞、内关、百会;脾气虚弱型:脾俞、胃俞、中脘、百会、内关、足三里;肾虚型:肾俞、肝俞、胆俞、大椎、腰椎两侧、内关。调理巩固:眼位已正或基本恢复,视力未达到正常,取胸椎8~12,腰椎两侧,百会、大椎、肝俞、胆俞、脾俞、肾俞、中脘。采用普通皮肤针或电梅花针叩刺。如为电梅花针,则将特制的电梅花针针具接通晶体管治疗仪,用直流电,电压9V,电流强度小于5mA,以患者耐受为度。然后在每一穴区之0.5~1.5cm直径内作均匀叩打,共计20~50下。胸腰椎两侧,由上至下各叩打3行。第1行距脊椎1cm,第2行距脊椎2cm,第3行距脊椎3～4cm。如用普通皮肤针,叩打方式同上,力求用腕力弹刺,力量以中等强度为宜,至局部出现明显潮红为度。隔日1次,15次为一疗程。停针半月后,继续下一疗程。患者在治疗期间坚持自我按摩两侧之正光1和正光2,每次50～100周,每日早晚2次。

(3)体针加穴位贴敷:主穴:四白、合谷、球后;配穴:内斜肌麻痹:阳白透鱼腰、瞳子髎透丝竹空;外斜肌麻痹:攒竹透睛明、四白透承泣。主穴每次均取,四白、球后针患侧,合谷选任1侧,左右交替。配穴据症而取。令患者取卧位。四白穴应摸准穴位进针,以引出触电感为佳,球后针深1.5寸,使眼眶酸胀感明显,合谷局部得气。透穴要求进针快,沿皮下送针须慢。均用平补平泻法,留针30分钟,每隔10分钟,刮针柄半分钟。如为不合作小儿,可采取快速进针,轻度捻转不留针法,不予透刺。针后,可在配穴取1～2穴贴敷马钱子片,用胶布固定,酌情保留12～24小时。每日或隔日针刺贴敷1次,10次为一疗程,疗程间隔1周。

(六)预防调摄

预防斜视要从婴幼儿时期抓起,家长要注意仔细观察孩子的眼睛发育和变化。

婴幼儿在发热、出疹、断奶时,家长应加强护理,并经常注意双眼的协调功能,观察眼位有无异常情况。

要经常注意孩子的眼部卫生或用眼卫生情况。如灯光照明要适当,不能太强或太弱,印刷图片字迹要清晰,不要躺着看书,不可长时间看电视及看电脑,不看三维图等。

对有斜视家族史的孩子,尽管外观上没有斜视,也要在2周岁时请眼科医生检查一下,看看有无远视或散光。

孩子看电视时,除注意保持一定距离外,不能让小孩每次都坐在同一位置上,尤其是斜对电视的位置。

应时常左中右交换座位,否则孩子为了看电视,眼球老往一个方向看,头也会习惯性地向一侧歪。时间久了,6条眼肌的发育和张力就不一样,失去了原来调节平衡的作用。一侧肌肉老是处于紧张状态,另一侧松弛,就会造成斜视。

第三节　上睑下垂

上睑下垂是以上睑提举无力或眼不能自然睁开,眼裂变窄,甚至遮盖瞳神,影响瞻视为主要表现的外障类疾病。还可称其为“上胞下垂”、“睑废”、“眼睑垂缓”。《目经大成》曰:“此证……只上下左右两睑日夜长闭而不能开,攀开而不能眨……以手拈起眼皮,方能视。”

(一)病因病机

1. 脾虚气弱　若久病体虚,年老气弱、饮食不节等均可导致脾气虚弱,清阳不升,脉络空虚而致病。

2. 命门火衰　先天禀赋不足,命门火衰,致中气不足,主肌无力,约束失用而致病。

3. 风痰阻络　风邪夹痰,或头、眼部外伤,致气血瘀滞、胞络受阻,精气不能上承于胞睑,皆可发为本病。

(二)临床表现

1. 自幼双眼上胞下垂,无力抬举,多属肾阳不足,脾失温煦。

2. 骤然发生上胞下垂，多为单侧。

3. 上胞下垂晨轻午后加重，伴有乏力。

4. 常伴眼珠转动不灵，胞睑皮肤麻木不仁。

（三）鉴别诊断

假性上睑下垂：常见有：①上睑皮肤松弛，可遮盖睑缘及瞳孔，其外观似上睑下垂，实际并不下垂；②Duane 综合征，当眼球内转时，眼球向后退缩，睑裂变窄，眼球向上转，这些表现看起来像上睑下垂，其实并不下垂；③上斜视眼，显得上睑遮盖瞳孔，呈上睑下垂的外观，对照另一眼，平视眼位以及上睑上举功能检查发现上睑并不下垂，而是眼球向上斜视；另一眼下斜视，相比之下不下斜一眼呈上睑下垂的外观；④眼球内陷或突出眼球，相比之下，相对不突出一眼呈上睑下垂外观。

（四）损美评价

正常人能轻松自如睁开眼睑，看眼前方的东西。由于睑下垂挡住了视线，以致借助额肌的收缩提起上睑，并昂头，俗称“望天线”，不仅影响外在的形象，严重者还会对视力产生影响。因而消除上睑下垂，不但给人以美感，同时能增大视野，有利于情感的表达和明眸的显露，给人们带来好心情。

（五）治疗

1. 内治

（1）辨证论治

1）命门火衰，脾阳不足

症状：自幼双目上胞下垂，无力抬举，视物仰首举额张口，或以手提睑。伴有体乏无力，面色无华，畏寒肢冷，小便清长。舌质黯，苔白，脉沉细。

治法：温肾阳，益化源。

方药：右归饮加减。

加减：可加人参、白术以助附子温补脾阳，共达补命门，助脾阳之功。

2）脾虚失运，中气不足

症状：上胞下垂，晨起病轻，午后加重。症重者眼球转动失灵，视一为二。并有周身乏力，甚则吞咽困难，食欲不振，眩晕。舌淡苔白，脉虚无力。

治法：升阳益气。

方药：补中益气汤加减。

加减：酌加僵蚕、全蝎、木瓜、松节、伸筋草等加强祛风通络之功。

3）风痰上壅，胞络受阻

症状：骤然发生上胞下垂，胞睑皮肤麻木不仁，眼球转动欠灵，伴有口眼喎斜或复视。舌质淡，苔白腻，脉弦滑。

治法：祛风化痰通络。

方药：正容汤加减。

加减：酌加川芎、赤芍、丹参之类行气活血药，以加强祛邪通络之功。

4）气血瘀滞，胞络失荣

症状：骤然发生单侧上胞下垂，伴有单侧头痛，多见于老年人有眩晕病史或外伤史。舌质紫黯，苔薄白或黄，脉弦。

治法：理气活血祛瘀。

方药：血府逐瘀汤加减。

加减：宜加丹参增强活血之功；外伤者，可加益母草、三棱、莪术以破血行瘀，去瘀生新；或用通窍活血汤加减。

(2)成药验方

1)复力散

药物组成：制马钱子　红参　黄芪　当归　山药

制剂用法：上药按 1∶6∶6∶2∶6 比例配制，马钱子每日用量不超过 0.5g。共研细末，根据不同年龄服复力散 3～6g，每日 2 次。服至临床症状完全消失，再继续服用 2 个月停止。治疗第 1 个月加服补中益气汤，每日 1 剂。

2)复痿丸

药物组成：黄芪 150g　杜仲 150g　补骨脂 150g　龟甲 150g　木瓜 100g　连翘 100g　川牛膝 100g　当归 100g　薏苡仁 300g　甘草 60g

制剂用法：上药研细末，蜜炙成丸，每丸重 6g，每次服 1 丸，每日 3 次，共服 5 个月。

2. 外用药物　制川乌、生草乌各 30g，石菖蒲 250g，姜黄 90g，枳实 30g，生大黄 25g，冰片 20g，樟脑 20g，生附片 120g，广丹 280g，香油 1000ml。诸药浸泡 7 日后用文火煎熬，制好后，将此药物 10g 放在每张直径 2cm 大小圆形牛皮纸上备用。外贴大椎、膻中、神阙、肝俞、肺俞、足三里穴位，3 日换 1 次，15 日为一疗程。

3. 针灸推拿疗法

(1)命门火衰，脾阳不足者，可选用肾俞、命门、脾俞、陷谷、申脉、攒竹、丝竹空、睛明、鱼腰；胞络受阻可选丝竹空透睛明穴、阳白透鱼腰、风池、合谷、翳明、外关、养老。实证用泻法，虚证用补法。

(2)脾虚失运，中气不足者可选用攒竹透睛明，鱼腰透丝竹空，太阳透瞳子髎，并配以阳白、足三里、三阴交，眩晕者加气海、百会。

以上操作，患者取坐位或卧位，眼区腧穴捻转进针，不提插，用平补平泻法，留针 20 分钟，每日或隔日 1 次，10 次为一疗程，疗程间隔 3～5 日。

(六) 预防调摄

1. 后天性的上睑下垂多为单侧性，系外伤、病后肌肉或动眼神经损伤所致。因此要注意防止眼部外伤。

2. 如系神经麻痹应确定类型，找出致病原因进行治疗。在找到病因之前，可口服及注射维生素 B 族药物及 ATP、cAMP、CTP 等。

第四节　胞轮振跳

胞轮振跳指上胞或下睑不能自控地搐惕瞤动，俗称眼皮跳或眼眉跳。临床多见于成年人。若偶尔发生，不需治疗，可以自愈；若跳动过频或久跳不止，则须调治。本病与西医学之眼睑痉挛相似。

(一) 病因病机

1. 气血亏损　久病失调，劳累过度，损伤心脾，心脾两虚，筋肉失养而动。

2. 虚风内动　肝脾血虚，日久生风，虚风内动，牵拽胞睑而振跳。

（二）临床表现

上胞或下睑跳动，时疏时频，不能自控。一般过劳、久视、睡眠不足时跳动更加频繁，休息之后症状可以减轻或消失。胞睑跳动严重者，连同半侧面部肌肉、眉毛、口角皆瞤动。日久不愈，恐有㖞偏之变。每于胞睑振跳时，患者自觉不适，但检查胞睑外观正常。

（三）鉴别诊断

本病应与目劄相鉴别。本病是眼睑及颜面部皮肤频频振跳，而目劄多见于小儿，以眼睑频频眨动为主要症状。

（四）损美评价

眼睛是心灵之窗，它是最重要的非语言情感传递器官，是生命美重要形式之一，在面部美容中占有重要位置。若胞轮振跳将严重影响面部的整体美。

（五）治疗

1. 内治

（1）辨证论治

1）心脾血虚

症状：胞睑振跳，时疏时频，劳累加重。每兼心烦失眠，怔忡健忘，食少体倦。舌淡，脉细弱。

治法：补养心脾。

方药：归脾汤加减。

加减：若见颜面麻木作胀，伴头重如蒙，胸闷或呕吐痰涎，可酌加白芍、僵蚕、全蝎、鸡血藤等。

2）血虚生风

症状：胞睑振跳不休，或与眉、额、面、口角相引，不能自控。每兼头晕、面色不华，经来量少色淡。舌淡，脉细。

治法：养血息风。

方药：当归活血饮加减。

加减：若见身疲乏力，脸色苍白，可酌加当归、黄芪、党参等药。

3）风痰上扰

症状：双目眼睑不自主的频频多眨，轻者间歇发作，重者无休止时。自觉眼涩酸楚，难以久视，久视则重坠欲闭。且伴有面部肌肉颤抽，或头痛头晕，胸闷不舒，呕恶多痰。舌苔白腻，脉弦滑。

治法：祛风化痰，通络止痉。

方药：牵正散加减。

加减：呕逆痰盛者，加半夏、胆南星、橘红、茯苓以祛痰燥湿。若阳升风动，头晕头痛者，加石决明、夏枯草、天麻、钩藤以平肝息风，化痰祛浊。

（2）成药验方

1）归脾丸，小蜜丸每次 9g，水蜜丸每次 6g，每日 3 次。

2）人参养营丸，每次 9g，每日 2 次。

3）当归补血丸，每次 6 ~ 9g，每日 2 次。

2. 针灸推拿疗法

（1）毫针刺：取穴睛明、瞳子髎、攒竹、丝竹空、承泣、四白、风池、地仓、颊车、足三里、昆仑等穴,用平补平泻法。胞睑周围按摩,或用梅花针叩刺振跳周围穴位。

(2)耳针:取眼、神门、肝、心、脾。每次选2~3穴。胞轮振跳频繁者用强刺激,留针20~30分钟。

(3)穴位注射:取翳风、阳白、下关、足三里。采用丹参注射液或维生素B族药物,每穴注入0.5~1ml,每日或隔日1次,10次为一疗程。

(4)离子透入:用钙离子透入,或用直流电中药离子导入,对部分患者可减轻症状。目前常用的正极性中药,如草乌、丹参等;负极性中药,如五味子、酸枣仁、陈醋等。但对于心区、孕妇腹部应慎用。

(5)头针:取枕上正中线、枕上旁线,沿皮刺1.5寸,每日或隔日1次。

3. 饮食疗法

(1)猪心当归汤:猪心300g,当归6g,黑豆12g,香菇6个。将猪心切成两块,洗净后用热水烫过,再用6杯水煮。去除泡沫和浮油,放入浸好的黑豆,加少许姜,以文火煮1小时。当归另外用2杯水煮成1杯,再放入猪心汤内,加入香菇,用中火煮半小时便可。

(2)参芪白莲汤:人参6g,黄芪30g,大枣15枚,白莲子(去心)60g,粳米60g。先将人参、黄芪加清水用文火煮取汁,再与大枣、莲子、粳米同煮为粥。

(六)预防调摄

1. 注意休息和用眼卫生,避免在光线过强、过弱的环境下看书,看书时间不宜过长。

2. 经常进行眼部保健按摩及体育锻炼。

第五节 突起睛高

突起睛高,又名睛高突起、睛胀,指目睛高突胀起,疼痛难忍,目赤泪热,眼珠转动失灵,视力下降的急性眼病。与西医学之炎性突眼相似。

(一)病因病机

1. 风热火毒 风热火毒之邪,上冲于眼,毒攻五轮,而致目睛高突,胞肿如桃。

2. 脾肺积热 恣食辛热炙煿,积热于脾肺,邪客于胞睑腠理,瘀阻脉络,焮赤胀起。

3. 肝热传脾 肝经实热,木旺乘土,脾必患病,胞睑为肉轮,在脏属脾,故胞肿如桃。

(二)临床表现

1. 病前有感冒,眼珠、眼眶周围或全身感染史。

2. 起病急速。多见于单眼。眼球突起,转动不灵,胞睑肿胀,白睛红赤肿胀,甚则脱出睑外。

3. 初起眼球剧痛,热泪如汤,视力下降,头痛发热,重者恶心呕吐,甚则神昏谵语。波及目系可引起失明。

(三)鉴别诊断

鹘眼凝睛:为双侧眼球渐渐突起,病势缓,且伴心烦少寐,倦怠,易出汗等全身症状,眼无红肿疼痛。

(四)损美评价

本病起病急速,眼部疼痛,甚至跳痛难忍,泪热如汤,视力下降或骤降。检视眼部,胞睑、白睛红赤肿胀,眼珠或眶内灌脓,睛高突起,甚至高突出眶。不仅给患者带来巨大痛苦,而且还严重影响面部的整体美。

（五）治疗

1. 内治

（1）辨证论治

1）风火热毒炽盛

症状：眼球突起，转动不灵，胞睑肿胀，眼球剧痛。伴发热恶寒，头痛剧烈。舌红，苔黄，脉弦数。

治法：清热泻火，解毒散邪。

方药：黄连汤合五味消毒饮加减。

加减：酌加荆芥、防风、金银花、蒲公英、野菊花等，以加强疏风清热解毒之功效。

2）火毒内陷

症状：眼部跳痛难忍，泪热如汤，视力下降或骤降。头剧痛，恶心呕吐，壮热神昏，面赤气粗，小便黄赤。舌质红绛，脉数。

治法：清营解毒，清心开窍。

方药：清营汤加减，或送服安宫牛黄丸。

加减：可加金银花、蒲公英、天花粉、防风、乳香、没药以加强清热解毒、活血消肿的作用。

（2）成药验方　泻膈散，每次3g，水煎去渣，食后温服。适用于五脏热毒者。

2. 外用药物

（1）栀子浸奶滴剂：将栀子1颗剥壳取仁，浸入5ml新鲜人奶中，2小时后取奶点眼，每次点1～2滴，每日点3～4次。当日配，当日用。适用于本病各证。

（2）三颗针眼药水：取三颗针干品250g，加水2500ml，用小火煎2次，每次1小时，2次煎液合并过滤，再浓缩成1250ml，再过滤，加冰片1.5～2.5g，摇匀装瓶备用。先用1%凉盐水冲洗眼，点三颗针眼药水1～2滴，每天1～2次，最多3次，连续点用至痊愈为止。适用于本病各证。

3. 其他疗法

（1）局部滴用抗生素类眼液滴眼、大量眼膏保护暴露的黑睛。

（2）脓成者，应手术治疗，在波动最明显处切开排脓。

（六）预防调摄

1. 预防感冒，注意眼睛的卫生，防止眼珠、眼眶周围或全身感染。

2. 患者应卧床休息，多饮水，饮食清淡，忌食辛辣食物。

3. 脓已成，应切开排脓。面部疖肿忌积压，以免邪毒扩散。

第六节　针　　眼

针眼是指胞睑近睑缘部生小疖肿，局部红肿疼痛起硬结，易于溃脓的急性外障眼病，俗名偷针。相当于西医学的睑腺炎。

（一）病因病机

1. 脾胃积热，热毒上攻　嗜食辛辣煎炸，以致脾胃积热，复因风热毒邪侵犯，结聚于胞睑而发。

2. 素体虚弱，热毒蕴伏　风热毒邪上攻胞睑，灼烁津液酿脓。素体虚弱者，每因热毒蕴伏而反复发作。

（二）临床表现

1. 起病急，初起胞睑微痒痛、红肿，于近睑缘处形成局限性硬结，形如麦粒，推之不移，按之疼痛。

2. 轻者数日内可自行消散，重者数日后形成脓肿，或伴恶寒发热头痛等全身症状。脓肿成熟穿破，流出脓液始愈。

3. 临床有内针眼与外针眼之分，病变位于胞睑边缘者称外针眼，位于胞睑内面、赤痛较重者称内针眼。

（三）鉴别诊断

本病应与胞生痰核相鉴别。后者病程缓慢，胞睑起硬结，但无红无痛。本病若发于胞睑内面，脓点不溃破，吸收欠佳，可形成肉芽肿；遗留肿核时则称胞生痰核。

（四）损美评价

一双晶亮有神的眼睛，给人以活力，针眼不仅损害眼睛的整体美，而且因其红肿热痛，还可以使人面现痛苦的表情。如此种种，使人容貌之美大打折扣，故应积极治疗。

（五）治疗

1. 内治

（1）辨证论治

1）风热外袭

症状：病初起，局部微红微痒微痛，或伴有发热头痛。舌苔薄白，脉浮数。

治法：疏风清热。

方药：银翘散加减。

加减：若胞睑浮肿严重者，加荆芥、僵蚕等。

2）热毒上攻

症状：胞睑局部红肿热痛加剧，形成脓肿但未溃破。兼口干欲饮，便秘溲赤。苔黄，脉数。

治法：清热泻火解毒。

主药：仙方活命饮加减。

加减：红肿痛甚，舌红苔黄或大便秘结者，加大黄、玄明粉。口渴者，重用天花粉。

3）脾胃伏热

症状：针眼反复发作，但诸症不重，口干，大便不爽。舌苔黄腻，脉滑。

治法：清解脾胃伏热。

方药：清脾散加减。

4）正虚邪恋

症状：针眼反复发作或久不消退。纳呆神疲，面色不华。舌淡，苔薄白，脉细弱。

治法：托里解毒。

主药：托里消毒饮加减。

加减：脾胃虚弱者，可酌加黄芪、党参等补气药。

（2）成药验方

1）外障目赤方：荆芥、蔓荆子各6g，蝉蜕、木贼、藏红花各3g，赤芍、菊花、白蒺藜、黄芩、谷精草各10g。水煎服，每日1剂。适用于风邪外袭或热毒上攻者。

2)疏风清热汤:薄荷3g,银花15g,赤芍9g,白茅根15g,天花粉9g,枳壳3g。水煎服,每日1剂。适用于风热外袭者。

3)解毒散结汤:金银花15g,黄芩、连翘各9g,蒲公英12g,天花粉9g,赤芍12g,薄荷5g。水煎服,每日1剂。适用于热毒上攻者。

2. 外用药物

(1)初起未酿脓时,可用湿敷,以助消散。

(2)用紫金锭或清火眼丸,调外障眼药水或其他消炎眼药水或冷开水,外涂患处皮肤;也可用如意金黄膏涂局部皮肤。注意切勿将药物涂入眼内。

(3)用新鲜一点红、白花蛇舌草、蒲公英、野菊花等中的1~2味,洗净捣烂,外敷患处皮肤,注意勿涂入眼内。

3. 针灸推拿疗法

(1)毫针刺:早期证属风热外袭者,取攒竹、鱼腰、太阳、丝竹空、行间;证属脾胃伏热者,取承泣、四白、合谷、三阴交;兼恶寒发热者,加外关;头痛者,加风池。手法用中刺激或强刺激。

(2)三棱针放血:耳尖穴消毒后,用手指在该处反复揉捏至充血,用三棱针迅速刺进1分深后快速退出,挤出少量血。也可于曲池穴消毒后,用三棱针点刺2~3mm,压出2~4滴血。操作时针刺穴位均须严格消毒,每日施行1次即可。

(3)耳针疗法:取眼、目1、目2、肝穴,强刺激,每日1次。也可埋针,取穴同前,并可于患侧耳部找敏感点,埋针后每日自行按压3~5次,每次1~3分钟。3日后复查,如针眼未消,可再行第2次治疗。

(4)挑治疗法:在背俞穴的肺俞与膏肓之间附近的皮肤面,找寻一个或数个压之不退色的红点;若红点不明显,可轻刮之后再找。皮肤消毒后,将红点逐一直刺挑破,挤出黏液或血水。每日1次。

4. 饮食疗法

(1)菊花龙井茶:菊花10g,龙井茶(或一般绿茶)3g,放茶杯内,冲入开水,加盖片刻,即可饮用。

(2)菊花粥:菊花15g,粳米50g,煮成粥后加入适量冰糖,即可食用。

5. 其他疗法

(1)磁疗:于针眼患处两侧皮肤,安放一对小圆磁片,以N、S极相吸引的位置安放,用胶布固定。两磁片之间的距离不宜太近,以免吸在一起;也不能太远,以免磁场作用太小。

(2)无名指结扎法:于患眼侧无名指的掌指关节处,用棉线或橡皮筋结扎,松紧以手指皮肤不发生青紫为度。待眼部炎症完全消退后,方可解开结扎。

(六)预防调摄

1. 平时应注意眼部卫生,增强体质,避免偏食,避免过劳。有屈光不正者,应及时矫治。
2. 患病时饮食宜清淡,忌食辛辣煎炸之品,忌饮酒;还须保持大便通畅。
3. 治疗期间,禁止挤压、搔抓等,否则引发颅内感染。

第七节 暴风客热

暴风客热,系指来势急骤,以红肿热痛为主要特征的外感眼病。西医学中,部分因细菌或病毒感染而引起的急性球结膜炎症,多可归属于本病。

（一）病因病机

本病多因风热毒邪，突从外袭，风热相搏，交攻于目，猝然而起；如原有肺胃积热，与风热之邪交炽于目睛，则症情更重。

（二）临床表现

症见胞睑红肿，白睛暴赤，热泪如汤，羞明隐涩。如风重于热，患眼刺痒兼头痛鼻塞，恶寒发热，脉浮数，舌苔薄白；如热重于风，则眼珠剧痛，白睛浮壅，高于风轮，眵泪胶黏，口渴烦躁，便秘溺黄，脉象数实，舌苔黄腻。可见灰白色伪膜附着，拭去复生。睑内面红赤，粟粒丛生。

（三）鉴别诊断

1. 瞳神紧小（虹膜睫状体炎） 指瞳神失去正常之展缩功能，持续缩小，甚至缩小如针孔，并伴胞轮红赤，黑睛后壁有沉着物，神水混浊，视力下降的眼病。若瞳神失去正圆，边缘参差不齐，黄仁干枯不荣，则称瞳神干缺。

2. 绿风内障 以瞳神散大成绿色，视力骤降，眼珠剧痛牵及眼眶头额，胞轮红赤，黑睛雾状混浊为主要表现的眼科病证。多见于40岁以上的妇女，常于郁怒或劳倦后发作，一般起病急，发展快，视力骤降或全失。相当于西医的急性充血性青光眼。

（四）损美评价

眼睛精彩内含，神光充沛，视物清晰，黑白分明，是眼睛健美的标志。而暴风客热常见面部症状为羞明隐涩，眼珠剧痛，胞睑红肿，白睛暴赤；或白睛浮壅，眵泪胶黏等。不仅严重影响了眼睛的美观，而且给患者带来巨大的痛苦。

（五）治疗

1. 内治

（1）辨证论治

1）风重于热

症状：胞睑肿胀，白睛红赤，痒痛兼作，粟粒丛生，羞明多泪。全身多伴有头痛鼻塞，恶风发热。舌苔薄白或微黄，脉浮数。

治法：疏风解表，兼以清热。

方药：羌活胜风汤加减。

加减：如风邪不盛，可去羌活、独活。

2）热重于风

症状：白睛浮肿，赤痛较重，胞睑红肿，眵多胶结，重者可见灰白色伪膜附着，热泪如汤，怕热畏光。全身并见口渴溺黄，甚则可有大便秘结，烦躁不宁。苔黄，脉数。

治法：清热泻火，兼以疏风。

方药：泻肺饮加减。

加减：大便秘结者可加大黄、芒硝泻火通腑。

3）风热并重

症状：白睛赤肿，疼痛而痒，恶热畏光，泪多眵结。全身症状有头痛，鼻塞，恶寒发热，便秘溲赤，口渴思饮。舌红，苔黄，脉数有力。

治法：祛风清热，表里双解。

方药：防风通圣散加减。

加减：若热毒重，去麻黄、川芎、当归等辛温之品，加蒲公英、金银花、野菊花。

(2)成药验方

1)蜂蜜水蛭滴眼剂:蜂蜜5ml,洗净的活水蛭5条,同置于瓶中,6小时后用纱布过滤点眼,每2~3小时点眼1次,每次1~2滴。适用于本病各证。

2)柏银菊薄熏洗剂:黄柏、金银花各30g,菊花、薄荷各15g。水煎后倒入暖水瓶或茶杯内,用清洁毛巾严密罩住,熏蒸患眼,当熏至气体散尽,药水温热时即用药水频频洗眼,每日熏洗2次。适用于本病各证。

2. 外用药物

(1)用20%黄连液或生理盐水冲洗结膜囊,每日1~2次。若有假膜,须先抹净后再冲洗。

(2)用蒲公英100g、冬霜桑叶30g煎水熏眼,待冷后洗眼,每日1~2次。

(3)选用清热解毒眼药水点眼:黄连西瓜霜眼药水、千里光眼药水、外障眼药水,每30~60分钟点眼1次;待症状减轻,改为每日4~6次。

(4)以内服药渣再煎取澄清液外敷。

(5)红肿较重者,用新鲜野菊花、犁头草、蒲公英、一点红,选1~2味洗净捣烂,闭睑外敷,每日1~2次,每次15分钟。

(6)必要时加用抗生素眼药水点眼。

3. 针灸推拿疗法

(1)毫针刺:取攒竹、丝竹空、睛明、瞳子髎、合谷、曲池、太阳、外关、少商穴。风重于热者,泻太阳、外关、少商为主;热重于风者,泻合谷、曲池为主;均配合眼周穴位。太阳、合谷若点刺出血,效果更好。

(2)耳针疗法:取眼、目1、目2、肝,或于耳尖放血。注意严格消毒。

(3)挑治疗法:在肩胛间区找敏感点挑治,或在大椎穴及其两侧旁开5分处选点挑治。

4. 饮食疗法

(1)银菊红糖茶:金银花10g,菊花10g。开水浸泡10分钟,加入适量红糖,代茶饮。

(2)蒲公英绿豆粥:蒲公英10g,绿豆30g,冰糖适量。先将蒲公英煎水取汁,以绿豆煮粥,调入药汁、冰糖。

(3)取菊花、夏枯草、桑叶各12g,煎水代茶饮。

(六)预防调摄

1. 本病有一定传染性,应尽量做好隔离,尤其对假膜性和淋病性结膜炎。若为过敏所致,必须立即停用致敏物,或嘱其今后勿用。

2. 患病时以局部治疗为至关重要,点眼药水次数不宜过少,切忌包眼。

3. 忌辛辣煎煿及烟酒,宜食清淡易消化食物,保持大便通畅。

第八节　迎风流泪

迎风流泪是指眼睛遇冷风后,泪液不循常道而溢出睑弦的疾病。本病多发于冬季和春季,可单眼或双眼患病,常见于病后体弱的妇女、老年人。本病类似于西医学的泪溢。

(一)病因病机

《诸病源候论》中说:“若脏气不足,则不能收制泪液,故目自然泪出。”而在《银海精微·迎风洒泪症》中提到:“为肝虚风动则泪流,故迎风泪出”,故结合临床归纳该病病因病机如下。

肝血不足，泪窍不密，风邪外袭而致泪出。

气血不足，或肝肾两虚，不能约束其液而流泪。

（二）临床表现

1. 自觉症状 患者眼睛无红赤肿痛，仅有流泪或迎风流泪更甚，或在初春、冬季寒风刺激时流泪加重。

2. 眼部检查 可见泪液不时溢出眼睑，且内眦下方皮肤潮湿；或可见泪窍外翻现象；按压睛明穴下方，无黏液等溢出。

（三）损美评价

虽然患者眼睛无自觉症状，但是外出时或参加社交活动时，泪流不止会给患者带来不良的社会形象，使患者产生不必要的麻烦。

（四）治疗

1. 内治

（1）辨证论治

1）肝血不足，复感风邪

症状：患眼无红赤肿痛，流泪，迎风更甚，或隐涩不适。兼头晕目眩，面色少华。舌淡，苔薄，脉细。

治则：补养肝血，祛风散邪。

方药：四物汤加减。

加减：若流泪迎风更甚者，可加白薇、菊花、石榴皮等以祛风止泪。

2）气血不足，收摄失司

症状：无时泪下，泪液清冷稀薄，不耐久视。面色无华，神疲乏力，心悸健忘。舌淡，苔薄，脉细弱。

治则：益气养血，收摄止泪。

方药：八珍汤加减。

加减：迎风泪多者，加防风、白芷、菊花以祛风止泪；若遇寒泪多，畏寒肢冷者，酌加细辛、桂枝、巴戟天以温阳散寒摄泪。

3）肝肾两虚，约束无权

症状：眼泪常流，拭之又生，或泪液清冷稀薄。兼头昏耳鸣，腰膝酸软。舌红少苔，脉细弱。

治则：补肝益肾，固摄止泪。

方药：左归饮加减。

加减：流泪较多者，加五味子、防风以收敛祛风止泪；泪液清冷者，加巴戟天、肉苁蓉、桑螵蛸，以加强温补肾阳之力，而助固摄止泪之功。

（2）成药验方 杞菊地黄丸，水蜜丸每日2次，每次6g。适用于肝肾两虚，约束无权证。

2. 外用药物 滴眼药水：可应用含硫酸锌的眼药水点眼。

3. 针灸推拿疗法 肝血不足，复感风邪证，以补法为主，可针肝俞、太冲、合谷、风池；肝肾两虚，约束无权证，以补法为主，针灸并用，可针肝俞、肾俞、涌泉、太冲；若流泪清冷者，可加神阙艾灸及同侧睛明穴温针治疗。

4. 其他治疗方法 手术治疗：如泪道阻塞，可试行激光治疗或试用泪道硅管留置治疗等。

（五）预防调摄

1. 户外工作者，可戴防护眼镜，减少风沙对泪道的刺激。

2. 增强体质，或进行睛明穴、太阳穴按摩，有助于改善流泪症状。

复习思考题

1. 口眼㖞斜与中风应如何鉴别？
2. 上睑下垂的病因病机是什么？
3. 针眼的临床表现是什么？

第十一章　肥胖症与消瘦症的诊治

第一节　肥胖症概述

肥胖症是指构成身体的组成成分中，脂肪蓄积过度，堆积过多和(或)分布异常，体重增加，超过标准体重20%的病理状态。早在《灵枢经·逆顺肥瘦》就指出肥人的体型特点是：广肩、广腋、广项、厚皮。而《针灸大成》中则明确指出："极滋味之美，穷饮食之乐，虽肌肤充腫，而酷烈之气，内蚀脏腑矣"。也就是说美味在造成肥胖的同时，还会滋生内邪，扰乱脏腑气机。

随着社会的发展，人们生活水平不断提高和改善，生活方式、行为方式发生了改变，肥胖已经成为一种非常普遍的社会现象。就目前采用的WHO成人分类标准进行评价，肥胖呈全球流行的趋势也已显而易见，且这种流行正在加速，已经对世界上大多数地区产生了巨大影响。据估计，目前全球大约有2.5亿BMI超过30的成年肥胖者，这就意味着可能还有2~3倍的成人处于超重状态，总共约有10亿人因体重增加而出现某些病态表现。肥胖已成为当今医学界和社会较为普遍关心的一个医学社会问题。

在欧美，特别是美国，在医学上有三大社会问题，即艾滋病、毒麻药瘾(吸毒)和酒癖(酒精中毒)，近年又增加了第四个医学社会问题——肥胖。

肥胖人群中形势较为严峻的是儿童、青少年肥胖发病趋势。近期由我国国家教委、国家体委、卫生部、国家科委、国家民委联合进行的一次对30个省市30万名7~22岁学生的体质健康调查表明：男生超重及肥胖率从2.7%上升到8.65%，是10年前的4倍，女生超重及肥胖率也由3.38%上升到7.18%。城市中男生超重及肥胖率高达12.03%。可见儿童、青少年肥胖形势需要全社会给予充分重视。

肥胖症的危害不仅仅是肥胖本身会影响美观及使日常生活不便而引起的身心障碍和可能带来的社会歧视问题，更严重的是肥胖是许多疾病的发病基础，如2型糖尿病、冠心病、高血压、高脂血症、睡眠呼吸暂停综合征、胆囊炎、胆石症、关节炎、不孕症、肿瘤以及某些痛证。目前，肥胖已经取代了营养不良和感染所引起的疾病，成为危害人类健康的主要杀手。

第二节　肥胖症的病因病机及分型

一　病因病机

(一) 病因

中医认为，肥胖病因主要与禀赋体丰、饮食不节、安逸过度、情志失调等因素有关。若在内外因素作用下，阴阳、气血、津液、情志、脏腑功能失调，导致水湿、痰浊、膏脂等壅盛于体内而发生肥胖。本病多为本虚标实之候，本虚主要是脾胃不足、运化失司或肾气不足、精气失藏，标实主要是痰、湿、瘀、热或肝气郁结。本病定位在脾和肾，还兼及肺、心、肝。

1. 过食肥甘厚味是肥胖症形成的基本因素 《素问·奇病论》说："必数食甘美而多肥也"，又"肥者令人内热，甘者令人中满"。由于贪食甜腻之品，即"膏粱厚味"，致使膏脂内生，而发生肥胖。《黄帝内经》中关于饮食代谢的理论，与西医学的认识相吻合，是后世医家认识本病的理论依据之一。多食肥甘厚味是肥胖症的首发因素。

2. 静息少动是肥胖症重要的促发因素 关于少动对肥胖的影响，早在《黄帝内经》就有论述："久卧伤气，久坐伤肉"，气伤则虚，肉伤损脾，气虚脾虚，则运化失司，代谢能力下降，膏脂内停而生肥胖。中年后的肥胖，即与好静多坐，水湿不化，痰湿内生有关。说明随着年龄的变化，活动减少，机体代谢随之降低。同时伴随现代社会的发展，通讯、交通工具的发达，人们运动的机会越来越少，肥胖症的发生率也越来越高。

3. 先天禀赋及地理环境因素对肥胖症的影响 《黄帝内经》中关于先天体质不同的肥胖症患者临床表现的论述，指出"水形之人……大头，小肩，大腹"，这相当于现在的腹型肥胖；"土形之人，其为人黄色，圆面，大头，美肩背，大腹，美股胫，多肉"，这种土型人，相当于现在的全身性肥胖。

地域的差异与肥胖也有很大的关系。北方天寒，其人多食膏粱厚味，肥胖人多，南方地热多湿热，其人"气浮而薄"，加之多食蔬菜水果鱼类，肥胖较少。这与中国的肥胖区域分布相一致。

4. 肥胖与年龄、性别有关 老年发病率高于青壮年，女性明显高于男性，这可能与男性、青壮年劳动强度较大有关。《素问·阴阳应象大论》说："年四十，而阴气自半也，起居衰矣。年五十，体重，耳目不聪矣"。中年以后，人体的生理功能由盛转衰，脂质代谢失调，活动减少，好坐少动，以致身体逐渐肥胖，故称之为"体重"。

5. 肥胖与七情有关 中医认为五脏藏神，七情生疾，五脏之功能相互制约，怒伤肝、恐伤肾、思伤脾，忧伤肺、喜伤心，使脏腑功能失调影响运化功能，湿浊内停而发为肥胖。

6. 肥胖症病位在脾胃，涉及肝肾 脾胃同居中焦，互为表里，胃主受纳腐熟，脾主运化水谷，脾主升，胃主降，二者共同完成饮食摄入、吸收及消化转输的生理功能。如果饮食不节，摄食肥甘，则可使脾胃功能失常，气血偏盛偏衰，阴阳失调，痰湿瘀热积聚，导致肥胖的发生。因而无论从脾胃的生理功能或病理变化，脾胃与肥胖的发生发展都有密切的关系，肥胖症病位在脾胃。肾为先天之本，肾气虚可导致脾运化无力，致脾肾功能失调，湿聚脂积，以致肥胖；肝主疏泄，肝气条达，脾胃功能正常；肝失疏泄，致脾失健运，可造成膏脂、痰湿停蓄，而形成肥胖。因而认为肥胖症的发生病位在脾胃，涉及肝肾。

（二）病机

在内外因素作用下，脏腑、气血、津液、阴阳等功能失调，导致水湿、痰浊、膏脂等壅盛于体内而发生肥胖。本病定位于脾和胃，还兼及肝、肾、心、肺等。本病多以脾肾之虚为本，水湿痰瘀为标，胃热气滞贯穿其间，三焦气化失常随行，虚实、寒热、阴阳兼杂，从而形成恶性循环，造成肥胖不断加重。

脾胃功能失常是肥胖发生的重要病机。脾与胃相表里，同位于中焦，共奏受纳运化之功。胃气主降，脾气主升；胃主受纳腐熟，脾主运化输布，共同完成气血的化生。不管什么原因引发肥胖，最终多导致脾胃功能俱旺或俱虚，正如李杲在《脾胃论》中所说："脾胃俱旺，则能食而肥；脾胃俱虚，则不能食而瘦，或少食而肥，虽肥而四肢不举"。临床所见，脾胃俱旺，系指胃纳偏亢为主，引发肥胖多见于年轻人；脾胃俱虚，系指脾虚湿阻为主，引发肥胖多见于中老年人。

本病病变发展过程中可见病机的转化，如虚实之间的转化。饮食超常，摄入过量，水谷精微聚积体内，化为膏脂；或过食损伤脾胃，运化失司，湿浊中阻，湿浊化热，酿成胃热滞脾，均可引发肥胖。长期摄食无度，可以损伤脾胃，运化失司，水湿内停，聚湿生痰，可见臃肿性肥胖。脾虚日久，脾病及肾，导致脾肾两虚，从而由实证转为虚证。脾虚则水谷精微运化失常，湿浊内生，土壅木郁，或情志受损，均可造成肝失疏泄，气滞血瘀，肝郁横逆犯脾，则见肝郁滞脾；或脾病及肾，肾阳虚衰，不能化气行水，均可导致水湿内停，痰浊聚积内脏或溢于肌肤，形成肥胖，即形成虚实夹杂。

二 中医分型

中医对肥胖者的分类首见于《黄帝内经》。《灵枢经·阴阳二十五人》中这样描述："土形之人……黄色，圆面，大头，美肩背，大腹，美股胫，小手足，多肉，上下相称，行安地，举足浮"，这种"土形之人"的肥胖，上下相称，厚厚敦实，是全身性肥胖的典型。"水形之人……大头，小肩，大腹……"，表明"水形之人"是中心性肥胖的典型。《灵枢经·卫气失常》又进一步按照"膏脂"的分布及是否"称身"的原则，将肥胖人分为三种基本类型："人有脂、有膏、有肉……肉坚，皮满者，脂。肉不坚，皮缓者，膏。皮肉不相离者，肉"，"膏者，多气而皮纵缓，故能纵腹垂腴。肉者，身体容大。脂者，其身收小……脂者，其血清，气滑少，故不能大"。把肥胖者分为"膏人"、"脂人"、"肉人"等3种类型，是中医肥胖症的最早分型，直至现在，对临床仍有一定的指导意义。

膏人 丹波元简《灵枢经识·九针十二原》说："腴者，脐下腹也"，"纵腹垂腴"的"膏人"主要的临床表现是：形体肥胖，脂肪主要分布于腹部为主，且皮肤纵缓，肉不坚，质地绵软。与西医学的腹型肥胖类型相同。

脂人 "虽脂不能大者"，"肉坚，皮满"。可见，其人虽肥胖，但形体匀称，体形协调，没有某一部位的比例特别过大。其主要表现是：形体肥胖，虽肥而腹不大，各称其身，肉坚满，皮肤饱满，质地中等。总体来说，脂人总体肥胖度较膏人为大，且体质较好。与西医学的"均一性肥胖症"类型相同。

肉人 "肉者，多血则充形，充形则平……肉人者，上下容大"。可见，肉人肥胖是体格壮实，其人精神内旺，其充形者并不是脂肪之肥，而是以肌肉丰实为主。主要表现：形体壮盛，上下均匀，皮肉结实，精神内旺。可见，"肉人"是一种正常体重超常之人。其体重的超标是体内肌肉发达所致，而体内脂膏含量并不超过正常体脂含量。因此，"肉人"并不属于西医学所说的"肥胖症"范畴，而是肌肉发达的超重者，常见于重体力劳动者和运动员等。

《黄帝内经》以肥胖的病理特点为主，结合辨证、预后进行分型，是对肥胖症最为简明的一种分型方法。其分型的原则，对探讨脂肪分布与肥胖症疗效，甚至对肥胖症的预后仍有一定的指导作用。

第三节 肥胖症的治疗

一 肥胖症的中药疗法

（一）肥胖症的治则治法

1. 祛痰化湿法 肥胖症患者常有头重如裹，神疲乏力，胸满痞塞，便溏，纳呆，应予温化痰湿。本法是治疗肥胖症的主要原则之一，贯穿在治疗的始终，代表方如二陈汤、二术四苓汤等。

2. 利水法 患者出现面浮跗肿，或尿少浮肿，腹胀便溏，肿甚者当予利水消肿法。代表方如五皮饮、导水茯苓汤等。

3. 疏利法 肥胖并伴有肝胆疾患者，症见口苦心烦，妇女月经不调，经闭或经前乳胀者，可用疏肝利胆法。代表方如消胀散等。

4. 消导法 兼有纳呆，苔腻，或食少者，佐以消食导滞，常用保和丸。

5. 通腑法 肥胖症患者平素嗜好烟酒，大便干燥或习惯性便秘者，可用调味承气汤，或服用单味大黄以"通腑化浊，安和五脏"，亦有报道因牵牛子具有"通瘀消饮，令人体轻瘦"的作用，而加服牵牛子，达到减肥的目的。

6. 活血化瘀法 胸痛胁胀，腹胀满，月经不调，大便干，舌质紫黯，脉弦，常用丹参、赤芍、当归、川芎、蒲黄、莪术等，常用方剂有桃核承气汤、当归导赤散等。

7. 健脾法 神倦疲乏，少气懒言，身困肢肿，便溏纳呆而肥者，健脾法是重要原则，常用方剂为异功散和五苓散。

8. 温阳法 病程较长，年龄偏大的肥胖症患者，伴形寒肢冷，腰酸膝软，肢重嗜睡，湿胜阳微者，宜温阳利水，常用济生肾气丸、苓桂术甘汤等。

（二）肥胖症的辨证论治

中药治疗肥胖症的关键是辨证论治，根据中医学辨证论治理论和临床研究，肥胖症大致可分为七型，即脾虚湿阻、胃热湿阻、痰湿内盛、肝气郁滞、气滞血瘀、阴虚内热、脾肾阳虚。

（1）脾虚湿阻：肥胖，浮肿，疲乏无力，肢体困重，尿少纳差，或有腹泻，舌质淡，舌苔腻，脉沉细。治宜健脾益气，除湿消脂，可选用六君子汤加味或参苓白术散加减。

（2）胃热湿阻：肥胖，头胀，眩晕，消谷善饥，肢重，困楚怠惰，口渴，喜饮，舌质红，舌苔微黄而腻，脉滑数。治宜清胃泻火，方用泻黄散加减，也可选用小承气汤合保和丸。

（3）痰湿内盛：身体肥胖，肢体困重，嗜睡懒动，头晕目眩，胸腹满闷，气短，纳呆呕恶，便溏，或烦躁口苦、食欲亢进，或伴妇女不孕、闭经，舌质淡胖，苔白腻或黄腻，脉弦滑。治宜燥湿化痰、健脾和胃，方选二陈汤、泽泻汤、三子养亲汤加减。痰湿郁久化热者，证见烦躁口苦，食欲亢进，舌红，苔黄厚腻者，治以清热化痰，可选黄连温胆汤或导痰汤加味。

（4）肝气郁滞：情绪急躁，易怒，头昏胸闷，大便干结，舌质红，苔薄，脉弦。治宜疏肝理气，佐以清热，方选柴胡疏肝散加减。

（5）气滞血瘀：肥胖，胸胁痞满，月经不调，闭经，大便偏干，失眠多梦，舌质黯红，舌苔白或薄腻，脉细弦。治宜疏肝理气，化瘀消脂，应用丹栀逍遥散加味。瘀血明显者，选用桃核承气汤、当归导赤散、桃红四物汤加减。

（6）阴虚内热：肥胖，头昏眼花，头胀，头痛，腰痛、酸软，五心烦热，低热，舌尖红，苔少，脉细数微弦。治宜滋阴降火，补肾消脂，方用知柏地黄汤加味。

（7）脾肾阳虚：肥胖，疲乏无力，畏寒肢冷，腰酸腿软，阳痿，阴寒，大便次数增多或便溏，舌质淡舌体胖大，苔白，脉沉细无力。治宜温肾壮阳，健脾化湿，方用右归丸加减。

（三）治疗肥胖症的常用方剂

1. 防己黄芪汤

处方组成：防己　黄芪　白术　炙甘草　生姜　大枣

功效与应用：有益气健脾，利水消肿之效。适用于虚症的肥胖患者。症见腹力松软，皮肤苍白，因多汗而易疲劳，身体沉重，尿少，有时可见下肢浮肿，或膝关节疼痛，苔薄白或薄黄，舌体暗胖，脉浮而无力。

2. 大柴胡汤

处方组成：柴胡　黄芩　芍药　半夏　枳实　大黄　大枣　生姜

功效与应用：适用于体力充实的实证患者，表现为体形肥胖或躯体魁梧，腹壁肥厚，季肋部有饱满感，舌干燥且有黄苔，脉象沉而有力，如按弓弦。

3. 桃核承气汤

处方组成：桃核　大黄　桂枝　甘草　芒硝

功效与应用：适用于实证。常有腹部膨满，头痛，腰痛，便秘，眩晕及口干心烦，舌苔黄腻等，如症见体力充实，面色红润，并有瘀血证，如月经不调或精神障碍等用之为宜。

4. 桂枝茯苓丸

处方组成：桂枝　茯苓　牡丹皮　桃仁　芍药

功效与应用：适用于实证，虚实中间证。本方较桃核承气汤平和，可用于脸色红，体力好，月经异常，下腹部有瘀血证，但无小腹急结者。

5. 大承气汤

处方组成：大黄　厚朴　枳实　芒硝

功效与应用：适用于实证。本方为峻下剂，腹部肥胖充满，脉搏有力，便秘严重者宜之。

6. 柴胡加龙骨牡蛎汤

处方组成：柴胡　黄芩　人参　茯苓　桂枝　龙骨　牡蛎　大黄　半夏　大枣

功效与应用：适用于虚实夹杂证及实证。见胸胁苦满，脐上动悸，心情急躁，失眠，性欲减退等。

7. 防风通圣散

处方组成：防风　荆芥　麻黄　薄荷　生姜　连翘　桔梗　川芎　当归　白术　黑山栀　酒大黄　芒硝　石膏　黄芩　滑石　甘草　白芍

功效与应用：用于腹部皮下脂肪充盈，即以脐部为中心的膨满型肥胖。对便秘并且有高血压倾向的人尤为适宜。方中大黄、芒硝、甘草可以解毒、治便秘。麻黄、防风、荆芥、薄荷具有发汗作用。滑石、白术有利尿作用。黄芩、石膏、山栀、桔梗、连翘消炎解毒。当归、芍药、川芎有促进血液循环的作用，故可用于治疗肥胖症。

8. 荷叶散

处方组成：荷叶

功效与应用：用败荷叶烧存性，研末，米饮调下，有消肿、降脂之功。古有“荷叶灰服之令瘦”之说，临床观察荷叶在减肥方中作用显著。

9. 麻子仁丸

处方组成：麻子仁　芍药　枳实　厚朴　大黄　杏仁

功效与应用：有润肠泻热，行气通便之效。常用于虚证的肥胖病人，因肠胃燥热，津液不足所致大便干结，小便频数。

10. 实脾饮

处方组成：厚朴　白术　木瓜　草果仁　大腹皮　附子　白茯苓　干姜　甘草

功效与应用：有温阳健脾，行气利水之效。用于脾阳不足，水湿内停导致的肥胖症，可见尿少，浮肿，下半身尤著，腹泻便溏，胸腹胀满，或身重肢冷，舌苔白腻而润，脉沉迟者。

11. 泽泻汤

处方组成:泽泻　白术

功效与应用:有健脾,利水,除饮之效。用于水停心下,清阳不升,浊阴上犯导致的肥胖症,可见头晕目眩,心悸呕吐,耳鸣等。

12. 润肠丸

处方组成:当归　生地黄　桃仁　麻仁　枳壳

功效与应用:有养血润肠通便之效。用于血虚便秘导致的肥胖症。

(四) 治疗肥胖症的单方

1. 五苓散合九味槟榔汤:由大黄、猪苓、泽泻、白术、茯苓、桂枝、槟榔、厚朴、桂枝、橘皮、苏叶、甘草、生姜、木香等组成。适用于虚证。表现为肥胖,身体沉重,易疲劳,易浮肿,类似脚气样症状者。

2. 体可轻:由法半夏、陈皮、云茯苓、炒苍术、炒薏苡仁、大腹皮等药组成。前药等分制成浓缩小丸,每日 3 次,每次 45 粒。

3. 轻身一号方:由生大黄、泽泻、生山楂、丹参、茵陈、水牛角、仙灵脾组成。水煎口服,每日 2 次。本方具有益气健脾、温肾助阳、活血化瘀、利水消肿之效。用于肥胖症,症见疲倦乏力,胸闷气促,腹胀肢沉,腰脊疼痛,便溏浮肿,月经不调,皮肤紫纹,舌胖质淡,苔白薄或白腻,脉细弱等。

4. 荷术汤:由荷叶、苍术、白术、黄柏、牛膝、薏苡仁、黄芪、桂枝、木瓜、茯苓、泽泻、山楂、车前子、虎杖、夏枯草、甘草等药组成。本方具有健脾利湿、补气通阳及消肥降脂降压之效。

5. 海藻轻身汤:由海藻、夏枯草、薏苡仁、白芥子、山楂、泽泻、茵陈、柴胡、甘草等药物组成。

6. 首乌 30g,当归 30g,鸡血藤 30g,茯苓 20g。水煎服。该方不仅能减肥,且能降低血中甘油三酯和总胆固醇,调整机体代谢,使物质、能量和水盐代谢的紊乱恢复平衡。

二 肥胖症的针灸疗法

针灸治疗肥胖症经过数十年国内外学者的实践,已经取得了显著的效果。针灸治疗肥胖症具有简便、经济、疗效持久、无毒副作用等优点,受到肥胖者的欢迎。针灸治疗肥胖症包括耳针、耳压、体针、耳体针结合、皮肤针、三棱针、减肥仪等治疗方法,而灸法治疗肥胖症多与体针联合应用。临床辨证论治如下。

(一) 胃肠实热

主要证候为形体肥胖,食欲旺盛或消谷善饥,温喜冷饮,小便短赤,大便秘结,舌红,苔黄,脉数弦滑。由于临床患者有证候主次的差异,现分述如下。

1. 胃中蕴热

证候:形体肥胖,食欲旺盛或消谷善饥,面色红润,温喜冷饮,口臭,舌红苔黄,脉滑或数。

治则:清胃泄热。

针灸疗法:处方:胃俞、内庭、曲池、足三里。胃中蕴热,故取胃俞以清泻胃之实火。曲池、足三里是手足阳明经之合穴,“合治内腑”,二穴均能清阳明之火。内庭为足阳明经之荥穴,“荥主身热”,取之可以泄胃中之热。诸穴合用共奏清胃泄热之功效。配穴:中脘、公孙、冲阳等。刺灸法:毫针刺,多用泻法,中或强的刺激,留针 30 分钟左右,1 日或隔日 1 次。

耳针疗法：处方：外鼻(饥点)、胃、脾、神门、交感。以外鼻、胃、神门为主穴，余穴为配穴。每次主穴必取，余穴酌配。治法：每次取单侧或双侧3～4个耳穴，将耳部皮肤常规消毒后，埋入消毒揿针或贴埋王不留行籽(或其他材料)，胶布固定，每日自行饭前按压3次，每次每穴按压50次，3～5日更换1次。自行按压宜强刺激。

2. 小肠实热

证候：形体肥胖，心烦欲饮，小便短赤，面红多汗，口舌生疮，舌质边尖俱红，舌苔黄厚，脉象滑数。

治则：清心导赤，引热下行。

针灸疗法：处方：小海、曲池、前谷、下巨虚。由于燥火犯心，移热于小肠，小肠泌别清浊失常，故小便短赤。因“大肠、小肠皆属于胃”，按照腑病治其合的理论，取手太阳小肠经和手足阳明经的合穴，小海、曲池和下巨虚。已知“荥主身热”，宜取前谷以清热。四穴相伍可以清泄小肠实热。配穴：关元、小肠俞、腕骨、通里。刺灸法：毫针刺，多用泻法，中或强刺激为宜，留针时间和治疗间隔同前。

耳针疗法：处方：小肠、三焦、膀胱、内分泌、心。取其小肠可以调整肠道运化功能，使之恢复分别清浊之功能；三焦可以通利水道；膀胱可清利膀胱，升举清阳；内分泌可达调节机体内分泌之功能；心有助于平衡阴阳气血之功。治法：以小肠、三焦、膀胱为主穴，余穴为配穴。按压主穴以中或强刺激为宜。

3. 肠燥便结

证候：形体肥胖，大便干结，数日一行，口干口臭，身热面赤，舌红，苔黄，脉数或滑。

治则：清热、润肠、通便。

针灸治疗：处方：曲池、上巨虚、内庭、二间。大肠积热津伤便结，取其手足阳明经穴之合腧和荥穴，即曲池、上巨虚、二间和内庭四穴疏泻阳明腑气而通积导滞和清热。配穴：大肠俞、天枢、合谷、支沟、照海。刺灸法：毫针刺，用泻法，宜强刺激。

耳针疗法：处方：大肠、肺、便秘点、胃、小肠、三焦。取大肠、胃、小肠，可以直接调理肠道运化功能，以下气通便，畅理腑气，以治便结；肺与大肠相表里，用肺以助大肠功能的恢复；取便秘点以行气导滞，调理腑气，治疗气机郁滞，传导受阻；用三焦以助清热，调整脏腑。诸穴相配共获清热、润肠、导滞、通便之效。治法：以大肠、肺、便秘点为主穴，余穴为配穴。按压诸穴宜强刺激。

(二) 脾虚湿阻

证候：形体肥胖，疲乏无力，肢体困重，纳少腹胀，便溏尿少，下肢时有轻度水肿，舌淡边有齿痕，舌苔薄腻，脉濡或缓。

治则：健脾祛湿。

针灸治疗：处方：阴陵泉、足三里、三阴交、中脘、丰隆。脾虚运化失司，则水湿内停，取其脾胃之合穴阴陵泉、足三里以调理脾胃之功能；取其脾经之交会穴三阴交，以疏调三阴之经气而扶土化湿；胃之募穴中脘配阳明之络穴丰隆以健脾和胃利湿。诸穴协同可达健脾利湿之功效。配穴：水分、足临泣、太白、百会、太阳。刺灸法：毫针刺，以平补平泻施治，可加灸，或采用温针灸。

耳针疗法：处方：脾、胃、膀胱、肾、三焦、肺、皮质下、交感。取脾、胃以补脾健胃，助运化以祛湿；采用膀胱、肾以清利水湿、升举清阳，补益脾肾；取三焦、肺助通利水道以祛湿；取皮质下、交感疏调脾胃。诸穴合用共获奇功。治法：以脾、肾、三焦为主穴，其余为配穴。宜中等刺激。

（三）肝气郁结

证候：形体肥胖，胸脘胀闷，时而作痛，烦躁易怒，头目眩晕，妇女乳房作胀，少腹胀痛，月经不调，舌苔，薄白，脉弦。

治则：疏肝解郁。

针灸治疗：处方：太冲、期门、膻中、支沟、三阴交。本病因七情不调、肝气内郁所致。取其太冲、期门以疏肝理气，配膻中以调畅气机；用支沟调少阳之经气，活络止痛；取三阴交可疏导气血，活血化瘀。诸穴共奏疏肝解郁之效。配穴：阳陵泉、公孙、行间、血海、肝俞。刺灸法：毫针刺，以泻法施治。宜中强刺激。

耳针疗法：处方：肝、胆、神门、皮质下、内分泌、子宫、卵巢。取肝以疏肝理气解郁；肝胆相表里，取胆以助之；用神门、皮质下调整中枢神经功能；以内分泌、子宫、卵巢疏肝理气，疏郁调经，补益肝肾，调和冲任。诸穴相伍可获疏肝解郁之功。治法：以肝、胆、神门、皮质下为主穴，其余为配穴。宜强刺激。

（四）脾肾阳虚

证候：形体肥胖，形寒肢冷，少腹腰膝冷痛，纳少便溏，尿少肢肿，妇女经量变少，甚或闭经，舌质淡胖，脉沉或弱。

治则：温补脾肾。

针灸治疗：处方：肾俞、太溪、足三里、脾俞、胃俞、命门、关元、阴陵泉。肾阳衰微，取肾俞、太溪、命门、关元四穴针灸并用，以温补肾阳，资益命火，驱散阴寒之效；脾阳不振，运化无权，水湿内停，取其脾俞、胃俞，以培补脾胃；足三里为阳明之合穴，合治内脏，能促使胃肠运化与传导功能的正常；阴陵泉乃脾经之合穴，能调养脾气，补其虚弱。诸穴相伍，针灸并施，共奏温补脾肾之力。配穴：水分、三阴交、气海、天枢、神阙。刺灸法：神阙用艾条灸 10 分钟；余穴用毫针刺，亦用补法，针后肾俞、命门、脾俞可用艾条灸或用温灸器灸。

耳穴疗法：处方：脾、肾、胃、膀胱、胰胆、内分泌、内生殖器、皮质下、神门。取脾、肾可以培补脾肾二脏；脾、肾分别与胃、膀胱相表里，配取胃、膀胱可助滋补脾肾之功；胰胆、内分泌以治其本，调整异常的内分泌功能；用内生殖器可获益肾固精生子之功；取皮质下、神门来调整神经的功能。诸穴合用可获滋补脾肾的作用。治法：以脾、肾、胰胆、内分泌为主穴，余穴为配穴。以弱刺激治疗为佳。

三 肥胖症的按摩疗法

按摩疗法又称推拿疗法。按摩具有方法简便、易学、易操作等特点，在减肥中应用颇广，尤其是用于局部减肥有一定的效果，但仍应与全身减肥或其他减肥措施配合起来，收效更佳。

（一）按摩手法

1. 摩法 按摩最常用的基本手法是指按摩与抚摩。用手指摩法称为指摩，用手掌称掌摩。可先顺时针方向摩 1～3 分钟，然后逆时针方向摩 1～3 分钟，手法要轻柔，有节奏，用力均匀，一般可摩 5～15 分钟，局部有微微发热的感觉。

2. 按法 又称掌按法，即用手掌按压，可分为单掌或双掌按压，时间一般为 0.5～1 分钟，常与摩法、揉法相配合，按要注意用力得当，尤其腹部不宜用力过猛。

3. 揉法 其特点是手掌或手指不移开所接触的皮肤，而是带动皮下组织、脂肪随之旋转而滑动，用力比摩法为重，先顺时针方向揉 1～3 分钟，然后为逆时针方向，共操作 5～10 分钟。

4. 推法 用于减肥术,常用掌平推,手掌着力,以掌根向一定方向推进,常与按、摩、揉法相配合,但须注意用力要均匀,不可过重,以防止皮肤被推破。

5. 拿法 可分为三指、四指、五指拿。用力紧捏被拿部位,手腕放松,动作要迟缓,由轻到重,再由重到轻,每次时间要短,以防止皮下瘀血,一般可反复捏拿10~15次。

6. 拍法 方法为五指并拢,指微曲,掌心呈空虚状,用虚掌拍打,由慢到快,频率为每分钟10~30次,动作要协调,拍力有弹性,宜用手腕。

7. 振法 可分为指振与掌振法,如掌振法将手掌贴在皮肤上,手掌不离开皮肤,上下振动,并使力量向深部扩散。

(二)按摩减肥方法

1. 腹部按摩 以按、摩、推、振法为主,结合捏、拍手法,每次时间不少于10分钟,每日2~3次。按摩前用热毛巾擦局部皮肤或在浴后局部涂以减肥霜、减肥乳以增强局部减肥效果。根据脂肪厚度、年龄、体质决定适宜的强度,以按摩后感到局部舒适,但痛感不甚为原则。单纯腹部按摩不仅有减肥作用,而且有促进肠蠕动、防止便秘、练习腹肌、增加代谢的功用,对防止腹部脂肪堆积之效果也很好。

2. 臀部按摩 臀部脂肪堆积多见于女性,消除臀部脂肪按摩配以相应的体育运动是一种有效的方法。按摩手法常采用推、拿、拍、捏、按等,每次10~15分钟,每日2~3次,可以配合减肥霜、乳剂用。臀部按摩手法也运用于上肢、腿部。

3. 肩、背、腰部按摩 常用按、揉、推、拿等手法,每次10~15分钟,每日2~3次。

4. 自我按摩腹部减肥 排空大小便,用热毛巾轻擦腹部,仰卧床上,全身放松,腹部均匀涂减肥霜或乳,将手掌心紧贴腹部,稍加力按压并顺时针方向按摩15圈,再逆时针方向按摩15圈。若有便秘的症状,以顺时针按摩为主。然后双手掌由上而下推按15次,由下而上推按15次。

(三)点穴按摩减肥法

点穴按摩法是将按摩与点穴结合起来的一种减肥治疗方法。传统的按摩手法中的点、推、拿、摩、按、揉的手法用于穴位,通过改善经络功能,增加局部代谢,调节各项生理功能而达到消脂减肥的目的,尤其适宜于局部减肥。常用的方法有:

1. 腹部减肥 患者取仰卧位,松开腰带,全身放松,术者取中脘、下脘、天枢、气海、关元、水道、足三里等穴位,采用揉、摩、振、掌按法为主,亦可配合点按法,每日1次。

2. 臀部、下肢减肥 患者取俯卧式或坐式,松开腰带,全身松软。取环跳、承扶、殷门、委中、会阳、承山、昆仑等穴操作。然后患者为仰卧式或坐式,取髀关、期门、血海、风市、足三里、上巨虚、下巨虚、解溪等穴操作。手法采用掌按、拿、振、揉、拍法,亦可配合点按法,每日1次。

3. 上肢减肥 患者取坐式,全身放松。取肩井、天宗、曲池、手三里、内关等穴,用拿、揉、摩、拍及点按手法。每日1次。

4. 头面部 患者取坐式,闭目,全身放松,取百会、率谷、攒竹、四白、下关、颊车、太阳、风池、大椎、肩外俞、合谷等,用拿、振、揉、点按法等。

5. 点穴按摩减肥注意事项

(1)施术宜在餐后2~3小时。

(2)孕妇、经期妇女、皮肤病患者及有脏器器质性病变者等不宜用。

(3)对老年人施术,手法相应减轻。

(4)术后有乏力、心慌、气短、局部出现瘀斑,表明手法过强,可适当减轻。

(5)每次施术前后测体重、腹围、臀围等。

(6)施术时局部涂以减肥霜、按摩乳效果更佳。

(四)捏背减肥

捏背是通过捏提相应的背俞穴及经脉,改善代谢功能而达到减肥的目的。方法为受术者取俯卧位,术者立于左侧,从尾骶骨部开始,将皮肤捏起,两手食指指尖相对紧靠,沿着脊柱向上推捏,至大椎处,沿经背俞相应穴位处将皮肤向上提捏3~5次,如此可做3~5遍,每日1~2次,每次5~6分钟,按10~14天为一疗程。

(五)按摩器械减肥

按摩推拿器械种类很多,可以模拟人手推拿揉捏,可用于颈、肩、背、腰、腹部、四肢按摩。不仅使用方便,可以自我操作按摩,而且力度均匀,时间可按需要控制。另外有一种按摩椅,外形和小型沙发椅类似,可做腰背减肥按摩。

四 肥胖患者综合减肥计划的制订

1. 设定减肥目标 标准体重是理想目标,但要考虑每个人的个体特点、体型、体格、肥胖程度上的不同,因此不一定要达到标准体重,而是找到最适合自己的具体体重目标,作为减肥的努力方向,同时要有近期减肥目标,如1个月内减3~5kg。

2. 减肥注意事项

(1)对要求减肥的肥胖者,首先对肥胖应有正确的认识,要了解肥胖形成的原因,肥胖的危害,肥胖的治疗,肥胖的预后,各种减肥方法的利弊等,可以通过阅读有关肥胖的书籍或参加学习班获得,也可由医师专门指导。

(2)对减肥传闻要分析,减肥没有万灵药,对广告要分析,不能轻信、轻易地试用。

(3)减肥是一种医疗行为,应在医师指导下减肥。

(4)制订因人而异的减肥计划,要有长期目标,与短期目标相结合,计划要切实可行。

(5)减肥不能损害健康,盲目减肥有害健康,已有减肥不当造成死亡的报告。

(6)减肥者要有健康的心理状态,如心理障碍者节食减肥会转化为另一个极端——厌食,造成严重消瘦,脱水,预后不良。

(7)提倡记减肥日记,记录每天的体重、腰围、进食、活动、运动。可以回忆分析成功与失败的原因,也是一种心理督促。有人提出每天测2~4次体重,并记录成体重曲线,做动态观察。

(8)减肥是一个长期的过程,甚至对某些人是终身措施,要有心理上的准备。

(9)减肥计划要有自己的个性,在实践中不断修正。

(10)节食是减肥的主要方面,但节食要适宜,切不可用损害健康的代价来减肥,因此饥饿疗法不宜采用,半饥饿疗法目前十分盛行,但仍要在医师指导下实行,要有足够的蛋白质与维生素供应。

(11)运动是减肥主要方法之一。适宜的运动不仅能消耗脂肪,而且有改善体质、促进新陈代谢、强健肌肉、提高生活质量等多方面的作用。

(12)药物不是减肥的好办法,也不占减肥主要地位,长期服用会产生各种副作用。因此减肥药物一定要在医师指导下使用,切不可自己随便服用。

(13)手术减肥要慎重,手术减肥不仅痛苦大,经济负担也重,而且会发生各种不良反应及并发症。故用手术减肥要慎重考虑，掌握好适应证。

(14)针灸、按摩、中药等中医减肥方法，具有各自的特点与优势，受到国内外肥胖者的重视。但也要由医师指导，制订出计划，采取综合措施，持久地实施。切不可轻信传言，随意采用。

(15)单纯性肥胖症出现并发症或继发性肥胖症的患者必须求助医生治疗，只有克服减肥误区才能获得康复。

第四节 消 瘦 症

【概述】

消瘦，中医文献中又称“羸瘦”、“身瘦”、“脱形”。因先天不足，素体虚弱；或饮食偏嗜，饥饱无常，营养摄入不足；或情志抑郁，忧虑过度，致肝失疏泄，脾失健运，饮食营养不能化生气血；或恣情纵欲，耗损真阴，致肾精不足，精不化血，皆可导致气血亏虚，不能滋养肌肤，发为消瘦。

【病因病机】

1. 脾胃虚弱 多由先天不足，素体虚弱或饥饱失常，思虑过度，后天失养，损伤脾胃，脾胃气虚，脾失健运，或情志不遂，肝失疏泄，脾胃升降失常，饮食水谷不能化生气血，肌肤失养。

2. 肝肾阴虚 多由素体阴虚，或久病伤阴，或忧郁恼怒，气郁化火伤阴，而致肝肾阴虚，精血亏少。

【诊断要点】

1. 可发生于任何年龄，男女不限。
2. 体重低于标准体重20%以上。
3. 可伴有脾胃虚弱等慢性疾病。

【治疗】

(一) 脾胃亏虚

主症：全身消瘦，少气懒言，面容憔悴，食少纳呆，舌淡，边有齿痕，脉细无力。

治则：补益脾胃。

治法：

1. 内治法

(1)药物法：参苓白术散。白扁豆(姜汁浸，去皮，微炒)450g，人参、白术、茯苓、炙甘草、山药各600g，莲子肉、桔梗(炒令深黄色)、薏苡仁、砂仁各300g。研成细末。每次9g，用枣汤调服。

(2)饮食法：九仙薯蓣膏。薯蓣500g，光杏仁450g，生牛乳1500g。将杏仁研如泥，入牛乳，绞取汁，以杏仁尽为度。后取薯蓣和匀，装入瓷瓶，密封瓶口，放锅内蒸煮3小时即成。每日空腹以温酒服1匙。

2. 外治法

(1)针灸法：处方：脾俞、胃俞、大肠俞、中脘、天枢、气海、足三里。操作：均用补法，中等刺激，留针30~40分钟，在留针过程中可加用艾条温灸，每日1次，20次为一疗程。

(2)耳针：取脾、交感、内分泌、胃、肝。用胶布将王不留行籽固定在穴位处。每次取一侧耳穴，两耳交替，3~4天换贴1次，10次为一疗程，疗程间隔5~7天。治疗期间，嘱患者每天按压耳穴3次，每次每穴按压1分钟左右，食欲不振者进餐前多按压。

(3)灸法：取神阙、足三里、脾俞、胃俞、中脘、气海。用温灸盒先灸背部腧穴，再灸腹部腧穴，每个穴位灸20～30分钟。同时用艾条灸肢体腧穴，每个穴位5～10分钟。每日1次，20次为一疗程，疗程间隔7～10天。

(4)推拿法

1)推擦脾胃经：患者仰卧位，从上到下来回推擦下肢的脾经和胃经数十遍，而后按揉足三里穴1分钟。

2)按揉背部俞穴：揉按脾俞、胃俞、肝俞、肾俞，每个穴位按揉半分钟。

3)摩腹：以中脘、关元两穴为中心，双手叠掌分别按顺时针方向缓慢摩动2分钟。

4)捏脊：从尾骶部至大椎穴捏脊6次。捏脊之后，用力揉按脾俞、胃俞、肝俞、肾俞、命门20次。

5)指压法：取腧穴两组，一组为脾俞、肾俞、意舍；另一组为肝俞、胃俞、胃仓。每次选取1组穴位，用双手拇指强压穴位，并加振法、旋转手法，每穴3～5分钟。两组交替使用，每日1次，10次为1个疗程。

(二) 肝肾阴虚

主症：全身消瘦，心烦易怒，五心烦热，腰膝酸软，口干舌燥，颧红，盗汗，舌红，苔少，脉细数。

治则：滋补肝肾。

治法：

1. 内治法

(1)药物法：六味地黄丸。每日服9g，淡盐汤送下，或水煎服。

(2)饮食法：杞子粥。枸杞15～20g，糯米50g，白糖适量放入沙锅，加水500ml，用文火烧至微滚到沸腾，待米开花，汤稠时有粥油出现，再用火焖5分钟即可。每日早晚温服，可长期食用。

2. 外治法

(1)针灸法：处方：肝俞、肾俞、太溪、太冲、照海、关元、期门。操作：肝俞、太冲、期门用平补平泻，余用补法，留针30～40分钟，每日1次，20次为一疗程。

(2)耳针：取脾、交感、内分泌、肝、肾、肾上腺。用胶布将王不留行籽固定在穴位处。每次取一侧耳穴，两耳交替，3～4天换贴1次，10次为一疗程，疗程间隔5～7天。治疗期间，嘱患者每天按压耳穴3次，每次每穴按压1分钟左右，食欲不振者进餐前按压，失眠者每晚睡前多按压。

(3)灸法：取肾俞、肝俞、三阴交、神阙、足三里。用温灸盒先灸背部腧穴，再灸腹部腧穴，每个穴位灸20～30分钟。同时用艾条灸肢体穴位，每穴灸5～10分钟。每日1次，20次为1个疗程，疗程间隔7～10天。

【预防和调护】

消瘦是一种损美性疾病，使人呈现干瘪、憔悴的外观，应积极治疗。治疗时应不忘培补脾土，改善患者的食欲，增加食量，最终达到治疗的目的。其防范措施有以下几点。

1. 饮食科学化，首先应有足够的蛋白质、维生素和热量的供应，饮食中动物性蛋白质和豆类蛋白质要占总蛋白质量的1/3～1/2。

2. 膳食合理化，定时定量进食，克服少食、偏食、暴饮暴食等不良饮食习惯。改进烹调技术，使食物色香味俱佳，对于肉类食品以蒸煮为好，仅食肉，不喝汤是不科学的。

3. 生活规律化，起居有常，保持充足的睡眠。制定丰富多彩、有规律的生活制度。

4. 加强锻炼，多参加一些户外活动，如步行、武术、游泳、健美操等，增强胃肠道消化功能，以增强疾病的抵抗力。

5. 保持乐观的心态。

复习思考题

1. 试述肥胖症的中医分类。
2. 试述肥胖症针灸疗法的临床辨证论治及处方。
3. 试述减肥的注意事项。

第十二章 衰老基础知识与衰老性损美性病症的诊治

第一节 概 述

一 衰老基础知识

衰老又称老化，是任何生物生命活动进程中的必经阶段，是生物体发育成熟后，随年龄增长而发生的渐进的、受遗传因素影响的、全身复杂的形态结构与生理功能不可逆的衰退过程。衰老是大自然的必然规律。地球上一切生物，从有生命开始，无不遵循“生、长、壮、老、已”的自然规律，人类也不例外。衰老表现的早晚，个体之间有很大差异，它是各种内外因素综合作用的结果。衰老是不可违抗的自然规律，随着年龄的增加，体内新陈代谢和各器官的功能逐渐减退，形体外观和内脏衰老征象就会更加明显。

《灵枢经·天年》说：“人之寿，百岁而死”。说明人若尽其天年可活到百岁。探索人类衰老的机理，采取措施，综合治理，重视调护预防，能达到延缓衰老的目的。防止衰老、延缓衰老、延长寿命是医学界共同关注的课题之一。

（一）中医学对衰老的描述

1. 形态衰老征象 《灵枢经·天年》云：“四十岁，腠理始疏，荣华颓落，发颇斑白。”老年人的头发变细变脆，毛囊萎缩，色素脱失，故头发变白而易脱落，这都与中医理论的肾虚有关。

2. 内脏衰老征象 《素问·脉要精微论》云：“五脏者，身之强也。”五脏是形体强壮的根本，若五脏衰败则有相应的表现。如“头倾视深”，是精神衰败之象；“背曲肩随”，是脏气精微不能荣于肩背，心肺失强之象；“转摇不能”，是肾脏衰败的表现；“屈伸不能，行则偻附”，是肝脏精气衰败的表现；“不能久立，行则振掉”，是肾精亏损的表现。

3. 功能衰老征象 《素问·阴阳应象大论》云：“年五十，体重，耳目不聪明矣。年六十，阴痿，气大衰，九窍不利，下虚上实，涕泣俱出矣。”说明年老时目、耳等孔窍发生明显的改变。《灵枢经·脉度》云：“肝气通于目，肝和则目能辨五色矣。”年老肝血亏损，故两目昏花，视物不清。“肾开窍于耳，肾和则耳能闻五音矣。”老年人肾中精气渐衰，故听力每多减退。

4. 皮肤衰老征象 《素问·上古天真论》曰：“女子……五七，阳明脉衰，面始焦，发始堕。六七，三阳脉衰于上，面皆焦，发始白……”“丈夫……五八，肾气衰，发堕齿槁。六八，阳气衰竭于上，面焦，发鬓颁白……”皮肤老化的临床征象为皮肤变薄、弹性降低、粗糙、失去光泽、皮肤松弛、萎缩，出现不同程度的皱纹、色素沉着、毛细血管扩张等。

（二）损美性衰老的表现

1. 容颜衰老 皮肤松弛，干燥瘙痒，皮肤失去弹性，光泽。面容憔悴，灰暗，眼圈发黑，有色斑，在额头和眼睛四周出现皱纹。眼尾下垂、眼角下垂、脸颊下垂及鼻唇沟加深；侧面观察呈现“双凸面征”。鬓发斑白或稀疏脱落。

2. 身心衰老 体态臃肿，腰腹部脂肪堆积变粗、手臂变粗、大腿变粗；臀部、胸部下垂；整个身体逐渐呈现老人体态。机体活力下降，易疲惫，潮红盗汗，胸闷气短，失眠健忘，烦躁多疑，情绪不稳，易发脾气。

3. 性征退化 乳房下垂，月经紊乱，外阴瘙痒，性欲减退，阴道分泌物减少，性交疼痛，尿频，尿急。

4. 器官病变 骨质疏松，心血管疾病，腰背痛，关节痛，老年性阴道炎，乳腺癌，子宫癌及老年痴呆症等。

二 中医对衰老的机理的论述

中医理论对衰老机理有较多阐述。衰老的原因和机理虽然复杂，但肾虚是其主因，衰老学说虽然众多，但肾虚衰老说是其核心。《素问·上古天真论》中早有肾气盛衰直接影响人体生长发育的论述，继而形成了肾气虚致衰老的理论。从此古今医家大都认为，肾虚是衰老的主要原因，并在中医衰老理论中占主导地位。此外还有先天遗传说、后天调摄说、主虚说、主虚实说等。

1. 先天遗传说 这一学说认为人的衰老进程和寿命长短取决于父母的遗传基础，甚至在出生时已经确定。《灵枢经·天年》曰：“以母为基，以父为楯”。衰老和遗传有密切关系，因遗传特点不同，衰老速度也不一样。《黄帝内经》中有“火形之人”多不寿，且易暴死之说，这是体质遗传的最早记载。先天禀赋强则身体壮盛，精力充沛，不易衰老。反之，先天禀赋弱则身体憔悴，精神委靡，衰老就提前或加速。

2. 后天调摄说 人的衰老进程和寿命长短主要取决于后天摄养是否得当。《素问·上古天真论》曰：“恬淡虚无，真气从之，精神内守，病安从来？”倡导调摄精神，加强锻炼，懂得自然变化规律，适应自然环境的变化，对饮食、起居、劳逸、房事等有适当的节制和安排。《素问病机气宜保命集》提出：“少年宜养，防微杜渐；壮年宜治，当减其毒；老年宜保，济其衰弱；耄年宜延，尽其天年”，“修短寿夭，皆自人为”，把后天保养提到首要的位置。因此，情志因素、饮食起居因素以及劳逸因素异常都可能导致早衰。

3. 主虚说

（1）肾虚衰老：《素问·上古天真论》云：“天寿过度，气脉常通，而肾气有余也”。强调肾气在生命活动过程中的重要作用，指出肾气盛衰决定人体强弱和寿命的长短。肾气在人体生、长、壮、老、已过程中的作用，把肾气的盛衰、肾精的盈亏、天癸的至竭与衰老的发生发展紧密联系起来，充分说明了人体生长、发育、衰老和肾气的密切关系，强调衰老与否、衰老的速度、寿命的长短很大程度上取决于肾气的强弱。

（2）精血耗竭衰老：《素问·上古天真论》中指出，竭其精、耗其真、伤其神是早衰的主要原因，“以欲竭其精，以耗散其真”者，乃是指纵欲过度，耗竭肾中精血和真元。如张景岳说：“吾之所赖无形则吾矣？而形以阴言，实惟精血二字足以尽之。”人的生命物质虽有气血阴阳之分，但归其一者精也，其衰老的机理当在精不足。随着年龄增加，首先是精血不断衰耗，继之气虚、神散、形坏等诸老态至矣。

(3)脾虚衰老:《黄帝内经》中的有关观点是其主要理论依据之一,提出阳明脉衰是女子最早出现的衰老变化,阳明为多气多血之经,泛指脾胃而言。阳明脉衰,也就是脾胃的虚衰。脾胃为后天之本,气血生化之源,若脾胃虚弱,气血生化不足,元气失养,脏腑组织受损,机体抵抗力削弱,外邪乘虚致病,因病而衰。《素问·上古天真论》云:“五七,阳明脉衰,面始焦,发始堕”,说明衰老是从“阳明脉衰”开始的。人之既生,由乎水谷之养。非精血无以立形体之基,非水谷无以成形体之壮,是以水谷之海本赖后天为之主,而精血之海又必赖后天为之资,此脾胃之气所关于人生者不小。故脾虚是导致衰老的原因亦为历代医家所重视。

(4)精气神虚衰:中医学把“精、气、神”誉为人身“三宝”。精气神虚衰说认为人体衰老的机理在于精气神随着年龄增长而不断虚衰。由于对精、气、神三者在衰老中的重要作用认识不一,因此又有精虚、气虚、神虚及精血亏损等不同观点。①精虚说:认为精气神三者应以精为主,精虚可导致五脏俱衰。②气虚说:认为人体衰老的发生和发展都取决于元气的盛衰。③神虚说:主要是指“神明”功能的衰退。

(5)津液不足衰老:根据《黄帝内经》“年四十,阴气自半,起居衰矣”的论述,提出阴气应指津液。体内津液随着年龄的增长而逐步减少。津液不足是一种病理状态,而老年期津液不足则属衰老所致的生理改变。

(6)五脏虚损:既是衰老的生理特征,也是导致衰老的重要原因。脏腑虚损日久则因虚致实,导致痰、瘀、湿等病理产物滋生,以至虚实夹杂,变生它病,加速衰老。因此,衰老以虚为本,以实为标。在五脏之中,又以脾肾两脏与衰老关系最为密切。肾气的盛衰、肾精的盈亏与机体衰老的发生发展关系密切,肾虚是衰老的主因,肾虚衰老说应是中医衰老学说的核心。《灵枢经·天年》中论述从四十岁起衰老便已开始,涉及脏腑则从五十岁由肝脏始衰,随后按五行之序逐一衰弱,至九十岁肾气焦为止,乃至五脏皆虚,神气皆去,形骸独居,生命终止。如此看来,五脏与人体衰老有密切关系,此即衰老与五脏虚衰相关的学说。

4. 主虚实说

(1)气虚血瘀与衰老:气血是构成人体和维持人体生命活动的基本物质,与人体生命活动息息相关。脏腑经络、组织器官的生理活动,一刻也离不开气血的濡养。而气血旺盛通畅是保证人类健康长寿的重要因素。《素问·生气通天论》说:“气血以流,长有天命。”气血充盈和通畅又是人体健康长寿的必要条件。人到中年以后,随着年龄不断增长,气血阴阳、五脏六腑开始处于衰退失调的状态,人体开始步入衰老阶段,相继出现“阳明脉衰”、“肾气衰”、“五脏皆衰”等病理生理变化。而且此时由于各人所处环境、生活条件、人际关系不同,又长期经受着六淫、七情、劳倦、外伤和疾病折磨,使气血盛衰和运行状态发生了很大变化。随着气血不断衰减,运行就会日趋滞缓。气血虚衰和滞缓又易引起血脉瘀滞。瘀血内阻,气血运行不畅,使脏腑得不到正常濡养,人体正常生理功能就要发生障碍,从而加速人体衰老进程。正如《灵枢经·天年》说:“血气虚,脉不通,真邪相攻,乱而相引,故中寿而终也。”

(2)肾虚血瘀与衰老:肾阳虚不能温煦血脉,肾阴虚则脉道失于濡养,肾气不充,元气匮乏,阴阳虚损,皆可导致血瘀。肾虚是衰老之本,血瘀为衰老之标,血瘀使衰老加速,衰老则血瘀加重。

(3)脾肾两虚夹瘀与衰老:在肾虚血瘀衰老说的基础上,认识到脾胃虚损,气血生化不足,则肾之精气不得充养而虚衰,从而加速衰老,提出脾肾虚衰夹瘀可能是衰老的主要机理,虚与瘀相互影响,推进衰老进程。

三 中医理论对于抗衰老的论述

中医基础理论在抗衰老方面的研究可以归纳总结如下。

1. 调和阴阳,顺应四时 中医的一大特点就是整体观念,即“天人合一”。人与自然界以及人体各脏腑组织之间都是一个整体,在养生抗衰老中,强调人体内外环境的统一协调。机体内外阴阳保持动态平衡,则可以维持人体的健康。人的生命活动以阴阳相对平衡为基础,人的生长、发育、衰老一系列变化都是由内在的阴阳变化所决定。《素问·生气通天论》说:“阴平阳秘,精神乃治;阴阳离决,精气乃绝。”《素问·四气调神论》说:“夫四时阴阳者,万物之根本也”,“春夏养阳,秋冬养阴”,就是要求通过安排起居、调养精神,使人体的阴阳气与自然界的阴阳之气升降规律保持同步,从根本上调节阴阳之气,则体内气血平和,阴阳协调。

2. 饮食有节,扶益阴阳 阴阳又是人体生存的根本,《素问·上古天真论》曰:“饮食有节,起居有常,不妄作劳,故能形与神俱,而尽终其天年,度百岁乃去”。饮食与人的生命休戚相关,饮食失宜,不知节度,则可使脾胃损伤,精气无以生化,阴阳失去平衡而致病,最终导致体虚多病,寿命缩短。

3. 运动养生,劳逸有度 养生防病,延缓衰老,增长寿限的方法之一在于运动,华佗所创的“五禽戏”就是通过形体外在运动而调节内脏功能,使体内阴阳平衡协调,达到“阴平阳秘,精神乃治”的目的。注意劳逸适度,适度的体力活动,能促进血液流通,增强体力,预防疾病。

4. 调情志,贵怡愉 “七情”属“人之常情”,但是“七情”太过或急骤,超出常度,超出人体自我调节能力时,就会成为病因或发病因素。《素问·上古天真论》中记载“恬淡虚无,真气从之,精神内守,病安从来”。说明心情怡愉,神志安宁有益健康。

5. 房事有节,保养肾精 肾为先天之本,肾精与人体生殖、生、长、壮、老、已以及寿夭等有密切关系。故而保养肾精,就成为摄生保健长寿的要素之一。“夫精者,身之本也”。精、气、神又是人身三宝,五脏之阴取之于肾阴,五脏之阳取之于肾阳。古人认为,“若入房过度,则伤肾,肾精耗伤,流失过多,下元亏虚,肾阴或肾阳偏亢,即阴阳失调,而阴阳失调则百病由生”。中医常把肾的功能衰减作为衰老的征象,节制房事,贵在节而有度是重要的防衰老措施,精足则人之生源充足,生源足则防老抗衰有术。

6. 发机先,治未病 《黄帝内经》曰:“上工治未病”。而养生之道是治未病的主要途径。同样“治未病”,顺应自然规律,防病“未生”,也是中医养生的最高原则,而且还贯穿于中医对疾病的诊断和治疗中。“治未病”是在中医整体恒动的指导下贯穿于养生、诊断、治疗、预后全过程的一项重要的防治法则。

7. 避邪气,防传染 《黄帝内经》把疾病看作为正邪交争的过程,并最早提出“传染”的概念和避免传染的方法,强调避邪防传染的重要性。

第二节 衰老性损美性病症的诊治

一 皱纹

皱纹是身体生理功能减退,逐步衰老,真皮内弹力纤维的弹性减弱,使整个皮肤发生退行性变化而出现的变化。通常顺序以前额为先,然后是上下眼睑的笑纹,眼外眦鱼尾纹,耳前区、颊、下颏的下颌纹,颈部的颈纹,口周的唇纹等。

(一)病因病机

1. 脾胃虚弱 素体脾虚,或劳倦思虑、饮食不节,损伤脾胃,脾胃失和,失于健运,气血生化无源,面失濡润而渐生细纹。

2. 肝气郁结 素多抑郁、忧思恼怒、精神紧张,日久致肝失条达,气机不畅,气血运行失常,颜面失养而生皱纹。

3. 心血不足 劳神、夜卧不宁等多致心血渐虚,血虚不能上行于面荣养肌肤,则生皱纹。

4. 肝肾亏虚 先天不足,或年老房劳,致肝肾精亏,虚火上炎,久之则颜面尽失荣润,面生皱纹。

(二)临床表现

1. 皱纹是从28岁开始到中年,特别是步入老年期以后,逐步加重。

2. 皱纹也会随体内及皮肤水分不足,身体营养状况不好,精神因素,长期睡眠不足,暴晒等而加重。

3. 无明显自觉症状。

(三)诊断

1. 30岁以后,皮肤弹力开始下降,上眼皮开始下垂,鱼尾纹有时已形成。这是控制皱纹的关键时期。

2. 40岁以后,前额的皱纹趋于明显,眉间的竖纹加深,笑纹、鱼尾纹加重。

3. 50岁以后,外眼角的皮肤松弛下垂,前额部皱纹明显加长和加深,皮下组织明显减少。

4. 60岁以后,面部皱纹互相连接,变深变长,皮下组织也变薄,下颌处、颈部皮肤下垂。

5. 70岁以后,颞部、颊部的皮下脂肪明显减少,甚至消失,这些部位的皱纹更为明显。手部有明显的皱纹,肌肤真正地走入老化期,使人身体上逐渐出现老年的迹象。

(四)损美评价

面部皮肤以光洁、紧实、有弹性为健康美,但因面生皱纹,皮肤松弛下垂,感官遂生衰老之态,易造成焦虑恐慌不自信。皱纹虽为自然衰老过程,但通过积极调整脏腑功能,疏通经络,合理膳食与运动,保持良好心态,可起到较好的预防与治疗作用。

(五)治疗

1. 内治

(1)脾胃气虚

症状:面色萎黄,少光泽,皱纹多生于额部及鼻唇沟处,纹粗且深,长短不一。伴有神疲乏力,纳呆,胃脘部不适,大便溏。舌质淡,苔白,脉细弱。

治则:健脾益气。

方药:参苓白术散加减。

加减:多梦易醒加枣仁、远志;虚寒呕吐去茯苓加干姜。

(2)肝气郁结

症状:面色青黄,皱纹多发于双侧眼角及鼻梁部,纹浅而密。多伴有眼袋及色斑,精神抑郁,腹胀,嗳气,女子多有月经不调。舌质淡红,舌苔薄白,脉弦细。

治则:疏肝理气。

方药:逍遥丸合四物汤加减。

加减:情绪不佳加香附、佛手;胸胁胀满痛甚加郁金、川楝子。

(3)心血不足

症状:面色不华,皱纹多生于两眉间,时呈川字样,如刀刻状,纹深。多伴有心悸少寐,头晕健忘,气短乏力,懒言纳减。舌质淡嫩,舌苔薄,脉细。

治则:益气补血。

方药:八珍汤加减。

加减:大便干结加火麻仁、蜂蜜。

(4)肝肾亏虚

症状:面色晦黯,皱纹多生于两颊部及下颌。伴有皮肤下垂松弛,纹多密集,多有腰膝酸软,头晕目眩,神疲寐少,食欲不振。舌质红,少苔,脉细数。

治则:滋补肝肾。

方药:六味地黄丸加减。

加减:夜尿频、怕冷加肉桂、附子;如有遗精加芡实、金樱子。

2. 外用药物

(1)用中药青木香、白附子、川芎、白蜡、零陵香、香附子、白芷、茯苓、甘松、羊髓等药切碎,以水、酒浸药一夜,再煎至水、酒尽,制膏,去渣。使用方法,洗脸后均匀涂于面上去皱,每晚1次。但油性皮肤者不宜使用。

(2)用杏仁适量,与鸡子白相和,晚上洗净脸后涂面,第2天早上用温水或米泔水洗净。1周2次。能绷紧皮肤、润肤、去皱。

3. 针灸推拿疗法

(1)针刺疗法:主穴:皱纹局部、百会、太阳、阳白、下关、颧髎、地仓、颊车、承浆,配穴:脾胃虚弱取脾俞、胃俞、足三里,肾气不足取肾俞、关元、太溪,心脾两虚取心俞、脾俞、神门、内关,肝气郁结取膻中、期门、太冲。操作方法:选取面部每条皱纹的最深处或最宽处,常规消毒后,选用32~34号0.5寸毫针手刺进针,皱纹较深或皮肤特别松弛者用舒张进针法,针身与皱纹平行,其他穴位选用30~32号1~3寸毫针,常规刺法留针20~40分钟,10次为一疗程,第1疗程,每日或隔日1次,第2疗程每周2次,第3疗程每周1次。

(2)穴位埋线疗法:采用一次性专用埋线针,将纳米除皱线埋入面部阿是穴及太阳、阳白、鱼腰、丝竹空、承泣、四白、下关、地仓等穴位,使皮下产生大量的胶原蛋白及弹性蛋白,可有效恢复皮肤弹性,减轻面部皱纹,改善松弛下垂状态,而达到无痛无创、安全、疗效更稳定持久的效果。操作过程需15~30分钟,1~3年埋线1次。

(3)拔罐疗法:取1号火罐,采用闪火罐法加走罐法分别在阳白穴、太阳穴、颧髎穴、颊车穴向上轻微提拉微红发热,每次10分钟,隔日1次,5次1个疗程。

(4)按摩除皱

1)将手掌搓热,用食指在眼皮上一边吐气一边轻抚,上下左右各6次,指压瞳子髎穴,去眼角皱纹。

2)运用中指指腹,由下往上以画圆的方式按摩,做3~5次去嘴角纹。

3)一手将眼尾轻轻向外拉平,另一手的无名指沿着眼尾处以画圈方式按摩眼尾,做3~5次去眼尾纹。

4)运用中指指腹沿着眉心由下往上,交叉按摩。运用手掌掌腹,沿着额头由下往上轻抚3~5次去额纹。

（六）预防调摄

1. 避免眯眼睛，防眼围皱纹，避免皮笑肉不笑，防嘴角皱纹。

2. 避免单侧咀嚼食物，使颌骨骨质畸形，肌肉萎缩，脸部左右不对称。

3. 避免滥用化妆品或浓妆过夜，蒙头睡觉，会使皮肤变粗糙，生出斑点及皱纹。

4. 注意摄入含胶原蛋白及维生素的食物，如猪蹄、猪皮、鱼皮等。

5. 保持心情平静舒畅，劳逸结合，适当运动，快乐生活。

二 眼袋

眼袋是指眼睑皮肤及皮下组织薄而松弛，很容易发生水肿现象，从而产生眼袋。不论男女均可发生，多见于40岁左右的中老年人，它是人体开始衰老的早期表现之一。

（一）病因病机

1. **脾虚湿盛** 劳累过度，饮食不节等损伤脾阳，脾阳不振，不能运化水湿，水液失于输布，导致水湿停聚眼睑而渐生眼袋。

2. **肝郁气滞** 忧思恼怒、精神紧张、夜卧不宁，日久致肝失条达，气机不畅，气滞血瘀而致眼袋。

3. **肾虚水泛** 素体阳虚，或久病伤阳，不能化气行水，水饮上犯于眼睑而致眼袋。

4. **风邪犯肺** 素体气虚，外受风邪，内合于肺，水湿溢于肌表眼睑而致眼袋。

眼袋的形成有诸多因素，遗传是重要因素，而且随着年龄的增长愈加明显，其中遗传因素、年龄因素、肾病、睡眠不足、妊娠期都会造成眼睑部体液堆积，均可形成眼袋。

（二）临床表现

1. 单纯眼周肥厚型眼袋多见于20～32岁年轻人。其突出特点为靠近下睑缘，呈弧形连续分布，皮肤并不松弛。

2. 下睑轻中度膨隆型多见于23～36岁的中青年人。主要是眶隔脂肪的先天过度发育。

3. 单纯皮肤松弛型多见于33～45岁的中年人，下睑及外眦皮肤松弛，眼周伴随细小皱纹。

4. 下睑中重度膨隆型多见于45～68岁的中老年人，同时伴有下睑的皮肤松弛，严重者外眦韧带松弛，常常出现流泪。

（三）损美评价

眼袋的出现与加重是面部衰老的标志之一，给人疲倦的感觉。如果长期睡眠不足，而致气血不足，则使眼周组织慢性疲劳，血运障碍，使各层组织发生退行性衰老改变，再加以重力的作用，使得眼袋过早出现，影响美观。

（四）治疗

1. 内治

（1）风邪犯肺

症状：面色㿠白，下眼睑部浮肿，浮肿皮肤紧绷发亮。伴汗出恶风，头项强痛。舌质淡，苔薄，脉浮。

治则：益气祛风，宣肺利水。

方药：防己黄芪汤加减。

加减：水湿偏盛者加茯苓、泽泻。

(2)脾虚湿盛

症状:面色萎黄,少光泽,眼睑下部松弛,肿胀,每遇劳累加重。伴有神疲,乏力,脘腹胀满,纳呆,大便溏。舌质淡,舌体胖大、齿痕,苔白腻,脉细滑。

治则:温脾化湿。

方药:实脾饮加减。

加减:失眠、多梦、健忘加酸枣仁、柏子仁。

(3)肝气郁结

症状:面色青黄,双侧下眼睑色青紫,严重者颜色偏暗,肿胀。常伴有眼角部或其周围深褐色斑块,精神抑郁,两胁胀满,嗳气,女子多伴有经期腹痛。舌质黯红,舌苔薄白,脉弦紧。

治则:疏肝理气。

方药:柴胡疏肝散加减。

加减:食欲不佳加砂仁、神曲;伴心悸、失眠者加夜交藤、酸枣仁。

(4)肾虚水泛

症状:面色晦黯,下眼睑色黑浮肿,常伴上眼睑肿胀,并多在晨起加重,形如卧蚕,颊部皮肤下垂松弛。多有腰膝酸软,跗肿,四肢不温,小便频数、清长。舌质淡嫩,水滑苔,脉沉细。

治则:温肾补阳,化气行水。

方药:金匮肾气丸加减。

加减:如有头晕耳鸣加枸杞子、菟丝子、怀牛膝。

2. 外用药物 茯苓皮、丹参、红花碾成细粉制成中药面膜,每次少许加蛋清调成糊状,敷下眼睑处 20 ~ 30 分钟。隔日 1 次,10 次一疗程。

3. 针灸推拿疗法

(1)针刺疗法:四经五穴取穴法:取胃经承泣穴,四白穴健脾除湿,散风泻火。胆经瞳子髎,明目减皱,疏风散热。膀胱经睛明穴,去浮肿。奇穴球后穴,收紧抑制下垂及松弛。配穴:脾虚湿盛取阴陵泉、关元、脾俞;肝气郁结取肝俞、阳陵泉、太冲。肾虚水泛取太溪、肾俞、气海;风邪犯肺取曲池、血海、肺俞。操作方法:常规消毒后,选用 32 ~ 34 号 0.5 寸毫针手刺进针,针身与眼袋平行刺入,常规刺法留针 20 ~ 40 分钟,10 次一疗程,第 1 疗程,每日或隔日 1 次,第 2 疗程每周 2 次,第 3 疗程每周 1 次。

(2)耳针疗法:肾、肺、枕、内分泌、眼、颊,每周 2 次,留针 15 分钟。

(3)艾灸疗法:每晚睡前艾条灸足三里、水分穴 10 分钟,并按揉阴陵泉 5 分钟,或选取眼袋局部,用清艾条悬灸上述穴位 10 分钟,表皮微微发热,每日或隔日 1 次,10 次为 1 个疗程。

(4)刮痧疗法

1)点穴行气活血:依次点揉承泣穴、瞳子髎、睛明、球后穴 3 ~ 5 遍。

2)拨经活血化瘀:用牛角疏经棒依次挑拨循行于面部的大肠经、胃经、胆经、三焦经 3 ~ 5 遍。

3)弹拨眼袋局部 3 ~ 5 遍。

(5)按摩除眼袋:以无名指由从睛明穴始经承泣穴至球后穴轻按摩下眼睑,左右眼各做 5 次,并用无名指按太阳穴 5 下,从耳前划至下颌淋巴结,随即以无名指向下拖压,直至耳下到颈部。每天或隔日 1 次。

(6)穴位埋线疗法

1)局部埋线:将纳米银线埋入眼睑阿是穴、四白、太阳、丝竹空、阳白穴,使皮下产生大量的弹性蛋白，改善下眼睑的微循环，起到利水、消肿、紧致的作用。3个月埋线1次。

2）身体埋线：穴位：肺俞、曲池、阴陵泉、丰隆、血海、合谷、肝俞、肾俞、脾俞、关元。每次选用4~5个穴位，用一次性埋线针将药物羊肠线埋入穴位，10~15天埋线1次，3次为1个疗程。

（五）预防调摄

1. 保证充足睡眠，提高睡眠质量，睡前少喝水。

2. 经常按摩眼睑，促进血液循环。

3. 多吃富含维生素A和维生素B的食物，如胡萝卜、马铃薯、豆制品和动物肝脏，少食甜食。

4. 在化妆时，眼袋的用色应与面部颜色一致，不要涂亮色。

5. 可以用黄瓜和苹果片做眼膜，有缓解作用。

6. 经常滴眼药水也可预防眼袋的发生。

三 脱发

随着年龄的增长，头发自然的脱落，这是一种正常生理现象。《素问·上古天真论》云："女子七岁，肾气盛，齿更发长……四七，筋骨坚，发长极，身体盛壮；五七，阳明脉衰，而始衰，发始堕；六七，三阳脉衰于上，而皆焦，发始白。丈夫八岁，肾气充……五八，肾气衰，发堕齿槁……八八，齿发去"，指出了人的一生中，发始长、长极、始堕、始白的大体时间与原因，提示了头发生长、衰落与人体全身状况，特别是与肾气、阳明经、三阳经的密切联系。这是有关头发生理的最早论述，也可说是头发兴衰的一般规律。

（一）病因病机

1. 气血不足 素体虚弱或久病、产后致气血两虚，发为血之余，气血亏虚，血不养发，则发枯不润，或见萎黄稀少，甚至毛发脱落。

2. 肝肾亏虚 肾其华在发，肾藏精，肝藏血，肝肾亏虚，精血不足，致毛发失养，故见毛发脱落。

3. 血热生风 过食辛辣、肥甘厚味，致脾胃运化失常，郁久化热，耗伤阴血，血热生风，风热上窜巅顶，毛发失养而脱落。

4. 肝郁血瘀 情志不畅，精神抑郁，致肝气不舒，气滞血瘀，血瘀毛窍，经脉不通，发失濡养而脱落。

西医认为正常的脱发是头发新陈代谢的自然表现，人的脱发发生有早有晚，有轻有重，早的20多岁就有明显脱发，也有百岁老人头发仍浓密。多数从40岁左右就开始脱发，逐渐变得明显，55~65岁成为秃顶乃是正常的生理现象。

（二）临床表现

1. 好发于中年男女，整个成年期，都要经历一种普遍的分布均匀的头发稍稍变得稀疏的过程。女性在特定的生理时期，如行经、妊娠、哺乳和更年期、绝经都会出现头发脱落过多的现象。

2. 每于洗发、梳发及晨起枕巾上见落发等，每天大于100根，日久头发渐稀疏。

3. 多无明显自觉症状。

（三）鉴别诊断

1. 发蛀脱发（脂溢性脱发） 常常出现在中青年身上，表现为头皮上有较厚的油性分泌物，头发光亮，或者头发干燥，头屑多，无光泽，稀疏纤细。

2. 油风（斑秃） 俗称“鬼剃头”，是一种局部性斑状脱发，骤然发病，经过徐缓，表现头部突然出现圆形或椭圆形斑状脱发，多无自觉症状，患处头皮光滑发亮。病情进展时则损害扩展，周缘毛发松动易脱，个别患者头发可全部脱光，严重时眉毛、胡须、腋毛、阴毛等亦可脱落。

（四）损美评价

头发浓密，色泽均一，有光泽，富有弹性，是人体容貌美的标志之一。若头发干枯，无光泽，稀疏纤细，甚至秃顶，产生衰老态，影响容貌美，使脱发者失去自信，可能引起神经精神失常、内分泌障碍、免疫功能失调等。

（五）治疗

1. 内治

（1）血热风燥

症状：多发生于青壮年，发病急，发脱进展迅速，头皮油腻、瘙痒。伴心烦失眠，便秘，口臭。舌红，苔黄，脉滑数。

治则：凉血息风，养阴护发。

方药：犀角地黄汤加减。

加减：大便干结加火麻仁、蜂蜜；头皮油腻加黄芩、栀子。

（2）肝郁血瘀

症状：多发生于肝气郁结之人，病程较长，脱发伴头痛或偏头痛，胸胁胀痛，口苦咽干，妇女经前乳房胀痛或月经不调，小腹坠胀，经行血块，痛经。舌质瘀黯，苔白，脉细涩。

治则：疏肝理气，活血通窍。

方药：柴胡疏肝散合通窍活血汤加减。

加减：月经不调加香附、鸡血藤；头痛，胸胁胀痛加延胡索、川楝子。

（3）气血不足

症状：毛发稀疏，萎黄干枯，发根松动易脱。伴心悸气短，倦怠乏力，面色苍白，失眠多梦。舌淡，苔薄，脉细弱。

治则：益气补血，养血生发。

方药：八珍汤加减。

加减：睡眠欠佳加酸枣仁、生龙骨；气虚甚者加黄芪。

（4）肝肾亏虚

症状：更年期妇女多见，头发脱落，牙齿松动，面色憔悴，伴头晕目眩，耳鸣，五心烦热，腰膝酸软，遗精盗汗，夜寐不安，可伴随黑眼圈及色素沉着，性功能减退等。舌质红，少苔，脉弦细。

治则：滋补肝肾、益精生发。

方药：七宝美髯丹加减。

加减：偏肾虚者加熟地黄、桑椹；偏肝血虚者加白芍、白蒺藜。

2. 外用药物

（1）艾叶、菊花、薄荷、防风、藁本、甘松、蔓荆子、荆芥穗各6g。煎汤加水洗发，药汤可反复洗发3次。

（2）当归、旱莲草各30g，侧柏叶15g。布包煎水洗发，1周2次。

(3)补骨脂15g,红花15g,白芷15g,丹参15g。用75%乙醇100ml浸泡两周。每次用2~3ml抹头皮处,每日2~3次。

3. 针灸推拿疗法

(1)针刺疗法:主穴:肾俞、肝俞、率谷、百会、血海。配穴:血热风燥型取曲池、大椎,肝郁血瘀型取膈俞、太冲,气血不足型取关元、足三里;肝肾亏虚型取气海、太溪。选用32~34号1.5寸毫针常规刺法,留针20~40分钟,10次一疗程,第1疗程,每日或隔日1次,第2疗程每周2次,第3疗程每周1次。

(2)耳针疗法:肾、肝、皮质下、内分泌、神门。每次10分钟,隔日1次。

(3)穴位埋线疗法:穴位:肝俞、肾俞、曲池、血海、足三里、三阴交、气海、太溪、百会。每次选5~7穴,用一次性埋线针将药物羊肠线埋入上述穴位,10~15天埋线1次,3次为1个疗程。

(4)水针疗法:穴位:头维、风池、血海、百会。每次选2~3穴,用当归注射液2ml和红花注射液2ml混合,每穴注入0.5~1ml,隔日1次,5次为1个疗程。

(5)刮痧疗法:用牛角或玉石刮痧板轻梳头部运动区、感觉区及头部的胆经、膀胱经、三焦经,每次10~15分钟,每日1次。

(6)拔罐疗法:选背部督脉,膀胱经走罐3~5分钟,于肺俞、肝俞、委中、血海、曲池等穴位进行刺血拔罐,留罐3分钟。每周1~2次,10次为1个疗程。

(7)按摩疗法

1)揉按攒竹,分抹前额,刮按眉弓,抚摩右侧颈部,指梳右侧头部,揉按右侧头部运动感觉区,指弹右侧头部运动感觉区,揉按右侧耳廓。

2)抚摩左侧颈部,指梳左侧头部,揉按左侧头部运动感觉区,指弹左侧头部运动感觉区,揉按左侧耳廓。

3)揉太阳穴,点按风池、翳风、百会,揉按四神聪穴,按挤头部两侧,鸣天鼓,揉按项肌、大椎穴,提拿双肩。

每日推拿1次,每周推拿5次,5次为1个疗程,每疗程结束后休息2天,3个疗程为1个周期。

(六)预防调摄

1. 洗头选择温和的洗发剂,用温水洗发,尽量自然风干,少用吹风机,勤梳头,最好选用宽齿的梳子,以减少头发受损。

2. 合理膳食,多吃蔬菜、水果,及富含蛋白质或多种构成发质所必需的微量元素的食物,以预防头发变白和促进头发生长。保证足够的主食摄入量。

3. 保持情志舒畅。

4. 保持良好的作息习惯,注意体育锻炼,不纵欲过度,避免操劳过度。

5. 减少染发、烫发、吹发。染发、烫发间隔时间至少要6个月。

四 老年斑

老年斑,俗称“寿斑”,全称为老年性色素斑,又称老年疣、基底细胞乳头状瘤。一般多出现在面部、额头、背部、颈部、胸前等,有时候也可能出现在上肢等部位。大部分40岁以上的中年人开始出现,多见于高龄老人。相当于西医学的脂溢性角化病。

（一）病因病机

1. 肝肾亏损 年老体衰或久病伤及肝肾、房劳过度，致肝肾精亏，久之周身肌肤失养，皮肤出现黑斑。

2. 脾虚湿蕴 饮食不节，劳倦过度，致脾胃运化失常，痰湿内生，或郁而化热泛于肌肤，肌肤失养而生黑斑。

3. 肝郁气滞 忧思抑郁，肝气郁结，或暴怒伤肝，气机不畅，气滞血瘀，肌肤失养而生黑斑。

（二）临床表现

1. 多见于40岁以后的中老年人，男性居多。

2. 好发于面部、头皮、上肢及躯干。

3. 损害常多发，单个损害直径为数毫米至1cm左右，为淡褐色、黑褐色或黑色斑片或略隆起的扁平丘疹，边缘清楚，表面粗糙，可呈疣状，常覆有油腻性鳞屑，剥去鳞屑可再生。毛囊角栓是重要特征之一。

4. 慢性经过，无明显自觉症状，皮损有时可被刺激而发生炎症，又称为刺激性脂溢性角化病，极少数可发展成鳞癌或基底细胞癌。

5. 损害突然发生，迅速增多者，可并发内脏肿瘤。

（三）鉴别诊断

1. 光化性角化病 该病皮损更干燥，角化更明显，有较硬的痂皮，与基底固着，不易剥离，属癌前期病变，病理上表皮细胞排列紊乱，有异型性。

2. 黄褐斑 该病是发生在颜面的色素沉着斑。好发于青、中年妇女，皮损分布于面部，对称分布，常呈蝶形，为黄褐色斑片，夏天重，冬天轻。因女性内分泌失调，精神压力大、各种疾病（肝肾功能不全、妇科病、糖尿病）以及体内缺少维生素、外用化学药物刺激引起。

3. 扁平疣 该病是一种病毒性皮肤病，主要侵犯青少年，是由乳头状瘤病毒HPV3和HPV5感染引起的皮肤赘生物。皮损为粟粒至绿豆大、淡褐的高出皮肤表面的光滑的扁平状丘疹，好发于面部、手背部等暴露部位，有时可见同形反应。病理变化不同。

4. 痣细胞痣 该病表面光滑不呈疣状，无脂溢性鳞屑，组织病理可鉴别。

（四）损美评价

皮肤以红黄隐隐、光泽润滑、肤色均匀、干净为美。老年斑在面部、躯体出现色素性斑块，严重影响美观。

（五）治疗

1. 内治

（1）肝肾亏虚

症状：面色晦黯，斑疹多生于两颞及下颌，斑疹呈黑褐色，表面粗糙。多有腰膝酸软，头晕目眩，失眠多梦，潮热烦躁。舌质红，少苔，脉细数。

治则：滋补肝肾。

方药：左归丸加减。

加减：夜尿频、四肢不温加制附子、益智仁；失眠加珍珠母、合欢皮。

（2）脾虚湿蕴

症状：面色萎黄，无光泽，或面部油腻，毛孔粗大，斑疹多生于两颊部，或躯干四肢，呈淡褐色，常覆有油腻性鳞屑。伴神疲乏力，纳呆，脘腹胀满，大便溏。舌质胖淡，边齿痕，苔白腻，脉细滑。

治则:健脾祛湿。

方药:二陈汤合平胃散加减。

加减:湿从热化,加黄芩,栀子;脘腹胀满加枳壳、砂仁。

(3)肝郁气滞

症状:斑疹多呈深褐色。常见精神抑郁,急躁易怒,胸胁胀痛,痛经或经期延后,经血紫黯有块。舌质黯或瘀斑,脉弦涩。

治则:疏肝理气,活血化瘀。

方药:逍遥丸合四物汤加减。

加减:月经不调加益母草、鸡血藤;胸胁胀满痛甚加枳壳、川楝子。

2. 外用药物

(1)鸦胆子研细粉,加少量姜汁,敷在黑斑处少许,每次敷2~3小时,隔日1次。

(2)把维生素E、维生素A胶丸刺破,涂抹在老年斑处,每日3次。还可以每日服用维生素C 500mg和维生素E 100mg。

3. 针灸推拿疗法

(1)针灸疗法:主穴:斑疹局部阿是穴,采用围刺法;配穴:太阳、阳白、下关、颧髎、地仓、颊车、承浆。肝肾亏虚加肾俞、阳陵泉;脾虚湿蕴加气海、丰隆;肝郁气滞加期门、太冲。常规刺法留针20~30分钟,隔日1次,局部加艾灸斑处,每次10分钟,隔日1次,10次一疗程。

(2)火针疗法:选平头火针,按火针法操作,用平头火针对准斑的局部速刺,根据斑的大小决定针数之多少,浅刺斑处。3天结痂,3~7天不沾水,斑自动脱落为止。

(3)水针疗法:主穴:肝俞、肾俞、肺俞、心俞、足三里、血海。每次选2穴(双)注射丹参注射液1~2支,每日或隔日1次,10次为1个疗程。

(4)穴位埋线疗法

1)局部面部埋线:将纳米银线埋入面部阿是穴,使皮下产生大量的胶原蛋白及弹性蛋白,改善面部血液循环,加速色素代谢,减轻面部色素沉着,斑点逐步代谢掉。

2)身体埋线:穴位:肺俞、曲池、阳陵泉、带脉、血海、足三里、膈俞、肝俞、肾俞、脾俞、关元。每次选用4~5个穴位,用一次性埋线针将药物羊肠线埋入穴位,10~15天埋线1次,3次1个疗程。

(六)预防调摄

1. 避免日晒,停用避孕药或镇静类药。
2. 不可滥用化妆品,尤其是劣质化妆品。
3. 面部皮炎应及时治疗,避免引起炎症性色素沉着;面部疾患不可使用激素类软膏,以避免色素加深。
4. 保持心情舒畅,避免疲劳忧虑。
5. 注意多食含维生素C、维生素A的食物,如西红柿、柑橘、柠檬、柿子、胡萝卜、南瓜及水果蔬菜等。
6. 适当服用抗衰老、预防衰老的产品。

五 老年性皮肤瘙痒症

老年性皮肤瘙痒症是常见病、多发病,是一种具有皮肤瘙痒而无原发性皮损的皮肤病。多发于秋冬季节，夜间较剧。秋冬干燥寒冷季节加重，暑夏温暖潮湿季节减轻。

中医称为“痒风”、“风瘙痒”，若挠破皮肤，血痕累累，称为“血风疮”。

（一）病因病机

1. 气血亏虚 老年人气血虚弱，精血不足，血虚生风，风胜则燥，风动则痒；或又遇外感风邪，肌肤腠理失养而痒。

2. 肝肾阴亏 老年人年老体衰，精血无以充养肌肤，阴虚血燥风动而致痒；病久，阴亏血涩，瘀血阻滞经络，脉络不通，血不润肤，肌肤失养而痒。

3. 血热风热 素有内热，复感风邪，或情志内伤，五志化火，复感风邪，风热与气血相搏，往来于肌肤之间而致瘙痒。

4. 脾虚湿蕴 饮食不节，过食辛辣油腻、酒类，损伤脾胃，运化失常，湿热内生，内不得疏泄，外不得透达，郁于皮肤腠理而痒。

（二）临床表现

1. 常见于60岁以上的老年人，男性的发病率比女性高。

2. 自觉阵发性瘙痒，昼轻夜重。皮肤干燥，初期瘙痒仅限一处，随搔抓而波及全身，可伴随有烧灼、虫爬、蚁行感。情绪波动、热水烫洗、衣服摩擦均可诱发或加重。

3. 无原发皮损，病程久者因反复搔抓，皮肤上出现抓痕、血痂、色素沉着、皮肤肥厚、苔藓样变等继发性皮损，重者可以发生皮肤感染。

4. 部分患者还可伴有头昏、失眠、精神抑郁、烦躁不安等神经衰弱症状。

（三）鉴别诊断

1. 荨麻疹 俗称风团。其表现为皮损发生迅速，发无定处，消退后无痕迹，剧痒可伴有发烧、腹痛、腹泻或其他全身症状。

2. 干燥综合征 是一种以侵犯泪腺、唾液腺等外分泌腺体为主的慢性自身免疫性疾病，主要表现为干燥性角膜结膜炎、口腔干燥症或伴发类风湿关节炎等其他风湿性疾病，它可累及其他系统如呼吸系统、消化系统、泌尿系统、血液系统、神经系统以及肌肉、关节等造成多系统、多器官受损，伴有瘙痒，过敏性紫癜。

（四）损美评价

皮肤光泽、无不适感为健康，但因瘙痒，有血痂、划痕、色素沉着、皮肤肥厚，影响外观，易造成焦虑烦躁，影响人际交往。

（五）治疗

1. 内治

（1）血虚风燥

症状：皮肤干燥脱屑，瘙痒，有明显抓痕及血痂，好发于冬季。面色苍白无光泽，伴失眠，头晕、便秘等症状。舌淡，苔白，脉细。

治则：养血润肤，祛风止痒。

方药：当归饮子加减。

加减：失眠多梦，加酸枣仁、夜交藤等；便秘，加麻仁、黑芝麻等。

（2）肝肾阴虚

症状：皮肤干燥、瘙痒、有抓痕及血痂，冬季多发，每于烫洗后或情绪激动时症状加重，或病程日久，皮肤肥厚、苔藓样变，色素沉着。伴精神烦躁易怒，腰膝酸软，头晕目涩。舌质淡红，少苔，脉弦细。

治则：滋补肝肾，消风止痒。

方药：地黄饮子加减。

加减：烦躁易怒，加柴胡、合欢皮；腰膝酸软，加桑寄生，杜仲；皮肤肥厚，苔藓样变，加红花、川芎。

(3)血热风热

症状：全身瘙痒剧烈，肌肤灼热焮红，搔破出血，遇热痒甚，得寒则减。伴身热心烦失眠，口干咽燥。舌质红，苔黄，脉滑数。

治则：清热凉血，疏风止痒。

方药：消风散合犀角地黄汤加减。

(4)脾虚湿蕴

症状：全身瘙痒，病程日久。面黄不华，神疲乏力，脘腹胀满，纳呆便溏。舌质淡，舌体胖大有齿痕，苔白腻，脉细弱。

治则：益气健脾，利湿止痒。

方药：参苓白术散加减。

加减：继发湿疹皮炎，加白鲜皮、地肤子；脘腹胀满，加厚朴、半夏。

2. 外用药物

(1)苦参、蛇床子、地肤子、百部、白鲜皮各30g，加水2000～3000ml，煎汤熏洗或洗浴，每日1次。

(2)艾叶90g，大黄、花椒各6g，防风30g，加水2000ml，煎汤熏洗，一般用药3剂，最多6剂。

(3)皮肤潮湿瘙痒者，外涂三黄洗剂（大黄、黄柏、黄芩、苦参各等分10～20g，水100ml）。

(4)皮肤干燥瘙痒者，外涂润肌膏。

3. 针灸推拿疗法

(1)针灸疗法：主穴：大椎、曲池、血海、足三里、合谷、三阴交、肺俞、膈俞，配穴：肛门瘙痒加长强、承山，阴囊瘙痒加会阴、曲骨、曲泉。用1～1.5寸毫针手刺进针，局部瘙痒用1寸毫针围刺，常规刺法留针20～40分钟，每日或隔日1次，10次一疗程。

(2)艾灸疗法：选取关元、膈俞、肾俞。用清艾条雀啄灸上述穴位30分钟，表皮发热、发红为度，每日或隔日1次，10次为1个疗程。

(3)耳针疗法：心、交感、神门、肺、内分泌、肾上腺。用0.5寸毫针以中等刺激对上述穴位操作，隔日1次，双耳交替，7次为1个疗程。

(4)火罐疗法

1)穴位：大椎、肺俞、膈俞、委中。穴位消毒后用一次性三棱针点刺放血4～5滴，用闪火罐法在刺血处留罐5～10分钟。2～4日刺血1次，5次一疗程。

2)针罐药结合疗法：用梅花针轻轻叩打病程日久、皮损肥厚部皮肤，拔罐后留罐3～5分钟，起罐后，用消毒干棉球擦干血迹，再用润肤止痒膏（内含薄荷、冰片、苦参、川椒、地肤子、威灵仙等止痒成分药膏）外抹。每周两次，10次为1个疗程。

3)选神阙穴拔火罐，留罐5分钟，反复3次留罐，隔日1次，5次为1个疗程。

(5)刮痧疗法：选用经络：督脉、膀胱经和肺经。在大椎、委中、尺泽穴重点刮拭，每次10～20分钟，3～5天1次，5次为1个疗程。

(6)穴位注射疗法：穴位：大椎、曲池、血海、足三里、肺俞。每次选2～3穴，用当归注射液

2 ~4ml 或胎盘组织液 2 ~4ml,每穴注入 1 ~2ml。隔日 1 次,5 次为 1 个疗程。

(7)穴位埋线疗法:穴位:曲池、血海、肺俞、三阴交、足三里、膈俞、大椎、肝俞、肾俞、脾俞、关元。每次辨证选穴 4 ~6 穴,用一次性埋线针将药物羊肠线埋入穴位,10 ~15 天埋线 1 次,3 次为 1 个疗程。

(六) 预防调摄

1. 保持心情愉快,转移对“痒”的注意力,防止精神因素加重全身瘙痒。要尽力避免搔抓,以防并发感染。

2. 避免热水肥皂烫洗、用力搓澡,减少沐浴次数,冬季每周洗澡 1 次即可。沐浴后全身抹润肤霜。避免各种外界刺激和用力搔抓。

3. 老年人应尽量选择纯棉衣物,穿着也应宽松。

4. 饮食宜清淡,忌辛辣刺激性食物,忌烟酒,忌食易致过敏的食物,还要适量喝水。

5. 认真寻找病因,治疗原发疾病,避免乱用药物。

复习思考题

1. 试述衰老的病因病机。

2. 试述皱纹出现的顺序。

3. 眼袋的外治法有哪些？其各自的具体操作方法是什么？

4. 试述老年斑的病因病机。

附录一 常用美容中医名词术语中英文对照

英汉对照

A

acne;comedo	粉刺
(acne) rosacea	酒皶鼻
acupuncture therapy	针灸疗法
acupuncture	针刺
aesthetic by dietotherapy;aesthetic therapy by diet	药膳美容
aesthetic by Tuina/massage	推拿美容
aesthetics of integrated traditional Chinese and western medicine	中西医结合美容
aesthetic therapy by acupuncture	针灸美容
aesthetic therapy by auris acupuncture	耳针美容
aesthetic therapy by cupping	拔罐美容
aesthetic therapy by cutaneous-needling	美容皮肤针法
aesthetic therapy by electrical acupuncture	电针美容
aesthetic therapy by face needling	面针美容
aesthetic therapy by hot-needle	火针美容
aesthetic therapy by hydro-acupuncture	水针美容
aesthetic therapy by meridian	经络美容
aesthctic therapy by moxa-stick	艾条灸美容
aesthetic therapy by needling	美容针法
aesthetic therapy by nose needling	鼻针美容
aesthetic therapy by pricking	挑刺美容
aesthetic therapy by Qi-Gong	气功美容
aesthetic therapy by scraping and massage/Tuina	刮痧推拿美容
aesthetic therapy by smokeless moxa-stick	无烟灸条美容
aesthetic therapy by three-edged needle	三棱针刺血美容
aesthetic therapy by traditional Chinese drugs	中药美容
aesthetic therapy by warming-needling moxibustion	温针灸美容
affected by improper diet;disease with improper diet	伤食
affected by improper drink	伤饮
alopecia seborrhoeica	发蛀脱发

armpit odor;bromhidrosis	体气

B

balance between Yin and Yang	阴阳平衡
baldhead	油风
beautifying eyebrow	美眉
beautifying eyes	美目
beautifying hair	秀发
beautifying hand	美手
beautifying neck	美颈
beauty of features	容貌美
beauty of figure	体型美
beauty of grace	风度美
beauty of hair and whiskers	毛发美
beauty of pose	姿态美
beauty of skin	肌肤美
beauty of verve	神韵之美
black-eyelid	睑黡
black nevus	黑痣
Blood	血
Blood deficiency	血虚
Blood-Dryness	血燥
Blood-pricking therapy by three-edged needle	三棱针刺血法
Blood stasis;Blood stagnation	血瘀
body of harmony between Yin and Yang	阴阳和平之人
body of Shao-Yang	少阳之人
body of Shao-Yin	少阴之人
body of Tai-Yang	太阳之人
body of Tai-Yin	太阴之人
body of the tongue	舌质

C

cataplasm	糊剂
chloasma;brownish black macula	黧黑斑
Chronic hoarseness	慢喉喑
Cold and Heat;chill and fever	寒热
Cold-Dampness disturbing spleen	寒湿困脾
Cold Evil	寒邪
Cold Zheng	寒证
Collaterals	络脉
color of the tongue;tongue color	舌色
comprehensive analysis of the data gained by the four methods of diagnosis	四诊合参
cosmetic dermatitis	粉花疮
cupping therapy	拔罐法

D

Dampness Evil; Dampness pathogen	湿邪
Dampness-Heat in liver and gallbladder	肝胆湿热
Dampness-Heat stagnating spleen	湿热蕴脾
Danzhong	膻中
decoction	汤剂
deficiency and damage of liver blood	肝血虚损
Deficiency and Excess	虚实
deficiency-Cold of spleen and stomach	脾胃虚寒
deficiency of both heart and spleen	心脾两虚
deficiency of both liver and kidney	肝肾两虚
deficiency of both Qi and Blood	气血两虚(亏)
deficiency of Heart-Yang	心阳不足
deficiency of Lung-Qi	肺气虚弱
deficiency of spleen and stomach	脾胃虚弱
depression of Liver-Qi; stagnation of Liver-Qi	肝气郁结
diagnosis in aesthetics of traditional Chinese medicine	中医美容诊断
diagnostic method; technique of diagnosis	诊法
dietotherapy; alimentotherapy	药膳疗法
differential diagnosis of disease	辨病
differentiation of symptoms	辨证
dispelling wrinkle	祛皱
Dryness Evil/pathogen	燥邪
dusty complexion	面尘

E

ear needling; auris acupuncture	耳针法
Earth boby	土型之人
eating and drinking without temperance	饮食不节
eczema	湿疮
eight principles	八纲
electrical acupuncture therapy	电针法
emaciation	消瘦
embedding/implanting catgut into acupuncture points	腧穴埋线法
enlarging breast	丰胸
eroding skin for dispelling/eliminating lentigo	腐肌蚀肤法
erythema and papule around lips	口吻疮
evaluation of curative effect for aesthetics of traditional Chinese medicine	中医美容疗效评价
Excess Zheng	实证
excessive fatigue	过劳
excessive Heat of small intestine	小肠实热
excessive idleness	过逸
Exterior and Interior	表里

Exterior Zheng; superficies syndrome; Exterior syndrome	表证
external treatment	外治法
extreme Heat causing Wind	热极生风

F

facial blood capillary expansion	面红
facial paralysis	口眼㖞斜
filiform needle	毫针
Fire body	火型之人
firming hair	固发
five minds; joy, anger, sorrow, anxiety and fear	五志
Fluid; thin Fluid and thick Fluid	津液
foot tinea	脚湿气
four diagnostic methods in aesthetics of traditional Chinese medicine	中医美容四诊
fullness of vitality	得神
fumet	原汁
fur; coating of tongue	舌苔

H

hangnail; agnail	手足逆胪
harmonious beauty	中和之美
health caring and adorning aesthetics of traditional Chinese medicine	中医美容保健妆饰法
health preserving	养生
Heart-Yin deficiency	心阴不足
Heat of Blood	血热
Heat (or Fire) Evil; Heat (or Fire) pathogen	热(火)邪
Heat Zheng; Heat syndrome	热证
herpes simplex; fever blister	热疮
herpes zoster	蛇串疮
hirsutism	异毛恶发
holism	整体观
hordeolum; stye	针眼
hot-needle therapy	火针法
hydro-acupuncture therapy; liquid acupuncture therapy	水针疗法
hyperactivity of Heart-Fire; overabundant of Heart-Fire	心火亢盛
hyperactivity of Liver-Yang	肝阳上亢
hyperplasia of mammary gland	乳癖

I

infantile postauricular eczema	旋耳疮
injury due to excessive sexual activity	房劳所伤
inquiring in aesthetics	美容问诊
inspection in aesthetics	美容望诊
inspection of spirit	望神

intense Heat in both Qifen and Xuefen	气血两燔
Interior Zheng; Interior syndrome	里证
internal treatment; endotherapy	内治法

J

Jing Luo; Meridian; channel	经络

K

keloid; crab feet swelling	蟹足肿
Kidney-Yang deficiency	肾阳不足
Kidney-Yin deficiency	肾阴不足

L

lack of Lung-Yin	肺阴不足
lack of vitality	少神
lacquer dermatitis	漆疮
lifting and thrusting of the needle	提插法
lips' exfoliative inflammation; labial wind	唇风
losing weight by implanting catgut in acupoint	穴位埋线减肥术
lubricating lip	润唇
lubricating skin and making body fragrant	润肤香体

M

maintaining beauty	驻颜
medical beauty of traditional Chinese medicine	中医医学美
melanosis	面黑
mental cosmetic	心理美容
meridian theory	经络学说
meridians	经脉
meridians and point massage	经穴推拿按摩
Metal body	金型之人
method of chiropractics	捏脊法
method of eliminating Dampness	祛湿法
method of regulating Qi-flowing	理气法
moxa cone	艾炷
moxa-stick moxibustion	艾条灸
moxibustion	灸法
music aesthetic therapy	音乐美容

N

needling technique	针法
neuro-dermatitis of nape; nape sores	摄领疮
nourishing Blood for moistening Dryness	养血润燥法

O

obesity	肥胖
ointment	软膏剂
orbicularis palpebrarum muscle spasm	胞轮振跳
original Qi	元气

P

pastille	锭剂
pill;bolus	丸剂
plaster;emplastrum	硬膏剂
point;acupuncture point	腧穴
powder	散(粉)剂
pricking therapy	挑刺法
pruritus	瘙痒
psoriasis	白疕
ptosis of eyelid	上胞下垂
puffiness of eyelid	胞虚如球
pulse-taking	脉诊

Q

Qi deficiency	气虚
Qifen Zheng	气分证
Qi-Gong	气功
Qi stagnation	气滞
Qi stagnation and Blood stasis;Blood stasis due to Qi stagnation	气滞血瘀
Qi transformation	气化
Qi;vital energy	气

R

removing Blood stasis	化瘀法
resolving/eliminating/dissipating phlegm	化痰法
reversed flow of Qi	气逆
rhagades	皲裂疮

S

scraping and massage/Tuina	刮痧推拿法
seborrheic dermatitis;facial wandering wind	面游风
semen;vital essence	精
seven emotions;seven emotional factors	七情
Shen;spirit	神
Six Evils;six climate exopathogens	六淫
skin acupuncture;cutaneous needle	皮肤针法
smelling & hearing in aesthetics	美容闻诊

solar- dermatitis	日晒疮
Spleen injured by parasitic infestation	虫积伤脾
Stomach- heat Zheng/syndrome	胃热证
Stomach- Yin deficiency	胃阴虚
strabismus	目偏视
Summerheat Evil/pathogen	暑邪
syndrome- differentiation by eight principles	八纲辨证

T

technique of aesthetic traditional Chinese medicine	中医美容技术
technique of micro- invasive aesthetic traditional Chinese medicine	中医微创美容技术
the function of astringing; inducing astringency	固摄作用
the function of defense	防御作用
Therapy for invigoration/restoration; invigoration method	补益法
therapy of astringing Dampness	收湿法
therapy of clearing Heat- toxin	清热解毒法
therapy of dispelling pathogenic wind	祛风法
therapy of eliminating melanin and dispelling lentigo	褪黑祛斑法
tinea manus	鹅掌风
tongue condition	舌态
tongue inspection	舌诊
tongue shape	舌形
tongue spirit	舌神
traditional aesthetics of China; traditional Chinese aesthetics	中国传统美学
traditional Chinese medicine aesthetics; aesthetic of traditional Chinese medincine	中医美学
traditional Chinese medicine cosmetology	中医美容学
traditional Chinese medicine massage	中医推拿(按摩)法
treatment based on differentiation of symptoms and signs	辨证论治
twirling of the needle; rotating techniques	捻转法

U

unite the nature with human being	天人合一
urticaria	瘾疹

V

verruca plana	扁瘊
vitiligo	白驳风

W

warming- needle moxibustion	温针灸
warts	疣目
Water body	水型之人
Water stagnation	水液停滞
waxing and waning of Yin- Yang	阴阳消长

Wei Qi	卫气
Weifen Zheng	卫分证
white acne	鼾面
Wind-Cold attacking lung	风寒袭肺
Wind Evil	风邪
Wind-Heat invading lung	风热犯肺
Wind syndrome due to Blood deficiency	血虚生风
Wood body	木型之人
Wu-Xing; Five phases	五行

X

Xu-Zheng; Deficiency Zheng	虚证
Xuefen Zheng	血分证

Y

Yang-deficiency of (both) spleen and kidney	脾肾阳虚
Yin and Yang	阴阳
Ying Qi	营气
Yingfen Zheng/syndrome	营分证

Z

Zang-Fu differentiation; differentiation of syndromes by Zang-Fu	脏腑辨证
Zang Fu-organs	脏腑
Zong Qi	宗气

汉 英 对 照

A

艾条灸美容	aesthetic therapy by moxa-stick
艾条灸	moxa-stick moxibustion
艾炷	moxa cone

B

八纲	eight principles
八纲辨证	syndrome-differentiation by eight principles
拔罐法	cupping therapy
拔罐美容	aesthetic therapy by cupping
白疕	psoriasis
白驳风	vitiligo
胞轮振跳	orbicularis palpebrarum muscle spasm
胞虚如球	puffiness of eyelid
鼻针美容	aesthetic therapy by nose needling
扁瘊	verruca plana

辨病	differential diagnosis of disease
辨证	differentiation of symptoms
辨证论治	treatment based on differentiation of symptoms and signs
表里	Exterior and Interior
表证	Exterior Zheng;superficies syndrome;Exterior syndrome
补益法	Therapy for invigoration/restoration;invigoration method

C

虫积伤脾	Spleen injured by parasitic infestation
唇风	lips' exfoliative inflammation;labial wind

D

膻中	Danzhong
得神	fullness of vitality
电针法	electrical acupuncture therapy
电针美容	aesthetic therapy by electrical acupuncture
锭剂	pastille

E

鹅掌风	tinea manus
耳针法	ear needling;auris acupuncture
耳针美容	aesthetic therapy by auris acupuncture

F

发蛀脱发	alopecia seborrhoeica
房劳所伤	injury due to excessive sexual activity
防御作用	the function of defense
肥胖	obesity
肺气虚弱	deficiency of Lung-Qi
肺阴不足	lack of Lung-Yin
粉刺	acne;comedo
粉花疮	cosmetic dermatitis
丰胸	enlarging breast
风度美	beauty of grace
风寒袭肺	Wind-Cold attacking lung
风热犯肺	Wind-Heat invading lung
风邪	Wind Evil
腐肌蚀肤法	eroding skin for dispelling/eliminating lentigo

G

肝胆湿热	Dampness-Heat in liver and gallbladder
肝气郁结	depression of Liver-Qi;stagnation of Liver-Qi
肝肾两虚	deficiency of both liver and kidney
肝血虚损	deficiency and damage of liver blood

肝阳上亢	hyperactivity of Liver - Yang
固发	firming hair
固摄作用	the function of astringing;inducing astringency
刮痧推拿法	scraping and massage/Tuina
刮痧推拿美容	aesthetic therapy by scraping and massage/Tuina
过劳	excessive fatigue
过逸	excessive idleness

H

寒热	Cold and Heat;chill and fever
寒湿困脾	Cold- Dampness disturbing spleen
寒邪	Cold Evil
寒证	Cold Zheng
毫针	filiform needle
黑痣	black nevus
糊剂	cataplasm
化痰法	resolving/eliminating/dissipating phlegm
化瘀法	removing Blood stasis
火型之人	Fire body
火针法	hot- needle therapy
火针美容	aesthetic therapy by hot- needle

J

肌肤美	beauty of skin
睑黡	black- eyelid
脚湿气	foot tinea
金型之人	Metal body
津液	Fluid;thin Fluid and thick Fluid
经络	Jing Luo;Meridian;channel
经络美容	aesthetic therapy by meridian
经络学说	meridian theory
经脉	meridians
经穴推拿按摩	meridians and point massage
精	semen;vital essence
灸法	moxibustion
酒皶鼻	(acne) rosacea
皲裂疮	rhagades

K

口吻疮	erythema and papule around lips
口眼㖞斜	facial paralysis

L

黧黑斑	chloasma;brownish black macula

里证	Interior Zheng;Interior syndrome
理气法	method of regulating Qi-flowing
六淫	Six Evils;six climate exopathogens
络脉	Collaterals

M

脉诊	pulse-taking
慢喉喑	Chronic hoarseness
毛发美	beauty of hair and whiskers
面尘	dusty complexion
面黑	melanosis
面红	facial blood capillary expansion
面游风	seborrheic dermatitis;facial wandering wind
面针美容	aesthetic therapy by face needling
美颈	beautifying neck
美眉	beautifying eyebrow
美目	beautifying eyes
美容皮肤针法	aesthetic therapy by cutaneous-needling
美容望诊	inspection in aesthetics
美容闻诊	smelling & hearing in aesthetics
美容问诊	inquiring in aesthetics
美容针法	aesthetic therapy by needling
美手	beautifying hand
木型之人	Wood body
目偏视	strabismus

N

内治法	internal treatment;endotherapy
捻转法	twirling of the needle;rotating techniques
捏脊法	method of chiropractics

P

皮肤针法	skin acupuncture;cutaneous needle
脾肾阳虚	Yang-deficiency of (both) spleen and kidney
脾胃虚寒	deficiency-Cold of spleen and stomach
脾胃虚弱	deficiency of spleen and stomach

Q

七情	seven emotions;seven emotional factors
漆疮	lacquer dermatitis
气	Qi;vital energy
气分证	Qifen Zheng
气功	Qi-Gong
气功美容	aesthetic therapy by Qi-Gong

气化	Qi transformation
气逆	reversed flow of Qi
气虚	Qi deficiency
气血两燔	intense Heat in both Qifen and Xuefen
气血两虚(亏)	deficiency of both Qi and Blood
气滞	Qi stagnation
气滞血瘀	Qi stagnation and Blood stasis; Blood stasis due to Qi stagnation
清热解毒法	therapy of clearing Heat-toxin
祛风法	therapy of dispelling pathogenic wind
祛湿法	method of eliminating Dampness
祛皱	dispelling wrinkle

R

热疮	herpes simplex; fever blister
热(火)邪	Heat (or Fire) Evil; Heat (or Fire) pathogen
热极生风	extreme Heat causing Wind
热证	Heat Zheng; Heat syndrome
日晒疮	solar-dermatitis
容貌美	beauty of features
乳癖	hyperplasia of mammary gland
软膏剂	ointment
润唇	lubricating lip
润肤香体	lubricating skin and making body fragrant

S

三棱针刺血法	Blood-pricking therapy by three-edged needle
三棱针刺血美容	aesthetic therapy by three-edged needle
散(粉)剂	powder
瘙痒	pruritus
上胞下垂	ptosis of eyelid
伤食	affected by improper diet; disease with improper diet
伤饮	affected by improper drink
少神	lack of vitality
少阳之人	body of Shao-Yang
少阴之人	body of Shao-Yin
舌色	color of the tongue; tongue color
舌神	tongue spirit
舌苔	fur; coating of tongue
舌态	tongue condition
舌形	tongue shape
舌诊	tongue inspection
舌质	body of the tongue
蛇串疮	herpes zoster
摄领疮	neuro-dermatitis of nape; nape sores

神	Shen; spirit
神韵之美	beauty of verve
肾阳不足	Kidney-Yang deficiency
肾阴不足	Kidney-Yin deficiency
湿疮	eczema
湿热蕴脾	Dampness-Heat stagnating spleen
湿邪	Dampness Evil; Dampness pathogen
实证	Excess Zheng
收湿法	therapy of astringing Dampness
手足逆胪	hangnail; agnail
腧穴	point; acupuncture point
腧穴埋线法	embedding/implanting catgut into acupuncture points
暑邪	Summerheat Evil/pathogen
水型之人	Water body
水液停滞	Water stagnation
水针疗法	hydro-acupuncture therapy; liquid acupuncture therapy
水针美容	aesthetic therapy by hydro-acupuncture
四诊合参	comprehensive analysis of the data gained by the four methods of diagnosis
皻面	white acne

T

太阳之人	body of Tai-Yang
太阴之人	body of Tai-Yin
汤剂	decoction
提插法	lifting and thrusting of the needle
体气	armpit odor; bromhidrosis
体型美	beauty of figure
天人合一	unite the nature with human being
挑刺法	pricking therapy
挑刺美容	aesthetic therapy by pricking
土型之人	Earth boby
推拿美容	aesthetic by Tuina/massage
褪黑祛斑法	therapy of eliminating melanin and dispelling lentigo

W

外治法	external treatment
丸剂	pill; bolus
望神	inspection of spirit
卫分证	Weifen Zheng
卫气	Wei Qi
胃热证	Stomach-heat Zheng/syndrome
胃阴虚	Stomach-Yin deficiency
温针灸	warming-needle moxibustion
温针灸美容	aesthetic therapy by warming-needling moxibustion

无烟灸条美容	aesthetic therapy by smokeless moxa-stick
五行	Wu-Xing; Five phases
五志	five minds; joy, anger, sorrow, anxiety and fear

X

消瘦	emaciation
小肠实热	excessive Heat of small intestine
蟹足肿	keloid; crab feet swelling
心火亢盛	hyperactivity of Heart-Fire; overabundant of Heart-Fire
心理美容	mental cosmetic
心脾两虚	deficiency of both heart and spleen
心阳不足	deficiency of Heart-Yang
心阴不足	Heart-Yin deficiency
秀发	beautifying hair
虚实	Deficiency and Excess
虚证	Xu-Zheng; Deficiency Zheng
旋耳疮	infantile postauricular eczema
穴位埋线减肥术	losing weight by implanting catgut in acupoint
血	Blood
血分证	Xuefen Zheng
血热	Heat of Blood
血虚	Blood deficiency
血虚生风	Wind syndrome due to Blood deficiency
血瘀	Blood stasis; Blood stagnation
血燥	Blood-Dryness

Y

养生	health preserving
养血润燥法	nourishing Blood for moistening Dryness
药膳疗法	dietotherapy; alimentotherapy
药膳美容	aesthetic by dietotherapy; aesthetic therapy by diet
异毛恶发	hirsutism
阴阳	Yin and Yang
阴阳和平之人	body of harmony between Yin and Yang
阴阳平衡	balance between Yin and Yang
阴阳消长	waxing and waning of Yin-Yang
音乐美容	music aesthetic therapy
饮食不节	eating and drinking without temperance
瘾疹	urticaria
营分证	Yingfen Zheng/syndrome
营气	Ying Qi
硬膏剂	plaster; emplastrum
油风	baldhead
疣目	warts

元气	original Qi
原汁	fumet

Z

脏腑	Zang Fu- organs
脏腑辨证	Zang- Fu differentiation; differentiation of syndromes by Zang- Fu
燥邪	Dryness Evil/pathogen
针刺	acupuncture
针法	needling technique
针灸美容	aesthetic therapy by acupuncture
针灸疗法	acupuncture therapy
针眼	hordeolum; stye
诊法	diagnostic method; technique of diagnosis
整体观	holism
中国传统美学	traditional aesthetics of China; traditional Chinese aesthetics
中和之美	harmonious beauty
中西医结合美容	aesthetics of integrated traditional Chinese and western medicine
中药美容	aesthetic therapy by traditional Chinese drugs
中医美容保健妆饰法	health caring and adorning aesthetics of traditional Chinese medicine
中医美容技术	technique of aesthetic traditional Chinese medicine
中医美容疗效评价	evaluation of curative effect for aesthetics of traditional Chinese medicine
中医美容四诊	four diagnostic methods in aesthetics of traditional Chinese medicine
中医美容学	traditional Chinese medicine cosmetology
中医美容诊断	diagnosis in aesthetics of traditional Chinese medicine
中医美学	traditional Chinese medicine aesthetics; aesthetic of traditional Chinese medincine
中医推拿(按摩)法	traditional Chinese medicine massage
中医微创美容技术	technique of micro- invasive aesthetic traditional Chinese medicine
中医医学美	medical beauty of traditional Chinese medicine
驻颜	maintaining beauty
姿态美	beauty of pose
宗气	Zong Qi

附录二 主要参考文献

1. 林俊华. 临床中医. 北京：中国医药科技出版社，2004.
2. 黄菲丽. 中医美容学. 2版. 北京：人民卫生出版社，2005.
3. 刘宁. 中医美容学. 北京：中国中医药出版社，2006.
4. 陈佑邦，邓良月，石学敏，等. 中国针灸治疗学. 北京：中国科学技术出版社，1990.
5. 冷方南. 中华临床药膳食疗学. 北京：人民卫生出版社，1993.
6. 黄丽春. 耳穴诊断治疗学. 北京：科学技术文献出版社，2000.
7. 杜杰慧. 养颜与减肥自然疗法. 北京：中国医药科技出版社，1992.
8. 邹大进. 实用临床肥胖病学. 北京：中国医药科技出版社，1999.
9. 翁维良，焦东海. 实用中西医结合肥胖病学. 北京：学苑出版社，1997.
10. 杨孟军，丁志平. 实用减肥学. 北京：中国科学技术出版社，2003.
11. 汪大望. 我为什么消瘦乏力. 北京：人民卫生出版社，2004.
12. 刘新民. 实用内分泌疾病诊疗手册. 北京：人民军医出版社，1996.
13. 朱智明，俞金龙. 肥胖症的最新治疗. 北京：人民军医出版社，2007.
14. 刘志诚. 肥胖病的针灸治疗. 北京：人民卫生出版社，2008.
15. 陈春明，孔灵芝. 中国成人超重和肥胖症预防控制指南. 北京：人民卫生出版社，2006.
16. 相建华. 科学防瘦健美130问. 北京：金盾出版社，1997.
17. 吴景东，刘宁. 中医美容技术. 北京：科学出版社，2006.